우리 산야의 약이 되는 풀·나무

야생
약초 도감

우리 산야의 약이 되는 풀·나무
야생 약초 도감

초판인쇄 : 2023년 10월 6일
초판발행 : 2023년 10월 13일

지 은 이 | 약산
펴 낸 이 | 고명흠
펴 낸 곳 | 푸른행복

출판등록 | 2010년 1월 22일 제312-2010-000007호
주　　소 | 서울시 서대문구 세검정로1길 93,
　　　　　 벽산아파트 상가 A동 304호
전　　화 | (02)356-8402 / FAX (02)356-8404
E-MAIL　| bhappylove@daum.net
홈페이지 | www.munyei.com

ISBN 979-11-5637-472-5 (13510)

※ 이 책의 내용을 저작권자의 허락 없이 복제, 복사, 인용, 무단전재하는
　 행위는 법으로 금지되어 있습니다.
※ 잘못된 책은 구입하신 곳에서 바꾸어 드립니다.

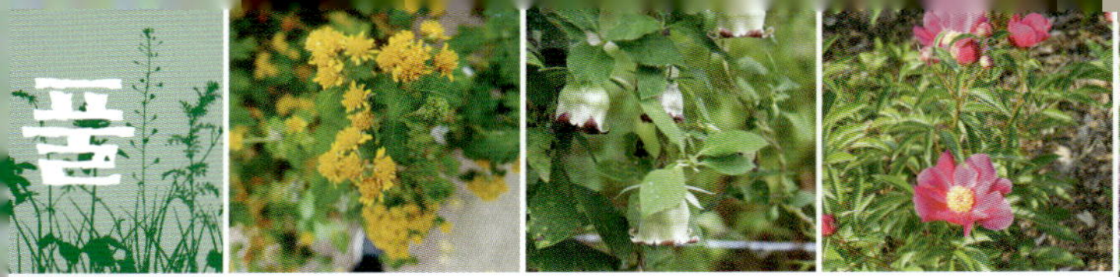

우리 산야의 약이 되는 풀·나무

야생 약초 도감

약산 지음

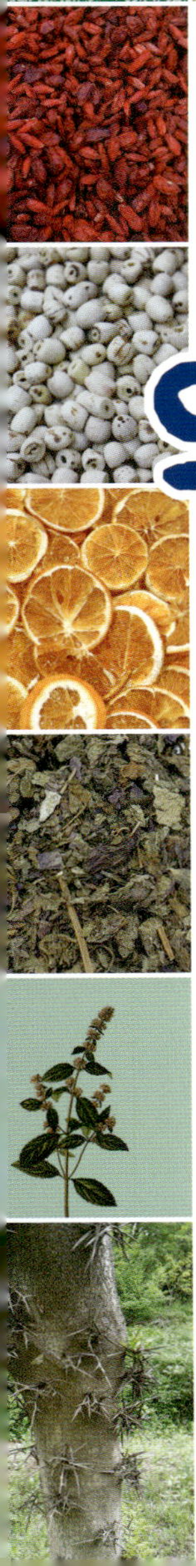

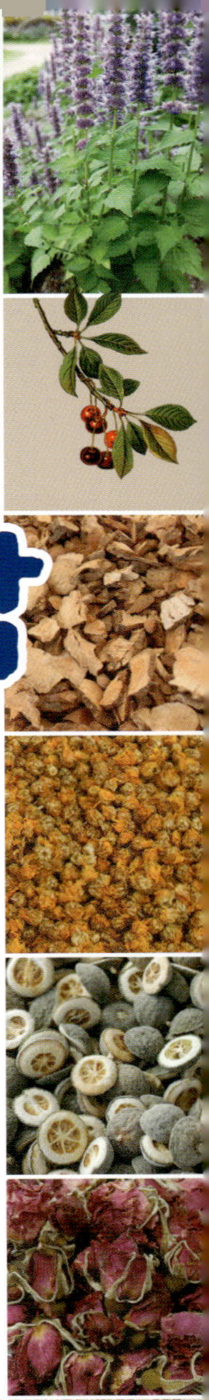

푸른행복

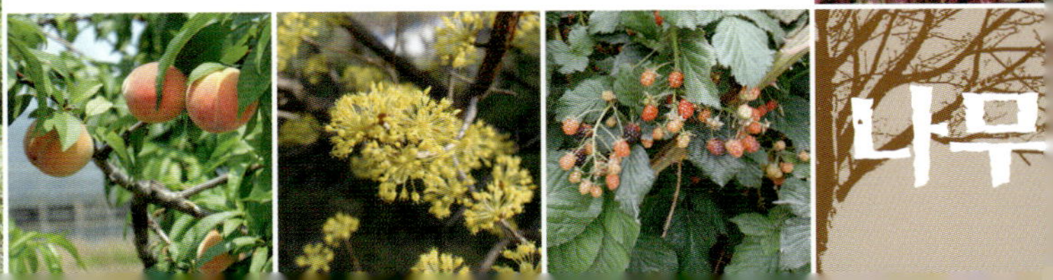

책을 펴내며

 우리나라는 사계절이 뚜렷하여 각 계절마다 다양한 식물들이 자라고, 이를 여러 가지로 활용하여 왔습니다. 예로부터 우리 조상들은 자연에서 얻을 수 있는 나물이나 약초들을 활용하여 질병을 예방하고 건강을 지켰습니다.
 이처럼 우리 주변에서 흔히 볼 수 있는 야생 풀, 나무 등은 우리의 먹을거리요, 생활을 영위할 수 있게 해 주는 귀중한 자산입니다. 껍질로 옷을 지어 입고, 목재로 집을 짓기도 합니다. 때로는 병을 치료하는 약이 되기도 합니다. 길가에 흔하게 있는 질경이, 민들레에서 불치병을 물리치는 생약 물질을 얻을 수 있습니다.
 요즘 약들의 성분을 확인해 보면 생약 성분들이 많이 포함된 것을 볼 수 있습니다. 생약이란 우리 주변에서 볼 수 있는 식물 등에서 사람에게 유익한 성분을 추출해내어 약재로 만든 것입니다. 이렇듯 의학이 발달한 현대에도 우리의 몸에 좋은 것들은 우리 주변에서 쉽게 구할 수 있는 것들입니다.
 필자는 젊어서부터 여러 가지 질병을 가지고 살았습니다. 그러다 보니 좋은 약초에 대해 관심을 가지게 되었고, 약초 공부를 하고 활용하면서 질병이 근본적으로 치료가 되는 것을 느끼게 되었습니다.

한의학에서 자주 사용하는 말 중에 '일침이구삼약(一鍼二灸三藥)'이라는 말이 있습니다. 병을 치료하는 데에는 첫 번째가 침, 두 번째가 뜸, 세 번째가 약이라는 뜻입니다. 가벼운 병에 쉽고 빠르게 적용할 수 있는 것이 침 요법이고, 그보다 깊은 병에 할 수 있는 것이 뜸 요법이며, 더욱 깊은 병에는 약을 사용해야 한다는 의미입니다. 달리 말하면, 약은 치료의 핵심이며 질병의 마지막 단계에 이르기까지 사용할 수 있는 근본적인 치료법이라는 것입니다.

현대의학이 발달하여 이제 우리는 '100세 시대'를 넘어 '초고령 사회'로 진입했습니다. 대부분의 사람들은 몸이 조금이라도 아프면 병원에 가서 약을 처방받아 복용합니다. 현시대 사람들은 질병의 근본적인 원인을 치료하는 것이 아니라, 날마다 약을 복용하여 순간의 질병만을 치료하고 있는지도 모릅니다.

이 책은 제가 몸소 경험한 약초를 활용한 약용법을 수록하여, 그 이로움을 많은 사람들과 널리 공유하고자 쓴 것입니다. 이 책으로 인해 모든 사람들이 지금보다 더 건강하고 행복한 삶을 살기를 기대합니다.

끝으로 어려운 여건 속에서도 부족한 원고의 출간을 도와주신 푸른행복출판사 여러분께 깊은 감사의 말씀을 드립니다.

저자 씀

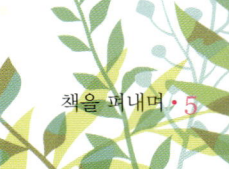

차례

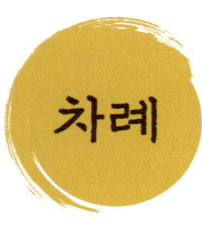

책을 펴내며 • 4

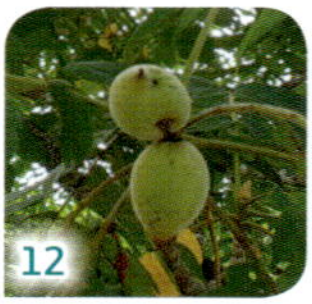

12 가래나무	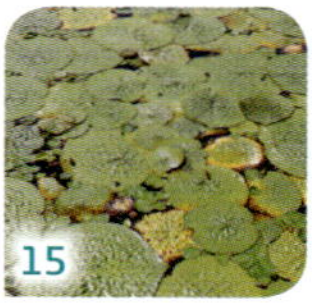 15 가시연꽃	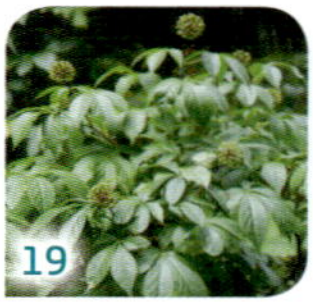 19 가시오갈피	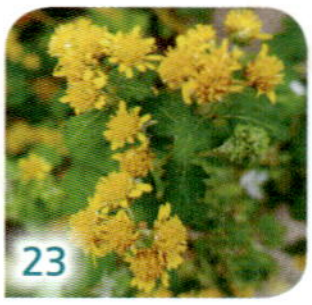 23 감국
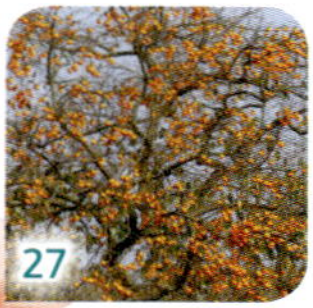 27 감나무	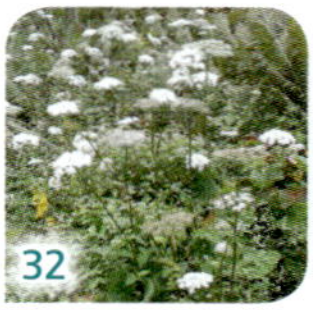 32 강활	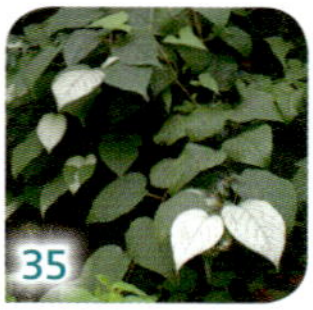 35 개다래	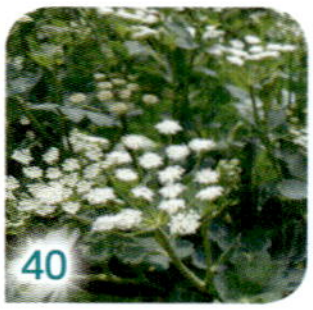 40 갯기름나물	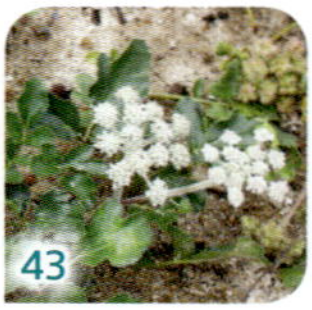 43 갯방풍
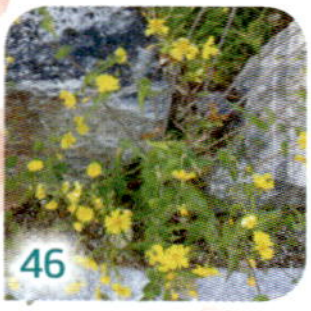 46 고들빼기	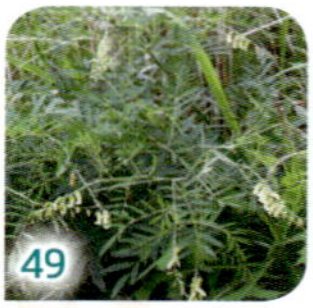 49 고삼	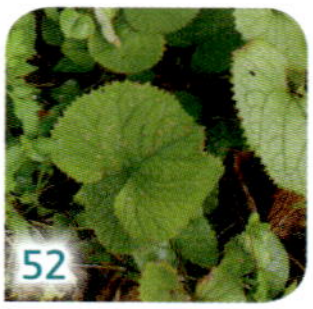 52 곰취	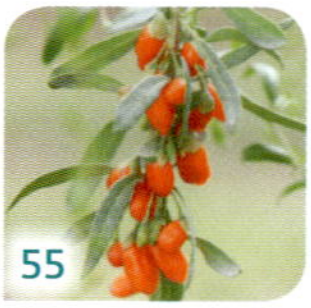 55 구기자나무	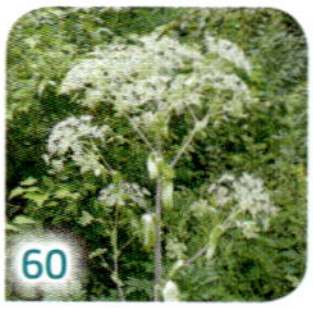 60 구릿대
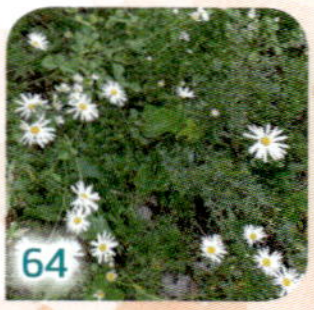 64 구절초	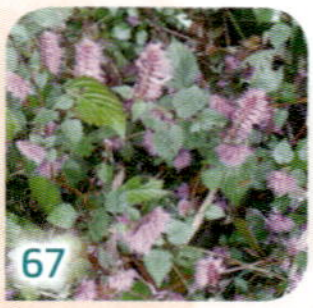 67 꽃향유	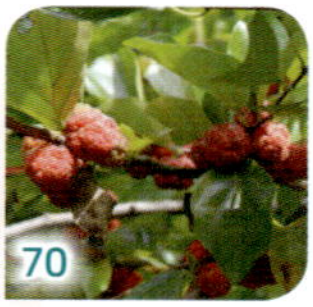 70 꾸지뽕나무	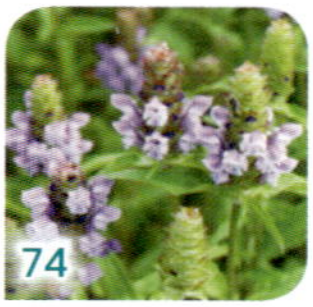 74 꿀풀

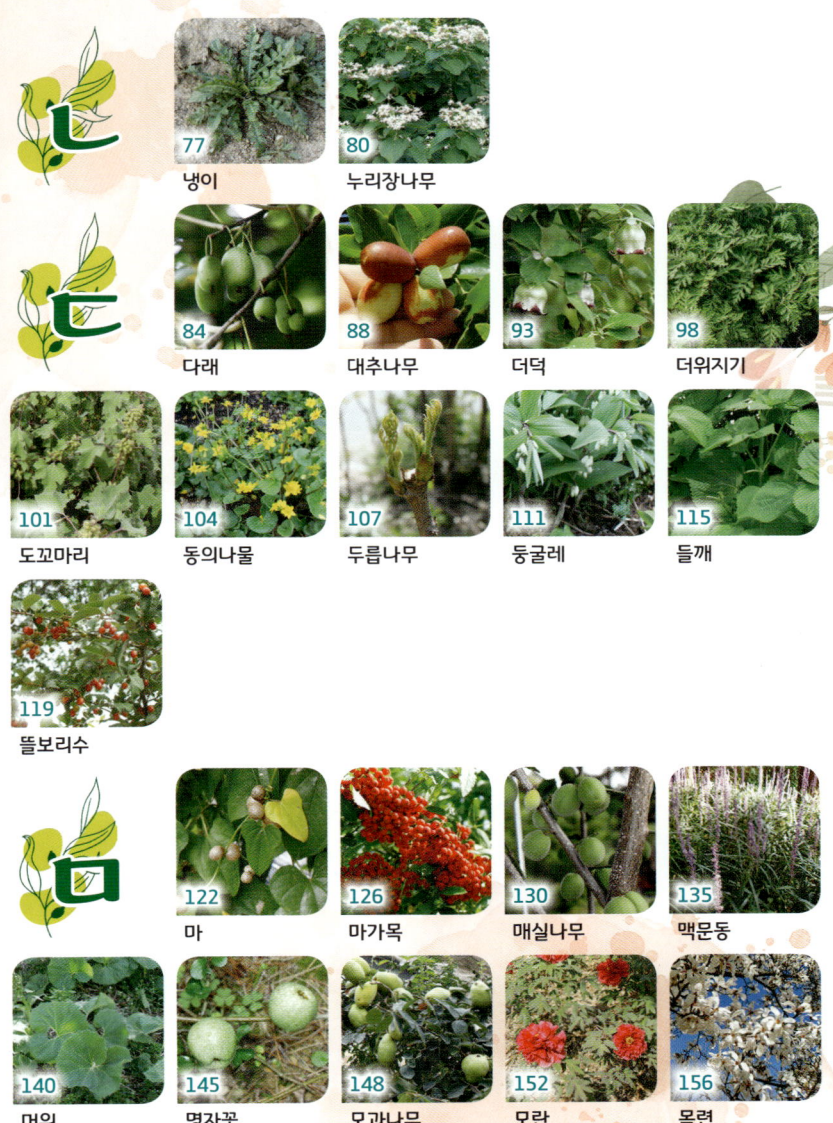

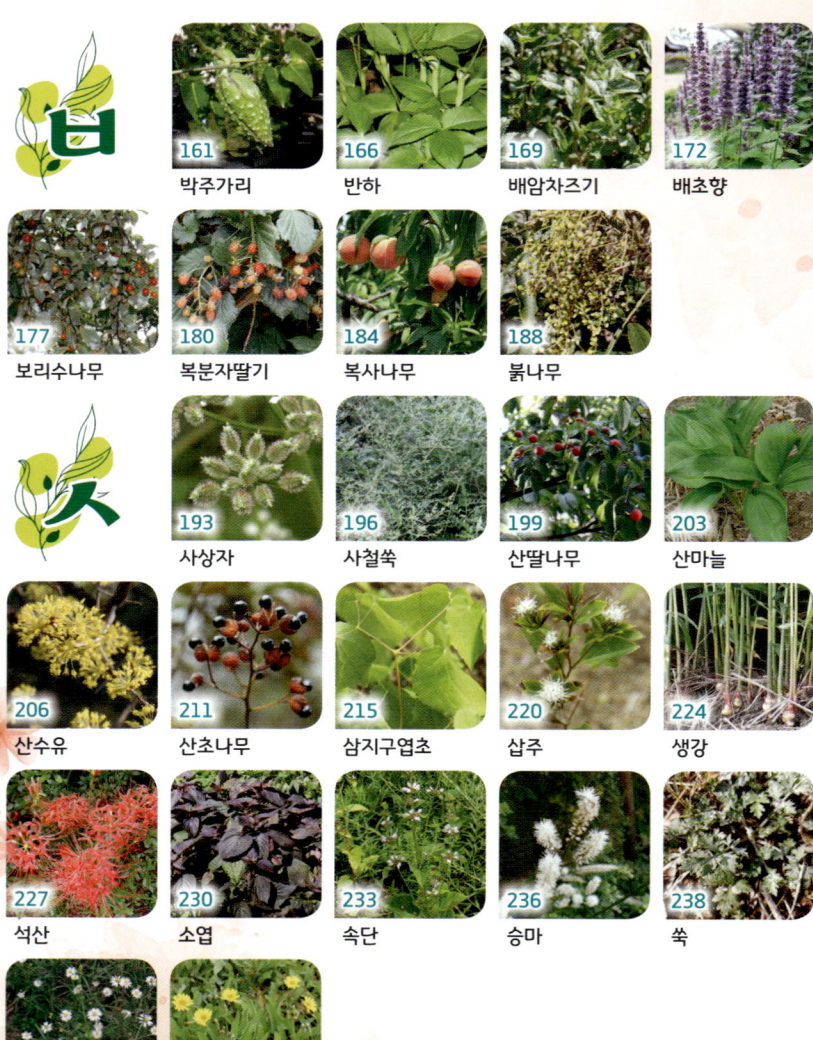

ㅂ

161 박주가리
166 반하
169 배암차즈기
172 배초향
177 보리수나무
180 복분자딸기
184 복사나무
188 붉나무

ㅅ

193 사상자
196 사철쑥
199 산딸나무
203 산마늘
206 산수유
211 산초나무
215 삼지구엽초
220 삽주
224 생강
227 석산
230 소엽
233 속단
236 승마
238 쑥
241 쑥부쟁이
245 씀바귀

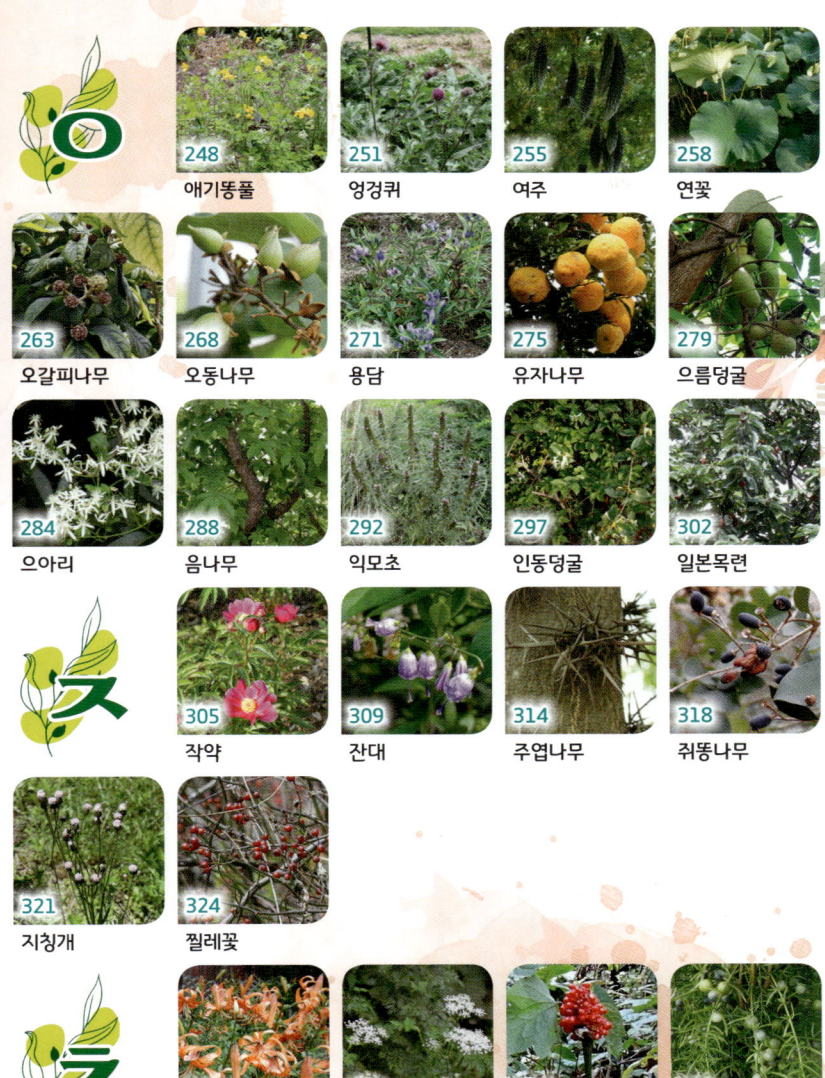

ㅇ
- 248 애기똥풀
- 251 엉겅퀴
- 255 여주
- 258 연꽃
- 263 오갈피나무
- 268 오동나무
- 271 용담
- 275 유자나무
- 279 으름덩굴
- 284 으아리
- 288 음나무
- 292 익모초
- 297 인동덩굴
- 302 일본목련

ㅈ
- 305 작약
- 309 잔대
- 314 주엽나무
- 318 쥐똥나무
- 321 지칭개
- 324 찔레꽃

ㅊ
- 329 참나리
- 333 천궁
- 338 천남성
- 341 천문동

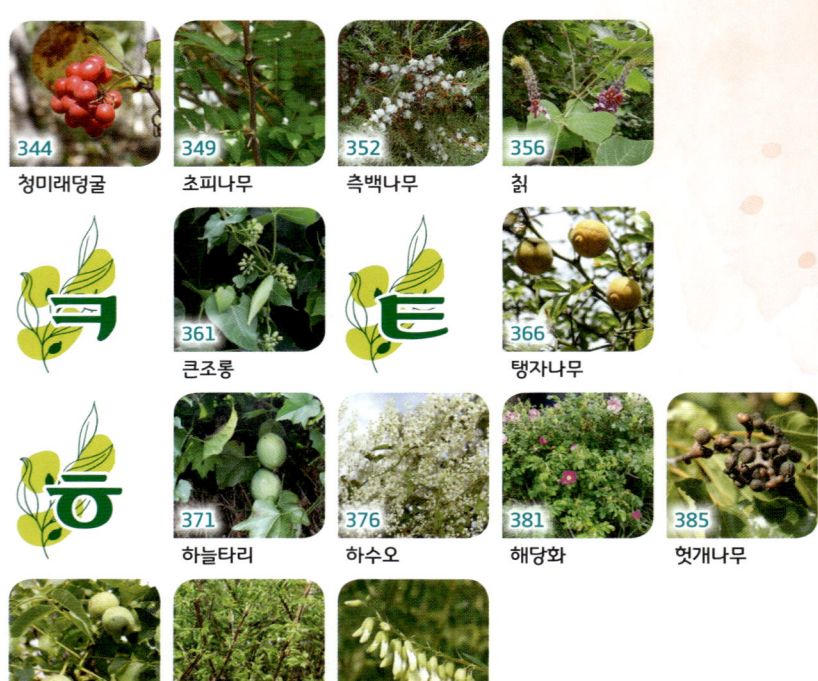

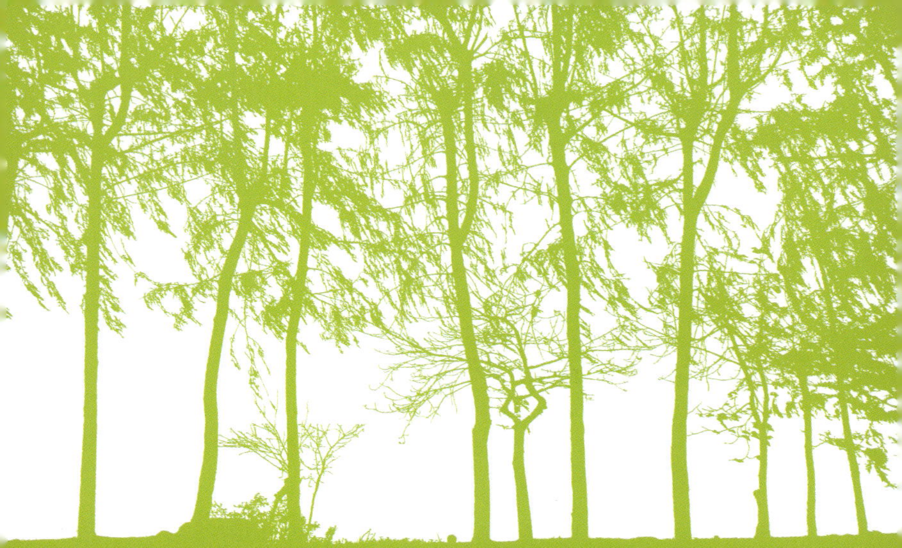

우리 산야의
약이 되는 풀·나무

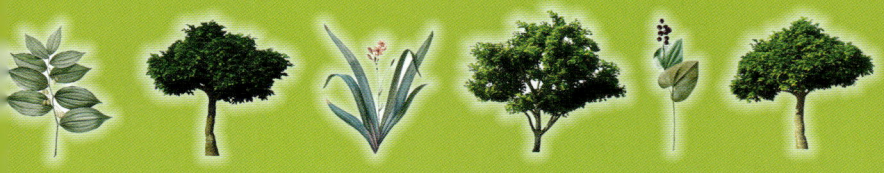

가래나무

Juglans mandshurica Maxim.

- **생약명** 핵도추과(核桃楸果), 핵도추피(核桃楸皮)
- **과 명** 가래나무과(Juglandaceae)
- **채취시기** 9~10월(덜 익은 열매와 열매껍질), 봄·가을(나무껍질)
- **사용부위** 덜 익은 열매, 열매껍질, 나무껍질
- **약리작용** 항산화활성, 면역조절활성, 미백효과
- **용 도** 원예 및 조경용, 가구용, 식용(종자에서 얻어진 기름을 식용으로 사용, 어린잎은 봄에 나물로 사용), 약용(열매는 위염, 복통 치료에 사용)

생육특성 가래나무는 중부 이북에 주로 분포하고 남부 지방에서도 가끔 심어 가꾸는 낙엽활엽교목이다. **높이**는 20m 정도이며 줄기가 곧게 자라고, 나무껍질은 어두운 회색이며 세로로 갈라

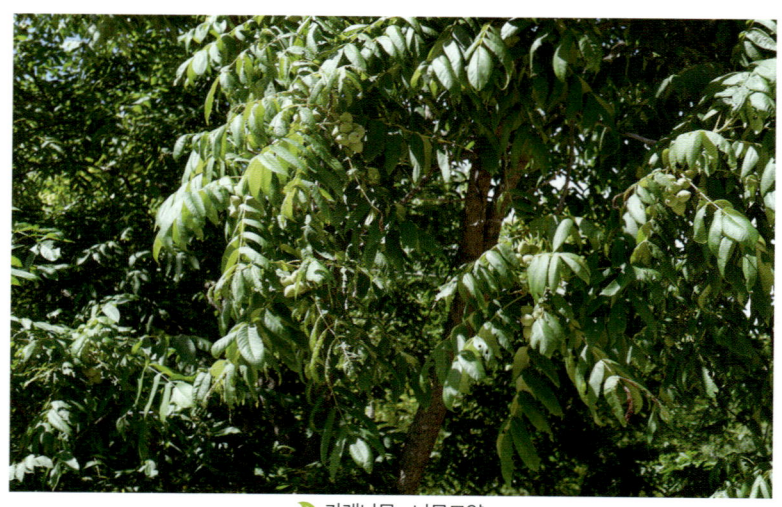

가래나무_ 나무모양

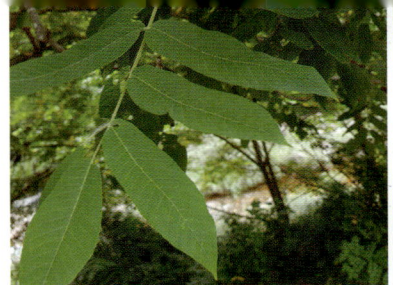
🌱 가래나무_ 잎

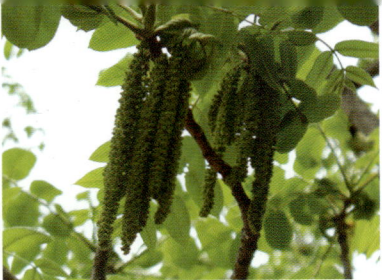
🌱 가래나무_ 꽃

진다. 가지는 굵고 성글게 나오며 일년생가지에는 샘털이 있다. **잎**은 홀수깃꼴겹잎으로 어긋나는데, 작은잎은 7~17개이며 길이 7~28cm, 너비 10cm 정도의 타원형이다. 잎끝이 뾰족하고 잔톱니가 있으며, 잎맥과 잎자루에 샘털이 빽빽이 나 있다. **꽃**은 암수한그루로 4월에 피는데, 수꽃이삭은 길이 10~20cm에 수술이 12~14개이며 암꽃이삭에는 4~10개의 꽃이 핀다. **열매**는 달걀 모양의 핵과로 길이가 4~8cm이며 9월에 익는다.

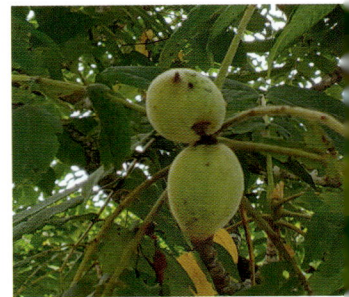
🌱 가래나무_ 열매

작용부위 폐, 간, 대장에 작용한다.

성질과 맛 열매와 열매껍질은 성질이 차고, 맛은 쓰다. 나무껍질은 성질이 약간 차고, 맛은 쓰다.

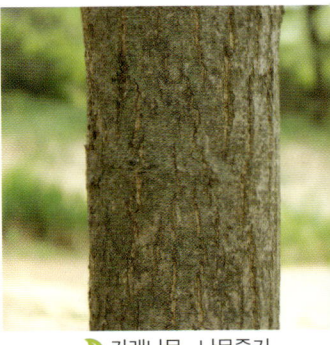
🌱 가래나무_ 나무줄기

효능 덜 익은 열매는 생약명이 핵도추과(核桃楸果)이며, 수렴작용이 있고 복통, 위염, 위·십이지장궤양을 치료한다. 나무껍질은 생약명이 핵도추피(核桃楸皮)이며, 해독작용이 있고 열을 내리며

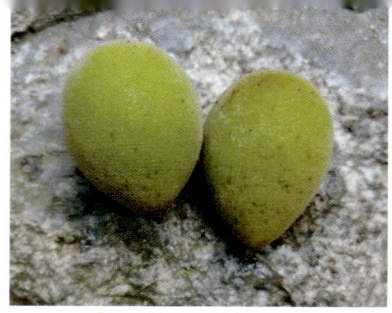
🌿 가래나무_ 열매(채취품)

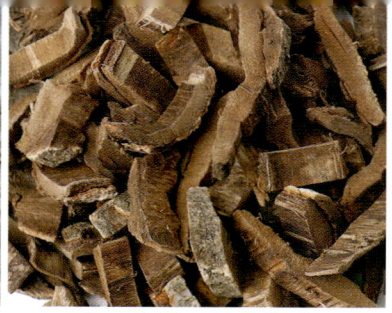
🌿 가래나무_ 나무껍질(약재)

이질, 설사, 오로, 결막 충혈 등을 치료한다. 특히 뿌리껍질 추출물은 항암효과가 있다.

약용법 덜 익은 열매 5~10g에 물 1L를 붓고 반으로 줄 때까지 달여서 하루 2~3회로 나누어 매 식후에 마신다. 외용할 경우에는 달인 액으로 환부를 씻어준다. 위염, 위·십이지장궤양 등의 경련성 복통에는 덜 익은 열매 300g을 짓찧어 소주 3L에 3~4시간 담가두었다가 찌꺼기는 버리고 액은 걸러서 한 번에 10~15mL씩 마신다. 말린 나무껍질 20~30g에 물 1L를 붓고 반으로 줄 때까지 달여서 하루 2~3회로 나누어 매 식후에 마신다. 외용할 경우에는 달인 액으로 눈을 씻어준다.

▶ 가래나무의 기능성 및 효능에 관한 특허자료

가래나무 추출물을 유효성분으로 함유하는 피부 주름 개선용 조성물

본 발명은 가래나무 추출물을 유효성분으로 함유하는 피부 주름 개선용 화장료 조성물에 관한 것으로, 더욱 상세하게는 가래나무 잎 추출물은 HS68 세포에서 H_2O_2 자극에 대한 세포 보호 효과, ROS(Reactive Oxygen Species) 생성 억제효과, 콜라겐 분해 효소인 MMP-1(Matrix Metalloproteinases-1)의 활성 억제효과 및 콜라겐 생합성을 증가시키는 COL1A1(pro-collagen type 1)의 발현 증가 효과를 가지므로 피부 주름 개선용, 피부 노화방지용, 피부보호용 및 색조 화장료 조성물에 유용하게 사용될 수 있다.

- 공개번호 : 10-2013-0043438, 출원인 : 경희대학교 산학협력단

가시연꽃

Euryale ferox Salisb.

- **생약명** 검인(芡仁), 계두실(鷄頭實), 안훼실(雁喙實)
- **과 명** 수련과(Nymphaeaceae)
- **채취시기** 늦가을이나 초겨울
- **사용부위** 종인
- **약리작용** 항산화활성, 항지질활성, 항당뇨활성
- **용 도** 원예 및 조경용, 약용(씨는 신장기능저하, 여성의 대하증 등의 치료에 사용)

생육특성 가시연꽃은 중부 이남에 분포하는 한해살이 수초로, 물이 고여 있는 늪이나 연못 등지에서 자생한다. 종자가 발아하여 나오는 잎은 화살 모양으로 작지만, 타원형을 거쳐 점차 큰 잎이

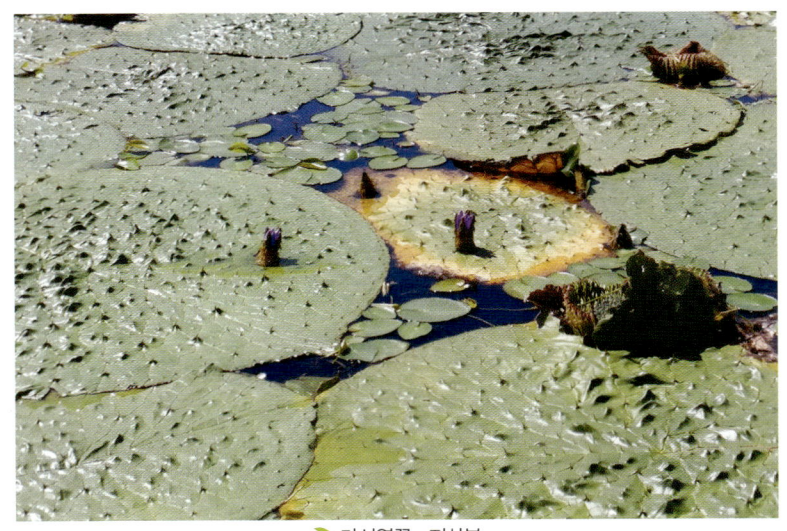

가시연꽃_ 지상부

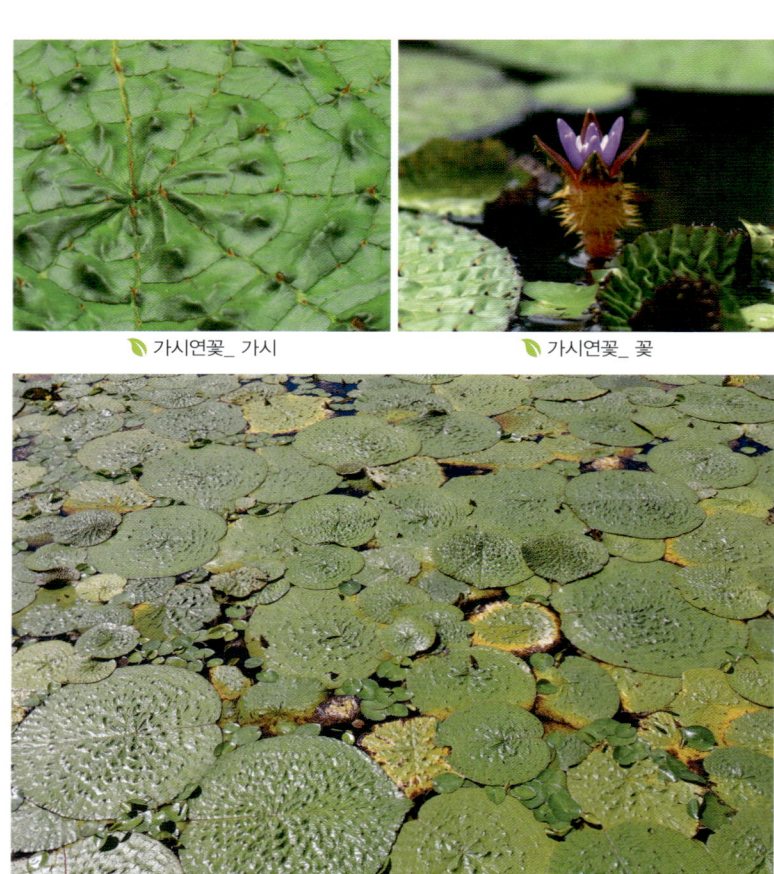

🌿 가시연꽃_ 가시   🌿 가시연꽃_ 꽃

🌿 가시연꽃_ 무리

나오고 완전히 자라면 둥근 방패 모양을 이루며, **지름**은 20cm에서 큰 것은 2m에 이르기도 한다. **잎**의 표면은 주름이 지고 광택이 나며, 양면의 잎맥과 잎 한가운데에 달린 잎자루에 가시가 있다. 7~8월에 가시가 있는 꽃대 끝에 지름 4cm 정도의 자줏빛 **꽃**

이 1개 달려, 낮에 벌어졌다가 밤에 닫힌다. **열매**는 타원형 또는 구형의 장과로, 지름이 5~7cm이며 겉에 가시가 있고 끝에 꽃받침이 남아 있다. 종자는 둥글고 육질의 껍질로 싸여 있다.

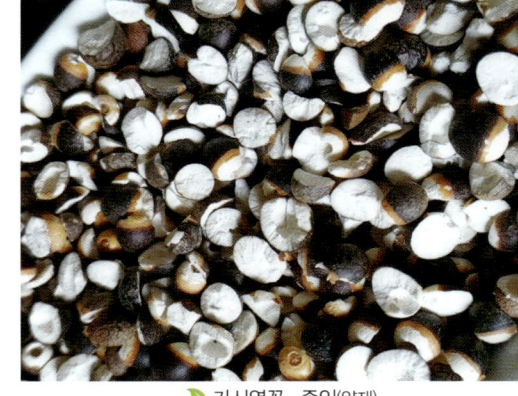
가시연꽃_ 종인(약재)

작용부위 신장, 비장에 작용한다.

성질과 맛 성질이 평(平)하고, 맛은 달고 떫으며, 독성이 없다.

효능 신장의 기능을 돕고 비장을 보하며, 설사를 멎게 하고 몸 안에 쌓인 불필요한 수분과 정체된 기를 제거하는 효능이 있다. 또한 정(精)을 단단하게 하여 몽정(夢精), 유정(遺精), 활정(滑精)과 자기도 모르게 소변이 나오는 증상, 소변이 잦은 증상 등을 치료한다. 비장의 기능이 허하여 생긴 만성 설사나 오줌이 뿌옇게 나오는 증상, 여성의 대하에도 효과적이다.

약용법 볶은 종인 20~30g에 물 1L를 붓고 끓기 시작하면 불을 약하게 줄여 1/3로 줄 때까지 달여서 하루 동안 나누어 마신다.

주의사항 소변이나 대변이 잘 나오지 않는 사람은 많이 마시지 않도록 주의한다.

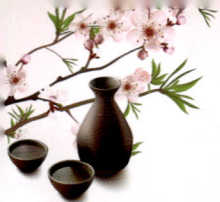

가시연꽃주

- **적용병증**
- **자양강장(滋養强壯)** : 몸에 영양분을 공급하여 영양불량이나 허약함을 개선하고 오장(五臟)의 기운을 튼튼하게 하는 일로, 특히 병후 쇠약해진 경우에 원기를 북돋우기 위한 처방이다. 소주잔 1잔을 1회분으로 1일 2~3회씩, 20~25일 동안 음용한다.
- **요통(腰痛)** : 허리의 연부조직(軟部組織: 힘줄, 혈관 등과 같이 신체에서 단단한 정도가 낮은 특성을 지닌 조직) 병변에 의해 통증이 생긴 경우의 처방이다. 소주잔 1잔을 1회분으로 1일 2~3회씩, 12~15일 동안 음용한다.
- **배뇨통(排尿痛)** : 방광 내 요로(尿路)에 세균이 침입하여 염증을 일으킨 경우의 처방이다. 소주잔 1잔을 1회분으로 1일 3~4회씩, 5~6일 동안 음용한다.
- **기타 적응증** : 관절통, 갑작스럽게 토하고 설사하는 병, 비장과 위를 튼튼하게 하는 데, 중초를 보하여 기허를 치료하는 데, 소변을 참지 못하여 저절로 나오는 증상, 정액이 무의식중에 몸 밖으로 나오는 증상

- **채취 및 구입** : 자생하는 늪이나 연못에서 채취한다.
- 뿌리는 8~10월, 열매는 10~11월에 채취한다. 뿌리는 깨끗이 씻어 물기를 없애고 사용한다.
- 뿌리는 200g, 열매는 190g을 소주 3.6L에 넣고 밀봉한다.
- 뿌리는 6개월, 열매는 10개월 이상 숙성시켜 음용하며, 15개월 정도 숙성시킨 후에는 찌꺼기를 걸러내고 보관한다.
- **맛과 약성** : 맛은 달다. 설탕 50g을 첨가하면 술맛을 부드럽게 할 수 있다.

- 본 약술을 음용하는 중에 가려야 하는 음식은 없다.
- 장복해도 몸에 해롭지는 않으나 치유되는 대로 음용을 중단한다.

가시오갈피

Eleutherococcus senticosus (Rupr. & Maxim.) Maxim.

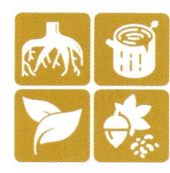

- **생약명** 자오가(刺五加), 오가피(五加皮), 오가엽(五加葉), 오가과(五加果)
- **과 명** 두릅나무과(Araliaceae)
- **채취시기** 가을 이후(뿌리와 뿌리껍질), 봄부터 초여름(나무껍질), 여름(잎), 11월(열매)
- **사용부위** 뿌리와 뿌리껍질, 나무껍질, 잎, 열매
- **약리작용** 중추신경계통에 대한 영향, 항스트레스작용, 내분비조절작용, 면역증강작용, 심혈관계통에 대한 영향
- **용 도** 약용(뿌리 및 뿌리줄기는 항피로작용, 항종양작용이 우수)

생육특성 가시오갈피는 경기도와 강원도 북부에 분포하는 낙엽활엽관목으로, 비옥하고 습기가 많은 활엽수림에서 잘 자란다. 높이는 2~3m이고 줄기는 회갈색에 가지가 적게 갈라지며, 전체에

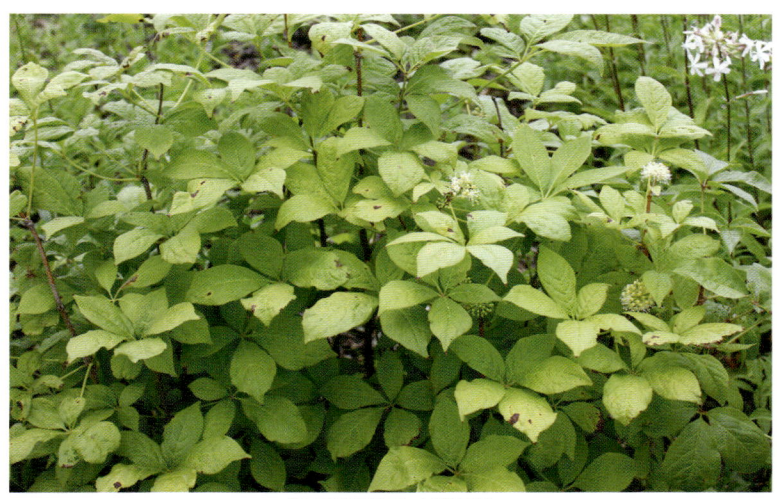

🌱 가시오갈피_ 나무모양

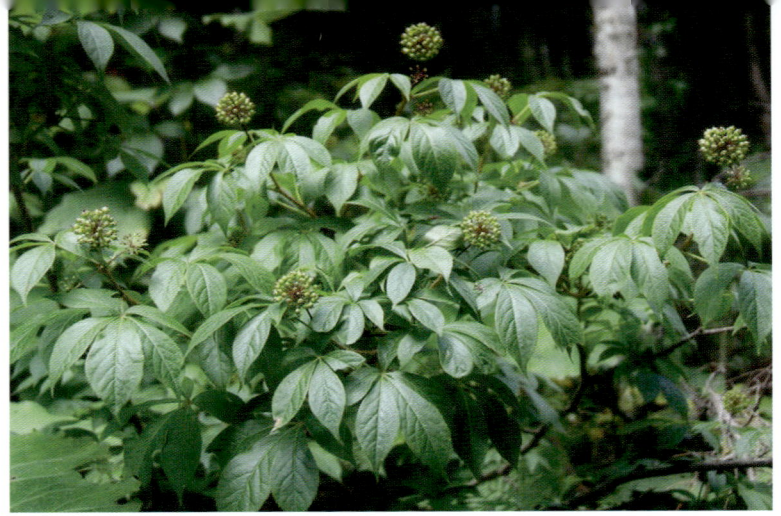

🌱 가시오갈피_ 꽃과 잎

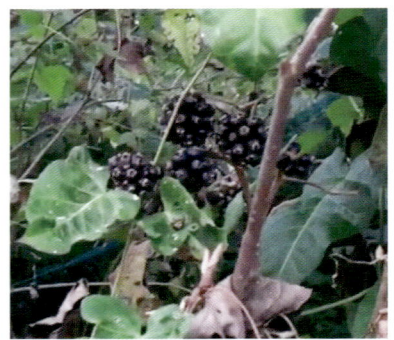

🌱 가시오갈피_ 열매

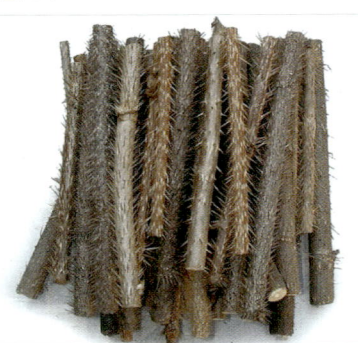

🌱 가시오갈피_ 나무줄기(채취품)

가늘고 긴 가시가 빽빽이 나 있고 특히 잎자루 밑부분에 많다. **잎**은 손바닥 모양 겹잎으로 어긋나고, 잔잎은 3~5장인데 거꿀달걀 모양 또는 타원형이며 가장자리에 뾰족한 겹톱니가 있다. **꽃**은 7~8월에 산형꽃차례로 피며, 보랏빛을 띤 노란색으로 가지 끝에 1개씩 달리거나 밑부분에서 갈라진다. **열매**는 둥글고 털이 없으며, 10~11월에 검은색으로 익는다.

작용부위　심장, 신장, 비장에 작용한다.

성질과 맛　뿌리껍질과 나무껍질은 성질이 따뜻하고, 맛은 맵고 약간 쓰다.

효능　뿌리 및 뿌리껍질은 생약명이 자오가(刺五加) 또는 오가피(五加皮)이며, 원기를 돋우는 효능이 인삼이나 오갈피나무보다 큰 것으로 알려져 있다. 또한 혈당강하 작용이 있어 당뇨병의 혈당을 조절하며 심근경색을 예방하고 면역력을 높여준다. 그 밖에 해열, 진통, 진경(鎭痙), 진정, 보간, 보신, 강심, 강정, 항염, 항암 등의 효능이 있고 어혈(瘀血), 중풍, 고혈압, 신경통, 관절염 등을 치료한다. 잎은 생약명이 오가엽(五加葉)이며 타박상, 종기, 종통(腫痛) 등을 치료한다.

약용법　말린 뿌리껍질 및 나무껍질 20~30g에 물 1L를 붓고 반으로 줄 때까지 달여서 하루 2~3회로 나누어 마신다. 외용할 경우에는 생잎 적당량을 짓찧어 환부에 붙인다. 열매는 차로 끓여 마신다.

▶ 가시오갈피의 기능성 및 효능에 관한 특허자료

가시오갈피 추출물을 함유하는 당뇨병의 예방 및 치료용 조성물

본 발명은 가시오갈피 추출물을 함유하는 당뇨병의 예방 및 치료용 조성물에 관한 것으로, 본 발명의 가시오갈피 추출물은 고지방식이 유도 고혈당 마우스에서 혈당상승 억제 활성, 인슐린 저항성 개선 활성 및 경구 당부하 실험에서 혈중 포도당(glucose) 및 혈중 인슐린 농도를 떨어뜨리는 활성을 나타내므로, 당뇨병의 예방 및 치료용 의약품 및 건강기능식품으로 사용할 수 있다.

- 공개번호 : 10-2005-0080810, 출원인 : (주)한국토종약초연구소

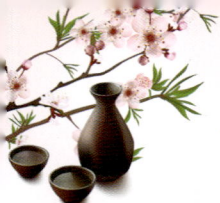

가시오갈피주

적용병증
- **인후염(咽喉炎)** : 목구멍이 붓고 통증이 있는 경우에 처방한다. 소주잔 1잔을 1회분으로 1일 1~2회씩, 5~7일 동안 음용한다.
- **간염(肝炎)** : 간세포가 파괴되어 간에 염증이 생기는 병증이다. 소주잔 1잔을 1회분으로 1일 1~2회씩, 15~20일 동안 음용한다.
- **혈담(血痰)** : 가래에 피가 섞여 나오는 증세이다. 심하면 가슴이 아프고 답답하며, 가슴 속에 뭉친 것이 이리저리 돌아다니는 것처럼 느껴진다. 소주잔 1잔을 1회분으로 1일 1~2회씩, 4~5일 동안 음용한다.
- **기타 적응증** : 각기병, 관절염, 동통, 신경통, 근육과 뼈가 약해져서 힘을 잘 못 쓰는 증상, 발기부전

만드는 방법
- **채취 및 구입** : 대개 산에서 직접 채취한다. 약재상에서 취급하기도 한다.
- 약효는 나무껍질이나 뿌리껍질에 있다. 여름에서 가을 사이에 채취하여 생으로 또는 말려서 쓰는데, 음지에서 말린 것이 효과가 좋다.
- 생것 230g 또는 말린 것 200g을 소주 3.6L에 넣고 밀봉한다.
- 4~6개월간 숙성시켜 음용하며, 18개월 정도 숙성시킨 후에는 찌꺼기를 걸러내고 보관한다.
- **맛과 약성** : 맛은 쓰고 떫다. 입맛에 따라 흑설탕을 100g 정도 첨가할 수 있다.

주의사항
- 본 약술을 음용하는 중에 특별히 가려야 하는 음식은 없다.
- 장복해도 해롭지는 않으나 치유되는 대로 음용을 중단한다.

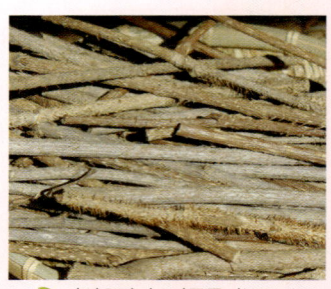

🌿 가시오갈피_ 나무줄기(채취품)

감국

Dendranthema indicum (L.) Des Moul.

- **생약명** 감국(甘菊), 야국(野菊)
- **과 명** 국화과(Compositae)
- **채취시기** 9~11월(꽃이 필 때)
- **사용부위** 꽃
- **약리작용** 체온저하, 해열작용, 그람음성 장내병원균 억제작용

생육특성 감국은 전국 각지의 산과 들에서 자라는 여러해살이풀로, 양지 또는 반그늘의 풀숲에서 잘 자란다. **높이**는 30~80cm이고, 줄기가 모여나며 전체에 잔털이 있다. **잎**은 길이 3~5cm, 너비 2.5~4cm에 깃 모양으로 깊게 갈라지고 가장

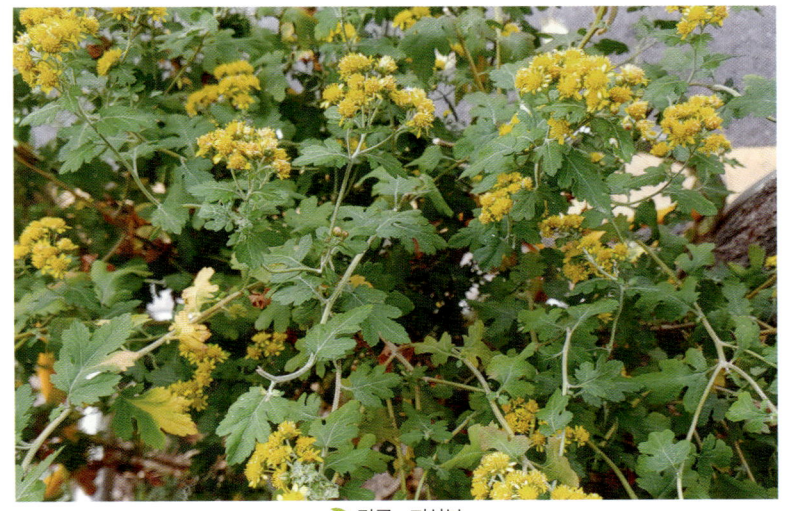

감국_ 지상부

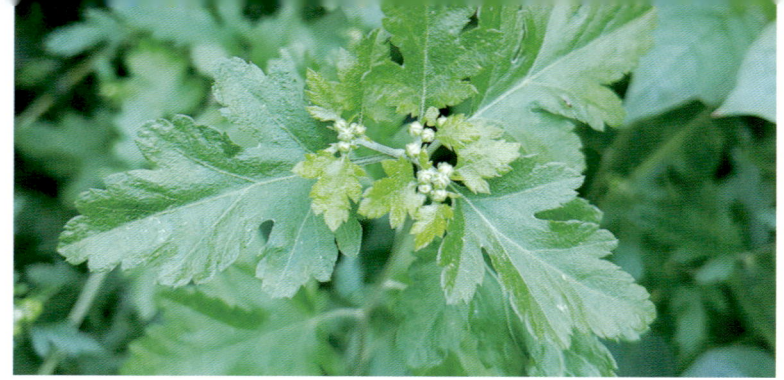

감국_ 잎

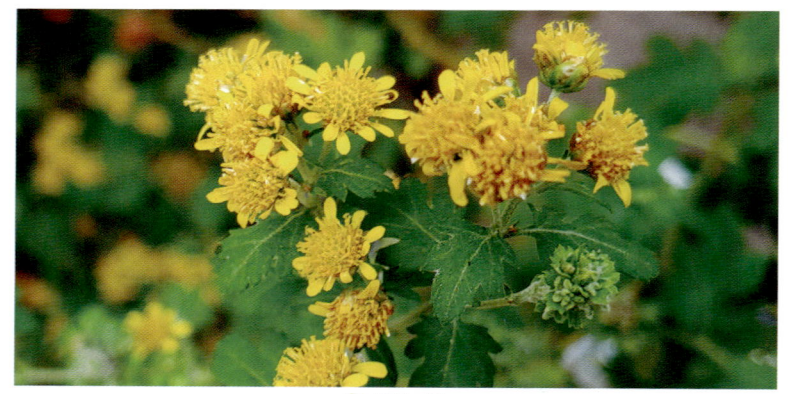

감국_ 꽃

자리에는 톱니가 있다. 꽃은 9~11월에 노란색으로 피는데, 줄기와 가지 끝에 우산 모양으로 펼쳐져 달리며, 두상화의 지름은 2.5cm 정도이다. 열매는 수과로 12월경에 달리며, 안에 작은 종자가 많이 들어 있다.

작용부위 폐, 간에 작용한다.

성질과 맛 성질이 약간 차고, 맛은 달고 쓰며, 독성이 없다.

효능 풍열(風熱)의 독을 발산하여 풀어주고, 간의 기운을 길러 눈을 맑게 한다. 열을 내리고 독을 없애며 감기를 낫게 하고, 두통과 어지럼증, 눈이 충혈되고 부어오르면서 아픈 증상, 눈이 침침해지는 증상, 염증이나 종양으로 인해 피부가 부어오른 증상과 종기의 독을 치료한다.

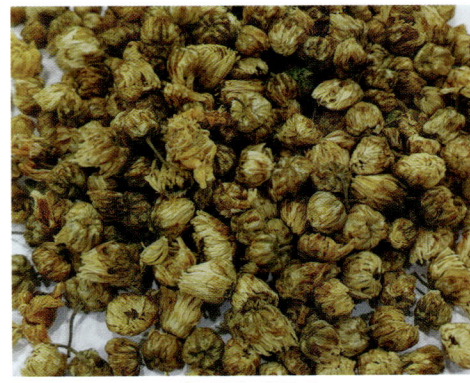

감국_ 꽃(약재)

약용법 말린 꽃 10~15g에 물 1L를 붓고 끓기 시작하면 불을 약하게 줄여 절반 정도로 줄 때까지 달여서 하루에 나누어 마신다. 또는 물 2L를 붓고 2시간 정도 끓여서 거른 다음 기호에 따라 꿀이나 설탕을 가미하여 차로 마셔도 좋다. 가루 내어 쓰거나 술을 담가 마시기도 하는데, 술을 담글 경우에는 누룩과 고두밥을 비벼 넣을 때 함께 섞어 넣고 술이 익으면 걸러서 마신다. 민간에서는 꽃을 잘 말려 베갯속에 넣으면 두통을 낫게 한다 하여 애용했다.

주의사항 성질이 차므로 기가 허하고 위가 냉한 사람, 설사를 자주 하는 사람은 많이 사용하면 안 된다.

▶ 감국의 기능성 및 효능에 관한 특허자료

감국 추출물을 함유하는 당뇨병, 당뇨 합병증의 예방 및 치료용 약학 조성물

본 발명은 감국 추출물을 포함하는 당뇨병, 당뇨 합병증의 예방 및 치료용 조성물에 관한 것이다. 본 발명의 당뇨병, 당뇨 합병증의 예방 및 치료를 위한 조성물은, 조성물 총 중량에 대하여 감국 추출물을 0.5~50%로 포함한다.

- 공개번호 : 10-2009-0106700, 출원인 : 김성진

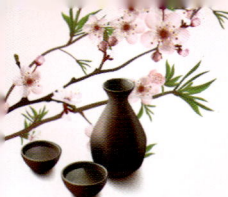

감국주

적용병증

- **위랭증(胃冷症)**: 찬 음식을 많이 먹거나 몸 안에 양기(陽氣)가 부족하여 위(胃)가 냉한 병증이다. 배를 만져보면 아래가 차며 소화불량으로 자주 체한다. 소주잔 1잔을 1회분으로 1일 1~2회씩, 7~12일 동안 음용한다.
- **진통(陣痛)**: 분만에 임박해 통증이 주기적으로 반복되는 경우, 출산 하루 전을 기준으로 하는 처방이다. 소주잔 1잔을 1회분으로 1일 1~3회 음용한다.
- **풍비(風痺)**: 풍한습(風寒濕)의 사기(邪氣)가 팔다리의 뼈마디와 경락에 침범해서 생기는 병증으로, 뼈마디가 아프고 운동장애가 있으며 마비가 오는데 그 부위가 일정하지 않고 수시로 이동한다. 소주잔 1잔을 1회분으로 1일 1~2회씩, 1~3일 동안 음용한다.
- **기타 적응증**: 강심, 두통, 복통, 빈혈, 열독증, 치열, 풍습, 현기증

만드는 방법

- **채취 및 구입**: 전국 약재상에서 취급한다. 자생하는 것은 꽃이 피는 10~11월에 채취한다.
- 전초를 사용할 수 있지만, 꽃만 사용하는 것이 더욱 효과적이다. 채취한 전초를 말려서 잘게 썰어 사용한다.
- 말린 전초 또는 꽃 180g을 소주 3.6L에 넣고 밀봉한다.
- 4~5개월간 숙성시켜 음용하며, 18개월 정도 숙성시킨 후에는 찌꺼기를 걸러내고 보관한다.
- **맛과 약성**: 맛은 달고 맵고 쓰다. 입맛에 따라 황설탕 100g을 가미한다.

주의사항

- 본 약술을 음용하는 중에 가려야 하는 음식은 없다.
- 장복해도 해롭지는 않으나 치유되는 대로 음용을 중단한다. 남성이 20일 이상 장복하면 양기가 줄어든다고 한다.

감나무

Diospyros kaki Thunb.

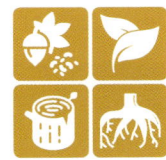

- **생약명** 시자(柿子), 시체(柿蒂), 시엽(柿葉), 시목(柿木), 시목피(柿木皮), 시근(柿根)
- **과 명** 감나무과(Ebenaceae)
- **채취시기** 가을(열매, 열매꼭지), 5~7월(잎), 연중 수시(나무껍질), 9~10월(뿌리)
- **사용부위** 열매, 열매꼭지, 잎, 나무껍질, 뿌리
- **약리작용** 열매꼭지는 심장실조에 대한 길항작용, 진정작용, 피임작용. 잎은 혈압강하작용
- **용 도** 염료용(과실), 가구용(목재), 접착용(과실), 식용(과실), 약용(감꼭지와 과실)

생육특성 감나무는 중부 이남에 분포하는 낙엽활엽교목으로, 추위와 대기오염에 비교적 강하고, 수분이 적당한 양지에서 잘 자란다. **높이**는 6~15m이고, 나무껍질은 흑회색으로 코르크화되

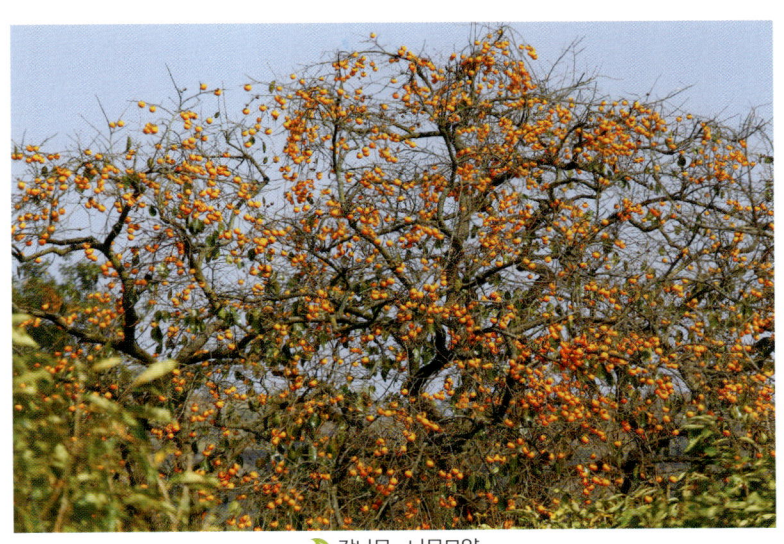

감나무_ 나무모양

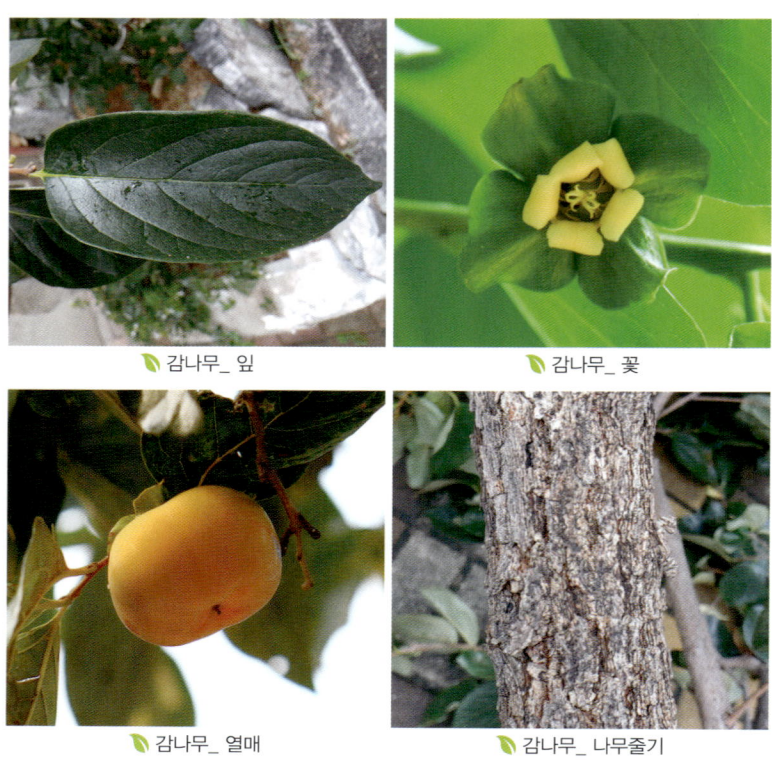

🍃 감나무_ 잎   🍃 감나무_ 꽃
🍃 감나무_ 열매   🍃 감나무_ 나무줄기

어 잘게 갈라지며 일년생가지에 갈색 털이 있다. **잎**은 어긋나고, 길이 7~17cm, 너비 4~10cm에 타원형 또는 거꿀달걀 모양으로, 밑부분은 둥글고 끝이 뾰족하며 두껍다. **꽃**은 암수한꽃 또는 암수딴꽃으로 5~6월에 피며, 잎겨드랑이에 황백색으로 달린다. 수꽃에는 16개의 수술이 있으며, 암수한꽃에는 4~16개의 수술이 있다. **열매**는 달걀상 원형 또는 편구형의 장과이며, 9~10월에 주황색으로 익는다.

작용부위   폐, 위에 작용한다.

성질과 맛   열매와 열매꼭지는 성질이 평(平)하며, 맛은 쓰고 떫다. 잎은 성질이 차고, 맛은 쓰며, 독성이 없다. 나무껍질은 성질이 평(平)하고, 맛은 떫다. 뿌리는 성질이 평(平)하고, 맛은 떫으며, 독성이 없다.

효능   열매는 생약명이 시자(柿子)이며, 열을 내리고 갈증과 설사, 출혈을 멎게 하며, 위를 튼튼하게 하고 궤양, 염증, 습진, 해수, 구창(口瘡), 주독 등을 치료한다. 피로를 해소하는 효과도 있다. 열매꼭지는 생약명이 시체(柿蒂)이며 딸꾹질을 진정시키고 구토를 멎게 한다. 잎은 생약명이 시엽(柿葉)이며 고혈압, 천식, 폐기종 등을 치료한다. 나무껍질은 생약명이 시목피(柿木皮)이며 출혈 및 화상을 치료한다. 뿌리는 생약명이 시근(柿根)이며 양혈, 지혈의 효능이 있고 혈붕, 혈리(血痢: 변에 피가 섞여 나오는 증상), 치창(痔瘡) 등을 치료한다. 감 추출물은 타닌(tannin)을 함유하고

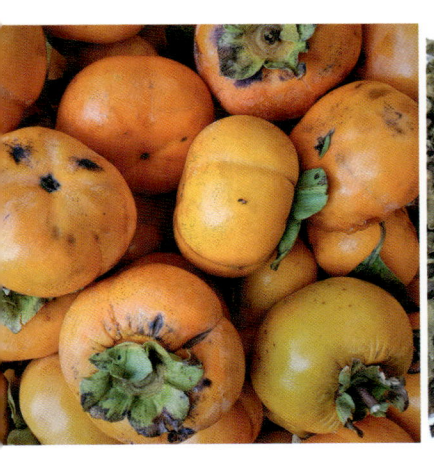
감나무_ 열매(채취품)

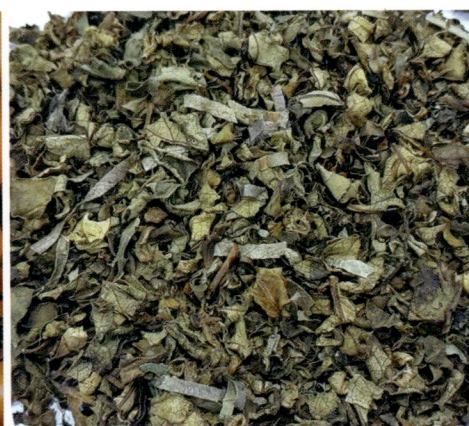
감나무_ 잎(약재)

있어 면역질환 치료제로 사용되는데, 아토피, 천식, 비염, 스트레스로 인한 염증 반응의 치료에 효과적이다.

약용법 잘 익은 열매를 하루 1개씩 식후에 먹거나, 말린 열매 50~60g에 물 1L를 붓고 반으로 줄 때까지 달여서 하루 2~3회로 나누어 마신다. 말린 열매꼭지 10~20g에 물 1L를 붓고 반으로 줄 때까지 달여서 하루 2~3회로 나누어 마신다. 말린 잎 5~10g에 물 1L를 붓고 반으로 줄 때까지 달여서 하루에 나누어 마신다. 말린 나무껍질 30~50g에 물 1L를 붓고 반으로 줄 때까지 달여서 하루 2~3회로 나누어 마신다. 말린 뿌리 50~60g에 물 1L를 붓고 반으로 줄 때까지 달여서 하루 2~3회로 나누어 마신다.

▶ 감나무의 기능성 및 효능에 관한 특허자료

감 추출물 또는 타닌(tannin)을 유효성분으로 함유하는 면역관련 질환 치료용 조성물

본 발명은 타닌을 유효성분으로 함유하는 감 추출물 또는 타닌을 유효성분으로 함유하는 면역관련 질환 치료용 약학조성물에 관한 것으로서, 면역관련 질환 치료용 약학조성물 및 건강식품에 관한 것이다. 본 발명에 따르면 타닌을 유효성분으로 함유하는 감 추출물 또는 타닌은 아토피 유발 동물 모델에서 면역관련 세포 증가 억제효과를 나타내고 아토피, 천식, 비염 등과 같은 산화 스트레스에 의한 염증반응의 치료에 유용하다.

- 공개번호 : 10-2009-0084159, 출원인 : 경북대학교 산학협력단

감 추출물을 유효성분으로 함유하는 염증성 질환의 예방 및 치료용 조성물

본 발명은 감 추출물 또는 시체 추출물을 유효성분으로 함유하는 조성물에 관한 것으로, 염증성 질환의 치료 및 예방의 유용한 약학조성물 또는 건강기능식품으로서 사용할 수 있다.

- 공개번호 : 10-2012-0031695, 출원인 : 재단법인 한국한방산업진흥원

감나무주

적용 병증
- **고혈압(高血壓) :** 고혈압에 꾸준히 음용하면 효과가 있다. 소주잔 1잔을 1회분으로 1일 1~2회씩, 15~25일 동안 음용한다.
- **숙취(宿醉) :** 술기운이 다음 날까지 남아 있는 경우에 사용한다. 소주잔 1잔을 1회분으로 1일 2회 정도 음용한다.
- **기타 적응증 :** 뇌내출혈, 방광염, 신장염, 장염, 중풍, 해수

만드는 방법
- **채취 및 구입 :** 직접 채취한다. 또는 농가나 과일가게에서도 구입할 수 있다.
- 잎이나 감꼭지에 약효가 가장 많다. 잎은 5~7월, 감꼭지는 가을에 감을 따고 나서 채취하여 그늘에서 잘 말려 사용한다.
- 생것은 230g, 말린 것은 200g을 소주 3.6L에 넣고 밀봉한다.
- 3~6개월간 숙성시켜 음용하며, 18개월 정도 숙성시킨 후에는 찌꺼기를 걸러내고 보관한다.
- **맛과 약성 :** 맛은 약간 떫다. 입맛에 따라 설탕 100g을 가미한다.

주의 사항
- 본 약술을 음용하는 중에 참기름을 먹는 것은 좋지 않다.
- 치유되는 대로 음용을 중단한다.

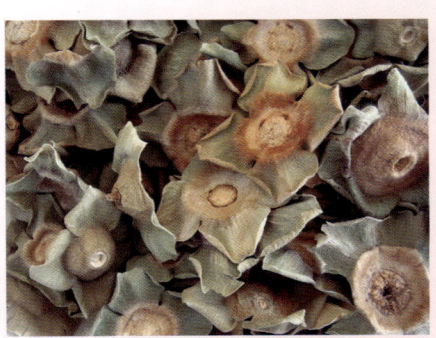

감나무_ 감꼭지(약재)

강활

Angelica reflexa B.Y.Lee

- **생약명** 강활(羌活)
- **과 명** 산형과(Umbelliferae)
- **채취시기** 가을
- **사용부위** 뿌리 및 뿌리줄기
- **약리작용** 해열작용, 발한작용, 진통작용, 결핵균 및 사상균 억제작용
- **용 도** 식용(어린순을 나물로 먹음), 약용(뿌리는 해열, 진통작용)

생육특성 강활은 경기도, 강원도, 경상북도와 북한의 평안북도, 함경남도에 분포하는 숙근성 두해살이풀 또는 여러해살이풀로, 깊은 산중에 야생하거나 산간 지대의 서늘한 곳에서 재배하기도

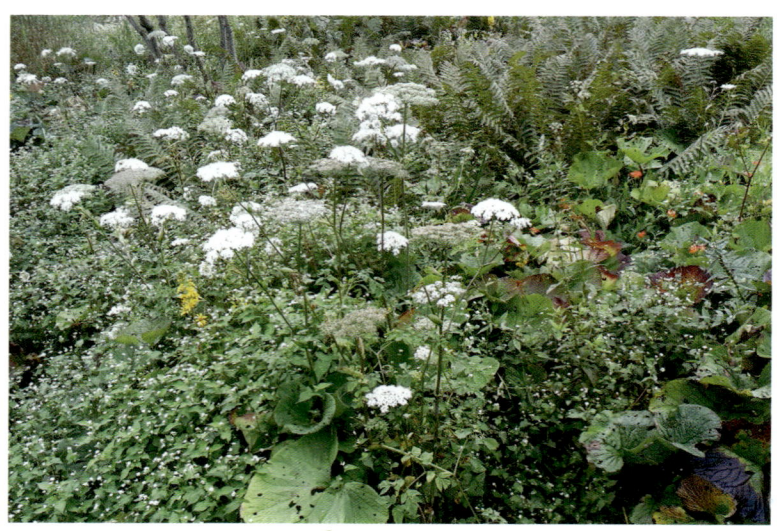

강활_ 지상부

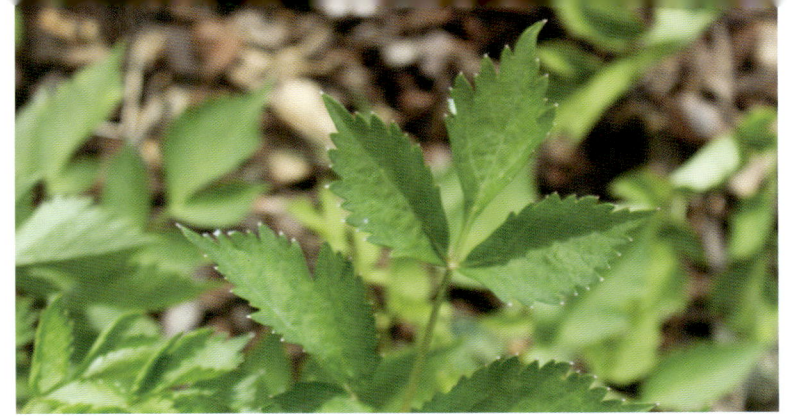
🌿 강활_ 잎

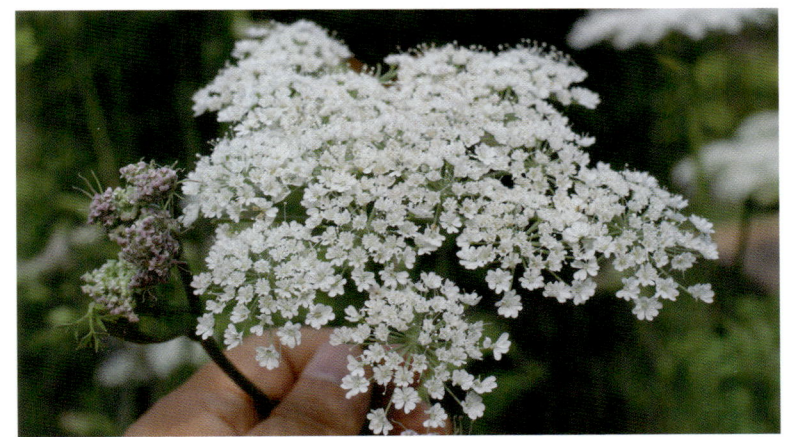
🌿 강활_ 꽃

한다. **높이**는 2m에 달하고 줄기가 곧게 서며 윗부분에서 가지가 갈라진다. 원뿌리가 썩어 없어져도 옆에 싹이 나서 다시 자란다. **잎**은 어긋나고 2회 삼출겹잎으로, 잔잎은 달걀상 타원형 또는 달걀 모양이며 끝이 뾰족하고 가장자리에 결각상의 톱니가 있다. 잎자루는 밑부분이 넓어져서 잎집으로 된다. **꽃**은 8~9월에 흰색으로 피는데, 원줄기 끝과 가지 끝의 겹산형꽃차례에서 갈라진

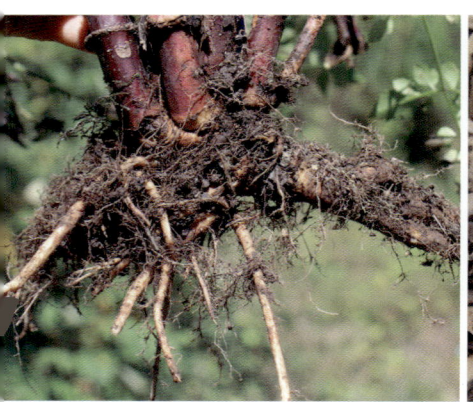
🌿 강활_ 뿌리(채취품)

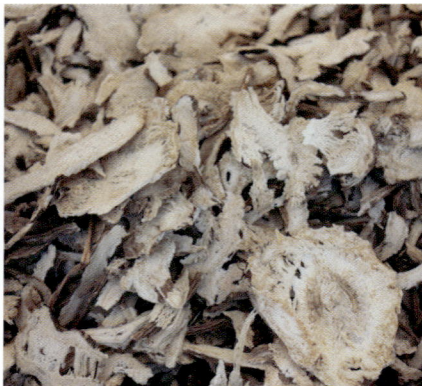
🌿 강활_ 뿌리(약재)

10~30개의 작은 꽃차례에 많이 달린다. 열매는 타원형의 분과로, 날개가 있다.

작용부위 방광, 신장에 작용한다.

성질과 맛 성질이 따뜻하고, 맛은 맵고 쓰다.

효능 땀이 나게 하여 열을 내려주며, 염증 제거와 항균·진통·진경 작용을 하여 감기, 두통, 각종 신경통, 풍습성 관절염, 중풍, 치통 등의 치료에 사용한다.

약용법 말린 뿌리 및 뿌리줄기 3~10g에 물 1L를 붓고 반으로 줄 때까지 달여서 하루 2~3회로 나누어 마신다. 가루나 환으로 만들어 복용하기도 한다.

개다래

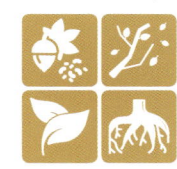

Actinidia polygama (Siebold & Zucc.) Planch. ex Maxim.

- **생약명** 목천료자(木天蓼子), 목천료(木天蓼), 목천료근(木天蓼根)
- **과 명** 다래나무과(Actinidiaceae)
- **채취시기** 9~10월(열매), 여름(가지와 잎), 가을·겨울(뿌리)
- **사용부위** 열매, 가지, 잎, 뿌리
- **약리작용** 중추신경계작용, 심혈관계작용
- **용 도** 약용(가지와 잎은 진정, 최면작용, 피부염에 효과가 있음)

생육특성 개다래는 우리나라 전역에 분포하는 낙엽성 덩굴식물로, 깊은 산의 계곡 및 산기슭에서 자생한다. 덩굴줄기는 5m 내외로 뻗어나가고, 일년생가지에는 연갈색 털이 있으며 간혹 가

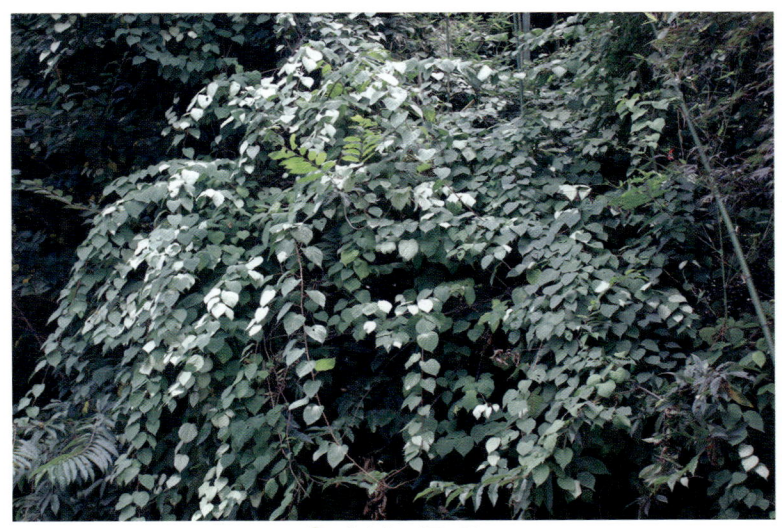

개다래_ 나무모양

시 같은 억센 털이 있다. **잎**은 어긋나고, 길이 8~4cm, 너비 3.5~8cm에 넓은 달걀 모양 또는 달걀상 타원형의 막질이며 가장자리에 잔톱니가 있다. 상단부의 잎은 일부 또는 전부가 흰색이나 황색으로 되기도 한다. **꽃**은 6~7월에 흰색으로 피는데, 가지 윗부분의 잎겨드랑이에 1~3개씩 달리며 향기가 있다. **열매**는 긴 타원형의 장과이며, 끝이 뾰족하고 9~10월에 노란색으로 익

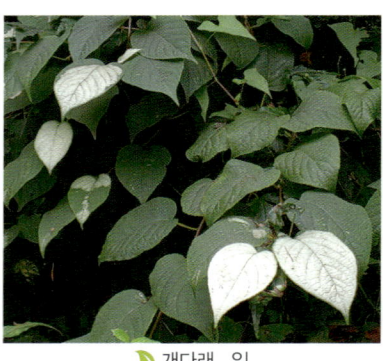
개다래_ 잎

개다래_ 꽃

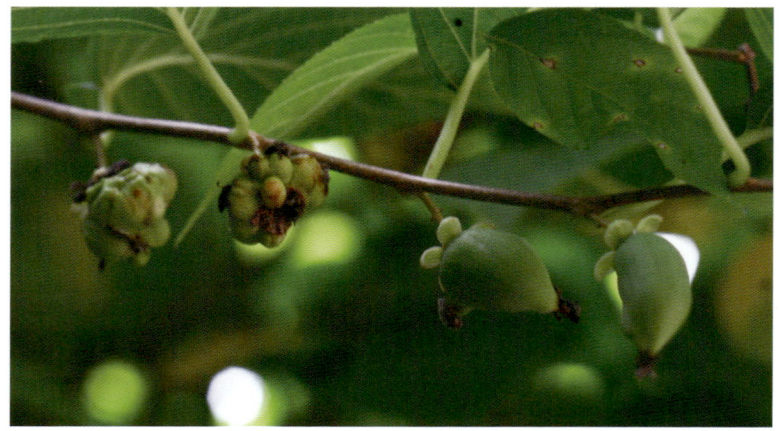
개다래_ 열매와 충영

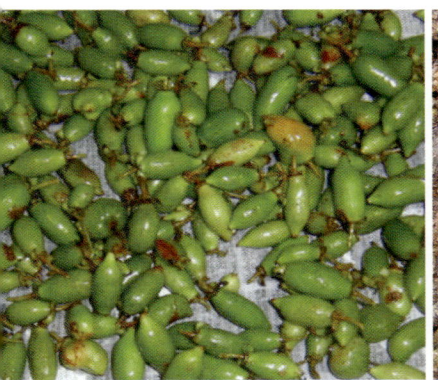
개다래_ 열매(채취품)

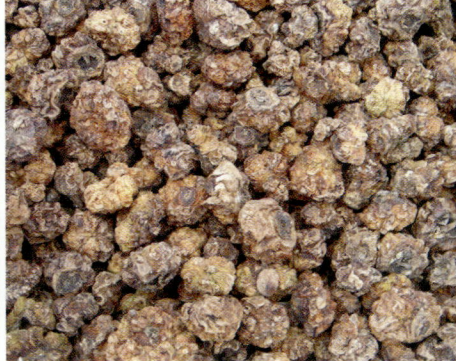
개다래_ 충영(약재)

는다. 열매를 먹을 수 있으나 혓바닥을 쏘는 듯한 맛이 나며 달지 않다.

작용부위   간에 작용한다.

성질과 맛   열매는 성질이 따뜻하고, 맛은 쓰고 매우며, 독성이 없다. 가지와 잎은 성질이 따뜻하고, 맛은 맵고 쓰며, 독성이 약간 있다. 뿌리는 성질이 따뜻하고, 맛은 맵다.

효능   벌레집(충영)이 붙어 있는 열매는 생약명이 목천료자(木天蓼子)이며, 풍을 제거하여 경락을 통하게 하고 혈액순환을 원활하게 하여 기의 순환을 촉진한다. 또한 추위를 몰아내고 복통과 요통, 월경불순에 효과가 있으며, 중풍, 안면신경마비, 류머티즘, 관절염 등을 치료한다. 가지와 잎은 생약명이 목천료(木天蓼)이며, 풍습을 제거하고 배 속에 단단하게 뭉친 것을 풀어준다. 신경통, 통풍의 진통 및 소염에 효과적이고, 한센병을 치료한다. 뿌리는 생약명이 목천료근(木天蓼根)이며 치통을 낮게 한다.

약용법   말린 열매 10~15g에 물 1L를 붓고 반으로 줄 때까지 달여서 하루 2~3회로 나누어 마신다. 말린 가지와 잎 5~10g에 물 1L를 붓고 반으로 줄 때까지 달여서 하루 2~3회로 나누어 마신다. 말린 뿌리 15~30g에 물 1L를 붓고 반으로 줄 때까지 달여서 하루 2~3회로 나누어 마신다. 또는 달인 액을 치통이 있는 쪽 입안에 머금었다가 통증이 사라지면 뱉는다.

▶ 개다래의 기능성 및 효능에 관한 특허자료

항통풍활성을 갖는 개다래 추출물을 함유하는 약학조성물

본 발명은 항통풍활성을 갖는 개다래의 추출물을 함유하는 약학조성물 및 건강기능식품을 제공하는 것으로, 개다래 추출물이 고요산혈증으로 인한 통풍질환에 대해 요산 함량 강하작용 효과를 가짐으로써 통풍의 예방 및 치료제로서 사용할 수 있다.

- 공개번호 : 10-2004-0080640, 출원인 : (주)한국토종약초연구소

진통 및 소염 활성을 갖는 개다래의 추출물을 함유하는 조성물

본 발명은 진통 및 소염 활성을 갖는 개다래의 추출물을 함유하는 약학 조성물 및 건강보조식품을 제공하는 것으로, 본 발명의 개다래 추출물은 진통 및 소염효과를 나타내므로 진통 및 염증 치료제로서 사용할 수 있다.

- 공개번호 : 10-2004-0021716, 출원인 : (주)한국토종약초연구소

통풍의 예방 및 치료에 유용한 개다래 열매주의 제조 방법

본 발명은 개다래 열매 술의 제조 방법에 관한 것으로서, 지금까지 먹기를 꺼려하던 개다래의 열매를 사용하여 술을 담근다. 개다래 열매의 성분은 요즘 많은 사람들이 고통받고 있는 '통풍'의 예방 및 치료에 효험이 있는 것으로 알려져 있는데, 통풍 환자는 술을 먹으면 안 되는 병으로서 그 어려움이 이만저만이 아니다. 특히 우리나라의 대인관계 문화는 술이 빠질 수 없기에 통풍이 악화될 줄 뻔히 알면서도 술을 마시는 사람들에게 적당량을 마실 수 있는 여건을 만들어준다는 데 큰 의미가 있다.

- 공개번호 : 10-2008-0098475, 출원인 : 강상중

개다래주

적용 병증

- **산증(疝症) :** 고환이 커지면서 아랫배가 켕기며 아픈 병증으로, 한습사(寒濕邪)가 침입하거나 내상으로 기혈이 제대로 순환하지 못하여 생긴다. 소주잔 1잔을 1회분으로 1일 1~2회씩, 10~15일 동안 음용한다.
- **안면마비(顔面麻痺) :** 뇌혈관 장애, 다발성 신경염, 수막염, 바이러스 감염으로 인하여 발생하거나 추위로 인한 경우도 있다. 소주잔 1잔을 1회분으로 1일 1~2회씩, 10~15일 동안 음용한다.
- **통기(通氣) :** 자율신경증에 교감신경을 제대로 순환시키고자 하는 처방이다. 소주잔 1잔을 1회분으로 1일 1~2회씩, 10~15일 동안 음용한다.
- **기타 적응증 :** 피로회복, 강장, 복통, 요통, 추간판 탈출증, 중풍, 풍습

만드는 방법

- **채취 및 구입 :** 깊은 산골짜기에서 채취할 수 있다.
- 가을에 열매를 채취하여 생으로 또는 말려서 쓴다.
- 생열매는 250g, 말린 열매는 180g을 소주 3.6L에 넣고 밀봉한다.
- 6개월 이상 숙성시켜 음용하며, 걸러내지 않고 그대로 보관한다.
- **맛과 약성 :** 맛은 시고 달며 맵다. 맛을 부드럽게 하려면 황설탕을 60g 정도 가미한다.

주의 사항

- 본 약술을 음용하는 중에 특별히 가려야 하는 음식은 없다.
- 음용 기간은 대개 30일 내외로 한다.

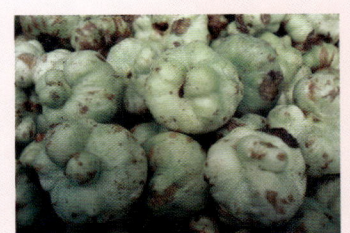
개다래_ 충영(채취품)

갯기름나물

Peucedanum japonicum Thunb.

- **생약명**   식방풍(植防風)
- **과 명**   산형과(Umbelliferae)
- **채취시기**   봄·가을
- **사용부위**   뿌리
- **약리작용**   면역효과, 항암활성, 지질대사 개선 및 항산화 효능

생육특성   갯기름나물은 중부 이남의 바닷가나 냇가 근처에 자생하는 숙근성 여러해살이풀로, 가을에 지상부는 시들지만 뿌리는 살아남아서 이듬해에 다시 싹이 난다. **높이**는 60~100cm이고 줄기가 곧게 서며, 줄기 끝부분에 짧은 털이 나 있다. 뿌리는

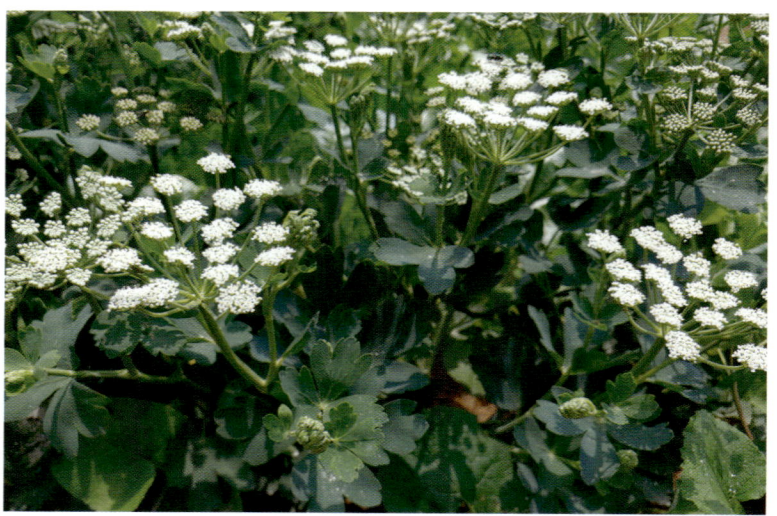

갯기름나물_ 지상부

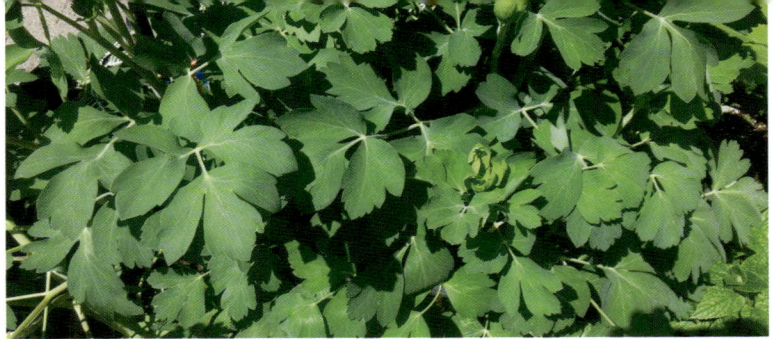

갯기름나물_ 잎

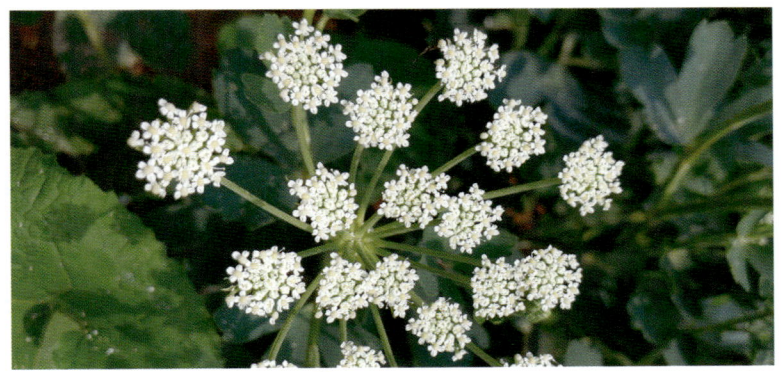

갯기름나물_ 꽃

굵고 목질부에 섬유질이 많다. **잎**은 어긋나고, 2~3회 깃꼴겹잎이며 작은잎은 길이 3~6cm에 흔히 3개로 갈라지고 가장자리에 불규칙한 톱니가 있다. 잎자루는 길고 흰 가루를 칠한 듯한 회록색이다. **꽃**은 6~8월에 흰색으로 피는데, 가지 끝과 원줄기 끝에 겹산형꽃차례로 달리며, 꽃차례는 10~20개로 갈라져서 끝부분에 각각 20~30송이의 꽃이 핀다. **열매**는 타원형으로 잔털이 있으며 9월에 익는다. 우리나라에서는 같은 과(科)에 속한 방풍[*Ledebouriella seseloides* (Hoffm.) H. Wolff]과 기름나물[*Peucedanum terebinthaceum* (Fisch.) Fisch. ex DC.]의 뿌리도 각각 '방풍', '석방풍'

이라 부르며 약용한다.

작용부위 간, 폐에 작용한다.

성질과 맛 성질이 따뜻하고, 맛은 쓰고 매우며, 독성이 약간 있다.

효능 해열, 발한, 진통의 효능이 있어 감기 발열, 두통, 신경통, 중풍, 안면신경마비, 습진 등에 효과가 있다.

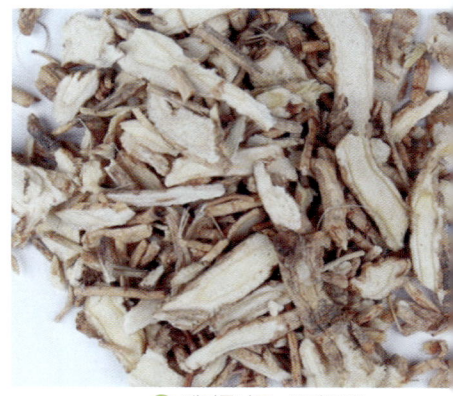

갯기름나물_ 뿌리(약재)

약용법 말린 뿌리 10~15g에 물 1L를 붓고 끓기 시작하면 불을 약하게 줄여 1/3로 줄 때까지 달여서 하루에 나누어 마신다. 또는 말린 뿌리 10~15g에 물 2L를 붓고 2시간 정도 끓여서 거른 다음 기호에 따라 꿀이나 설탕을 가미하여 하루에 나누어 마신다.

주의사항 풍을 흩어지게 하고 습사를 다스리는 효능이 있으므로 몸 안의 진액(津液)이 고갈되어 화기가 왕성한 사람이나 혈이 허하여 발생한 경기에는 사용을 피한다.

▶ 갯기름나물의 기능성 및 효능에 관한 특허자료

갯기름나물 추출물을 유효성분으로 포함하는 스트레스 또는 우울증의 예방 또는 치료용 약학적 조성물

본 발명의 갯기름나물 추출물을 포함하는 조성물은 항스트레스 및 항우울 활성을 가지고, 인체에 부작용을 발생시키지 않으므로 스트레스 또는 우울증과 같은 정신질환을 예방, 치료 또는 개선하기 위한 의약품 또는 건강기능식품에 효과적으로 적용하여 사용할 수 있다.

- 공개번호 : 10-2015-0004159, 출원인 : 경희대학교 산학협력단

갯방풍

Glehnia littoralis F.Schmidt ex Miq.

- **생약명** 해방풍(海防風)
- **과 명** 산형과(Umbelliferae)
- **채취시기** 늦가을
- **사용부위** 뿌리
- **약리작용** 항산화효과, 해열진통작용
- **용 도** 약용(뿌리는 진통 작용, 면역 억제 작용)

생육특성 갯방풍은 전국 각지에 분포하는 여러해살이풀로, 해안가 모래땅에서 자생하거나 재배한다. 높이는 5~20cm이며, 줄기 전체에 흰색 털이 빽빽하게 나 있고, 굵은 황색 뿌리가

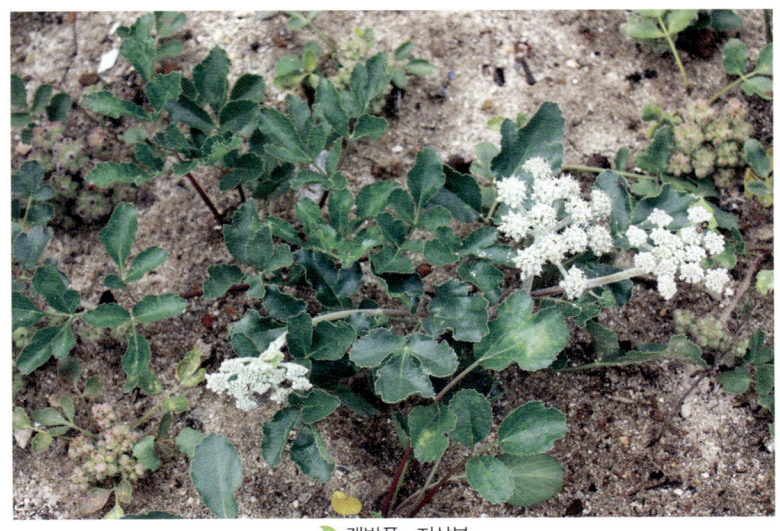

갯방풍_ 지상부

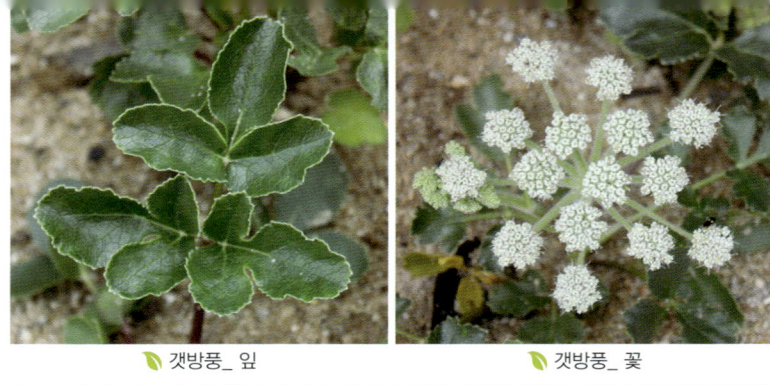

🌿 갯방풍_ 잎   🌿 갯방풍_ 꽃

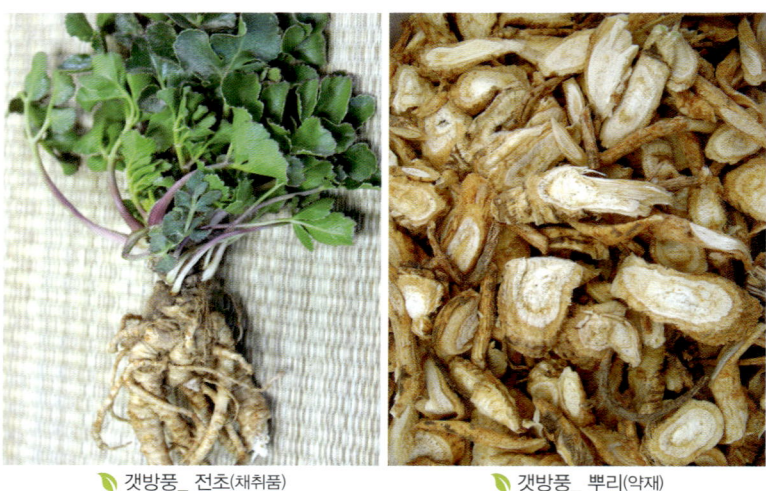

🌿 갯방풍_ 전초(채취품)   🌿 갯방풍_ 뿌리(약재)

땅속 깊이 수직으로 뻗어 있다. **근생엽**과 **밑부분의 잎**은 1~2회 깃꼴겹잎이며 잎자루가 길고 지면을 따라 퍼진다. 작은잎은 다시 3개로 갈라지며 맥 위에 털이 있고 가장자리에 불규칙한 잔톱니가 있다. 꽃은 6~7월에 흰색으로 피는데, 겹산형꽃차례의 작은꽃차례마다 20~40개씩 빽빽하게 달린다. 열매는 길이 4mm의 달걀 모양이며, 껍질은 코르크질에 긴 털로 덮여 있고 능선(綾線)이 있다.

작용부위 폐, 비장에 작용한다.

성질과 맛 성질이 시원하고, 맛은 달고 맵다.

효능 폐의 기운을 맑게 하여 기침을 멎게 하고, 가래를 제거하며 갈증을 없앤다. 폐열로 인한 마른기침, 결핵성 해수, 기관지염, 감기, 입안이 마르는 증상, 인후부가 마르는 증상, 피부 가려움증 등을 낫게 한다.

약용법 말린 뿌리 15~20g을 물 1L에 넣고 끓기 시작하면 불을 약하게 줄여 1/3로 줄 때까지 달여서 하루에 나누어 마신다. 또는 말린 뿌리 15~20g을 물 2L에 넣고 2시간 정도 끓여서 거른 다음 기호에 따라 꿀이나 설탕을 가미하여 하루에 나누어 마신다. 가루나 환으로 만들어 아침저녁에 한 숟가락씩 따뜻한 물과 함께 복용해도 좋다.

주의사항 성질이 차므로 풍사와 한사(寒邪)로 인한 해수에는 사용을 금하며, 비위가 허하고 냉한 사람이 사용하면 좋지 않다. 일부에서는 갯방풍을 방풍의 대용으로 사용하기도 하는데, 이것은 잘못된 것이다.

▶ 갯방풍의 기능성 및 효능에 관한 특허자료

갯방풍 추출물을 유효성분으로 포함하는 관절염 예방 또는 치료용 조성물

본 발명에 따른 갯방풍 추출물은 염증성 사이토카인 IL-17, IL-6 또는 TNF-의 활성을 감소 또는 억제시키는 활성이 우수하고, 파골세포 분화를 감소시키는 효과가 우수하여 관절염 또는 골다공증의 예방 또는 치료할 수 있는 조성물로 유용하게 사용할 수 있다. 또한 세포독성이 일어나지 않으며, 약물에 대한 독성 및 부작용도 없어 장기간 복용 시에도 안심하고 사용할 수 있으며, 체내에서도 안정한 효과가 있다.

– 공개번호 : 10-2014-0089315, 출원인 : 가톨릭대학교 산학협력단

고들빼기

Crepidiastrum sonchifolium (Bunge) J.H.Pak & Kawano

- **생약명**   포엽고매채(抱葉苦賈菜), 고매채(苦賈菜), 가우본초(嘉祐本草)
- **과 명**   국화과(Compositae)
- **채취시기** 가을(뿌리), 이른 봄(어린순)
- **사용부위** 뿌리, 어린순
- **약리작용** 심뇌혈관에 대한 효능, 혈액계통에 대한 효능, 진통진정작용
- **용 도**   식용(전초), 약용(뿌리 및 지상부는 종기와 환부에 찧어 바름)

생육특성   고들빼기는 전국의 산과 들에서 자라는 두해살이풀로, 농가에서 재배하기도 한다. **높이**는 12~80cm이고, 줄기가 곧게 자라며 가지가 많이 갈라지고 붉은 자줏빛을 띤다. **근생엽**은 꽃

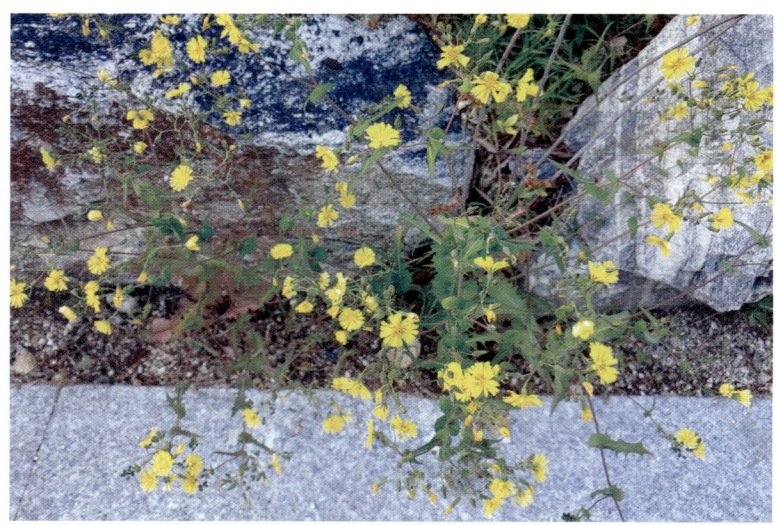

고들빼기_ 지상부

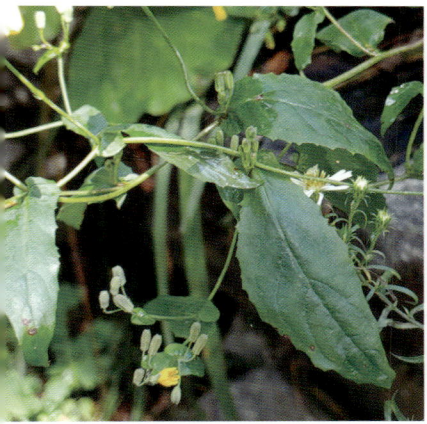
고들빼기_ 잎

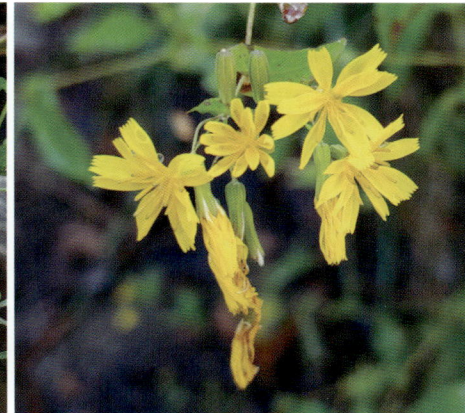
고들빼기_ 꽃

이 필 때까지 남아 있거나 없어지며 잎자루가 없고 가장자리가 빗살처럼 갈라진다. **줄기잎**은 어긋나고 밑부분이 넓어져서 원줄기를 감싼다. 가장자리에 불규칙한 톱니가 있으며 위쪽으로 올라갈수록 크기가 작아진다. **꽃**은 7~9월에 옅은 노란색으로 피며, 가지 끝에 두상화가 산방상으로 달린다. **열매**는 납작한 원뿔모양의 수과이며, 9~10월에 검은색으로 달리고 흰색 갓털이 있다. 식물명이 유사한 왕고들빼기(*Lactuca indica*)와는 속(屬)이 다른 식물이다.

작용부위   비장, 위, 대장에 작용한다.

성질과 맛   성질이 차고, 맛은 쓰다.

효능   쓴맛이 입맛을 돋울 뿐 아니라 건위소화제의 역할도 한다. 열을 내리고 해독하며 고름을 배출하는 효능이 있어, 장염, 충수염, 이질, 각종 화농성 염증, 토혈, 비출혈, 치통, 복통, 치창(痔

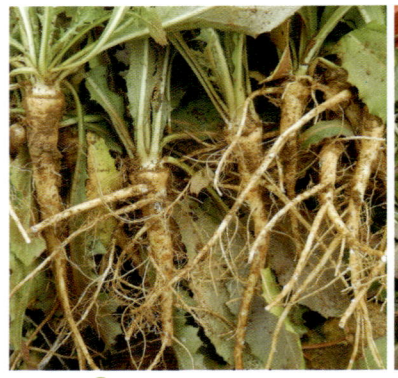
고들빼기_ 뿌리(채취품)

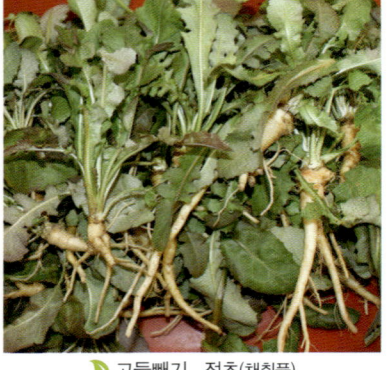
고들빼기_ 전초(채취품)

瘡) 등을 치료한다.

약용법 뿌리 10~15g을 달이거나 환을 만들어 복용한다. 외용할 경우에는 달인 액으로 환부를 씻어주거나 가루 내어 골고루 도포한다. 어린순은 나물로 먹고, 뿌리는 채취하여 떫은맛을 없앤 뒤에 먹는다. 전초로 김치를 담그기도 한다.

주의사항 속이 냉한 사람은 지나치게 많이 먹지 않도록 주의한다.

▶ 고들빼기의 기능성 및 효능에 관한 특허자료

고들빼기 추출물을 함유한 바이러스성 간질환 치료용 조성물

본 발명은 고들빼기 추출물을 이용한 바이러스성 간질환 예방 및 치료 활성을 갖는, B형 간염바이러스에 의한 간염, 간경화의 예방 및 치료용 조성물에 관한 것이다. 본 발명의 고들빼기 추출물은 HBV 바이러스 DNA 증식을 억제시킴으로써 항바이러스 작용을 나타내어, 바이러스성 간염 및 간경화에 대한 예방 및 치료에 안전하고 효과적인 의약품 및 건강보조식품을 제공한다.

- 공개번호 : 10-2004-0018733, 출원인 : (주)바이오원, 이기수 외

고삼

Sophora flavescens Aiton

- **생약명** 고삼(苦蔘)
- **과 명** 콩과(Leguminosae)
- **채취시기** 봄과 가을
- **사용부위** 뿌리
- **약리작용** 심혈관계에 대한 작용, 이뇨작용, 항염작용, 항알레르기작용, 진통작용
- **용 도** 약용(뿌리는 이뇨, 항염, 진통, 항종양작용)

생육특성 고삼은 전국 각지에 분포하는 여러해살이풀로, 강가나 햇볕이 잘 드는 산비탈에서 자란다. **높이**는 80~100cm이고, 줄기가 곧게 서며 녹색이지만 어릴 때는 검은빛을 띤다.

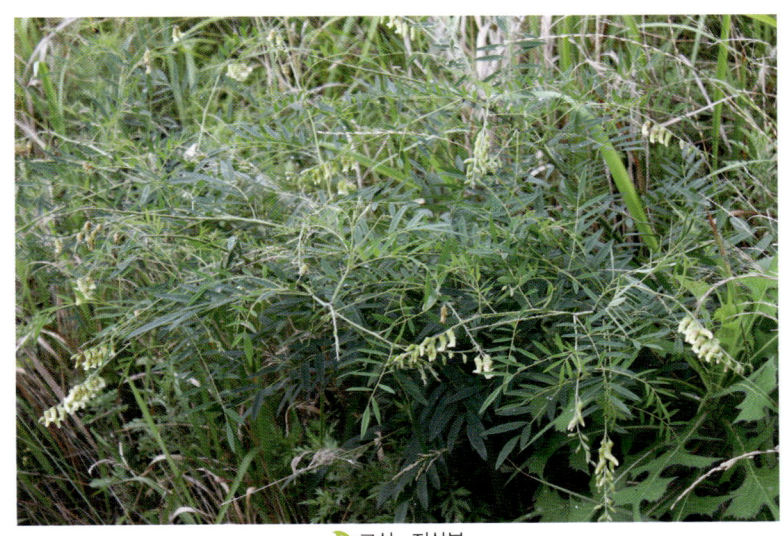

고삼_ 지상부

윗부분에서 가지를 치고 일년생가지는 털이 있으나 곧 없어진다. 뿌리는 긴 원주형으로 땅속 깊이 내린다. 잎은 어긋나고, 15~40개의 작은잎으로 이루어진 홀수깃꼴겹잎이다. 작은잎은 길이 2~4cm, 너비 0.7~1.5cm에 긴 타원형이고 뒷면에만 누운털이 있으며 가장자리가 밋밋하다. 꽃은 6~8월에 연한 노란색으로 피는데, 원줄기와 가지 끝의 총상꽃차례에 많은 꽃이 달린다. 열매는 길이 7~8cm의 줄 모양 협과로, 3~7개의 종자가 들어 있으며 9~10월에 익지만 갈라지지 않는다.

작용부위 간, 심장, 위, 대장, 방광에 작용한다.

성질과 맛 성질이 차고, 맛은 매우 쓰며, 독성이 없다.

효능 열기를 식히고 습기를 말리며, 풍을 제거하고 벌레를 죽인다. 소변이 잘 나오게 하고 적백 대하를 낫게 하며, 소화불량, 신경통, 간염, 황달, 치질, 피부 가려움증, 옴 등을 치료한다. 민간에서는 줄기나 잎을 달여서 살충제로 쓰기도 한다.

약용법 찹쌀의 진한 쌀뜨물에 하룻밤 동안 담가 두었다가 이튿

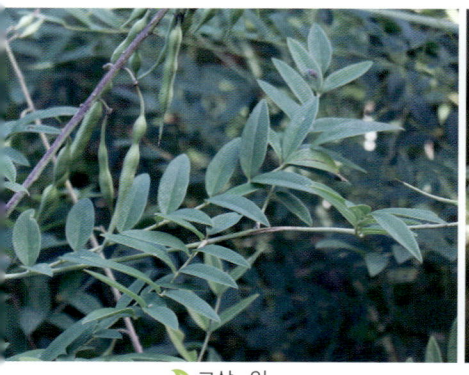
고삼_ 잎

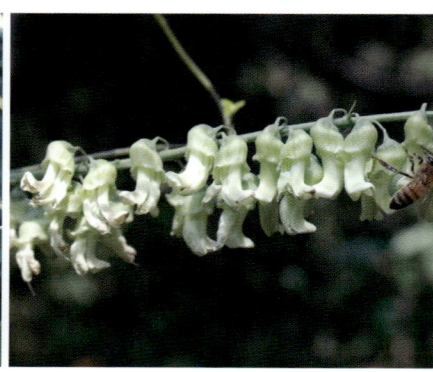
고삼_ 꽃

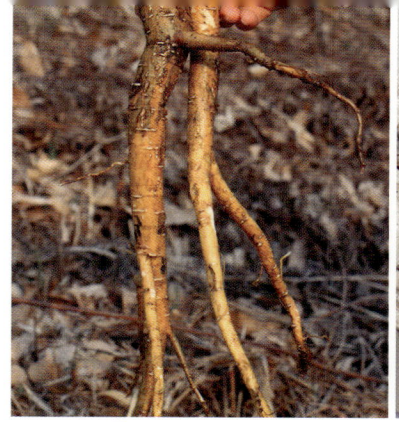
고삼_ 뿌리(채취품)

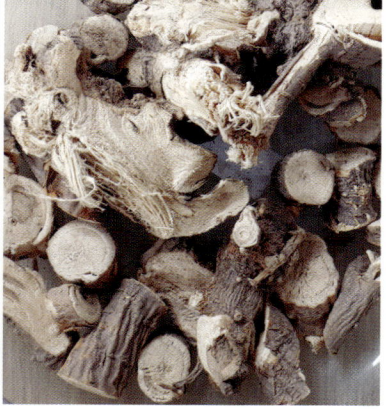
고삼_ 뿌리(약재)

날 비린내와 수면 위에 뜨는 것이 없어질 때까지 여러 차례 깨끗한 물로 잘 헹군 다음에 말려서 얇게 썰어 사용한다. 말린 뿌리 10~15g을 물 1L에 넣고 끓기 시작하면 불을 약하게 줄여 1/3로 줄 때까지 달여서 하루 2~3회로 나누어 마신다. 가루나 환으로 만들어 복용해도 좋다. 맛이 매우 쓰기 때문에 차로 마시기에는 부적합하다.

주의사항 성미가 쓰고 차서 비위가 허하고 찬 사람은 사용을 삼가고, 여로(黎蘆: 박새)와는 함께 사용하면 안 된다.

▶ 고삼의 기능성 및 효능에 관한 특허자료

고삼 추출물을 유효성분으로 포함하는 면역 증강용 조성물

본 발명은 화학식 1 내지 8로 표시되는 화합물 또는 이들을 포함하는 고삼 추출물, 이의 분획물을 유효성분으로 포함하는 인터페론 베타 발현 유도를 통한 면역 증강용 조성물, 이를 포함하는 사료 첨가제, 사료용 조성물, 약학적 조성물, 식품 조성물, 의약외품 조성물 및 상기 조성물의 투여를 통한 면역 증강 방법에 관한 것이다.

- 공개번호 : 10-2012-0031861, 출원인 : 한국생명공학연구원

곰취

Ligularia fischeri (Ledeb.) Turcz.

- **생약명** 호로칠(葫蘆七)
- **과 명** 국화과(Compositae)
- **채취시기** 가을
- **사용부위** 뿌리 및 뿌리줄기
- **약리작용** 거담작용, 진해작용
- **용 도** 식용(어린잎), 약용(뿌리는 폐질환의 각혈에 진해 및 거담작용)

생육특성 곰취는 전국 각지에 분포하는 여러해살이풀로, 고산지대나 깊은 산의 습지에서 자란다. 높이는 1~2m이며, 줄기가 곧게 서고 홈줄과 담갈색의 거미줄 같은 털이 있다. 뿌리줄기는 짧

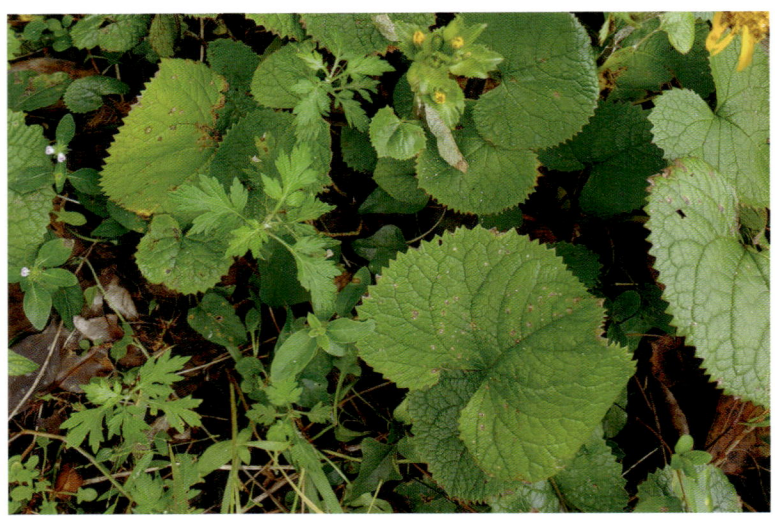

곰취_ 지상부

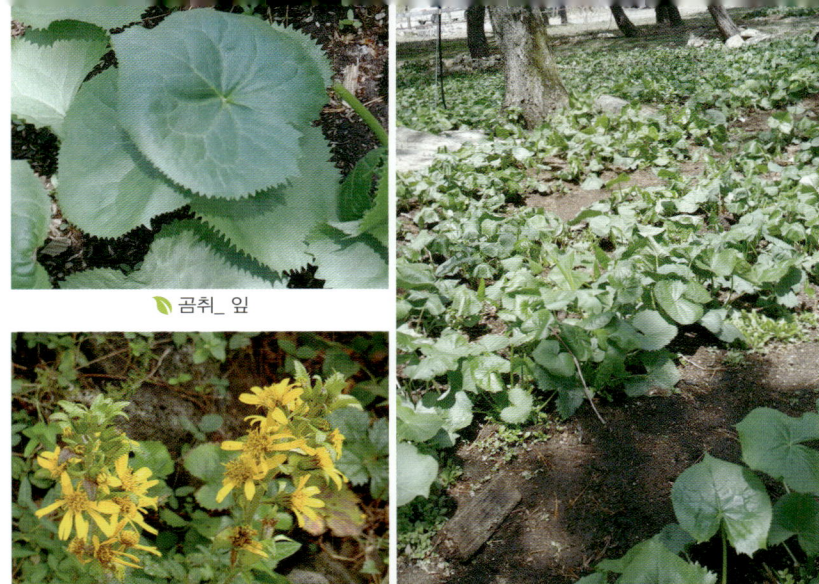

곰취_ 잎

곰취_ 꽃

곰취_ 무리

고 수염뿌리가 사방으로 뻗는다. **근생엽**은 큰 콩팥 모양으로 규칙적인 톱니가 있으며 잎자루가 길다. **줄기잎**은 보통 3개가 달리는데, 밑부분의 것은 근생엽과 비슷하지만 크기가 작고, 잎자루의 기부가 줄기를 감싼다. 윗부분의 것은 아주 작고 잎자루도 짧으며, 밑부분이 넓어져서 잎집처럼 된다. **꽃**은 7~9월에 노란색으로 피며, **열매**는 원통형의 수과로 10월에 익는다.

작용부위 심장, 간, 폐에 작용한다.

성질과 맛 성질이 따뜻하고, 맛은 달고 맵다.

효능 기침을 멎게 하고 가래를 제거하며, 통증을 가라앉히고 혈액순환을 원활하게 하는 효능이 있다. 해수(咳嗽), 천식, 백일해(百日咳), 타박상, 요통, 관절통 등을 낫게 한다. 육류를 직접 불

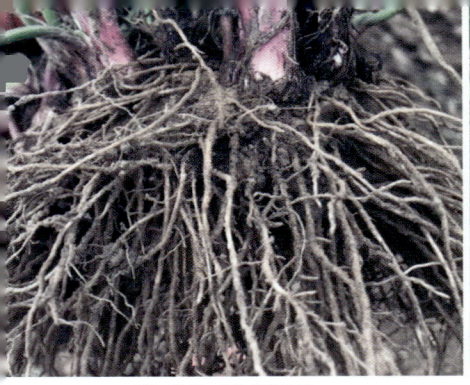
곰취_ 뿌리(채취품)

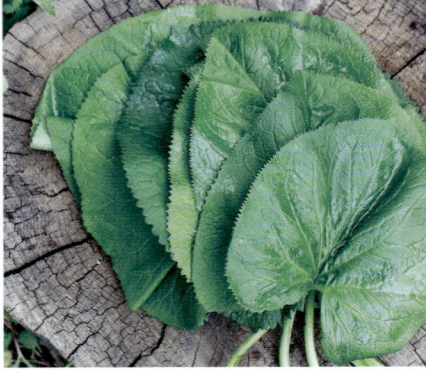
곰취_ 잎(채취품)

에 구울 때 발생하는 발암성분을 억제하는 데에도 효과적이다.

약용법 말린 뿌리 10~15g을 물 1L에 넣고 끓기 시작하면 불을 약하게 줄여 1/3로 줄 때까지 달여서 하루에 나누어 마신다. 또는 가루 내어 따뜻한 물과 함께 복용한다. 어린잎을 따서 끓는 물에 2~3분간 데쳐 나물로 먹기도 한다.

주의사항 곰취와 매우 비슷하게 생긴 동의나물은 독성이 있어 식용할 수 없으므로 혼동하지 않도록 주의한다. 구별법은 다음과 같다. 곰취의 줄기잎은 길이 60cm 정도의 잎자루가 있고 가장자리에 규칙적인 톱니가 있으나, 동의나물의 잎은 잎자루가 없고 가장자리에 둔한 톱니가 있거나 없다.

▶ 곰취의 기능성 및 효능에 관한 특허자료

곰취 발효물을 함유하는 간 보호용 조성물

본 발명은 곰취 추출물에 락토바실러스 플란타룸(L. plantarum)을 접종하여 배양시킨 곰취 발효물을 함유하는 간 보호 및 간기능 개선용 식품 조성물을 제공한다. 또한 본 발명은 곰취 추출물에 락토바실러스 플란타룸을 접종하여 배양시킨 곰취 발효물을 함유하는 간질환 예방 또는 치료용 약학 조성물을 제공한다.

- 등록번호 : 10-1470888-0000, 출원인 : 재단법인 춘천바이오산업진흥원

구기자나무

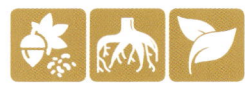

Lycium chinense Mill.

- **생약명** 구기자(拘杞子), 지골피(地骨皮), 구기엽(拘杞葉)
- **과 명** 가지과(Solanaceae)
- **채취시기** 가을(열매가 익었을 때), 이른 봄(뿌리껍질), 봄·여름(잎)
- **사용부위** 열매, 뿌리껍질, 잎
- **약리작용** 면역증강작용, 항암작용, 항콜레스테롤효과, 간기능보호작용, 혈당강하작용, 혈압강하작용
- **용 도** 차용(열매), 약용(열매는 면역증강작용, 강장제)

생육특성 구기자나무는 전국 각지에 분포하는 낙엽활엽관목으로, 마을 근처 둑이나 냇가, 밭둑에서 자라거나 재배한다. **높이**는 1~2m 정도이나 다른 물체에 기대어 3~4m 이상 자라기도

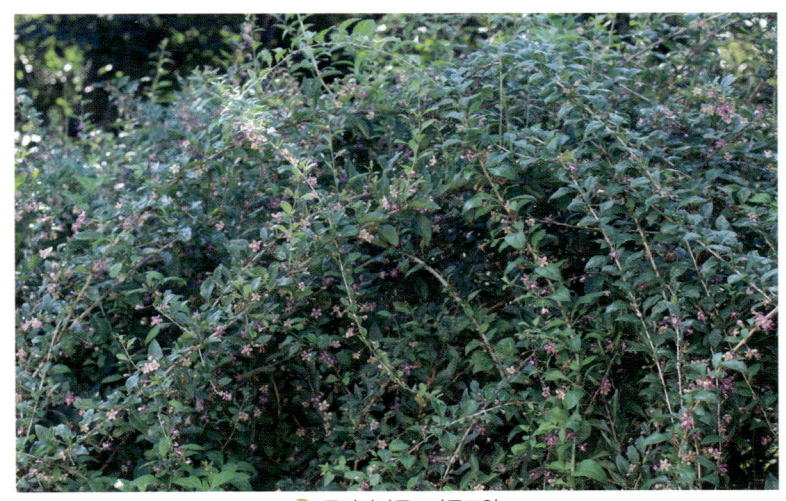

🌱 구기자나무_ 나무모양

한다. 줄기는 비스듬하게 뻗어나가며 끝이 아래로 처지고 흔히 가시가 나 있다. 나무껍질은 회백색이며 일년생가지는 노란빛을 띤 회색이고 털이 없다. **잎**은 어긋나거나 2~4개가 뭉쳐나며, 넓은 달걀 모양 또는 달걀상 피침 모양에 가장자리가 밋밋하고, 잎자루는 길이가 1cm 정도이다. **꽃**은 6월부터 9월까지 계속 피는데, 잎겨드랑이에 1~4송이씩 자주색으로 달리고 꽃부리는 종 모양이다. **열매**는 긴 타원형의 장과이며 9~10월에 붉은색으로 익는다.

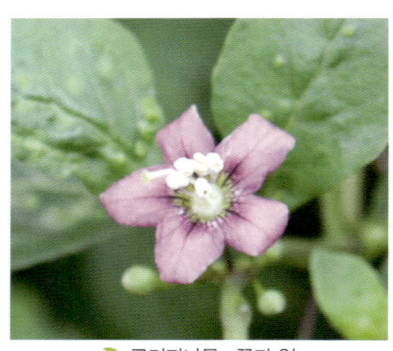
🌿 구기자나무_ 꽃과 잎

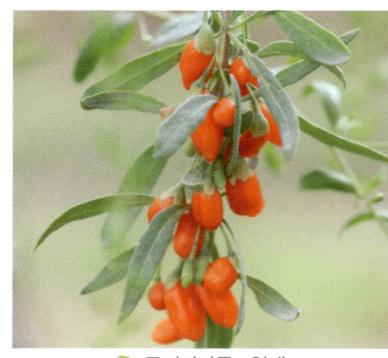
🌿 구기자나무_ 열매

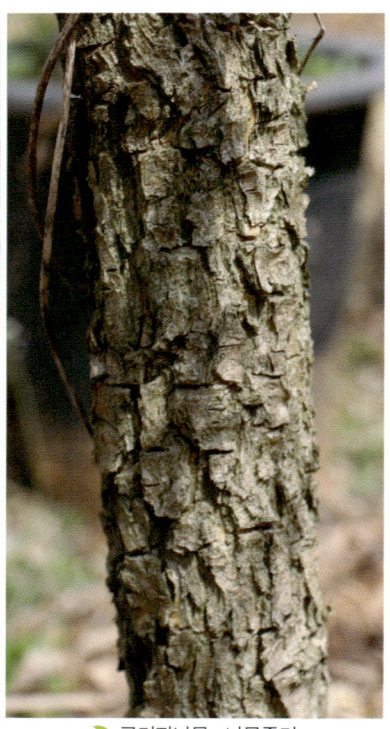
🌿 구기자나무_ 나무줄기

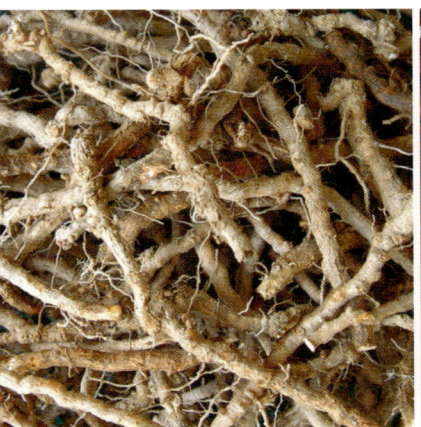
구기자나무_ 뿌리(채취품)

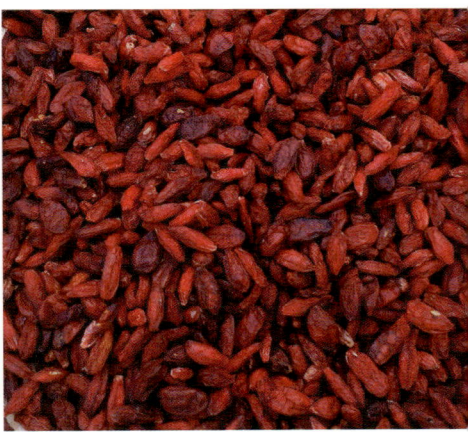
구기자나무_ 열매(약재)

작용부위   간, 신장, 비장에 작용한다.

성질과 맛   열매는 성질이 평(平)하고, 맛은 달며, 독성이 없다. 뿌리껍질은 성질이 차고, 맛은 달다. 잎은 성질이 시원하고, 맛은 쓰고 달다. 어린잎은 나물로 쓰고 잎과 열매는 차로 달여 먹거나 술을 담그기도 한다. 한방에서는 가을에 열매와 뿌리를 채취하여 햇볕에 말려 쓰는데, 열매를 말린 것을 구기자라 하고 뿌리껍질을 말린 것을 지골피(地骨皮)라 한다. 지골피는 강장·해열제로 폐결핵·당뇨병에 쓰고, 구기자로는 술을 담가 강장제로 쓴다. 잎도 나물로 먹거나 달여 먹으면 같은 효과가 있다. 민간에서는 요통에 지골피를 달여 먹는다. 한국(진도군·충청남도), 일본, 타이완, 중국 북동부 등지에 분포한다.

효능   열매는 생약명이 구기자(拘杞子)이며, 간과 신장을 보하여 허로(虛勞)를 낫게 하고 정력을 왕성하게 하는 효능이 있다. 또한 눈을 밝게 하며 음위증과 유정(遺精), 관절통, 신경쇠약, 당뇨병, 기침, 가래 등을 치료한다. 구기자 농축액은 피부미용, 고지혈증, 고콜레스테롤증, 기억력 향상 등에 효과가 있는 것으로 밝혀졌다. 뿌리껍질은 생약명이 지골피(地骨皮)이며, 땀과 습기를 다스리고 열을 내리게 하며 자양강장, 해열, 소염, 고혈압, 당뇨병, 폐결핵, 신경통, 타박상 등에 효과적이다. 잎은 생약명이 구기엽(拘杞葉)이며, 열을 내리고 갈증을 멎게 하며, 풍을 제거하고 눈을 밝게 한다. 허로발열, 번갈(煩渴), 충혈, 열독으로 인한 부스럼과 종기 등을 치료한다.

약용법 말린 열매 10~15g을 물 1L에 넣고 반으로 줄 때까지 달여서 하루 2~3회로 나누어 마신다. 말린 뿌리껍질 10~15g을 물 1L에 넣고 반으로 줄 때까지 달여서 하루 2~3회로 나누어 마신다. 외용할 경우에는 뿌리껍질을 가루 내어 참기름과 섞어서 환부에 바른다. 말린 잎 20~40g을 물 1L에 넣고 반으로 줄 때까지 달여서 하루 2~3회로 나누어 마신다.

주의사항 비위가 허약해서 설사를 자주 하거나 변이 무른 사람은 복용에 주의한다.

▶ 구기자나무의 기능성 및 효능에 관한 특허자료

구기자 추출물을 포함하는 학습 및 기억력 향상 생약조성물

본 발명은 구기자 추출물을 유효성분으로 함유하는 학습 및 기억력 향상 생약조성물에 관한 것으로, 구체적으로 본 발명의 생약조성물은 구기자를 유기용매로 추출하고 동결건조시켜 제조한 구기자 추출물을 유효성분으로 함유하여 학습능력을 향상시키고 기억력을 증진시키는 효과가 우수하므로 청소년의 학습능력 및 기억능력의 향상, 노년기의 건망증 또는 치매 예방 및 치료제로서 유용하게 사용될 수 있을 뿐 아니라 건강보조식품 및 식품 첨가제로도 응용될 수 있다.

- 공개번호 : 10-2002-0038381, 출원인 : 퓨리메드(주)

구기자주

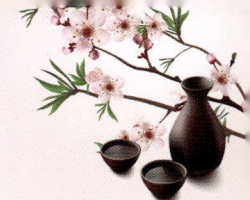

적용 병증

- **당뇨(糖尿) :** 소변에 당분이 많이 섞여 나오는 병증으로, 소변량과 소변보는 횟수가 늘어나고, 갈증이 나서 물을 많이 마시게 된다. 소주잔 1잔을 1회분으로 1일 1~2회씩, 20~30일 동안 음용한다. 음나무주와 함께 복용하면 효과적이다.
- **보양(補陽) :** 남성의 양기와 원기를 돋우는 처방이다. 소주잔 1잔을 1회분으로 1일 1~2회씩, 20~25일 동안 음용한다.
- **빈혈(貧血) :** 혈액 속에 적혈구나 헤모글로빈이 부족하여 어지럼증을 일으키는 증세이다. 소주잔 1잔을 1회분으로 1일 1~2회씩, 10~15일 동안 음용한다.
- **기타 적응증 :** 강장, 강정, 건위, 두통, 불면증, 신경쇠약, 요실금, 조갈증

만드는 방법

- **채취 및 구입 :** 약재상에서 구입한다. 오래 묵지 않고 잘 마른 것이 좋다.
- 약효가 있는 열매, 줄기, 뿌리껍질을 사용하는데, 열매는 약재상에서 구입하고 줄기와 뿌리는 농가에서 채취하여 쓴다.
- 열매, 줄기, 뿌리를 깨끗이 씻고 줄기와 뿌리는 적당한 크기로 다듬어 사용한다.
- 생것은 230g, 마른 것은 200g을 소주 3.6L에 넣고 밀봉한다.
- 3~6개월간 숙성시켜 음용하며, 18개월 정도 숙성시킨 후에는 찌꺼기를 걸러내고 보관한다.
- **맛과 약성 :** 맛은 달다. 설탕을 120g 정도 넣으면 맛이 부드러워진다.

주의사항

- 본 약술을 음용하는 중에 가려야 하는 음식은 없다.
- 과용하거나 장복하는 것은 좋지 않다.

구릿대

Angelica dahurica (Fisch. ex Hoffm.) Benth. & Hook.f. ex Franch. & Sav.

- **생약명** 백지(白芷)
- **과 명** 산형과(Umbelliferae)
- **채취시기** 9~10월(잎과 줄기가 다 마른 뒤)
- **사용부위** 뿌리
- **약리작용** 해열작용, 진통작용, 항염작용, 항균작용
- **용 도** 약용(뿌리는 항균, 소염작용)

생육특성 구릿대는 전국 각지에 분포하는 두해살이 또는 세해살이풀로, 깊은 산골짜기에서 자생하거나 농가에서 재배하기도 한다. 높이는 1~2m이고, 줄기가 곧게 서며 흰 가루가 덮인 적자색이 다. 줄기 윗부분에 잔털이 있고 가지가 갈라진다. 뿌리는 크

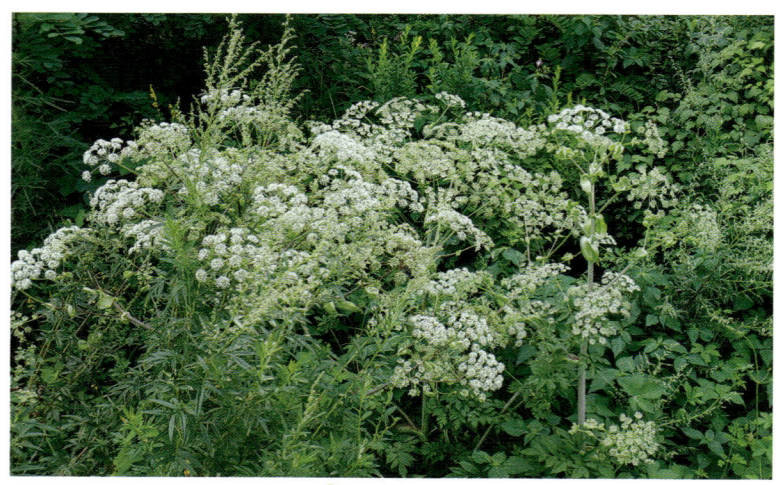

구릿대_ 무리

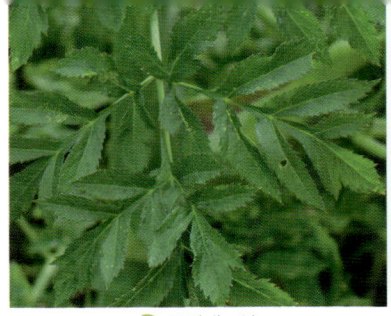

구릿대_ 잎   구릿대_ 꽃

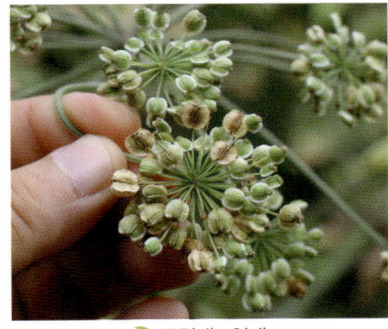   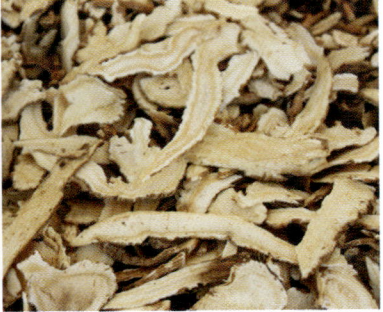

구릿대_ 열매   구릿대_ 뿌리(약재)

고 거칠다. **근생엽**과 **밑부분의 잎**은 잎자루가 길고 3개씩 2~3회 깃꼴로 갈라지며, 가운데의 작은잎은 다시 3개로 갈라진다. 작은잎과 갈래조각은 긴 타원형이며 가장자리에 규칙적이고 예리한 톱니가 있다. 윗부분의 잎은 작고 잎집이 굵어져서 거꿀달걀 모양 또는 긴 타원형으로 된다. 꽃은 6~8월에 흰색으로 피는데, 20~40개의 산형꽃차례가 모여 겹산형꽃차례를 이룬다. 열매는 타원형의 분과로 날개가 있으며 9~10월에 익는다.

작용부위 폐, 비장, 위에 작용한다.

성질과 맛 성질이 따뜻하고, 맛은 맵다.

효능 풍을 제거하고 통증을 멎게 하며, 몸 안의 습사(濕邪)를 없애고 종기를 가라앉히는 등의 효능이 있다. 두통, 목통(目痛), 치통, 복통, 각종 신경통, 축농증, 적백대하(赤白帶下), 대장염, 치루, 종기 등을 치료한다.

약용법 말린 뿌리 10~15g을 물 1L에 넣고 1/3로 줄 때까지 달여서 하루 2회로 나누어 마신다. 또는 가루나 환으로 만들어 복용하기도 한다.

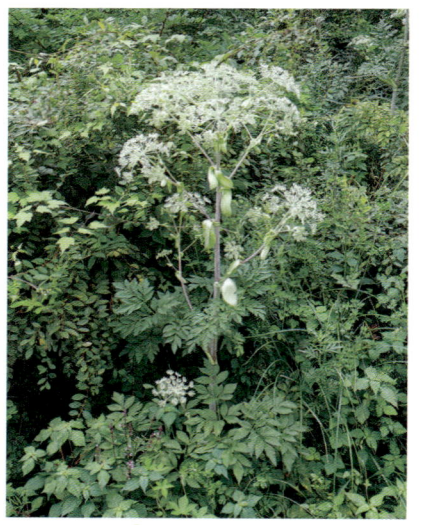
구릿대_ 지상부

주의사항 맵고 건조하며 열이 있는 약재이므로 혈액이 부족하며 열이 있는 경우, 음적인 에너지는 부족한데 헛된 양기가 항진된 두통에는 사용을 삼간다. 웅황(雄黃)이나 유황(硫黃)의 독성을 해독하는 데에도 유효하다.

▶ 구릿대의 기능성 및 효능에 관한 특허자료

백지 추출물을 유효성분으로 함유하는 척수 손상 치료용 조성물

본 발명은 척수신경 손상 후 세포 내에서의 항산화 및 항염증 효과, 소교세포 활성화 억제효과, 희소 돌기아교세포의 사멸 억제 효과 및 운동기능 회복 효과를 나타내는 백지(구릿대 뿌리) 추출물의 효능을 이용한 척수 손상 예방 및 치료용 조성물에 관한 것이다. 또한 본 발명의 백지 추출물을 유효성분으로 포함하는 조성물은 산화적 스트레스 및 염증을 수반하는 중추신경계 염증성 질환에 대한 예방 및 치료제로 사용될 수 있고, 개선용 건강식품으로 사용될 수 있다.

- 공개번호 : 10-2011-0093128, 출원인 : 경희대학교 산학협력단

구릿대주

- **치질(痔疾)** : 항문 근처가 붓고 아프고 가려우며 변을 보기가 거북하고 출혈이 생겨 앉기도 힘들다. 소주잔 1잔을 1회분으로 1일 2~3회씩, 25~30일 동안 음용한다.
- **혈붕(血崩)** : 자궁이나 항문에 염증으로 벌집처럼 구멍이 나서 혈액, 대하, 배설물이 새어나오는 병증이다. 소주잔 1잔을 1회분으로 1일 2~3회씩, 15~20일 동안 음용한다.
- **요독증(尿毒症)** : 신장 기능이 부진하여 소변으로 배출되어야 할 성분이 혈액 속에 머물러 있어 일어나는 중독 증상이다. 소주잔 1잔을 1회분으로 1일 3~4회씩, 12~15일 동안 음용한다.
- **기타 적응증** : 진정, 두통, 풍한, 생리통, 추웠다 열이 났다 하는 것이 번갈아 나타나는 증상, 통풍, 요혈, 두드러기

- **채취 및 구입** : 약재상에서 구입할 수 있으며, 꽃 피기 전 5~6월에 전국의 산골짜기 냇가에서 채취할 수 있다.
- 뿌리를 구하여 깨끗이 씻어 말린 다음 썰어서 사용한다.
- 말린 뿌리 200g을 소주 3.6L에 넣고 밀봉한다.
- 6개월 이상 숙성시켜 음용하며, 2년 정도 숙성시킨 후에는 찌꺼기를 걸러내고 보관한다.
- **맛과 약성** : 맛은 맵다. 맛을 부드럽게 하려면 황설탕을 100g 가미한다.

- 본 약술을 음용하는 중에는 선복화(금불초)를 금하며, 음기 허약자는 장복을 금한다.
- 장복해도 해롭지는 않으나 치유되는 대로 음용을 중단한다.

구절초

Dendranthema zawadskii (Herbich) Tzvelev var. *latiloba* (Maxim.) Kitam.

- **생약명** 구절초(九折草), 구절초(九節草)
- **과 명** 국화과(Compositae)
- **채취시기** 9월(꽃이 피기 직전)
- **사용부위** 전초
- **약리작용** 해열작용, 진정작용, 진통작용, 항염작용, 간보호작용, 항균작용
- **용 도** 원예 및 조경용, 약용(지상부는 생리불순, 생리통, 불임증에 사용)

생육특성 구절초는 전국의 산야에서 분포하는 숙근성 여러해살이풀로, 고지대의 능선 부위에서 군락을 이루며 자라고 모양이 아름다워 관상용으로 재배하기도 한다. 높이는 50cm 정도이고, 줄기가 곧게 서며 단일하거나 가지가 갈라진다. 땅속 뿌리줄기가

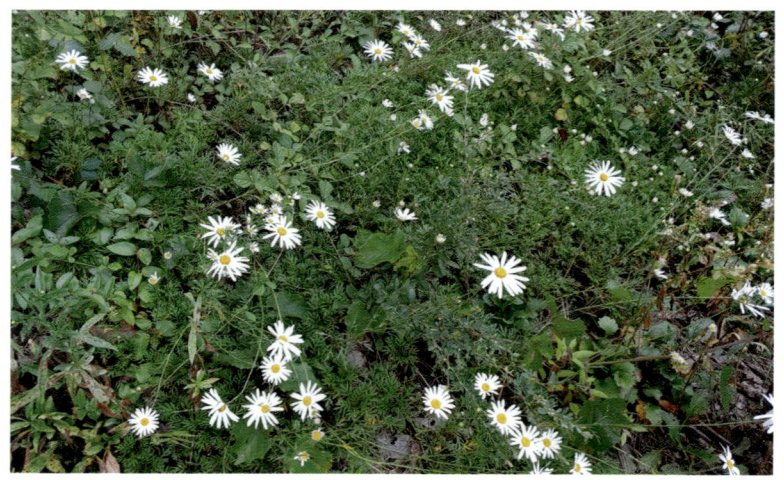

구절초_ 지상부

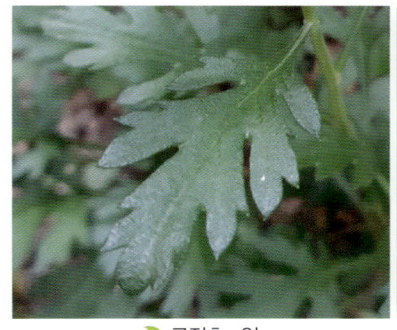
구절초_ 잎

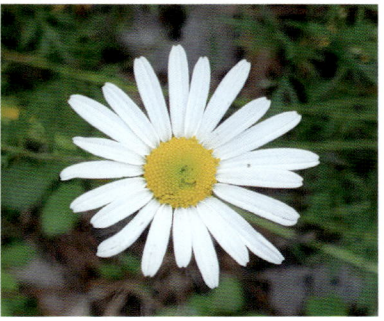
구절초_ 꽃

옆으로 길게 뻗으면서 번식한다. **잎**은 어긋나고 깃꼴로 깊게 갈라지며, 갈래조각은 다시 몇 갈래로 갈라지거나 끝이 둔한 톱니 모양으로 갈라진다. **꽃**은 9~10월에 원줄기와 가지 끝에 1송이씩 달리는데, 두상화는 보통 흰색이지만 붉은빛을 띠는 것도 있다. **열매**는 긴 타원형의 수과이며, 10~11월에 익는다.

작용부위 심장, 비장, 위에 작용한다.

성질과 맛 성질이 따뜻하고, 맛은 쓰다.

효능 소화기능을 담당하는 중초(中焦)를 따뜻하게 하고 월경을 조화롭게 하며 음식물이 잘 소화되게 한다. 또한 위랭(胃冷), 소화불량, 자궁냉증, 불임증 등을 치료한다. 민간에서는 꽃이 달린 풀 전체를 치풍, 부인병, 위장병에 쓴다.

약용법 말린 전초 20g을 물 1.5L에 넣고 끓기 시작하면 불을 줄여 200~300mL가 될 때까지 달여서 하루 2회로 나누어 마신다. 민간요법으로, 가을에 꽃이 피기 전에 채취하여 햇볕에 말린 후 환약으로 만들거나 엿을 고아서 오랜 기간 복용하면 월경이 순

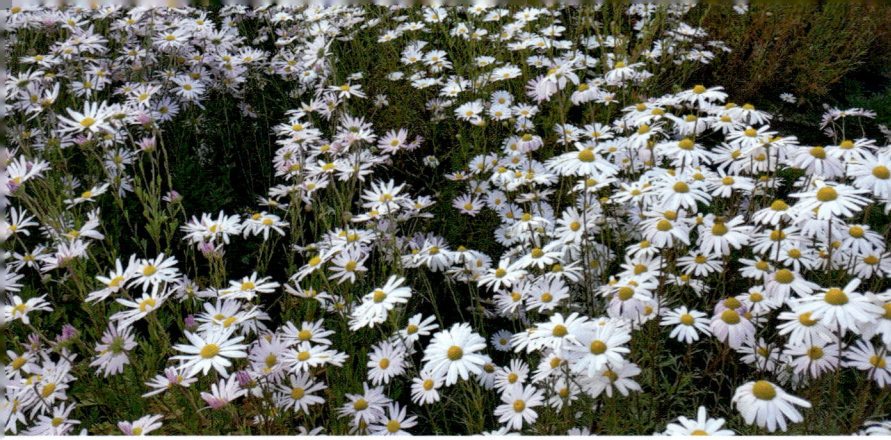

🌿 구절초_ 무리

조로워지거나 임신하게 된다고 한다. 특히 냉방되는 곳에서 오랫동안 생활해 몸이 냉해져서 착상이 되지 않는 불임에 효과적이다.

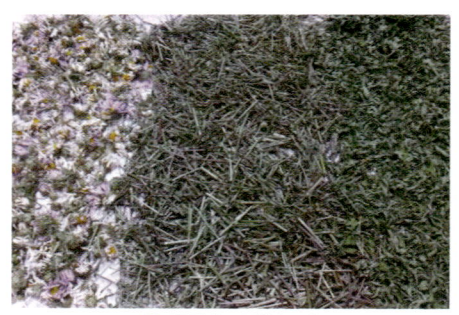

🌿 구절초_ 전초(약재)

▶ 구절초의 기능성 및 효능에 관한 특허자료

구절초 추출물을 포함하는 신장암 치료용 조성물 및 건강기능성 식품

본 발명은 구절초 에탄올 추출물을 유효성분으로 함유하는 신장암 예방 및 치료용 조성물과 식품학적으로 허용 가능한 식품보조 첨가제를 포함하는 구절초 에탄올 추출물을 유효성분으로 함유하는 신장암 예방용 기능성 식품에 관한 것이다. 본 발명에 따른 신장암 치료용 조성물 및 기능성 식품은 신장암 세포의 성장을 억제하고 세포사멸을 유도하는 효과가 있어 신장암 치료 및 예방에 효과적으로 사용할 수 있다.

― 공개번호 : 10-2012-0111121, 출원인 : (주)한국전통의학연구소

꽃향유

Elsholtzia splendens Nakai ex F.Maek.

- **생약명** 향유(香薷)
- **과 명** 꿀풀과(Labiatae)
- **채취시기** 여름부터 가을
- **사용부위** 전초
- **약리작용** 발한작용, 해열작용, 항진균작용, 이뇨작용
- **용 도** 약용(지상부는 해열, 발한, 이뇨, 거담, 억균작용)

생육특성 꽃향유는 중부 이남에서 자생하는 한해살이풀로, 양지나 반그늘의 습기가 많은 풀숲에서 자란다. **높이**는 60cm 정도이고, 원줄기는 네모지며 가지를 많이 치고 잎자루와 더불어

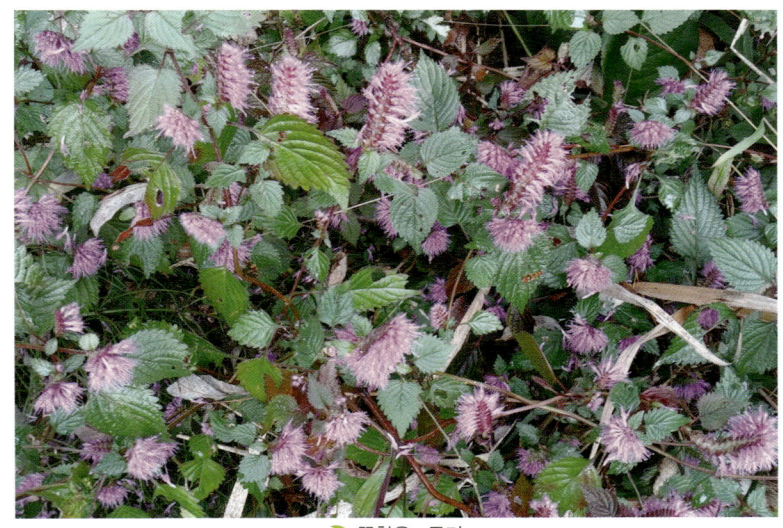

꽃향유_ 무리

굽은 털이 줄지어 나 있다. **잎**은 마주나고, 길이 1~7cm, 너비 0.8~4cm에 달걀 모양으로 끝이 뾰족하며 가장자리에 둔한 톱니가 있다. 잎의 양면에 털이 드문드문 있고 뒷면에 샘점이 있어 강한 향기를 낸다. **꽃**은 9~10월에 붉은빛이 띤 자주색 또는 보라색으로 피는데, 많은 꽃이 줄기 한쪽으로 치우쳐 이삭꽃차례를 이루며 달린다. **열매**는 좁은 거꿀달걀 모양의 분과이며, 11월에 꽃이 진 자리에 많이 달린다.

작용부위 폐, 위에 작용한다.

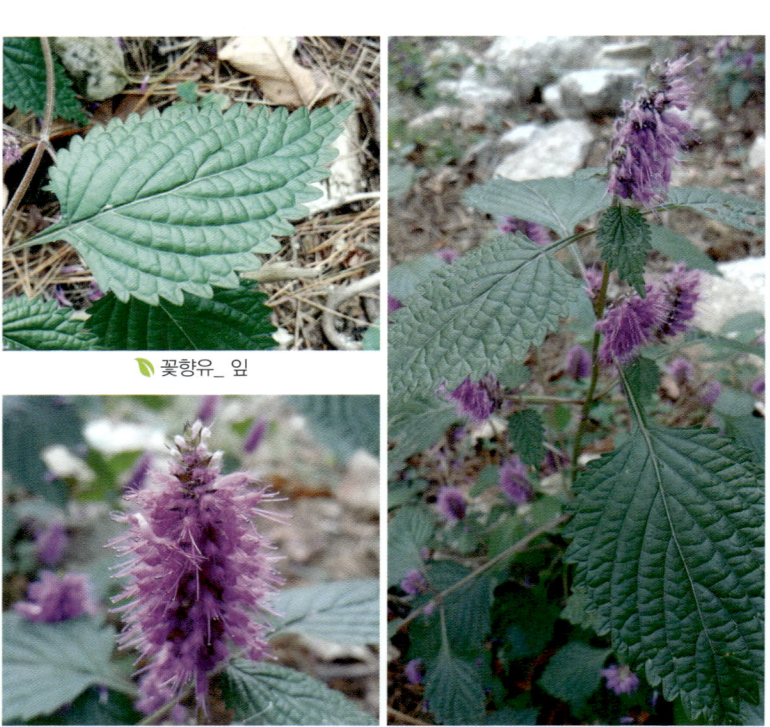

🌿 꽃향유_ 잎

🌿 꽃향유_ 꽃

🌿 꽃향유_ 지상부

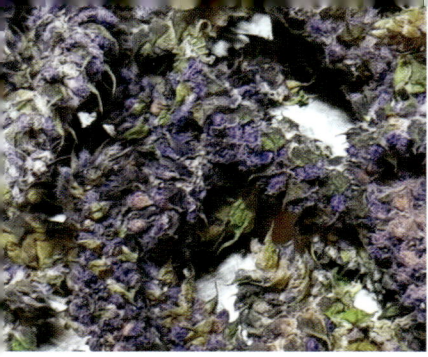
꽃향유_ 꽃(채취품)

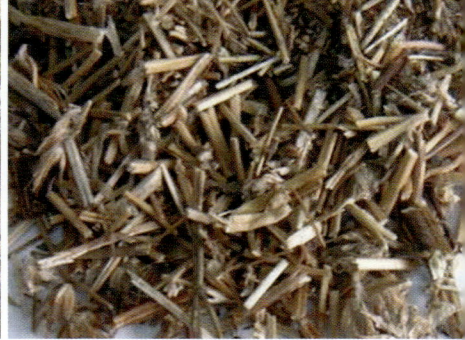
꽃향유_ 전초(약재)

성질과 맛 성질이 따뜻하고, 맛은 맵다.

효능 땀을 내고 열을 내리며, 위를 편안하게 하고 풍을 치료하는 등의 효능이 있다. 감기, 오한발열, 두통, 복통, 구토, 설사, 전신부종, 각기, 종기 등을 치료하는 데 쓴다.

약용법 말린 전초 6~12g을 물 1L에 넣고 1/3로 줄 때까지 달여서 하루 2~3회로 나누어 마시거나 가루 내어 복용한다. 외용할 경우에는 짓찧어 환부에 붙이거나, 달인 액으로 환부를 닦아낸다. 여름에 뜨거운 차로 마시면 열병을 낫게 하고 비위(脾胃)를 조절하며 위를 따뜻하게 한다. 또한 즙을 내어 양치질을 하면 입 냄새가 없어진다.

▶ 꽃향유의 기능성 및 효능에 관한 특허자료

항산화 활성을 갖는 꽃향유 추출물

본 발명에 따른 꽃향유 추출물은 낮은 농도에서는 활성산소 종의 생성으로 세포 신호 전달을 자극하여 세포 성장을 촉진하는 효과가 있고, 높은 농도에서는 세포 성장을 유의성 있게 감소시키지 않으면서 활성산소 종의 생성을 억제하였다. 또한, 본 발명에 따른 꽃향유 추출물은 카탈라제와 CuZnSOD와 MnSOD mRNA 발현을 촉진하여 활성산소 종을 제거하는 항산화 활성이 있다.

- 공개번호 : 10-2009-0062342, 출원인 : 덕성여자대학교 산학협력단

꾸지뽕나무

Cudrania tricuspidata (Carrière) Bureau ex Lavallée

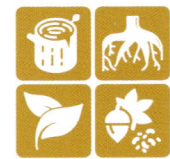

- **생약명** 자목(柘木), 자목백피(柘木白皮), 자수경엽(柘樹莖葉), 자수과실(柘樹果實)
- **과 명** 뽕나무과(Moraceae)
- **채취시기** 연중 수시(목질부, 뿌리껍질, 나무껍질), 봄·여름(잎), 9~10월(열매)
- **사용부위** 목질부, 뿌리껍질, 나무껍질, 나무줄기와 잎, 열매
- **약리작용** 항염작용, 항균작용
- **용 도** 조경용(붉은 색의 열매는 관상가치가 높음), 약용(줄기를 달인 물로 눈을 씻어 밝아지게 함), 섬유용(잎은 누에고치를 키우는 데 사용)

생육특성 꾸지뽕나무는 황해도 이남 해발 100~700m 지대에 분포하는 낙엽활엽소교목 또는 관목으로, 산야에서 자생하거나 재배하기도 한다. 줄기는 가지가 많이 갈라지고, 가지가 변한

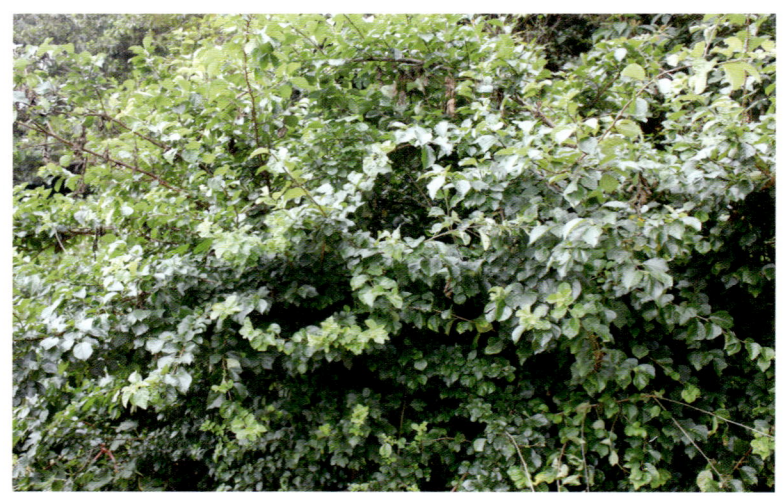

꾸지뽕나무_ 나무모양

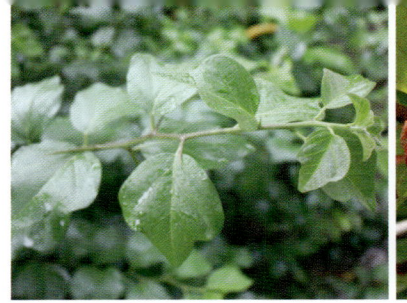
꾸지뽕나무_ 잎

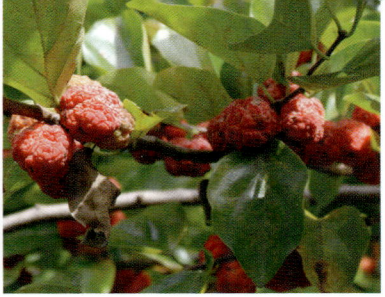
꾸지뽕나무_ 열매

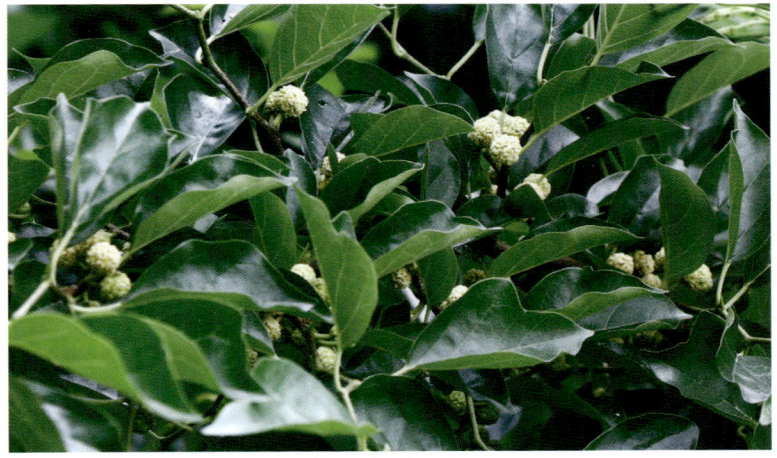
꾸지뽕나무_ 꽃

억센 가시가 있으며, 일년생가지에는 털이 있다. **잎**은 어긋나며, 2~3갈래로 갈라지는 것과 가장자리가 밋밋하고 달걀 모양인 것이 있는데, 갈라지는 것은 밑부분이 둥글고 달걀 모양의 잎은 끝이 뾰족하다. 잎의 표면에 잔털이 있으며 뒷면에는 융모(絨毛)가 있다. 잎자루는 길이 1.5~2.5cm에 털이 있다. **꽃**은 5~6월에 황색으로 피는데, 암수딴그루로 수꽃차례는 둥글며 낱꽃이 많이 모여 달리고 암꽃차례는 지름 1.5cm 정도의 타원형이다. **열매**는 둥근 수과로 육질이고, 9~10월에 붉은색으로 익으며 먹을 수 있다.

작용부위 간, 심장, 폐, 비장, 신장에 작용한다.

성질과 맛 목질부는 성질이 따뜻하고, 맛은 달고, 독성이 없다. 뿌리껍질과 나무껍질은 성질이 평(平)하고, 맛은 쓰다. 잎은 성질이 시원하고, 맛은 약간 달다. 열매는 성질이 평(平)하고, 맛은 달고 쓰다.

효능 목질부는 생약명이 자목(柘木)이며, 여성의 붕중(崩中: 월경기가 아닌데 심하게 하혈하는 증상), 혈결(血結: 피가 엉킴), 말라리아를 치료한다. 외용할 경우에는 달인 물로 환부를 씻어준다. 뿌리껍질과 나무껍질은 생약명이 자목백피(柘木白皮)이며, 요통, 유정, 객혈, 구혈(嘔血: 위나 식도 등의 질환으로 인해 피를 토하는 증상), 타박상을 치료하며 피부질환 및 아토피에도 효과적이다. 특히 근래에는 항암작용이 밝혀졌다. 나무줄기와 잎은 생약명이 자수경엽(柘樹莖葉)이며, 진통, 소염, 거풍, 활혈의 효능이 있고 습진, 유행성귀밑샘염, 폐결핵, 만성요통, 종기, 급성 관절염좌

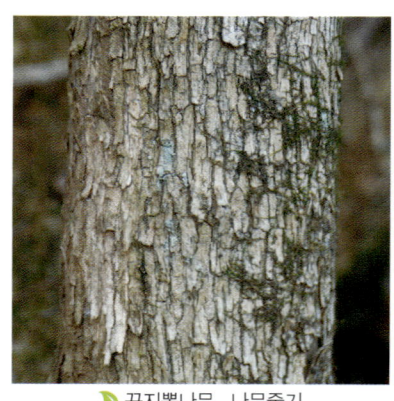
꾸지뽕나무_ 나무줄기

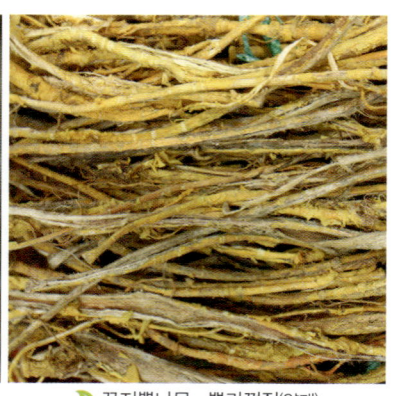
꾸지뽕나무_ 뿌리껍질(약재)

등을 치료한다. 특히 잎의 추출물은 췌장암의 예방과 치료에 효과적이다. 열매는 생약명이 자수과실(柘樹果實)이며, 진통, 청열, 양혈의 효능이 있고 타박상을 치료한다.

약용법 말린 목질부와 뿌리껍질, 나무껍질 30~60g을 물 1L에 넣고 반으로 줄 때까지 달여서 하루 2~3회로 나누어 마신다. 외용할 경우에는 짓찧어서 환부에 바르거나, 달인 액으로는 환부를 씻어준다. 말린 나무줄기와 잎 10~20g을 물 1L에 넣고 반으로 줄 때까지 달여서 하루 2~3회로 나누어 마신다. 외용할 경우에는 짓찧어 환부에 붙인다. 말린 열매 20~30g을 물 1L에 넣고 반이 줄 때까지 달여서 하루 2~3회로 나누어 마신다. 외용할 경우에는 잘 익은 열매를 짓찧어 환부에 붙인다.

▶ 꾸지뽕나무의 기능성 및 효능에 관한 특허자료

꾸지뽕나무 잎 추출물을 포함하는 신경세포 손상의 예방 또는 치료용 조성물

본 발명은 꾸지뽕나무 잎의 메탄올 추출물 또는 에탄올 추출물을 포함하는 신경세포 손상의 예방, 개선 또는 치료용 조성물에 관한 것이다. 또한 본 발명의 조성물은 척수 손상, 말초신경 손상, 퇴행성 뇌 질환, 뇌졸중, 치매, 알츠하이머병, 파킨슨병, 헌팅턴병, 픽(Pick)병 또는 크로이츠펠트야콥병 등의 예방, 개선 또는 치료를 위하여 사용될 수 있다.
- 공개번호 : 10-2013-0016679, 출원인 : 한창석

꾸지뽕나무 줄기 추출물을 함유하는 아토피질환 치료용 조성물

본 발명은 꾸지뽕나무 추출물을 유효성분으로 함유하는 조성물에 관한 것으로, 보다 구체적으로는 꾸지뽕나무 줄기 추출물을 함유하는 아토피 유사 피부질환 예방 및 치료용 약학조성물 또는 건강기능성식품에 관한 것이다.
- 공개번호 : 10-2013-0019352, 출원인 : 한양대학교 산학협력단

꾸지뽕나무 잎 추출물을 포함하는 췌장암의 예방 및 치료용 조성물

본 발명은 꾸지뽕나무 잎의 에탄올 추출물을 포함하는 췌장암의 예방 또는 치료용 약학조성물에 관한 것이다. 또한 본 발명은 꾸지뽕나무 잎의 에탄올 추출물을 포함하는 췌장암의 예방 또는 개선용 식품조성물에 관한 것이다.
- 공개번호 : 10-2013-0016678, 출원인 : 한창석

꿀풀

Prunella vulgaris L. subsp. *asiatica* (Nakai) H.Hara

- **생약명**　　하고초(夏枯草)
- **과 명**　　꿀풀과(Labiatae)
- **채취시기**　여름철(꽃이삭이 반쯤 말라 홍갈색을 띨 때)
- **사용부위**　꽃대
- **약리작용**　혈압강하작용, 혈당강하작용, 항염작용, 항균작용, 항바이러스작용, 이뇨작용
- **용 도**　원예 및 조경용, 약용(지상부는 고혈압에 사용), 식용(어린순)

생육특성　꿀풀은 전국 각지에 분포하는 여러해살이풀로, 산과 들의 양지바른 곳에서 뭉쳐 자라는 관화식물이다. **높이** 20~30cm이고, 줄기는 네모지며 전체에 짧은 흰색 털이 나 있고 가지가

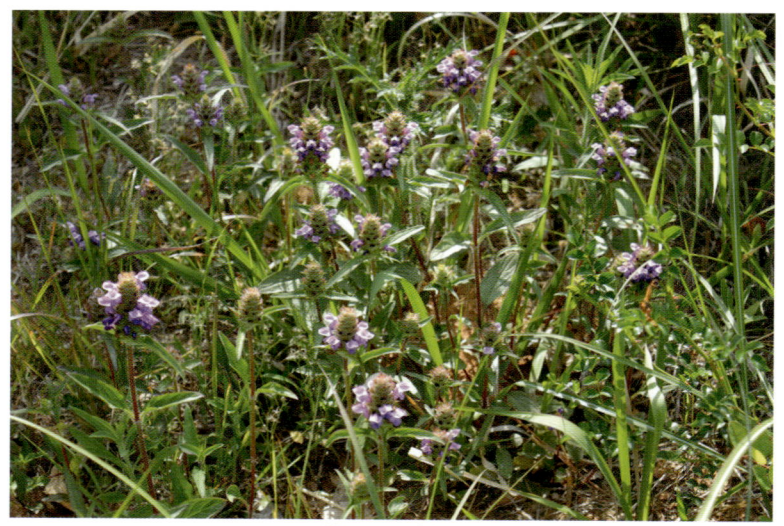

꿀풀_ 지상부

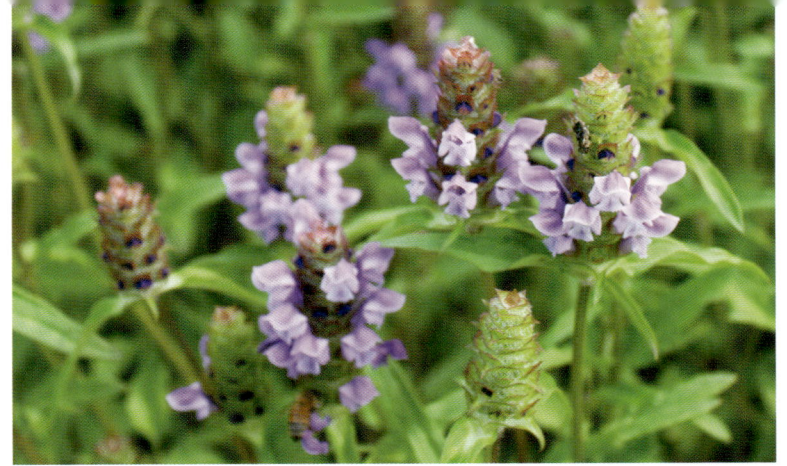

꿀풀_ 꽃

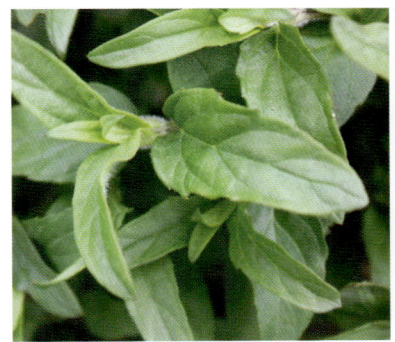

꿀풀_ 잎

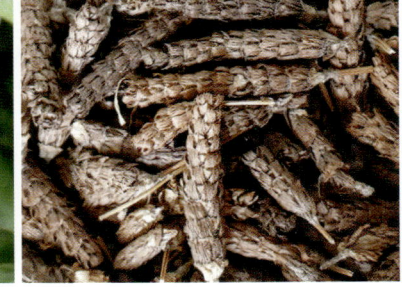

꿀풀_ 꽃이삭(약재)

갈라진다. 꽃이 지면 원줄기에서 기는 가지가 나와 옆으로 뻗으며 새로운 개체를 만든다. **잎**은 마주나며, 길이 2~5cm에 긴 타원상 피침 모양이고 가장자리는 밋밋하거나 톱니가 있다. **꽃**은 5~7월에 자주색으로 피는데, 길이 3~8cm의 이삭꽃차례에 층층이 달린다. **열매**는 분과이고 7~8월에 황갈색으로 익으며, 꼬투리는 가을에도 마른 채로 남아 있다. 유사종으로는 흰꿀풀, 붉은꿀풀, 두메꿀풀이 있다.

작용부위 간, 담낭에 작용한다.

성질과 맛 성질이 차고, 맛은 맵고 쓰며, 독성이 없다.

효능 간을 깨끗하게 하고 맺힌 기를 흩어지게 하며, 종기를 가라앉히고 소변이 잘 나가게 하며, 혈압을 내리는 효능이 있다. 두통, 어지럼증, 안구 통증, 구안와사(口眼喎斜), 근육과 뼈의 통증, 폐결핵, 급성 황달형 전염성간염, 갑상선이 부어오르는 증상, 결핵 목 림프샘염, 급성 유선염, 유방암, 여성의 혈붕, 대하 등을 치료한다. 한방에서는 임질, 결핵, 종기, 전신수종, 연주창에 약용하고 소염제, 이뇨제로도 쓴다.

약용법 말린 꽃대 20g을 물 1L에 넣고 끓기 시작하면 불을 약하게 줄여 1/3로 줄 때까지 달여서 하루 2회로 나누어 마신다. 향부자, 국화, 현삼, 박하, 황금, 포공영(蒲公英) 등을 배합하여 차로 우리거나 달여 마시기도 한다.

주의사항 성질이 찬 약재이므로 비위가 허약한 사람은 신중하게 사용해야 한다.

▶ 꿀풀의 기능성 및 효능에 관한 특허자료

꿀풀 추출물을 함유하는 항암제 조성물

본 발명은 꿀풀의 메탄올 추출물을 유효성분으로 함유하는 항암 조성물 및 이를 포함하는 건강식품에 관한 것이다. 본 발명에 따른 꿀풀 추출물은 자궁암, 결장암, 전립선암 및 폐암 세포주에 대한 증식 억제 활성을 나타내면서도 정상세포에는 낮은 증식 억제 활성을 가지기 때문에 상기 암 질환 치료에 큰 도움이 될 수 있으리라 기대된다.

- 공개번호 : 10-2010-0054599, 출원인 : 한국생명공학연구원

냉이

Capsella bursa-pastoris (L.) Medik.

- **생약명** 제채(薺菜)
- **과 명** 십자화과(Cruciferae)
- **채취시기** 5~6월(꽃이 필 때)
- **사용부위** 전초
- **약리작용** 자궁흥분작용, 혈압강하작용, 항암작용
- **용 도** 식용(어린 식물체), 약용(뿌리 및 지상부는 이질, 홍역, 눈병을 치료하고 지혈제로 사용)

생육특성 냉이는 전국 각지에 분포하는 두해살이풀로, 산과 들, 풀밭에 흔하게 자란다. 이른 봄에 양지바른 곳에 돋아나는 봄나물의 일종으로, 독특한 향이 있는 방향성 식물이다. **높이**는

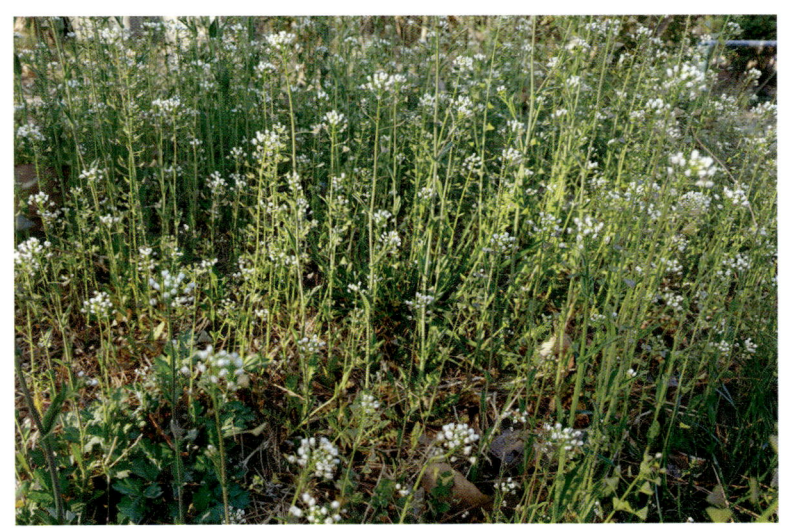

🌿 냉이_ 지상부

10~50cm이고, 줄기가 곧게 서며 전체에 털이 없고, 윗부분에서 가지가 많이 갈라진다. **근생엽**은 많이 뭉쳐나서 지면으로 퍼지며 긴 잎자루가 있고, 깃꼴로 갈라지지만 끝부분이 넓다. **줄기잎**은 어긋나고 위로 갈수록 작아져서 잎자루가 없어지며 줄기를 반 정도 감싼다. **꽃**은 5~6월에 흰색으로 피며, 줄기 끝에 십자화가 많이 달려 총상꽃차례를 이룬다. 긴 타원형의 꽃받침과 거꿀달

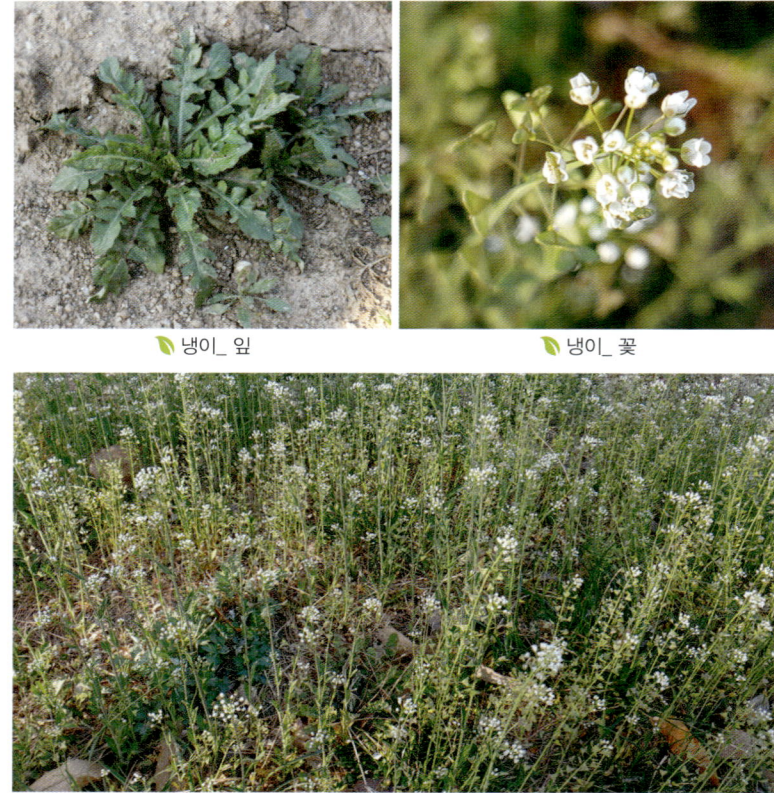

냉이_ 잎   냉이_ 꽃

냉이_ 무리

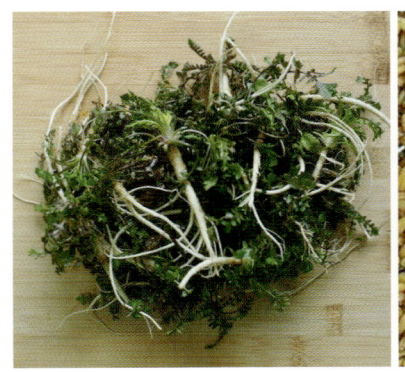
🌱 냉이_ 전초(채취품)

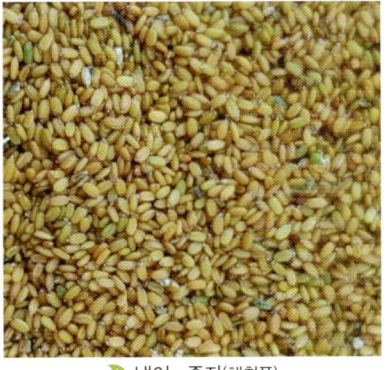
🌱 냉이_ 종자(채취품)

갈 모양의 꽃잎이 각각 4개씩 있다. 열매는 편평한 거꿀삼각형이며, 거꿀달걀 모양의 종자가 20~25개 들어 있다.

작용부위 간, 비장, 심장, 방광에 작용한다.

성질과 맛 성질이 평(平)하고, 맛은 달다(동의보감에는 따뜻하다고 함). 독성이 없다.

효능 비장을 튼튼하게 하며 지혈, 해독, 이뇨 등의 효능이 있어 비위허약, 당뇨병, 소변불리, 토혈, 코피, 월경과다, 산후출혈, 안질 등에 쓴다. 또한 기운을 북돋우고 위를 튼튼하게 하며, 소화가 잘되게 하고 소변이 잘 나오게 한다. 소변에 피가 섞여 나오거나 우윳빛으로 나올 때 냉이 물을 내서 먹으면 효과적이다.

약용법 말린 전초 20~30g을 물 1L에 넣고 약한 불에서 반으로 줄 때까지 달인 후 식후 2~3회 복용한다. 신선한 냉이를 짓찧어 곱게 걸러서 충혈된 눈에 안약 대용으로 쓰기도 한다. 냉이 줄기와 뿌리를 잘 말려서 삶아 그 물을 장복하는 것도 좋다.

누리장나무

Clerodendrum trichotomum Thunb.

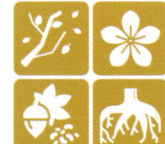

- **생약명** 취오동(臭梧桐), 취오동화(臭梧桐花), 취오동자(臭梧桐子), 취오동근(臭梧桐根)
- **과 명** 마편초과(Verbenaceae)
- **채취시기** 6~10월(어린가지와 잎), 7~8월(꽃), 9~10월(열매), 가을·겨울(뿌리)
- **사용부위** 가지와 잎, 꽃, 열매, 뿌리
- **약리작용** 혈압강하작용, 항염작용, 진통작용, 진정작용
- **용 도** 약용(고혈압에 사용), 식용(어린순)

생육특성 누리장나무는 강원도와 황해도 이남에 분포하는 낙엽활엽관목으로, 산기슭이나 골짜기의 기름진 땅에서 자란다. 높이는 2~3m이고, 줄기는 가지가 갈라지며 전체에서 누린내가 난

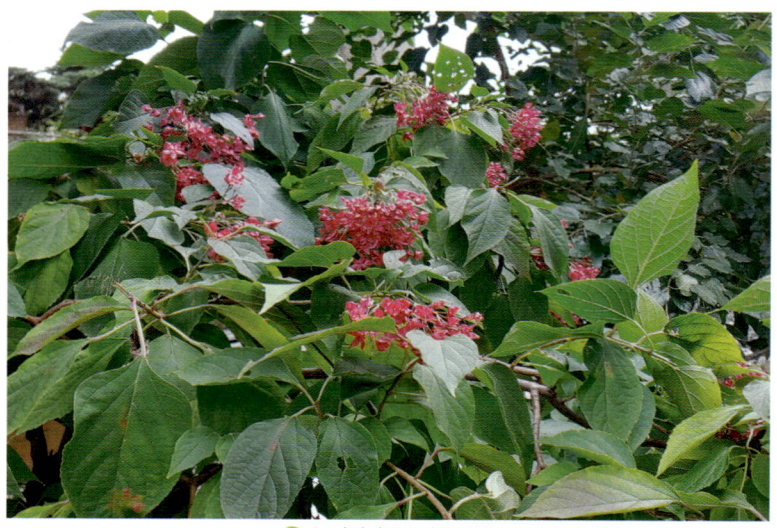

누리장나무_ 나무모양

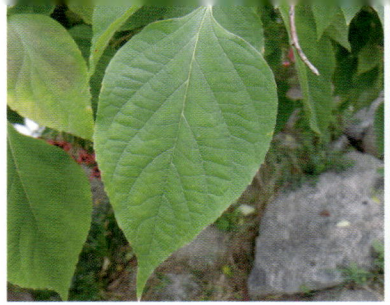
누리장나무_ 잎

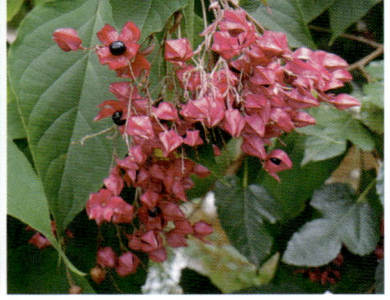
누리장나무_ 열매

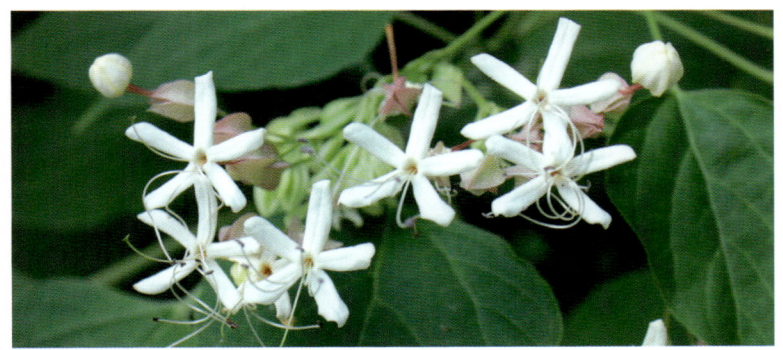
누리장나무_ 꽃

다. 나무껍질은 잿빛이고 속은 흰색이다. 잎은 마주나며, 길이 8~20cm, 너비 5~10cm에 달걀 모양으로 끝이 뾰족하고 가장자리는 밋밋하거나 물결 모양의 톱니가 있다. 어린잎일 때에는 양면 모두 짧은 흰색 털로 덮여 있지만 성장하면 매끈매끈해지고 광택이 난다. 꽃은 7~8월에 옅은 붉은색으로 피는데, 새가지 끝에 취산꽃차례로 달리며 누린내 비슷한 강한 냄새가 난다. 열매는 둥근 핵과로, 붉은색의 꽃받침에 싸여 있다가 밖으로 나오며, 9~10월에 짙은 파란빛으로 익는다.

작용부위 심장, 간, 방광에 작용한다.

성질과 맛 성질이 차고, 맛은 쓰다.

효능 어린가지와 잎은 생약명이 취오동(臭梧桐)이며 두통, 고혈압, 풍습, 반신불수, 말라리아, 이질, 치창 등을 치료한다. 꽃은 생약명이 취오동화(臭梧桐花)이며 두통, 이질, 탈장, 산기 등을 치료한다. 열매는 생약명이 취오동자(臭梧桐子)이며 천식, 풍습을 치료한다. 뿌리는 생약명

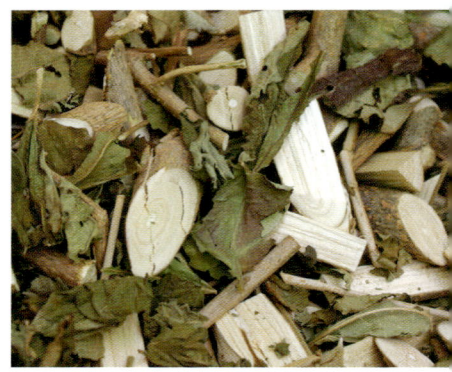

누리장나무_ 가지와 잎(채취품)

이 취오동근(臭梧桐根)이며 말라리아, 류머티즘에 의한 사지마비, 사지통증, 고혈압, 식체에 의한 복부 당김, 소아 정신불안정, 타박상 등을 치료한다. 한방에서는 기침, 감창(疳瘡)에 사용한다.

약용법 말린 어린가지와 잎 20~30g을 물 1L에 넣고 반으로 줄

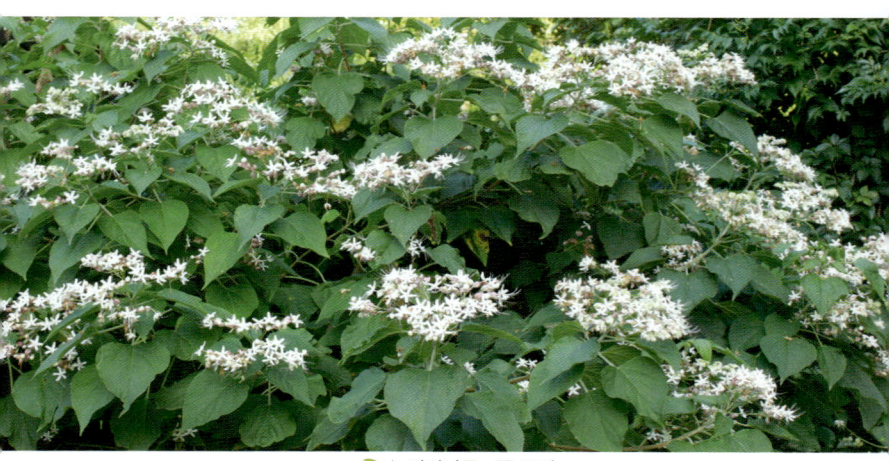

누리장나무_ 꽃 무리

때까지 달여서 하루 2~3회로 나누어 마신다. 말린 꽃 10~20g을 물 1L에 넣고 반으로 줄 때까지 달여서 하루 2~3회로 나누어 마신다. 말린 열매 20~30g을 물 1L에 넣고 반으로 줄 때까지 달여서 하루 2~3회로 나누어 마신다. 말린 뿌리 20~30g을 물 1L에 넣고 반으로 줄 때까지 달여서 하루 2~3회로 나누어 마시거나, 생것 100~200g을 짓찧어서 낸 즙으로 술을 담가 아침저녁에 50mL씩 마신다. 외용할 경우에는 뿌리껍질을 짓찧어 환부에 바른다.

▶ 누리장나무의 기능성 및 효능에 관한 특허자료

누리장나무 잎 추출물로부터 아피게닌-7-오-베타-디-글루쿠로니드를 분리하는 방법 및 이 화합물을 함유하는 위염 및 역류성 식도염 질환 예방 및 치료를 위한 조성물

본 발명은 누리장나무 잎으로부터 아피게닌-7-O-β-D-글루쿠로니드(apigenin-7-O-β-D-glucuronide; 이하 "AGC"라 함)를 분리하는 분리 방법 및 이 화합물을 함유하는 위장관 염증, 궤양 및 역류성 식도염의 예방 및 치료용 조성물에 관한 것이다. 본 발명에서는 누리장나무 잎의 추출물로부터 클로로포름, 에테르, 메틸렌클로라이드를 이용하여 탈지시킨 다음, 비이온성 교환수지를 사용하여 당과 무기염을 제거하고 세파덱스 LH 20을 이용한 이차 컬럼을 통해 다량의 순수한 AGC를 수득할 수 있으며, 분리된 이 AGC가 위염 및 역류성 식도염에 기존의 약물보다 탁월한 치료효과를 나타내므로 위염 및 역류성 식도염 질환의 예방 및 치료에 유용한 의약품 및 건강보조식품을 제공한다.

- 공개번호 : 10-2003-0091403, 특허권자 : 손의동

누리장나무 잎으로부터 악테오시드를 추출하는 방법 및 이를 함유하는 항산화 및 항염증 약학 조성물

본 발명은 누리장나무 잎으로부터 천연항산화제 개발 및 잎을 이용한 다류 및 엑스 제제의 기능성 항산화제에 사용할 수 있는 성분을 분리한다. 누리장나무 잎의 물 또는 저급 알코올 가용추출물을 염화메틸렌과 같은 지용성 용매로 탈지시키고, 칼럼 크로마토그래피를 실시하여 70~90% 메탄올분획을 분리한 후 세파덱스 칼럼 크라마토그래피법을 반복 실시함을 수행함으로써 악테오시드 화합물을 분리한다.

- 공개번호 : 10-2007-0078658, 출원인 : 황완균

다래

Actinidia arguta (Siebold & Zucc.) Planch. ex Miq.

- **생약명** 미후리(獼猴梨), 연조자(軟棗子)
- **과 명** 다래나무과(Actinidiaceae)
- **채취시기** 가을·겨울(뿌리), 여름(잎), 9~10월(열매)
- **사용부위** 뿌리, 잎, 열매
- **약리작용** SOD(항산화효소)활성작용, 노화방지효과, 항종양작용
- **용 도** 식용(과일, 어린잎), 술용(과실주), 도구용(바구니, 눈신, 노끈 등), 약용(뿌리와 열매를 허리가 아프거나 노화방지에 사용, 수액은 신장병 치료에 사용)

생육특성 다래는 전국 각지에 분포하는 낙엽활엽 덩굴나무로, 깊은 산골짜기의 나무 밑에서 자라며 추위에도 잘 견뎌 노지에서 월동한다. 덩굴줄기는 길이 7~20m까지 뻗고 줄기의 골속은 갈

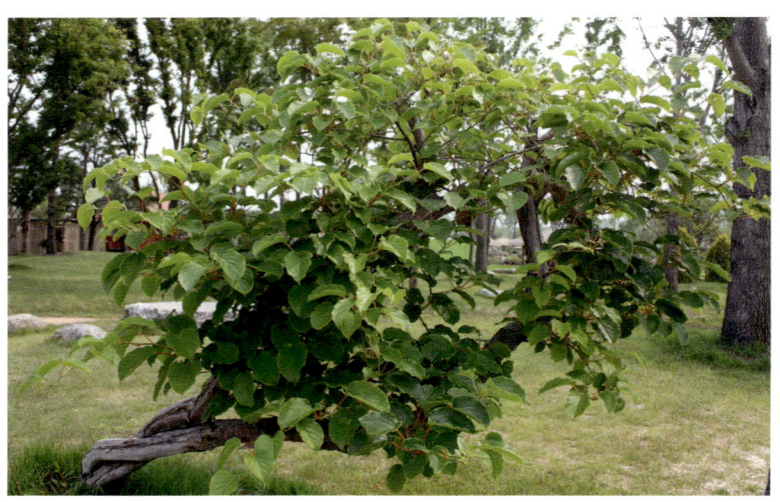

다래_ 나무모양

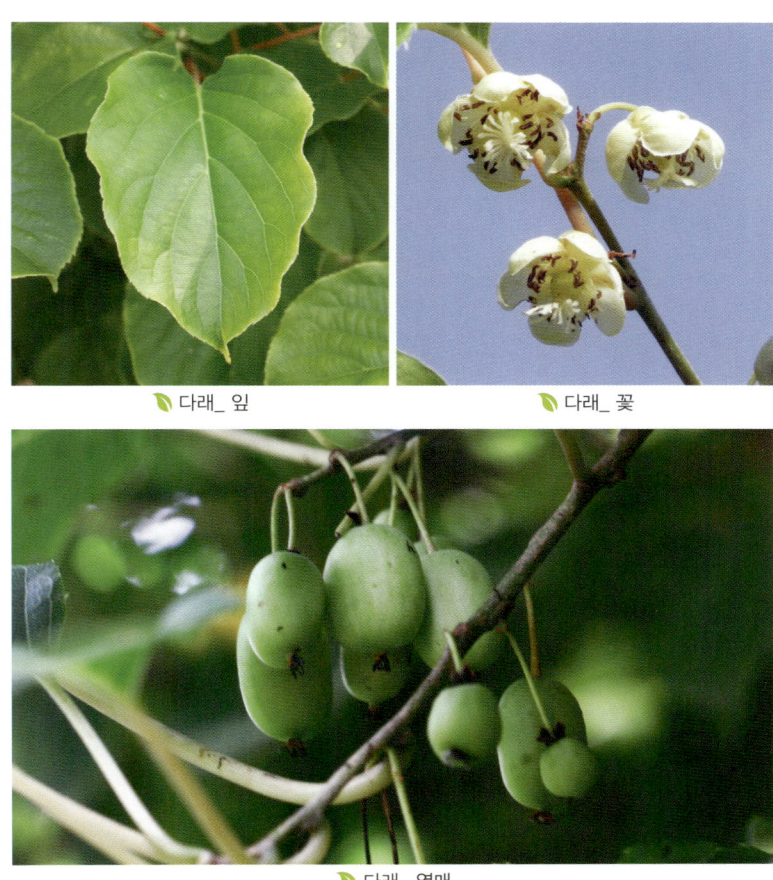

🌱 다래_ 잎　　🌱 다래_ 꽃

🌱 다래_ 열매

색이며, 일년생가지에는 회백색의 잔털이 있고 껍질눈이 뚜렷하다. **잎**은 어긋나고 길이 6~12cm, 너비 3.5~7cm에 달걀 모양의 막질이며, 끝이 점점 뾰족해지고 가장자리에는 날카로운 톱니가 있다. 잎의 앞면에는 털이 없고 뒷면의 맥 위에 갈색 털이 있다

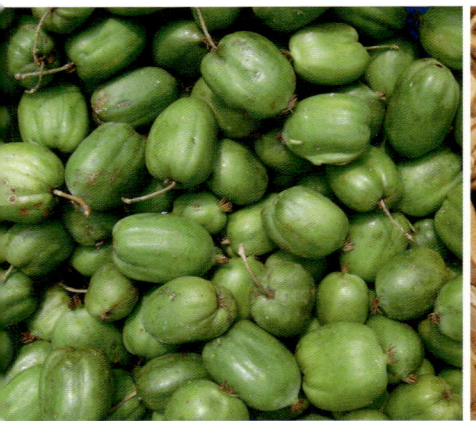
다래_ 열매(채취품)

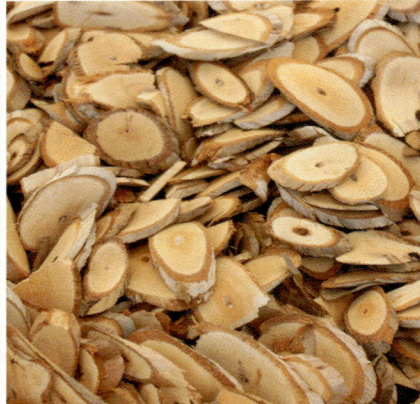
다래_ 뿌리(약재)

가 없어진다. 꽃은 암수딴그루이며 5~6월에 흰색으로 피는데, 잎겨드랑이에 취산꽃차례를 이루며 3~10송이가 달린다. 열매는 달걀상 원형의 장과이며, 길이 2.5cm 정도에 털이 없고 10월에 황록색으로 익는다. 어린잎은 나물로 먹고, 열매는 생으로 먹거나 과즙, 과실주, 잼 등을 만들어 먹는다.

작용부위 간, 폐, 위, 대장에 작용한다.

성질과 맛 뿌리와 잎은 성질이 평(平)하고, 맛은 담백하고 떫다. 열매는 성질이 평(平)하고, 맛은 달다.

효능 뿌리와 잎은 생약명이 미후리(獼猴梨)이며, 위를 튼튼하게 하고 열을 내리며, 습사(濕邪)를 제거하고 산후에 젖이 나오지 않는 것을 낫게 한다. 또한 구토, 설사, 소화불량, 식욕부진, 급성간염, 황달, 류머티즘, 관절통 등을 치료한다. 열매는 생약명이 연조자(軟棗子)이며 당뇨의 소갈증, 가슴이 답답하고 열이 많은 증상, 요로결석을 치료한다. 열매의 추출물은 알레르기성 질환과 비알레르기성 염증질환의 예방, 치료와 탈모 및 지루성 피부염의 예방 및 치료, 개선 등에도 효과가 있다는 연구결과가 있다.

약용법 말린 뿌리와 잎 30~60g을 물 1L에 넣고 반으로 줄 때까지 달여서 하루 2~3회로 나누어 마신다. 말린 열매 10~20g을 물 1L에 넣고 반으로 줄 때까지 달여서 하루 2~3회로 나누어 마신다.

주의사항 열매는 비위가 허약하거나 찬 사람은 주의하고, 너무 많이 먹으면 설사를 유발할 수 있다.

▶ 다래의 기능성 및 효능에 관한 특허자료

다래 추출물을 함유하는 알레르기성 질환 및 비알레르기성 염증 질환의 치료 및 예방을 위한 약학조성물

본 발명은 항알레르기 및 항염증 활성을 갖는 다래 과실 추출물을 함유한 약학 조성물에 관한 것으로, 본 발명의 다래과실 추출물은 Th1 사이토카인 및 IgG2a의 혈청 내 수치를 높이고, Th2 사이토카인 및 IgE의 혈청 레벨을 낮춤으로써 비만세포(mast cell)로부터 히스타민의 방출 억제 및 염증 활성을 억제시키는 작용을 나타냄으로써 알레르기성 질환 또는 비알레르기성 염증 질환의 예방 및 치료에 유용한 약학조성물로 사용될 수 있다.

− 공개번호 : 10-2004-0018118, 출원인 : (주)팬제노믹스

대추나무

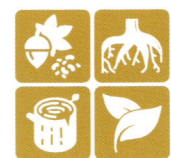

Ziziphus jujuba Mill. var. *inermis* (Bunge) Rehder

- **생약명**   대조(大棗), 조수근(棗樹根), 조수피(棗樹皮), 조엽(棗葉)
- **과 명**   갈매나무과(Rhamnaceae)
- **채취시기** 가을(열매가 익었을 때), 연중 수시(뿌리), 봄(나무껍질), 여름(잎)
- **사용부위** 열매, 뿌리, 나무껍질, 잎
- **약리작용** 간장보호작용, 항알레르기작용, 항종양작용, 중추신경억제작용, 기력증강작용
- **용 도**   식용(열매), 약용(열매는 불면증과 신경과민에 진정효과, 항종양 및 항알레르기 작용, 근력 강화와 간보호기능)

생육특성   대추나무는 평안북도, 함경북도를 제외한 전국에 분포하는 낙엽활엽관목 또는 소교목으로, 마을 부근과 밭둑, 과수원 등에 심어 가꾼다. 높이는 8~10m이고 나무껍질은 회갈

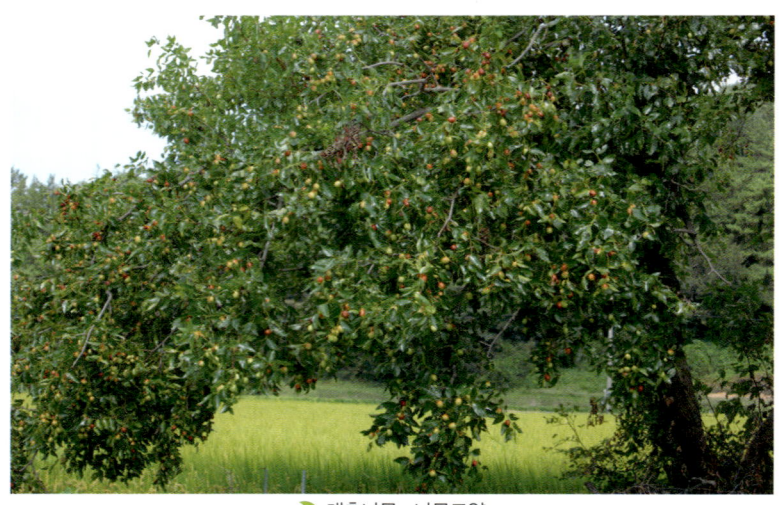

🌱 대추나무_ 나무모양

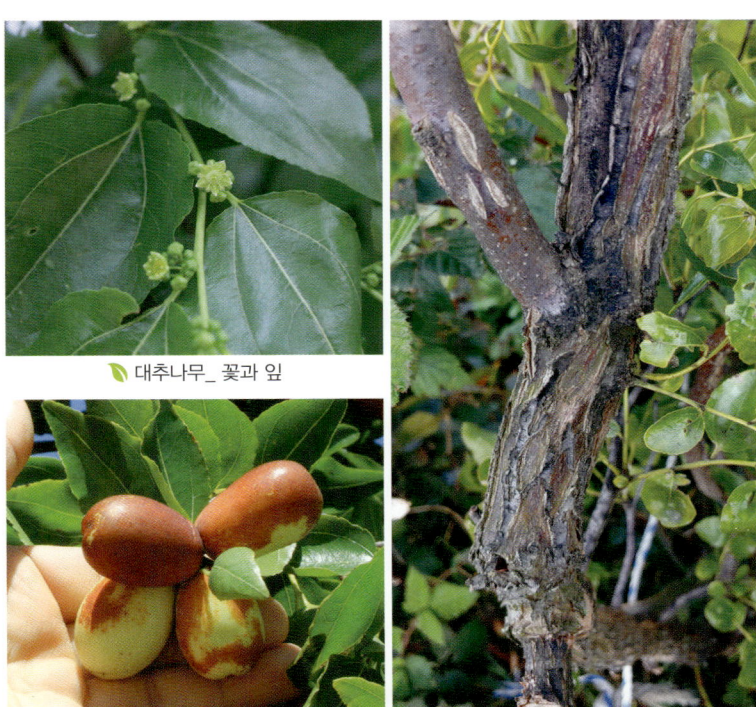

🌿 대추나무_ 꽃과 잎

🌿 대추나무_ 열매

🌿 대추나무_ 나무줄기

색이며, 가지에 가시가 있고 마디 위에 작은 가시가 다발로 난다. 잎은 어긋나고 길이 2~6cm, 너비 1~2.5cm에 달걀 모양으로 끝이 뭉뚝하며 가장자리에 둔한 톱니가 있다. 잎의 아랫부분에 3개의 잎맥이 뚜렷이 보이고, 턱잎은 흔히 길이 3cm의 가시로 변한다. 꽃은 5~6월에 황록색으로 피며, 잎겨드랑이의 취산꽃차례에 2~3송이씩 달린다. 열매는 타원형의 핵과이며, 9~10월에 적갈색으로 익는다.

작용부위 심장, 비장, 위에 작용한다.

성질과 맛 열매와 나무껍질은 성질이 따뜻하고, 맛은 달며, 독성이 없다. 뿌리는 성질이 평(平)하고, 맛은 달며, 독성이 없다. 잎은 성질이 따뜻하고, 맛은 달며, 독성이 없다.

효능 열매는 생약명이 대조(大棗)이며, 자양강장, 해독, 진통, 진정, 진경, 이뇨, 근육강화 등의 효능이 있어 식욕부진, 전신통증, 불면증, 근육경련, 약물중독 등에 쓴다. 뿌리는 생약명이 조수근(棗樹根)이며 위통, 토혈, 관절통, 월경불순, 풍진, 단독을 치료한다. 나무껍질은 생약명이 조수피(棗樹皮)이며, 진해, 거담, 소염, 수렴, 지혈 등의 효능이 있어 만성기관지염, 이질, 시력장애, 화상, 외상출혈 등을 치료한다. 잎은 생약명이 조엽(棗葉)이며 유행성 발열과 땀띠를 치료한다.

약용법 말린 열매 40~50g을 물 1L에 넣고 반으로 줄 때까지 달여서 하루 2~3회로 나누어 마신다. 말린 뿌리 30~50g을 물 1L

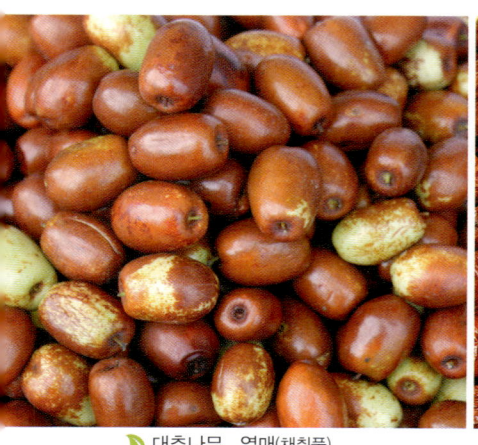
대추나무_ 열매(채취품)

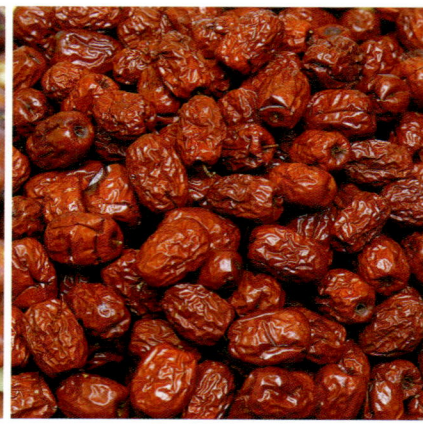
대추나무_ 열매(약재)

에 넣고 반으로 줄 때까지 달여서 하루 2~3회로 나누어 마신다. 외용할 경우에는 달인 액으로 환부를 씻어낸다. 말린 나무껍질 5~10g을 볶아서 가루 내어 하루 2~3회 복용한다. 외용할 경우에는 달인 액으로 환부를 씻어내거나 볶아서 가루 내어 환부에 바른다. 말린 잎 10~20g을 물 1L에 넣고 반으로 줄 때까지 달여서 하루 2~3회로 나누어 마신다. 외용할 경우에는 달인 액으로 환부를 씻어낸다.

▶ 대추나무의 기능성 및 효능에 관한 특허자료

대추 추출물을 유효성분으로 함유하는 허혈성 뇌혈관 질환의 예방 및 치료용 조성물

본 발명의 대추 추출물은 PC12 세포주 또는 해마조직 CA1 영역의 신경세포 손상을 효과적으로 예방하는 것을 확인함으로써 허혈성 뇌혈관 질환의 예방 또는 치료용 조성물로 유용하게 이용될 수 있다.

- 등록번호 : 10-0757207, 출원인 : (주)네추럴에프앤피

대추를 이용한 숙취 해소 음료 및 제조 방법

본 발명은 씨를 포함한 대추 및 각종 한약재에서 과육을 추출하여 음용이 용이한 음료로 제조함으로써 숙취 해소 및 기력 증강에 도움을 주려는 데 있다.

- 공개번호 : 10-2010-0026487, 출원인 : 충청대학 산학협력단

대추나무의 열매, 잎, 가지, 뿌리를 이용한 청국장 제조방법

본 발명은 대추나무의 열매, 잎, 가지, 뿌리를 손질한 후 열수추출하고, 추출한 대추의 추출액을 물에 혼합한 후 불린 콩을 삶고, 삶은 콩에 대추씨분말을 혼합하고, 대추씨분말이 혼합된 삶은 콩에 대추의 추출액이 혼합된 액체배지에 배양된 청국장균을 접균한 후 발효함으로써 청국장의 맛과 영양을 고스란히 보존하면서도 청국장 특유의 불쾌한 냄새를 최소화시킴과 동시에 대추나무의 열매, 잎, 가지, 뿌리에 함유된 인체에 유용한 영양성분 및 약리적 기능성이 가미된 대추나무의 열매, 잎, 가지, 뿌리를 이용한 대추청국장 제조방법에 관한 것이다.

- 등록번호 : 10-0905286-0000, 출원인 : 윤종준

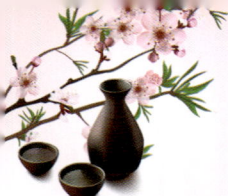

대추주

적용 병증

- **불면증(不眠症)** : 질병이나 감정적 흥분, 심신 과로 등으로 인해 잠이 오지 않는 경우의 처방이다. 어떤 원인이든 기분전환이 필요하다. 소주잔 1잔을 1회분으로 1일 1~2회씩, 7~10일 동안 음용한다.
- **번갈(煩渴)** : 가슴이 답답하고 열이 나며 몹시 목이 마르는 증상이다. 대추주에 생강을 조금 넣어 복용하면 더욱 효과적이다. 소주잔 1잔을 1회분으로 1일 1~2회씩, 10~15일 동안 음용한다.
- **흉통(胸痛)** : 심장과 비장 사이에 밤알만 하게 혈액이 뭉쳐 다니며 통증이 오는 경우의 처방이다. 소주잔 1잔을 1회분으로 1일 1~2회씩, 15~20일 동안 음용한다.
- **기타 적응증** : 강심, 건망증, 신경쇠약, 근육이 땅겨 쑤시고 아픈 데, 관절냉기, 사지동통, 담석증, 비만증

만드는 방법

- **채취 및 구입** : 시장이나 재배 농가에서 구입한다.
- 묵은 열매가 아닌 햇열매를 사용하는 것이 좋다.
- 생것 300g 또는 말린 것 200g을 소주 3.6L에 넣고 밀봉한다.
- 4~6개월간 숙성시켜 음용하며, 걸러내지 않고 그대로 보관한다.
- **맛과 약성** : 맛은 달고 약간 시다. 꿀을 120g 정도 가미할 수 있다.

주의 사항

- 본 약술을 음용하는 중에는 물고기, 파, 현삼 등의 섭취를 금한다.
- 여러 날 장복해도 무방하다.

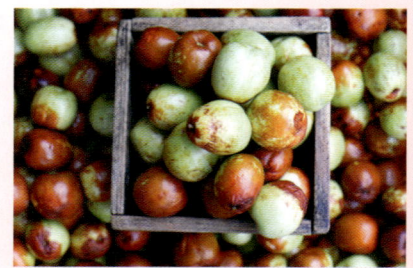

대추나무_ 열매(채취품)

더덕

Codonopsis lanceolata (Siebold & Zucc.) Benth. & Hook.f. ex Trautv.

- **생약명** 양유(羊乳), 산해라(山海螺), 사엽삼(四葉參)
- **과 명** 초롱꽃과(Campanulaceae)
- **채취시기** 가을
- **사용부위** 뿌리
- **약리작용** 진정작용, 진통작용, 항경련작용, 항피로작용, 항종양작용, 항산화작용, 항균작용
- **용 도** 식용(껍질을 벗겨 구이로 요리를 하거나 장아찌로 사용), 약용(뿌리는 적혈구를 증가시키고 항피로작용)

생육특성 더덕은 전국 각지에 분포하는 여러해살이 덩굴식물로, 산야에서 자생하거나 농가에서도 많이 재배하고 있다. 덩굴줄기는 길이 2m 이상 자라고, 보통 털이 없으며 자르면 흰색의 즙액

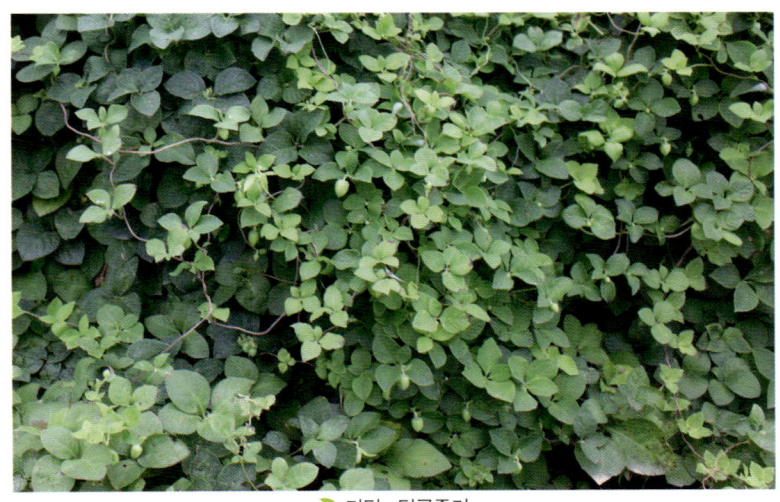

더덕_ 덩굴줄기

(汁液)이 나온다. 덩이뿌리는 지름 1~3cm, 길이 10~20cm로 비대하며 방추형이고, 오래될수록 껍질에 혹들이 더덕더덕하게 많이 달린다. **잎**은 어긋나며 짧은 가지 끝에서는 3~4개가 모여 달린 듯이 마주나고, 길이 3~10cm, 너비 1.5~4cm에 긴 타원형 또는 피침 모양으로 가장자리가 밋밋하다. **꽃**은 8~9월에 피는데, 짧은 가지 끝에서 아래를 향하여 작은 종 모양으로 달린다. 꽃부리는 연한 녹색이고 안쪽에 자주색 반점이 있다. **열매**는 원뿔 모양의 삭과이고 9~10월에 익는다.

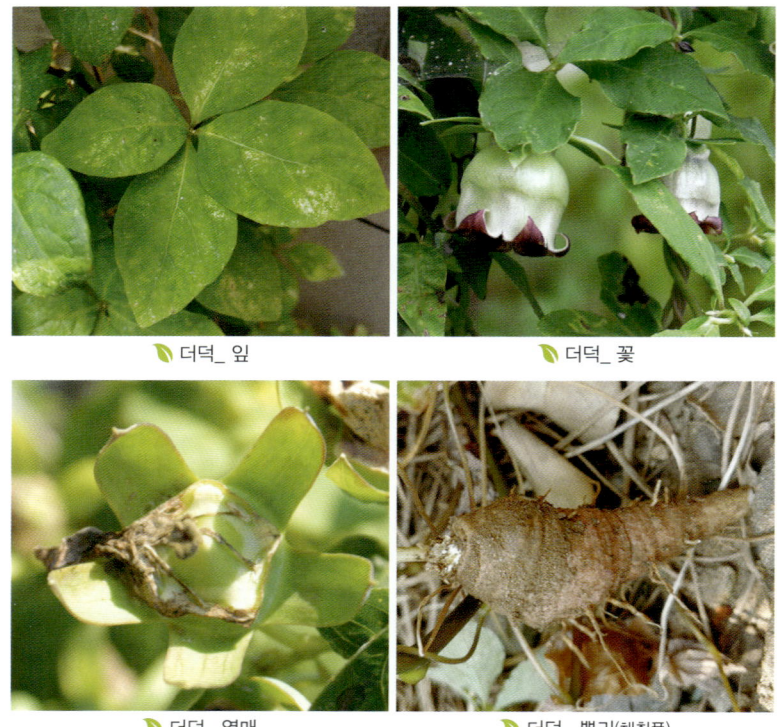

더덕_ 잎

더덕_ 꽃

더덕_ 열매

더덕_ 뿌리(채취품)

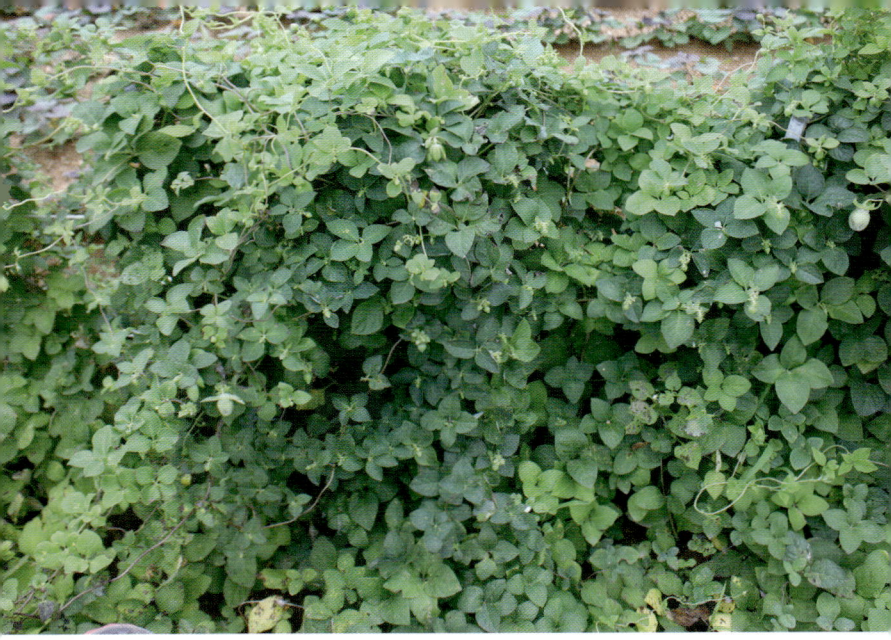

🌿 더덕_ 지상부

작용부위 폐, 비장에 작용한다.

성질과 맛 성질이 평(平)하고(약간 따뜻하다고도 함), 맛은 달고 맵다.

효능 몸을 건강하게 하고 진액을 만들어내며, 가래를 제거하고 고름을 배출하며, 젖이 잘 나오게 하고 독을 풀어주며 종기를 가라앉히는 등의 효능이 있어, 해수, 인후염, 폐농양(肺膿瘍), 장옹(腸癰), 유선염, 유즙 부족, 뱀에 물린 상처 등을 치료한다.

약용법 말린 뿌리 30g을 물 1L에 넣고 끓기 시작하면 불을 약하게 줄여 1/3로 줄 때까지 달여서 하루 2회로 나누어 마신다. 또는 가루 내어 복용하기도 한다. 외용할 경우에는 생뿌리를 짓찧어 환부에 붙이거나 달인 액으로 환부를 씻어낸다. 병후허약에는 숙지황, 당귀 등을 배합하고, 폐음(肺陰) 부족으로 해수가 있을 때에는 자완(紫菀: 개미취 뿌리), 백부근(百部根: 만생 백부 덩이뿌리), 백합 등을 배합하여 사용한다. 출산 후 허약해진 경우나 젖이 잘 나오지 않을 때에는 동과자(冬瓜子: 동아 열매껍질), 노근(蘆根: 갈대 뿌리), 금은화(金銀花: 인동덩굴 꽃), 야국(野菊: 산국), 율무, 도라지, 생감초 등을 배합한다. 독사에 물렸을 때 뿌리를 끓여 마시거나 짓찧어 환부에 붙이면 효과가 매우 좋다.

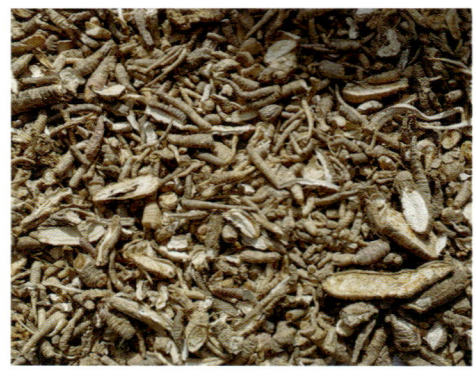
더덕_ 뿌리(약재)

주의사항 여로(藜蘆: 박새 뿌리)와 함께 사용하지 않는다.

▶ 더덕의 기능성 및 효능에 관한 특허자료

더덕 추출물을 포함하는 알코올성 간질환 및 알코올성 고지혈증의 예방 및 치료용 조성물

본 발명은 더덕 추출물을 유효성분으로 포함하는 알코올성 간질환 및 알코올성 고지혈증의 예방 및 치료용 조성물에 관한 것이다. 본 발명에 따른 조성물은 알코올의 섭취로 인해 증가된 간 조직 및 혈장의 지질 농도, 지질과산화물 농도를 감소시키고 간기능 지표 효소의 활성을 정상화하는 효과가 있으므로 알코올성 간질환 및 알코올성 고지혈증의 예방, 경감 및 치료의 목적으로 유용하게 사용할 수 있다.

- 등록번호 : 10-0631073-0000, 출원인 : 연세대학교 산학협력단

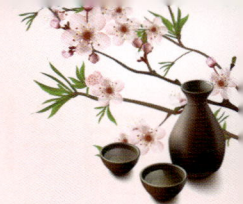

더덕주

적용 병증

- **산증(疝症) :** 고환이 커지면서 아랫배가 켕기며 아픈 병증으로, 한습사(寒濕邪)가 침입하거나 내상으로 기혈이 제대로 순환하지 못하여 생긴다. 소주잔 1잔을 1회분으로 1일 1~2회씩, 7~10일 동안 음용한다.
- **임파선염(淋巴腺炎) :** 병원균에 의한 림프샘의 염증으로 목, 겨드랑이, 팔꿈치, 허벅지 등의 림프에 화농이 생긴다. 소주잔 1잔을 1회분으로 1일 1~2회씩, 15~20일 동안 음용한다.
- **인후염(咽喉炎) :** 목구멍이 붓고 통증이 있는 경우에 처방한다. 소주잔 1잔을 1회분으로 1일 1~2회씩 5~10일, 심하면 15일 정도 음용한다.
- **기타 적응증 :** 오장보익, 잠긴 목소리나 쉰 목소리, 편도염, 불면증, 신경쇠약, 심장병, 고환염

만드는 방법

- **채취 및 구입 :** 약재상이나 산지의 관광지에서 구입할 수 있으며, 깊은 산속 구릉지에서 직접 채취할 수 있다.
- 약효는 뿌리에 있으며, 말린 것보다 생것이 더 좋다. 뿌리를 씻어 껍질을 벗기고 적당한 크기로 자른다.

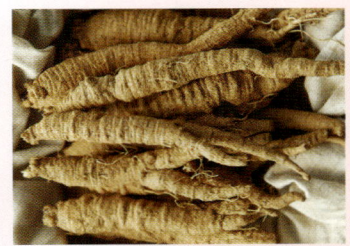

더덕_ 뿌리(약재)

- 생것 350g 또는 말린 것 220g을 소주 3.6L에 넣고 밀봉한다.
- 1년 정도 숙성시켜 음용하며, 걸러내지 않고 그대로 보관한다.
- **맛과 약성 :** 맛은 달고 맵다. 꿀을 140g 정도 가미해도 좋다.

주의 사항

- 본 약술을 음용하는 중에 특별히 가려야 하는 음식은 없다.
- 장복하여도 무방하다.

더위지기

Artemisia sacrorum Ledeb. var. *iwayomogi* (Kitam.) M.S.Park & G.Y.Chung

- **생약명** 한인진(韓茵蔯)
- **과 명** 국화과(Compositae)
- **채취시기** 6~7월
- **사용부위** 지상부
- **약리작용** 항돌연변이작용, 항염작용, 항알레르기작용, 간보호작용, 이담작용, 항산화 및 미백효과, 기관지평활근이완작용
- **용 도** 약용(지상부는 이뇨, 항균작용)

생육특성 더위지기는 제주도를 제외한 전국에 분포하는 낙엽활엽 아관목(亞灌木)으로, 양지바른 산기슭이나 들에서 자란다. **높이**는 1m 정도이고, 줄기가 뭉쳐나 곧게 서며 밑동이 목질화되고 윗부

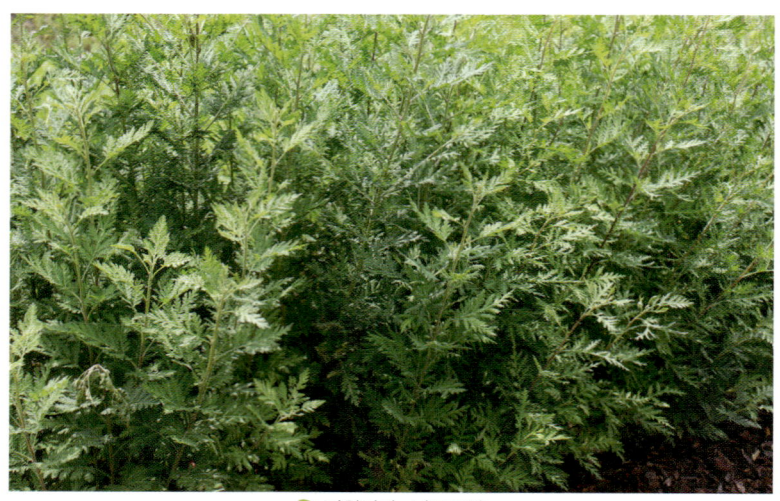

더위지기_ 나무모양

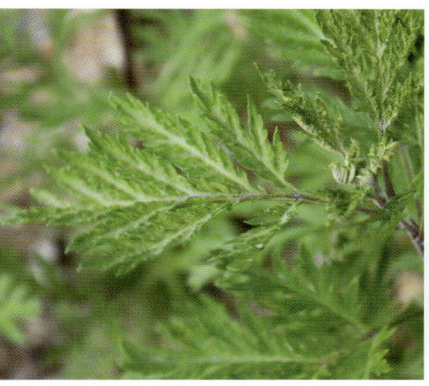
🌿 더위지기_ 잎

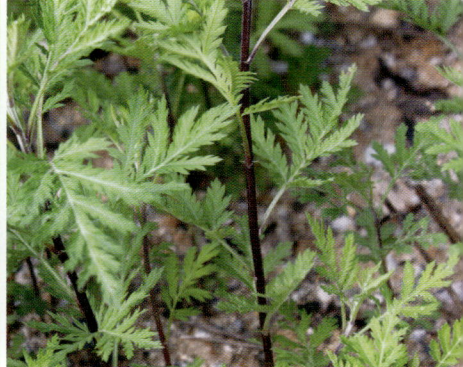
🌿 더위지기_ 줄기

분에서 가지가 갈라진다. **근생엽**은 어긋나고 2회 깃꼴로 깊게 갈라지며, 갈래조각은 줄 모양으로 끝이 날카롭고, 가장자리에 얕은 톱니가 있다. **줄기잎**은 피침 모양으로, 처음에는 양면에 거미줄 같은 털이 있고 대개 톱니가 있으며, 잎자루의 길이는 2~3cm이다. **꽃**은 7~8월에 노란색으로 피며, 반구형 두상화가 잎겨드랑이에 총상으로 달린다. **열매**는 길둥근 수과이며 11월에 익는다. 잎의 앞면과 뒷면에 흰색 털이 촘촘하게 나 있는 것을 흰더위지기라고 하여 구분하기도 한다.

작용부위 간, 비장, 방광에 작용한다.

성질과 맛 성질이 따뜻하고(생것은 차다), 맛은 쓰다.

효능 열을 내리고 간기를 맑게 하며, 담도를 이롭게 하고 소변이 잘 나가게 하는 등의 효능이 있어 간염, 황달, 담낭염, 소변불리, 소화불량, 열성질환 등을 치료한다. 또한 월경을 순조롭게 하는 효능도 있다.

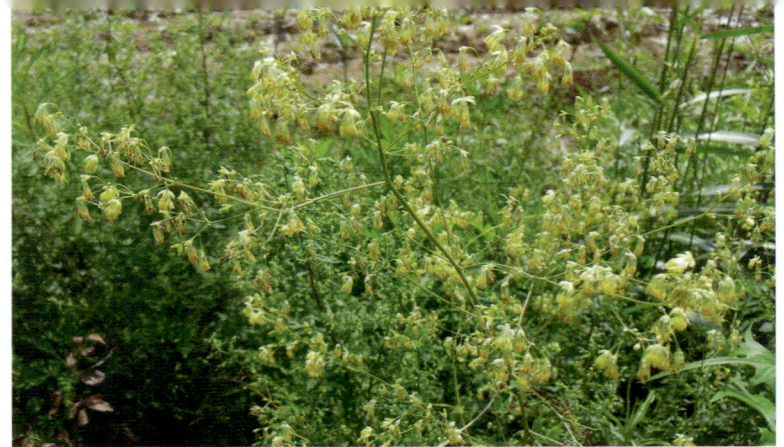

더위지기_ 꽃

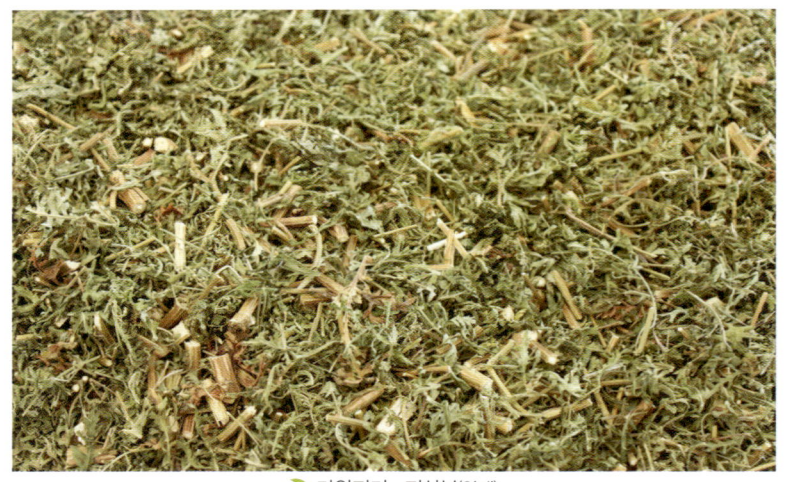

더위지기_ 지상부(약재)

약용법 말린 지상부 20g을 물 1L에 넣고 달여서 하루 2~3회 나누어 마신다.

주의사항 더위지기의 대용으로 사철쑥은 사용할 수 있으나 개똥쑥을 사용하는 것은 잘못이다.

도꼬마리

Xanthium strumarium L.

- **생약명** 창이자(蒼耳子)
- **과 명** 국화과(Compositae)
- **채취시기** 8~9월
- **사용부위** 잘 익은 열매
- **약리작용** 항미생물작용, 항염 및 진통작용, 면역증강작용, 항산화작용, 항암활성, 항균작용, 혈압강하작용, 혈당강하작용
- **용 도** 약용(열매는 진해, 소염작용)

생육특성 도꼬마리는 전국 각지에 분포하는 한해살이풀로, 들이나 길가에서 자란다. **높이**는 1~1.5m이고 줄기가 곧게 서며 전체에 억센 털이 빽빽이 나 있다. **잎**은 어긋나며 잎자루가 길고,

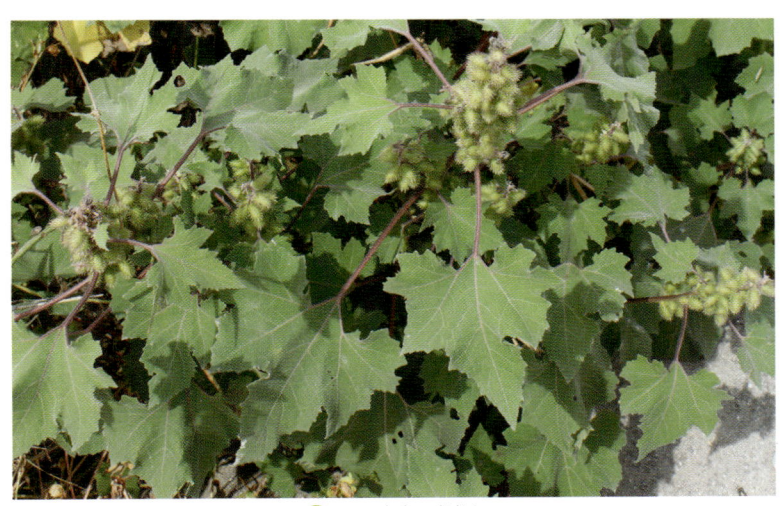

도꼬마리_ 지상부

길이 5~15cm에 넓은 삼각형으로 흔히 3~5개로 얕게 갈라진다. 잎의 뒷면에는 3맥이 뚜렷하고 가장자리에는 결각상의 톱니가 있다. 꽃은 8~9월에 노란색으로 피며, 원줄기 끝과 가지 끝에 두상화가 원추상으로 달리는데, 수꽃은 끝에 달리고 암꽃은 밑부분에 달린다. 열매는 타원형의 수과이고, 길이 1cm 정도에 갈고리 같은 돌기가 있어 다른 물체에 잘 달라붙는다.

작용부위 폐에 작용한다.

성질과 맛 성질이 따뜻하고, 맛은 쓰고 달며 맵고, 독성이 약간 있다.

효능 열매는 해열, 발한, 진통, 진정의 효능이 있어, 예부터 종기, 독창(毒瘡) 등에 약용해왔다. 또 온몸이 가려울 때 목욕물에

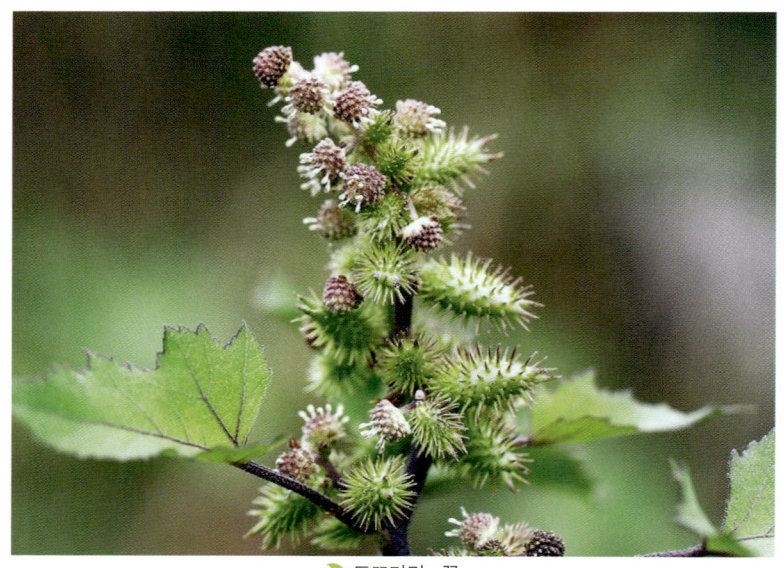

도꼬마리_ 꽃

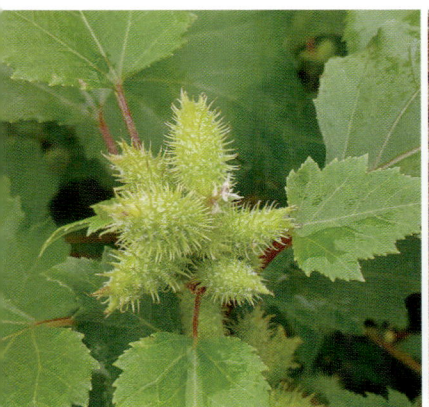
도꼬마리_ 잎과 열매

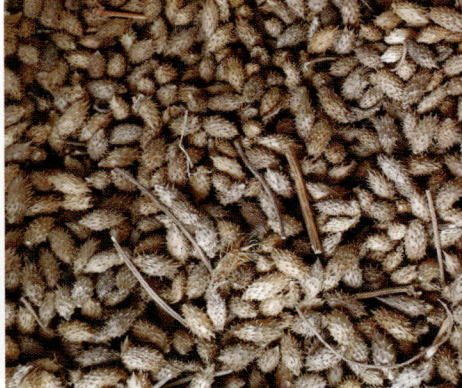
도꼬마리_ 열매(약재)

열매를 넣고 목욕을 하면 효과적이다. 줄기와 잎은 옴, 습진 등에 쓰며, 생즙은 개에 물린 데나 벌에 쏘인 데에 지통약(止痛藥)이 된다. 잎의 생즙은 눈과 귀를 밝게 하며, 신경계통의 질환과 감기, 두통에도 유효하다.

약용법 말린 열매 5~10g을 물 1L에 넣고 반으로 줄 때까지 달여서 하루 2~3회로 나누어 마신다. 가루나 환으로 만들어 복용하기도 한다. 외용할 경우에는 짓찧어서 환부에 붙인다.

동의나물

Caltha palustris L.

● 생약명	마제초(馬蹄草), 여제초(驢蹄草)
● 과 명	미나리아재비과(Ranunculaceae)
● 채취시기	꽃이 핀 후
● 사용부위	전초
● 약리작용	항염작용
● 용 도	원예 및 조경용, 식용(독성이 있어 어린잎을 삶아서 말려 나물로 이용), 약용(지상부와 뿌리는 골절상에 찧어 붙여 사용)

생육특성 동의나물은 제주도를 제외한 전국 각지에 분포하는 여러해살이풀로, 습기가 많은 반그늘이나 물가에서 잘 자란다. 물기가 없으면 말라 죽기 때문에 수생식물과 같이 사는 경우도

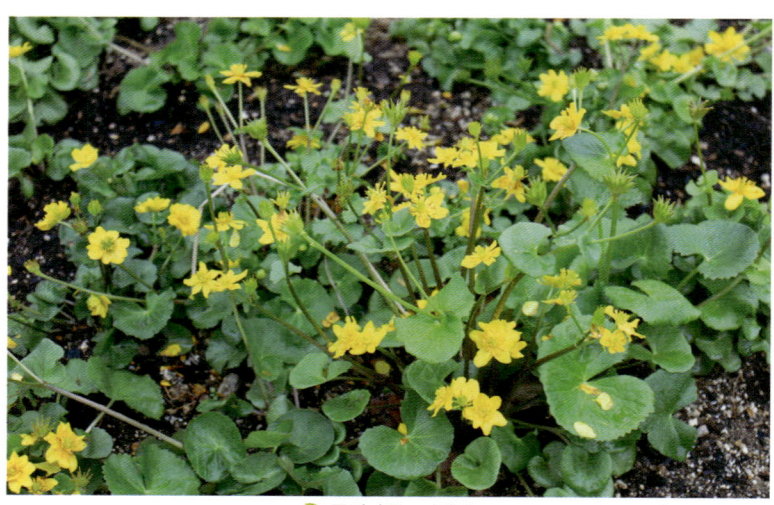

🌿 동의나물_ 지상부

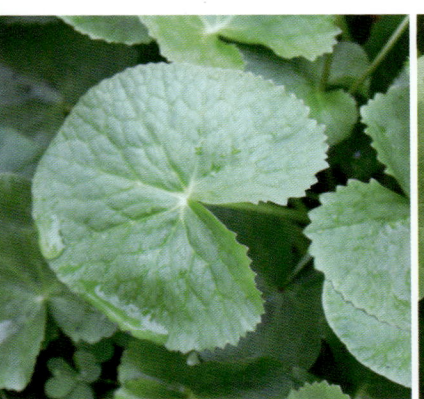
동의나물_ 잎

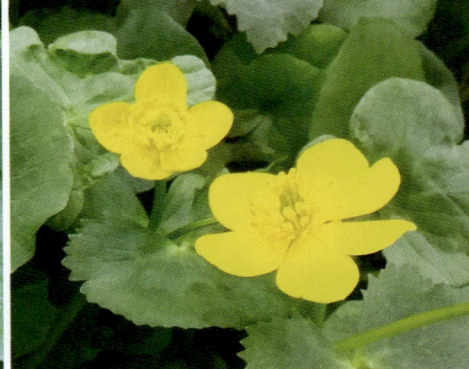
동의나물_ 꽃

볼 수 있다. **높이**는 60cm 정도이며, 줄기가 곧게 서거나 비스듬히 올라가고, 때로 가지가 갈라진다. **근생엽**은 모여나고, 길이와 너비가 각각 5~10cm에 둥근 심장 모양으로 가장자리에 물결 모양의 톱니가 있다. 꽃이 시들고 종자가 익을 무렵이면 잎이 넓어지기 시작한다. **꽃**은 4~5월에 노란색으로 피며, 줄기 끝에 1~2송이가 달리는데, 꽃잎이 없고 5~6개의 꽃받침조각으로 되어 있다. **열매**는 골돌과이고 끝에 암술대가 남아 있으며, 갈색의 씨방에는 많은 종자가 들어 있다. 동의나물이라는 이름은 둥근 잎 위로 꽃봉오리가 올라온 모습이, 머리에 물동이를 인 여인의 모습과 같다고 하여 '동이나물'이라고 부른 데에서 유래한다. 또한 마제(馬蹄)라는 생약명은 잎이 말의 발굽을 닮은 데에서 유래하며, 여제(驢蹄)라는 이름은 잎이 당나귀의 발굽을 닮은 데서 유래한다.

작용부위   간, 폐, 위에 작용한다.

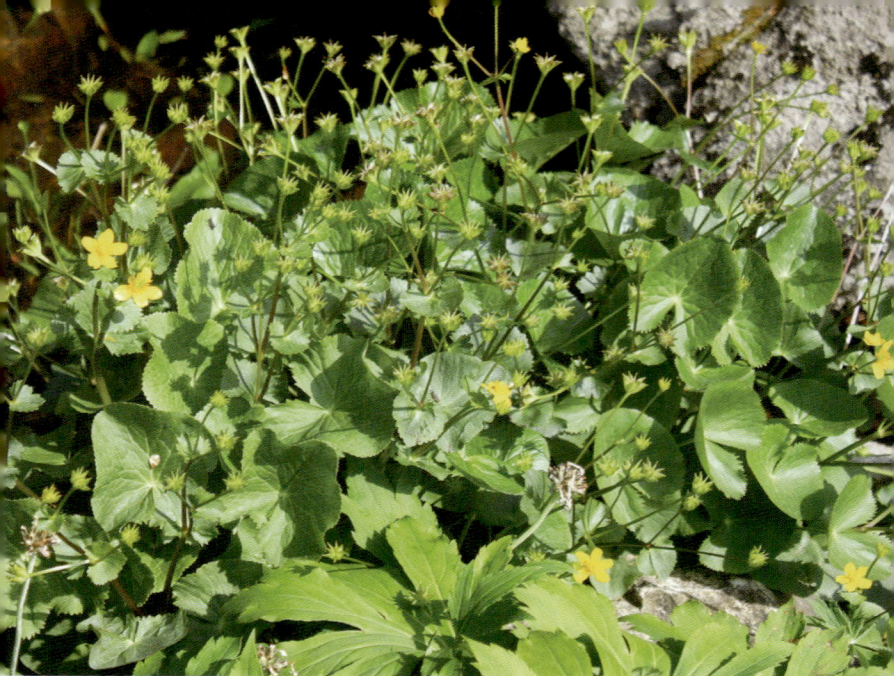

동의나물_ 무리

성질과 맛 성질이 따뜻하고, 맛은 맵고 쓰며, 독성이 조금 있다.

효능 풍을 제거하고 통증을 가라앉히며 구토를 억제하는 효능이 있어, 어지럼증, 신체 동통, 타박상과 염좌, 가래가 많고 잘 배출되지 않을 때, 위 안에 독소가 있을 때 사용한다.

약용법 생즙을 내어 구토와 설사약으로 쓴다.

주의사항 곰취와 생김새가 비슷해 혼동할 수 있으므로 각별한 주의가 필요하다. 독성이 있으므로 전문가의 도움 없이 함부로 복용해서는 안 된다.

두릅나무

Aralia elata (Miq.) Seem.

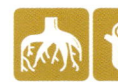

- **생약명** 총목피(楤木皮)
- **과 명** 두릅나무과(Araliaceae)
- **채취시기** 봄
- **사용부위** 뿌리껍질, 나무껍질
- **약리작용** 혈당 및 혈중지질저하작용, 심혈관계에 대한 작용
- **용 도** 식용(어린순), 약용(뿌리와 줄기의 껍질은 기운이 허약하고 신경이 쇠약할 때 또는 당뇨병에 사용)

생육특성 두릅나무는 전국 각지에 분포하는 낙엽활엽관목으로, 산기슭 양지쪽이나 인가 근처에서 자란다. **높이**는 3~4m이며, 가지에 가시 같은 돌기 발달하였고 털이 많다. **잎**은 어긋나고 홀

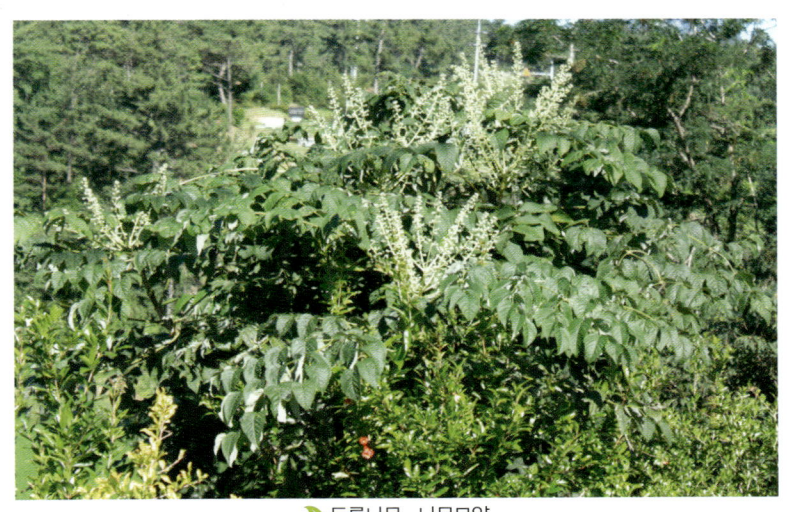

🌿 두릅나무_ 나무모양

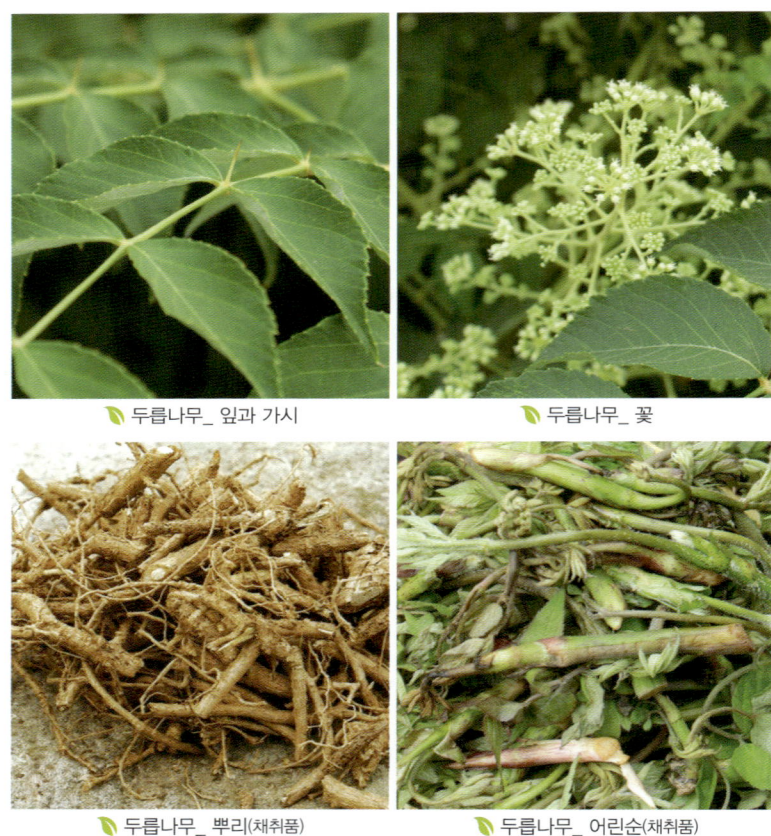

🌿 두릅나무_ 잎과 가시　　🌿 두릅나무_ 꽃
🌿 두릅나무_ 뿌리(채취품)　　🌿 두릅나무_ 어린순(채취품)

수 2회 깃꼴겹잎이며, 작은잎은 길이 5~12cm, 너비 2~7cm에 달걀 모양 또는 타원상 달걀 모양으로 끝이 뾰족하고 가장자리에는 넓은 톱니가 있다. 꽃은 7~8월에 흰색으로 피는데, 가지 끝의 산형꽃차례에 양성 또는 수꽃이 섞여 달린다. 열매는 둥근 핵과이며, 9~10월에 검은색으로 익는다. 종자는 뒷면에 좁쌀 같

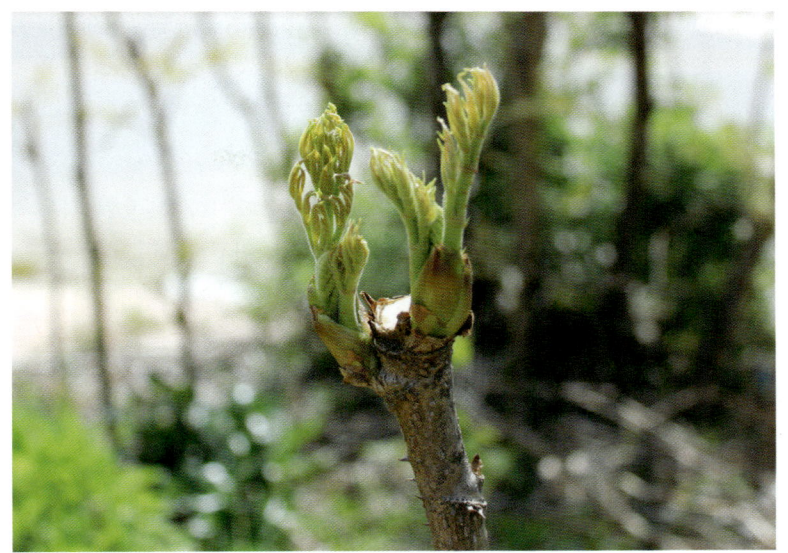

🌿 두릅나무_ 어린순

은 돌기가 약간 있다. 유사종으로 잎 뒷면에 회색 또는 노란색의 가는 털이 나 있는 것을 애기두릅나무(var. *canescens*), 잎이 작고 둥글며 잎자루의 가시가 큰 것을 둥근잎두릅나무(var. *rotundata*) 라고 한다.

작용부위 간, 신장, 비장에 작용한다.

성질과 맛 성질이 평(平)하고, 맛은 매우며, 독성이 조금 있으나 열을 가하면 없어진다.

효능 뿌리껍질과 나무껍질은 생약명이 총목피(楤木皮)이며, 풍을 제거하고 정신을 안정시키며, 기를 보하고 혈액순환을 원활하게 하는 효능이 있다. 또한 소염, 이뇨의 효능이 있어 류머티즘에 의한 관절염, 신염, 간경변, 만성간염, 위장병, 당뇨병, 어혈, 신경쇠약 등을 치료한다. 열매와 뿌리를 해수(咳嗽), 위암, 소화불량에 사용하기도 한다.

약용법 말린 뿌리껍질과 나무껍질 30~50g을 물 1L에 넣고 반으로 줄 때까지 달여서 하루 2~3회로 나누어 마신다. 외용할 경우에는 뿌리껍질과 나무껍질을 짓찧어 환부에 바른다.

▶ 두릅나무의 기능성 및 효능에 관한 특허자료

두릅을 용매로 추출한 백내장에 유효한 조성물

본 발명은 두릅 추출물 및 이를 유효성분으로 하는 치료제에 관한 것으로, 본 발명의 조성물 및 치료제는 백내장의 예방, 진행의 지연 및 치료의 효과가 있다. 본 발명에 따라 두릅의 수(水) 추출물을 4가지 용매-클로로포름, 에틸아세테이트, 부탄올 그리고 물로 추출한다. 이 추출물에 마이오-이노시톨 또는 타우린을 추가하면 백내장 치료의 상승효과를 얻을 수 있다. 또한 두릅 추출물을 유효성분으로 포함하는 음료, 생약제제, 건강보조식품은 경구 투여에 의해 당에 기인하는 백내장의 예방, 지연, 치료 및 회복의 효과를 얻을 수 있다.

- 출원번호 : 10-2000-0004354, 특허권자 : (주)메드빌

두릅과 산딸기를 용매로 추출한 항산화효과를 가진 추출물

본 발명은 두릅과 산딸기의 추출물로서 강력한 항산화작용이 있어 노화로 인한 백내장 등의 질환을 예방, 진행의 지연 및 치료의 효과가 있는 조성물에 관한 것으로, 두릅과 산딸기를 물이나 알코올로 추출한다. 이 추출물은 기존에 알려져 있는 다른 항산화물질들과 혼합하여 사용될 수 있으며, 마이오-이노시톨 또는 타우린을 포함하여 백내장 치료의 상승효과를 얻을 수 있다. 또한 두릅과 산딸기 추출물을 유효성분으로 포함하는 음료에 의해 음용을 가능하게 함으로써 노화에 따르는 여러 질병에 대해 예방, 지연 및 치료의 효과를 얻을 수 있다.

- 출원번호 : 10-2000-0025522, 특허권자 : (주)메드빌

둥굴레

Polygonatum odoratum (Mill.) Druce var. *pluriflorum* (Miq.) Ohwi

- **생약명**   옥죽(玉竹), 위유(萎蕤)
- **과 명**   백합과(Liliaceae)
- **채취시기**   가을부터 이른 봄
- **사용부위**   뿌리줄기
- **약리작용**   혈중지질저하작용, 면역증강작용
- **용 도**   차용(뿌리줄기를 말린 후 볶아서 차로 사용), 식용(어린순), 약용(뿌리줄기는 심장병, 고혈압, 결핵, 당뇨병 치료와 피로회복, 체력증강 등 자양강장제로 사용)

생육특성   둥굴레는 전국 각지에 분포하는 여러해살이풀로, 산지에서 자생하거나 농가에서 많이 재배한다. **높이**는 30~60cm이며, 줄기가 곧게 서고 6개의 능각(稜角)이 있으며 끝이 비스듬히

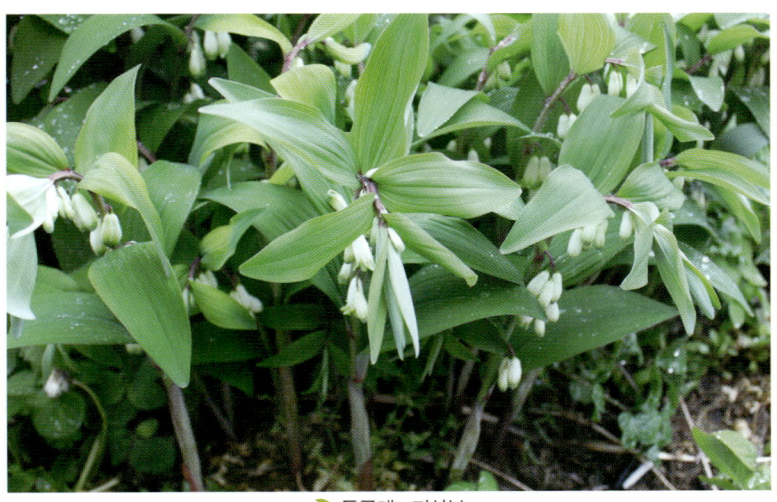

둥굴레_ 지상부

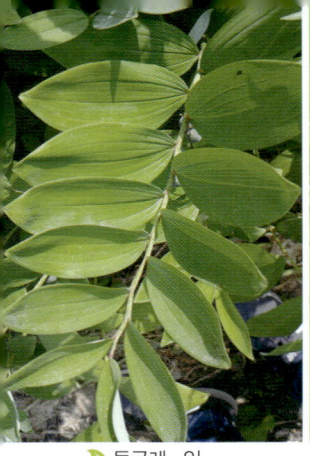
둥굴레_ 잎

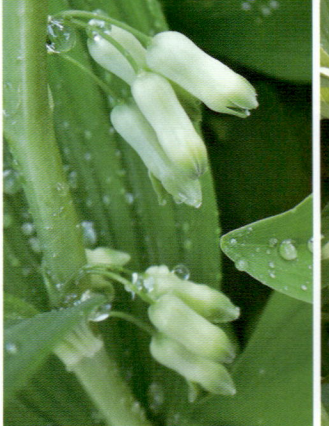
둥굴레_ 꽃

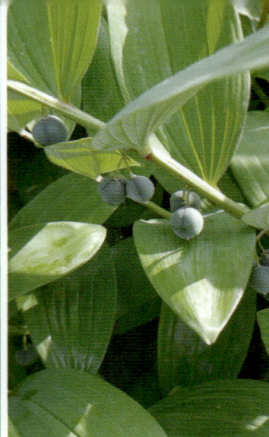
둥굴레_ 열매

처진다. 굵은 육질의 뿌리줄기는 옆으로 뻗으며 황백색을 띠고 수염뿌리가 난다. **잎**은 어긋나고, 길이 5~10cm, 너비 2~5cm에 긴 타원형으로 잎자루가 없으며, 한쪽으로 치우쳐서 퍼진다. **꽃**은 6~7월에 피며, 줄기의 중간부분부터 1~2송이씩 잎겨드랑이에 달리는데, 윗부분은 녹색, 밑부분은 흰색이며 꽃자루가 밑부분에서 합쳐져 꽃대로 된다. **열매**는 둥근 장과이며, 9~10월에 검은색으로 익는다.

작용부위 폐, 신장, 위에 작용한다.

성질과 맛 성질이 평(平)하고, 맛은 달다.

효능 몸 안에 양기를 길러주고 폐를 윤활하게 하며, 갈증을 멎게 하고 진액을 생성하는 등의 효능이 있어, 허약체질을 개선하고 마른기침, 폐결핵, 가슴이 답답하고 갈증이 나는 증상, 당뇨병, 협심통, 심장쇠약, 소변이 자주 마려운 증상 등을 치료한다.

약용법 말린 뿌리줄기 15~20g을 물 1L에 넣고 끓기 시작하면 불을 약하게 줄여 1/3로 줄 때까지 달여서 하루 2회로 나누어

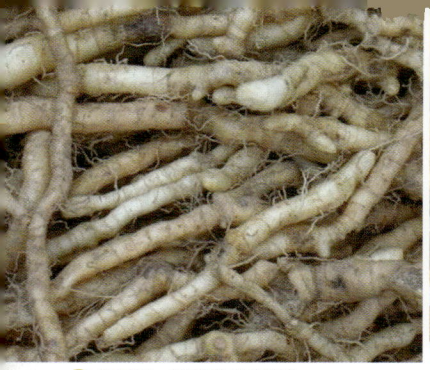
둥굴레_ 뿌리줄기(채취품)

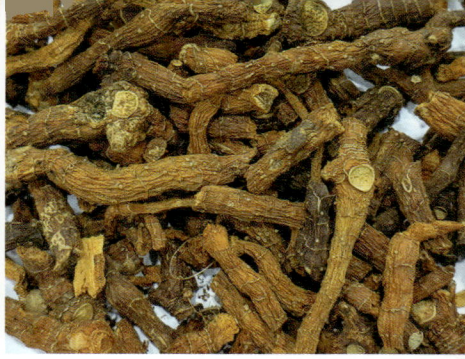
둥굴레_ 뿌리줄기(약재)

마신다. 볶거나 튀겨서 차로 만들어 마시면 잘 우러나오고 향도 좋다.

주의사항 습사(濕邪)가 쌓여 기혈의 운행을 막는 경우나 기가 울체된 경우에는 사용을 피하고, 비허(脾虛)로 인해 진흙 같은 변을 보는 사람은 신중하게 사용해야 한다. 황정(黃精)과 혼동하기 쉬운데, 황정은 층층갈고리둥굴레, 진황정 등의 뿌리줄기로 소화기능을 담당하는 중초의 기운을 돕고 기를 더하고 근육과 뼈를 튼튼하게 하여 허약한 원기를 돋우는 약재인 반면, 옥죽은 보음(補陰)하는 약재로 자양(滋養)과 윤폐(潤肺)의 효능이 있으므로 구분해서 사용하는 것이 좋다.

▶ 둥굴레의 기능성 및 효능에 관한 특허자료

둥굴레 추출물과 그를 함유한 혈장 지질 및 혈당강하용 조성물

본 발명은 둥굴레 추출물과 그를 함유한 혈장 지질 및 혈당강하용 조성물에 관한 것으로, 둥굴레 추출물은 동물체 내의 혈장 지질 및 혈당강하 효과 등의 좋은 생리활성도를 유의적으로 나타내고, 부작용이나 급성 독성 등의 면에서 안전하여 심혈관계 질환인 고지혈증 및 당뇨병의 예방, 치료를 위한 약학적 조성물 또는 기능성 식품 등의 유효성분으로 이용할 수 있는 매우 뛰어난 효과가 있다.

– 공개번호 : 10-2002-0030687, 출원인 : 신동수

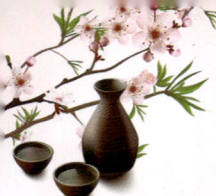

둥굴레주

적용병증

- **번갈(煩渴):** 가슴이 답답하고 열이 나며 몹시 목이 마르는 증상이다. 소주잔 1잔을 1회분으로 1일 1~2회씩, 5~10일 동안 음용한다.
- **강심(强心):** 심장을 튼튼하게 하고 기능을 강화하기 위한 처방이다. 소주잔 1잔을 1회분으로 1일 1~2회씩, 20~25일 동안 음용한다. 장복하면 좋다.
- **조갈증(燥渴症):** 목이 몹시 말라 물을 자꾸 마시는 증상이다. 소주잔 1잔을 1회분으로 1일 1~2회씩, 10~15일 동안 음용한다.
- **기타 적응증:** 보신·보익, 병후쇠약, 폐기보호, 명목, 당뇨, 풍습

만드는 방법

- **채취 및 구입:** 약재상에서 취급한다. 산과 들의 풀밭에서 채취할 수도 있다.
- 대개 약재상에서 말린 뿌리줄기를 구입하여 사용한다.
- 말린 뿌리줄기 200g을 소주 3.6L에 넣고 밀봉한다.
- 1년 이상 장기간 숙성시켜 음용한다. 10~100년까지 계속 숙성시킬 수 있으며 오래 묵힐수록 약효가 좋아진다고 전해진다.
- **맛과 약성:** 맛은 달다. 설탕이나 꿀을 100g 정도 가미할 수 있다. 단, 1년 이상 숙성시킬 경우에는 설탕이나 꿀을 첨가하지 않는다.

주의사항

- 본 약술을 음용하는 중에 특별히 가려야 하는 음식은 없다.
- 장복하여도 무방하다.

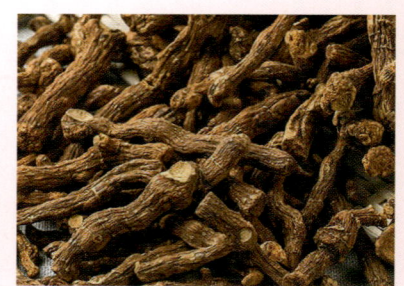

둥굴레_ 뿌리줄기(약재)

들깨

Perilla frutescens (L.) Britton

- **생약명** 임자(荏子)
- **과 명** 꿀풀과(Labiatae)
- **채취시기** 가을(잎이 누렇게 물들 때)
- **사용부위** 종자
- **약리작용** 지질조절작용, 항종양작용, 항혈전작용
- **용 도** 식용(잎은 나물로, 종자는 기름을 짜서 사용), 약용(종자와 잎은 해수, 갈증에 사용)

생육특성 들깨는 인도의 고지(高地)와 중국 중남부 원산의 한해살이풀로, 낮은 지대의 인가 근처에서 야생으로 자란다. **높이**는 60~90cm이며, 줄기가 네모지고 곧게 서며 긴 털이 있다.

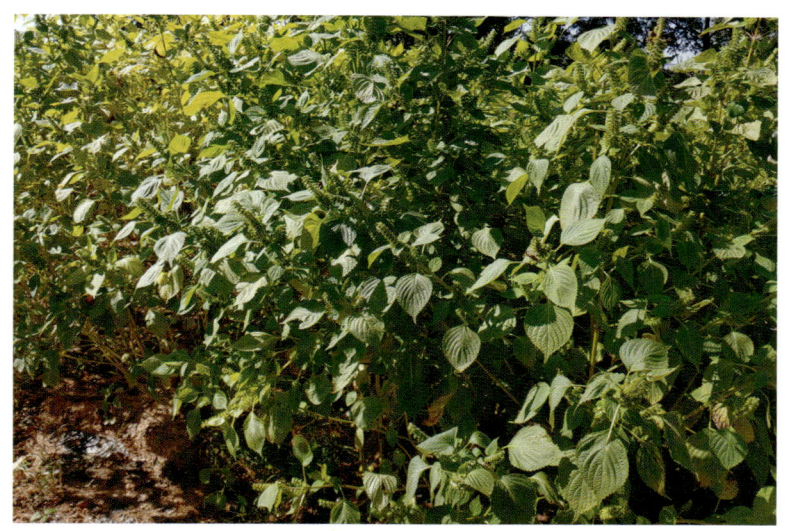

들깨_ 지상부

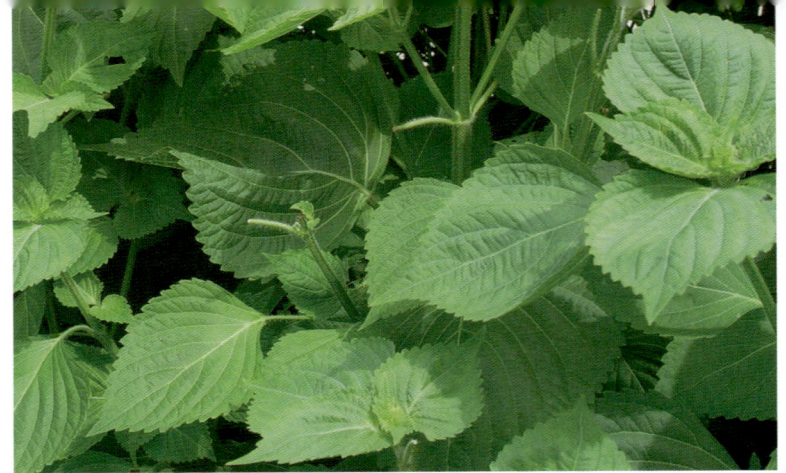

들깨_ 잎

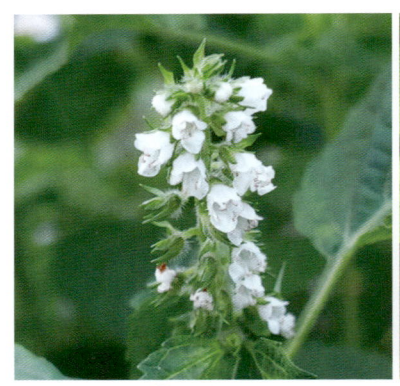

들깨_ 꽃

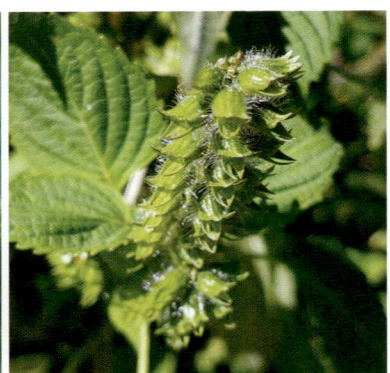

들깨_ 열매

전체적으로 강한 냄새가 난다. **잎**은 마주나고, 길이 7~12cm, 너비 5~8cm에 달걀상 원형으로 끝이 뾰족하며 가장자리에 둔한 톱니가 있다. 잎자루가 길고, 잎의 앞면은 녹색이지만 뒷면에는 자줏빛이 돈다. **꽃**은 8~9월에 흰색으로 피며, 원줄기와 가지 끝의 총상꽃차례에 작은 입술 모양의 통꽃이 많이 달린다. **열매**는 둥근 분과이고 겉에 그물무늬가 있으며, 종자를 짜

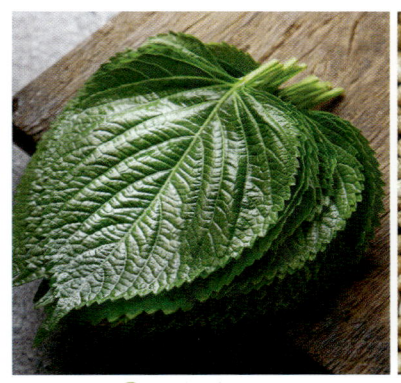
들깨_ 잎(채취품)

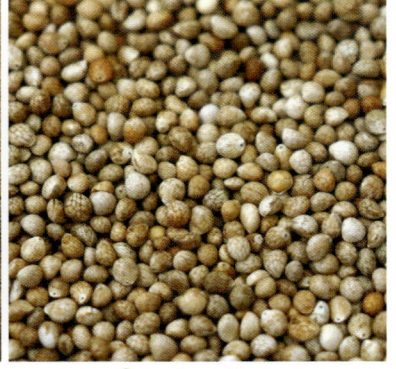
들깨_ 종자(약재)

면 기름이 나온다.

작용부위 폐, 위, 대장에 작용한다.

성질과 맛 성질이 따뜻하고, 맛은 매우며, 독성이 없다.

효능 위로 치밀어 오르는 기운을 가라앉히고 가래를 제거하며 폐를 윤활하게 하는 효능이 있다. 또한 갈증 해소, 식욕 증진, 윤장 등의 효능이 있어 해수, 마른기침, 기체, 변비, 설사 등을 치료한다.

약용법 말린 종자 5~10g을 물 1L에 넣고 반으로 줄 때까지 달여서 하루 2~3회로 나누어 마신다.

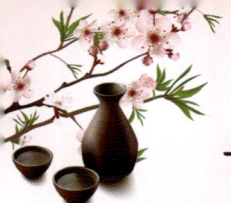

들깨주

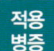
- **뇌졸중(腦卒中)** : 뇌에 혈액이 제대로 공급되지 않아 호흡 곤란, 손발의 마비, 언어장애 등을 일으키는 병증이다. 뇌혈관이 막혀 주위 신경을 압박하여 여러 가지 신경 증상이 나타나게 된다. 소주잔 1잔을 1회분으로 1일 2~3회씩, 20~25일 동안 음용한다.
- **담(痰)** : 수분대사 장애로 몸의 분비액이 일정 부위에 엉기어 뭉친 증상이다. 몸의 한 부분이 결리거나 아프고, 기침과 가래가 끊임없이 나온다. 소주잔 1잔을 1회분으로 1일 2~3회씩, 7~8일 동안 음용한다.
- **혈변(血便)** : 대변에 혈액이 섞여 나오는 증상이다. 소장, 대장, 항문질환 및 피고름이 섞인 설사, 변혈 등도 같은 맥락에서 처방한다. 소주잔 1잔을 1회분으로 1일 2~3회씩, 5~6일 동안 음용한다.
- **기타 적응증** : 폐를 윤활하게 하는 데, 해독, 건망증, 정력감퇴, 고혈압, 해수, 다이어트

- **채취 및 구입** : 시장 쌀가게에서 취급하며, 10월 이후에 농가에 가서 구입할 수 있다.
- 종자를 구입하여 물로 깨끗이 씻어낸 후에 물기를 없애고 사용한다.
- 종자 240g을 소주 3.6L에 넣고 밀봉한다.
- 1년 정도 숙성시켜 음용하며, 냉암소에 보관한다.
- **맛과 약성** : 맛은 달고 맵다. 음용 시에 꿀을 150g 정도 가미할 수 있다.

- 본 약술을 음용하는 중에 가려야 하는 음식은 없다.
- 기혈이 부족하거나 장이 약한 사람은 음용을 금한다.

뜰보리수

Elaeagnus multiflora Thunb.

- **생약명** 목반하(木半夏), 목반하근(木半夏根)
- **과 명** 보리수나무과(Elaeagnaceae)
- **채취시기** 가을(열매), 9~10월(뿌리, 뿌리껍질)
- **사용부위** 열매, 뿌리와 뿌리껍질
- **약리작용** 항산화작용, 항염작용, 항노화작용
- **용 도** 약용(열매는 타박상, 천식, 치질 등에 사용)

생육특성 뜰보리수는 일본 원산의 낙엽활엽관목으로, 뜰이나 정원에 심어 가꾼다. 높이는 3m 내외이고, 가지가 많이 갈라지며 일년생가지는 적갈색 비늘털로 덮여 있다. 잎은 어긋나며, 길이 3~10cm, 너비 2~5cm에 긴 타원형으로 양끝이 좁고 가장자리

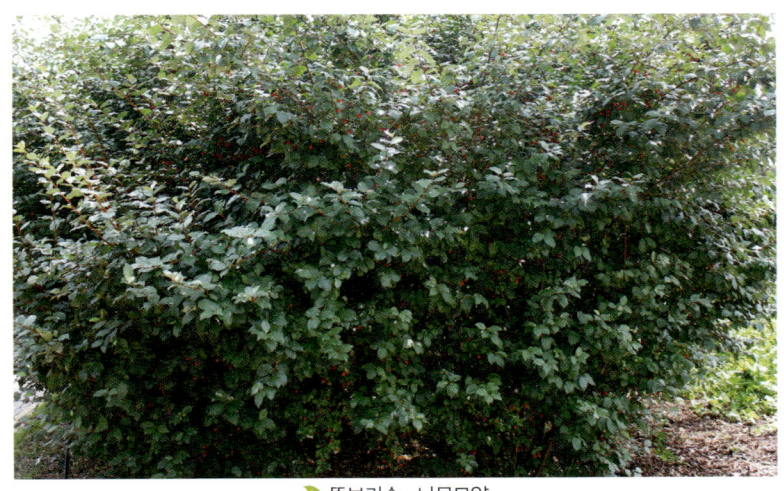

🌱 뜰보리수_ 나무모양

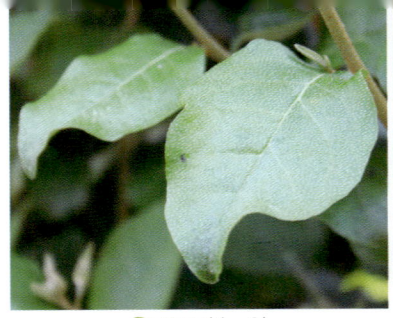
뜰보리수_ 잎

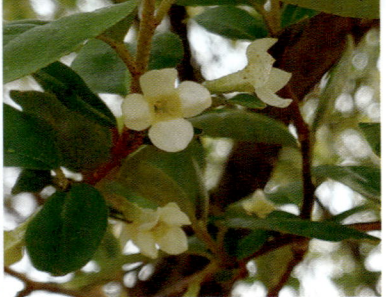
뜰보리수_ 꽃

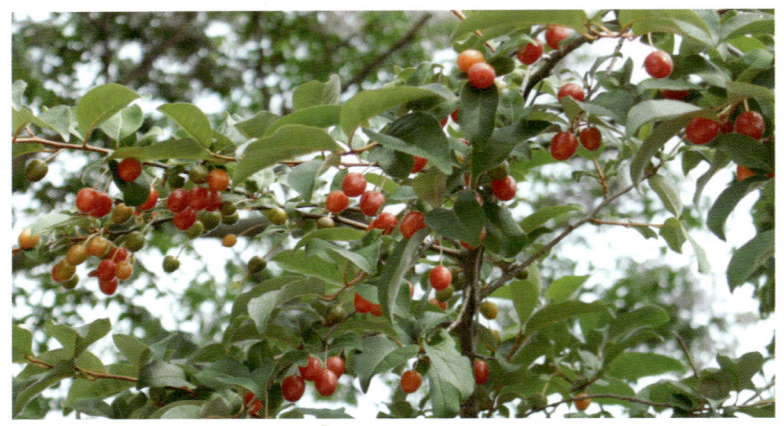
뜰보리수_ 열매

는 밋밋하다. 잎의 표면에는 어릴 때 비늘털이 있으나 점차 없어지고, 뒷면에는 흰색과 갈색 비늘털이 섞여 있다. 꽃은 4~5월에 연한 노란색으로 피는데, 잎겨드랑이에 1~2송이씩 달리며 흰색과 갈색 비늘털이 있다. 열매는 긴 타원형의 핵과이고 아래로 처지며, 7월에 붉은색으로 익는다.

작용부위 심장, 비장에 작용한다.

성질과 맛 열매는 성질이 따뜻하고, 맛은 담백하고 떫다.

효능 열매는 생약명이 목반하(木半夏)이며, 혈액순환을 원활하게 하고 기의 순환을 촉진하며, 상처를 아물게 하고 부기를 가라앉히는 효능이 있어, 타박상, 천식, 이질, 치질을 치료한다. 열매 추출물은 항산화, 항염, 피부질환 치료에 효과가 있는 것으로 밝혀졌다. 뿌리와 뿌리껍질은 생약명이 목반하근(木半夏根)이며, 허한 것을 보하고 기운을 북돋우며 혈액순환을 원활하게 하여, 요통, 타박상, 치창(痔瘡)을 치료한다.

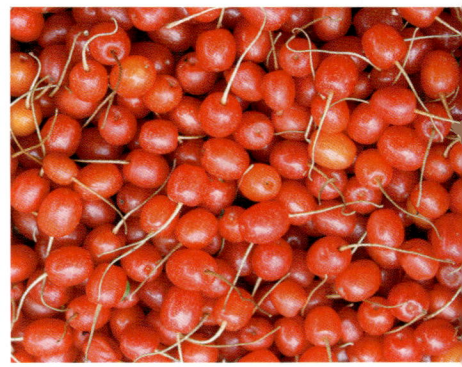
뜰보리수_ 열매(채취품)

약용법 말린 열매 30~40g을 물 1L에 넣고 반으로 줄 때까지 달여서 하루 2~3회로 나누어 마신다. 말린 뿌리와 뿌리껍질 20~30g을 물 1L에 넣고 반으로 줄 때까지 달여서 하루 2~3회로 나누어 마시거나 술을 담가 아침저녁으로 마신다. 치질에 외용할 경우에는 뿌리껍질 달인 물로 항문을 씻어준다.

▶ 뜰보리수의 기능성 및 효능에 관한 특허자료

뜰보리수 과실 추출물을 유효성분으로 함유하는 항산화, 항염 및 미백용 조성물

본 발명은 항산화, 항염 및 미백 활성을 갖는 뜰보리수 과실 추출물을 유효성분으로 함유하는 피부 외용 약학조성물 및 화장료 조성물에 관한 것으로, 본 발명의 뜰보리수 과실 추출물은 탁월한 DPPH 자유 라디칼 억제 활성, 환원력, 크산틴 산화효소 저해력, 혈소판 응집 억제 활성, 아질산염 생성 억제 활성 및 티로시나제 억제 활성을 나타내므로 산화적 스트레스로 인한 피부 질환 및 염증질환의 예방 및 치료에 유용하게 사용할 수 있다.

- 출원번호 : 10-2006-0055830, 특허권자 : 대구한의대학교 산학협력단

마

Dioscorea polystachya Turcz.

- **생약명** 산약(山藥), 산우(山芋), 서여(薯蕷)
- **과 명** 마과(Dioscoreaceae)
- **채취시기** 가을에 잎이 떨어진 다음(남부 지방은 이듬해 이른 봄까지)
- **사용부위** 덩이뿌리 또는 겉껍질을 벗겨낸 덩이뿌리[《대한약전》에 '뿌리줄기(담근체)로서 그대로 또는 쪄서 말린 것'으로 되어 있다.]
- **약리작용** 혈당강하작용, 소화촉진작용, 면역증강작용
- **용 도** 식용(뿌리줄기), 약용(뿌리줄기는 비장, 폐, 빈혈을 보강하는 자양강장제로 사용. 생즙은 부스럼, 동상, 화상, 뜸자리, 헌데, 유종에 발라 사용)

생육특성 마는 중국 원산의 덩굴성 여러해살이풀로, 산지에서 자생하거나 약초로 재배도 많이 한다. 덩굴줄기는 길이 1m 이상

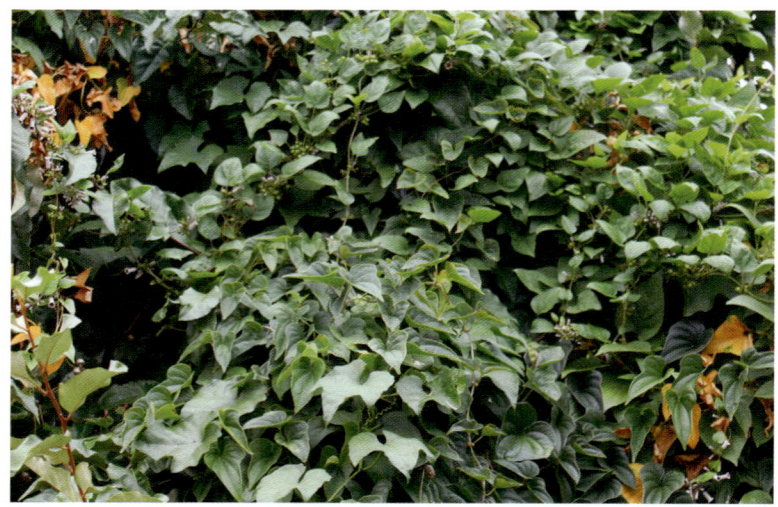

마_ 지상부

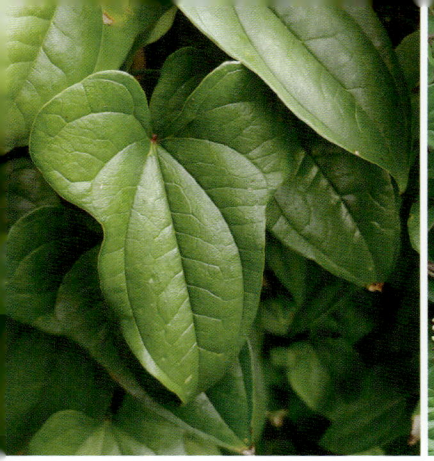
🌿 마_ 잎

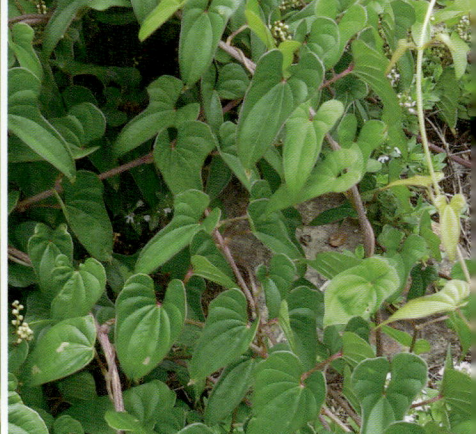
🌿 마_ 덩굴줄기

뻗어 나가고 식물체 전체에 자줏빛이 돈다. 덩이뿌리는 곤봉 모양의 육질이며 땅속으로 깊이 들어간다. **잎**은 마주나거나 돌려나며, 길이 4~13cm에 삼각상 달걀 모양 또는 달걀상 피침 모양으로 끝이 뾰족하고 밑부분은 심장 모양이며 잎자루가 있다. 7~8월에 잎겨드랑이에서 살눈이 자라고 9월에 떨어져 번식한다. **꽃**은 암수딴그루로 6~7월에 피는데, 잎겨드랑이의 이삭꽃차례에 달려 수꽃이삭은 곧게 서고, 암꽃이삭은 아래로 처진다. **열매**는 삭과로 3개의 날개가 있으며, 둥근 날개가 달린 종자가 들어 있다.

작용부위　폐, 신장, 비장에 작용한다.

성질과 맛　성질이 평(平)하고, 맛은 달다.

효능　신라의 향가인 〈서동요〉에 등장할 정도로, 우리 민족의 생활 속에 깊숙이 자리 잡고 있는 마는 알려진 효능만 해도 10여 가지에 달하며 '산약(山藥)'이라는 생약명에 걸맞게 널리 약용되어 왔다. 자양강장에 특별한 효능이 있고 소화불량, 위장 장애,

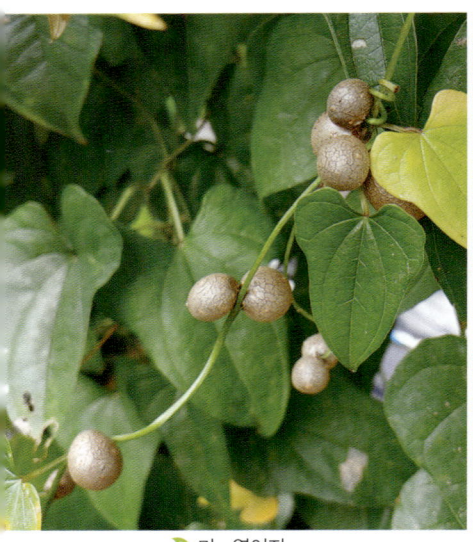
🌿 마_ 영여자

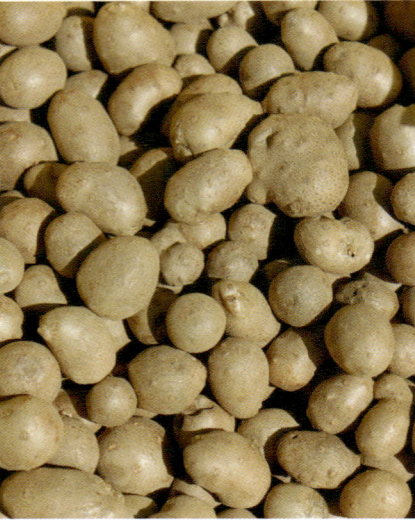
🌿 마_ 영여자(채취품)

기침, 폐질환, 당뇨병 등의 치료 효과가 두드러진다. 진정, 거담, 지사, 소갈 등의 효능이 있고 어지러움과 두통을 낫게 하며, 특히 신장 기능을 튼튼하게 하여 원기가 쇠약한 사람이 오래 복용하면 좋다고 한다. 또한 혈관에 콜레스테롤이 쌓이는 것을 예방하여 혈압을 낮추며, 장벽에 쌓인 노폐물을 흡착하여 배설하게 하는 정장작용이 매우 뛰어난 것으로도 알려져 있다.

약용법 한방에서는 팔미환(八味丸) 등에 산약을 섞어 체력이 떨어진 노인에게 처방하였다. 팔미환은 숙지황 320g, 산약·산수유 각 160g, 목단피·백복령·택사 각 120g, 육계·부자포 각 40g을 가루 내고 꿀을 섞어 환으로 만든 것이다. 또한 가래에는 찜이나 구이로 먹고, 생으로 가늘게 썰거나 갈아서 복용하면 소화가 잘된다.

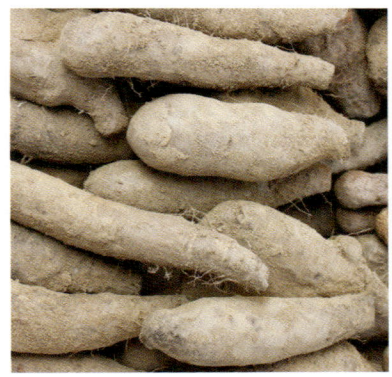 마_ 덩이뿌리(채취품)
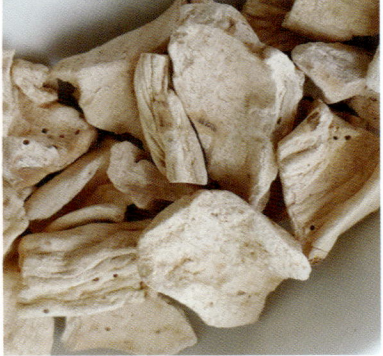 마_ 덩이뿌리(약재)

찐 뒤에 말려서 가루 내어 먹기도 한다. 10cm 정도 길이로 잘라 적당히 구워서 꾸준히 먹으면 과로로 인한 식은땀이나 야뇨증 치료에 효과가 있다고 한다. 또한 강판에 갈아 종기에 붙이면 잘 낫는다고 한다. 그 밖에 소주에 담가 약술로 만들어 마시는 방법도 있다.

> ## ▶ 마의 기능성 및 효능에 관한 특허자료
>
> **산약을 포함하는 소화성 궤양 예방용 조성물 및 위산과다 분비 억제용 조성물**
>
> 본 발명은 산약 분말, 산약 분말의 펠릿(pellet), 산약즙 또는 산약 추출물을 포함하는 소화성 궤양 예방용 조성물 및 위산분비 억제용 조성물에 대한 것이며 추가적으로 그러한 조성물을 포함하는 약제학적 제제 또는 건강기능식품에 대한 것이다. 본 발명에 따른 조성물을 포함하는 약제학적 제제 또는 건강기능식품을 평소에 복용할 경우, 소화성 궤양 발병의 위험성이 현저히 감소될 수 있으며 소화성 궤양이 발병한 경우라도 조기에 회복될 수 있는 효과를 가진다. 또한 본 발명에 따른 조성물은 위산의 과다분비로 인한 속쓰림 등의 증상 완화에도 탁월한 효능을 가진다. - 공개번호 : 10-2012-0119235, 출원인 : 안동시, 안동대학교 산학협력단

마가목

Sorbus commixta Hedl.

- **생약명** 정공피(丁公皮), 마가자(馬家子)
- **과 명** 장미과(Rosaceae)
- **채취시기** 봄(나무껍질), 9~10월(열매)
- **사용부위** 나무껍질, 열매
- **약리작용** 항산화작용, 항염작용, 골손실 및 연골손상 억제효과, 조골세포 분화 촉진 작용
- **용 도** 원예 및 조경용, 차용(열매), 약용(열매는 해수, 천식, 괴혈병, 갈증에 사용)

생육특성 마가목은 중부와 남부 지방에 분포하는 낙엽활엽소교목으로, 고산지대에서는 2~3m의 관목상으로 자란다. **높이**는 6~8m이고, 나무껍질은 황갈색이며 일년생가지와 겨울눈에는

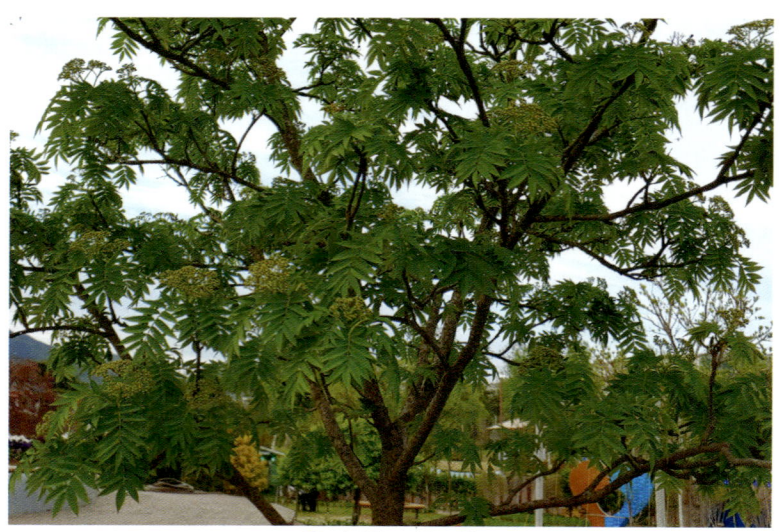

마가목_ 나무모양

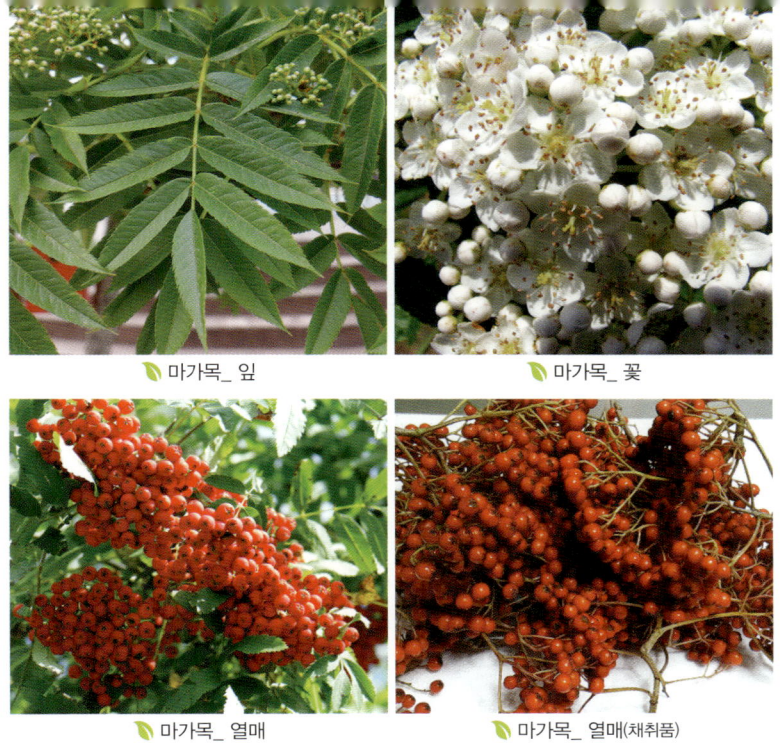

🌿 마가목_ 잎   🌿 마가목_ 꽃
🌿 마가목_ 열매   🌿 마가목_ 열매(채취품)

털이 없다. **잎**은 어긋나고 5~7쌍으로 된 깃꼴겹잎이며, 작은잎은 길이 2.5~8cm에 피침 모양으로 양면에 털이 없으며 가장자리에 길고 뾰족한 톱니 또는 겹톱니가 있다. 턱잎은 일찍 떨어지고 가을에 황적색으로 단풍이 든다. **꽃**은 5~6월에 흰색으로 피며, 가지 끝에 겹산방꽃차례로 달린다. **열매**는 둥근 이과이며 9~10월에 붉은색 또는 황적색으로 익는다.

작용부위 간, 폐, 신장, 비장에 작용한다.

성질과 맛 나무껍질은 성질이 따뜻하고, 맛은 시고 약간 쓰다.

효능 나무껍질은 생약명이 정공피(丁公皮)이며, 몸을 튼튼하게 하

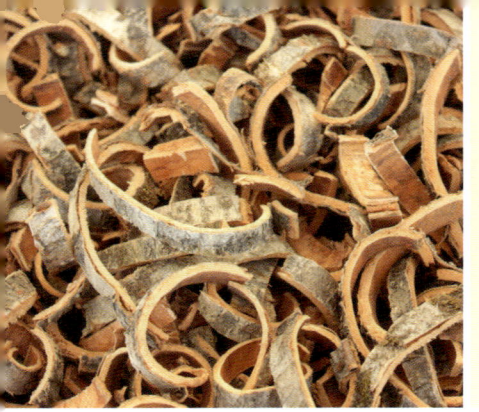 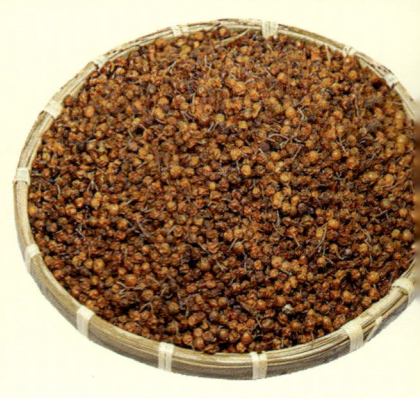

🌿 마가목_ 나무껍질(약재)   🌿 마가목_ 열매(약재)

고 풍을 제거하며 기침을 멎게 하는 효능이 있어 신체허약, 허리와 무릎이 시큰거리고 아픈 증상, 풍습(風濕)으로 인한 통증, 머리가 빨리 세는 증상, 해수 등을 치료한다. 열매는 생약명이 마가자(馬家子)이며, 몸을 튼튼하게 하고 가래를 없애며 기침과 갈증을 멎게 하는 효능이 있어, 위염, 신체허약, 해수, 기관지염, 폐결핵, 수종(水腫) 등을 치료한다. 또한, 마가목 추출물에 해독작용이 있는 것으로 밝혀졌다.

약용법 말린 나무껍질 10~20g을 물 1L에 넣고 반으로 줄 때까지 달여서 하루 2~3회로 나누어 마신다. 말린 열매 30~50g을 물 1L에 넣고 반으로 줄 때까지 달여서 하루 2~3회로 나누어 마시거나 술을 담가 마신다.

▶ 마가목의 기능성 및 효능에 관한 특허자료

마가목 추출물을 유효성분으로 하는 흡연독성 해독용 약제학적 조성물

본 발명은 흡연독성 해독용 약제학적 조성물에 관한 것으로서, 구체적으로는 마가목 추출물을 유효성분으로 하는 흡연독성 해독용 약제학적 조성물에 관한 것이다.
— 출원번호 : 10-2011-0044223, 특허권자 : 남종현

마가목주

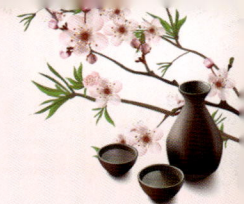

적용 병증
- **기관지염(氣管支炎)** : 기관지의 점막에 염증이 생기는 병증으로, 대개 기침과 가래가 나오고 열이 나며 가슴이 아프다. 소주잔 1잔을 1회분으로 1일 1~2회씩, 7~10일 동안 음용한다.
- **방광염(膀胱炎)** : 방광 점막에 염증이 생기는 병증으로, 소변이 자주 마렵고 요도에 통증이 느껴진다. 소주잔 1잔을 1회분으로 1일 1~2회씩, 5~10일 동안 음용한다.
- **진해(鎭咳)** : 독감이나 감기에 의한 것은 아니지만, 기침을 계속하는 경우의 처방이다. 소주잔 1잔을 1회분으로 1일 1~2회씩 5~6일, 심하면 10~15일 동안 음용한다.
- **기타 적응증** : 신기허약, 보혈, 양모(養毛), 조갈증, 폐결핵

만드는 방법
- **채취 및 구입** : 주로 산지에서 채취한다.
- 약효는 나무껍질에 있으며, 열매도 사용할 수 있다. 나무껍질을 잘게 썰어서 생으로 쓰거나 말려두고 사용한다. 열매로 술을 담글 경우에는 익은 열매를 말려서 사용한다.
- 열매나 나무껍질 생것은 210g, 말린 것은 180g을 소주 3.6L에 넣고 밀봉한다.
- 8~10개월간 숙성시켜 음용하며, 2년 정도 숙성시킨 후에는 찌꺼기를 걸러 내고 보관한다.
- **맛과 약성** : 맛은 맵고 쓰고 시다. 설탕을 120g 정도 가미해도 좋다. 브랜디 같은 향과 맛이 난다.

주의 사항
- 본 약술을 음용하는 중에 특별히 가려야 하는 음식은 없다.
- 장복해도 해롭지는 않으나 치유되는 대로 음용을 중단한다.

매실나무

Prunus mume (Siebold) Siebold & Zucc.

- **생약명** 오매(烏梅), 매핵인(梅核仁), 백매화(白梅花), 매근(梅根), 매경(梅莖), 매엽(梅葉)
- **과 명** 장미과(Rosaceae)
- **채취시기** 6~7월(열매), 연중 수시(뿌리), 여름(가지, 잎), 2~3월(꽃봉오리), 6~7월(종인)
- **사용부위** 열매, 종인, 꽃봉오리, 뿌리, 가지, 잎
- **약리작용** 면역증강작용, 항균작용, 구충작용, 항미생물작용
- **용 도** 약용(열매는 지해, 지사, 항균작용, 꽃은 소화불량 등에 사용)

생육특성 매실나무는 중국 원산의 낙엽활엽소교목으로, 중부와 남부 지방에서 주로 재배한다. **높이**는 5~10m이고, 일년생가지는 녹색, 오래된 가지는 암자색이며 가지가 많이 갈라진다. **잎**은

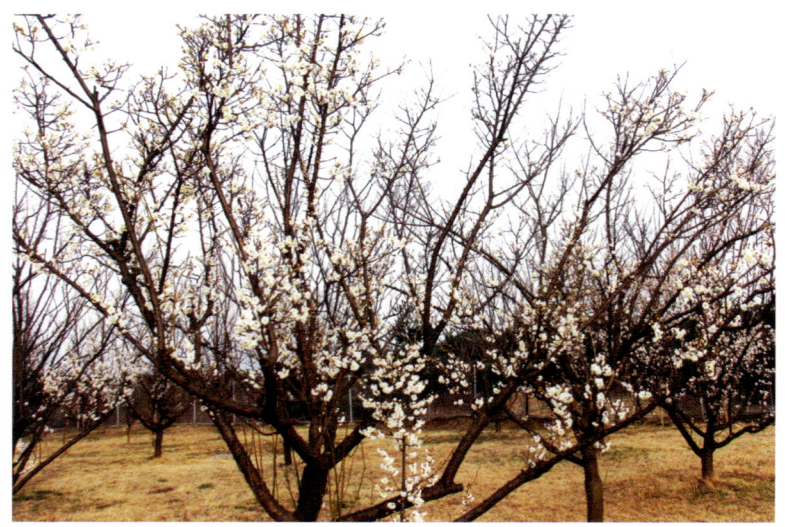

🌿 매실나무_ 나무모양

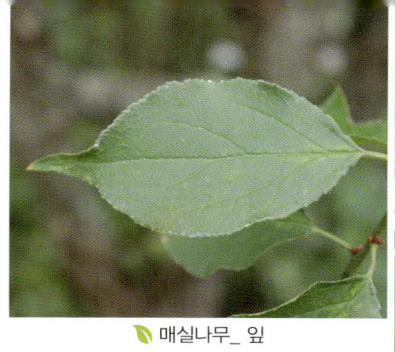

매실나무_ 잎

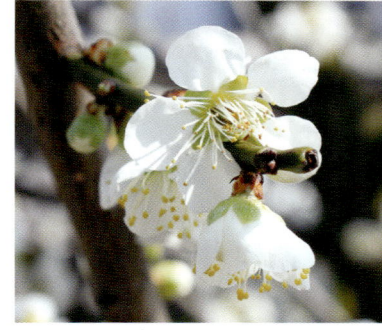

매실나무_ 꽃

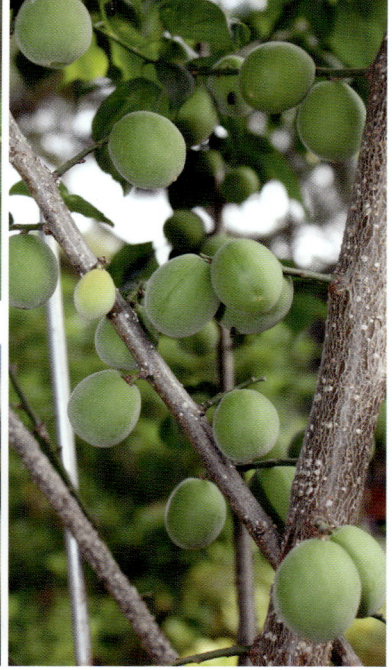

매실나무_ 열매

어긋나고, 4~10cm에 달걀 모양 또는 타원형으로 양면에 잔털이 나 있으며 가장자리에는 잔톱니가 있다. 꽃은 3~4월에 잎보다 먼저 피는데, 전년지의 잎겨드랑이에 1~3개씩 달리며 꽃자루가 거의 없다. 향기가 강하고 빛깔이 다양한데 기본종은 연한 붉은 빛을 띤 흰색이다. 열매는 공 모양의 핵과로, 지름이 2~3cm이고 짧은 털이 빽빽이 나 있으며, 녹색이었다가 7월에 황록색으로 익는다. 열매의 한쪽에 얕은 골이 지고 종자 표면에 작은 구멍이 많이 있다.

작용부위 간, 폐, 비장, 대장에 작용한다.

성질과 맛 열매는 성질이 따뜻하고, 맛은 시다. 종인은 성질이 평

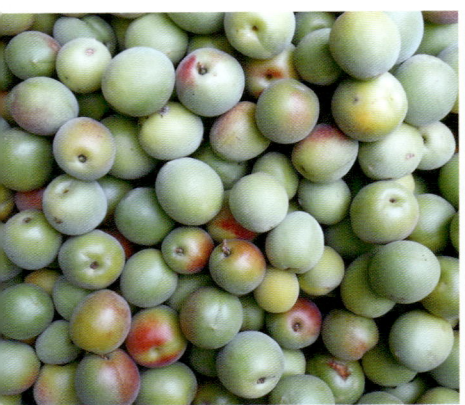
🌿 매실나무_ 열매(채취품)

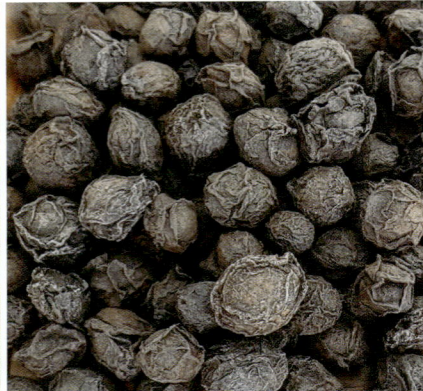
🌿 매실나무_ 열매(약재)

(平)하고, 맛은 시며, 독성이 약간 있다. 꽃봉오리는 성질이 평(平)하고, 맛은 시고 떫으며, 독성이 없다. 뿌리는 성질이 평(平)하고, 맛은 시다. 가지와 잎은 성질이 평(平)하고, 맛은 시며, 독성이 없다.

효능 덜 익은 열매를 짚불에 검게 그슬린 것을 오매(烏梅)라 하는데, 수렴, 지사, 구충, 항균, 항진균 작용이 있고 설사, 이질, 혈변, 혈뇨, 혈붕(血崩), 해수, 인후종통, 복통, 구토, 식중독 등을 치료한다. 종인은 생약명이 매핵인(梅核仁)이며, 더위를 가시게 하고 눈을 밝게 하며, 기침을 멎게 하고 가래를 없애며, 번열과 더위를 먹어 일어나는 곽란을 치료한다. 꽃봉오리는 생약명이 백매화(白梅花)이며, 가래를 삭이고 식욕부진을 치료한다. 뿌리는 생약명이 매근(梅根)이며 담낭염을 치료한다. 잎이 달린 줄기와 가지는 생약명이 매경(梅莖)이며 유산 치료에 효과가 있다. 잎은 생약명이 매엽(梅葉)이며 곽란(霍亂)을 치료한다. 매실 추출물은 항알레르기, 항응고, 혈전용해 작용이 있고 화상 등에 치료 효과가 있다고 밝혀졌다.

약용법 말린 덜 익은 열매 15~20g을 물 1L에 넣고 반으로 줄 때까지 달여서 하루 2~3회로 나누어 마신다. 외용할 경우에는 강한 불로 볶거나 태워서 가루 내어 환부에 바르거나, 다른 약재와 섞어 환부에 붙인다. 말린 종인 2~5g을 물 1L에 넣고 반으로 줄 때까지 달여서 하루 2~3회로 마신다. 외용할 경우에는 짓찧어 환부에 바른다. 말린 꽃봉오리 2~7g을 물 1L에 넣고 반으로 줄 때까지 달여서 하루 2~3회로 나누어 마신다. 말린 뿌리 10~15g을 물 1L에 넣고 반으로 줄 때까지 달여서 하루 2~3회로 나누어 마신다. 말린 잎이 달린 줄기와 가지 15~20g을 물 1L에 넣고 반으로 줄 때까지 달여서 하루 2~3회로 나누어 마신다. 말린 잎을 가루 내어 하루 5~10g을 2~3회로 나누어 복용한다.

▶ 매실나무의 기능성 및 효능에 관한 특허자료

매실 추출물을 함유하는 피부 알레르기 완화 및 예방용 조성물
매실 추출물이 알레르기의 주된 인자인 히스타민의 유리를 탁월하게 억제하는 것으로부터 착안하여 피부 알레르기 완화를 목적으로 하는 조성물에 대한 것이다.
- 등록번호 : 10-0827195, 출원인 : (주)엘지생활건강

항응고 및 혈전용해 활성을 갖는 매실 추출물
천연물로부터 유래되어 인체에 안전할 뿐 아니라 항응고 및 혈전 용해효과가 뛰어난 매실 추출물의 유효성분을 함유하는 식품 및 의약 조성물을 제공한다.
- 공개번호 : 10-2011-0036281, 출원인 : 정산생명공학(주)

매실을 함유하는 화상 치료제
본 발명은 매실의 성분을 함유하는 화상 치료제에 관한 것으로서 수포, 동통, 발적과 같은 화상으로 인한 증상을 완화시켜 손상된 피부의 치유 기간을 단축시키는 역할을 한다.
- 등록번호 : 10-0775924, 출원인 : 한경동

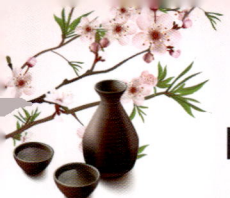

매실주

- **숙취(宿醉)** : 전날 과음하여 이튿날이 되어도 술이 깨지 않고 몸이 잘 움직여지지 않으며, 속이 쓰리고 구토가 나며 두통이 심한 경우의 처방이다. 소주잔 1잔을 1회분으로 1일 1~2회씩, 2~3일 동안 음용한다.
- **구토(嘔吐)** : 구역질을 하거나 먹은 음식을 토하는 증상이 계속되며 위장 장애가 심한 경우이다. 소주잔 1잔을 1회분으로 1일 1~2회씩, 7~10일 동안 음용한다.
- **차멀미** : 차를 탔을 때 메스껍고 어지러워 구역질이 나는 증세이다. 심하면 자율신경계의 흥분으로 두통, 빈혈, 구토를 일으킨다. 소주잔 1잔을 1회분으로 1일 1~3회씩 음용한다.
- **기타 적응증** : 피로회복, 거담, 번갈, 설사, 위경련, 혈변, 늑막염, 담석증

- **채취 및 구입** : 시장이나 재배 농가에서 구입한다.
- 약효는 덜 익은 열매에 있다. 열매를 깨끗이 씻어서 사용한다.
- 생열매 300g을 소주 3.6L에 넣고 밀봉한다.
- 1년 이상 숙성시켜 음용하면 효과적이다. 18개월 정도 숙성시킨 후에는 찌꺼기를 걸러내고 사용하며, 장기간 보관할 경우에는 걸러내지 않고 그대로 보관한다.
- **맛과 약성** : 맛은 시다. 설탕을 100g 정도 가미할 수 있다. 1년 이상 숙성시켜 보관할 경우에는 설탕을 넣지 않는다.

- 본 약술을 음용하는 중에 돼지고기의 섭취를 금한다.
- 위산과다인 경우에는 복용을 금한다.

맥문동

Liriope muscari (Decne.) L.H.Bailey

- **생약명** 맥문동(麥門冬)
- **과 명** 백합과(Liliaceae)
- **채취시기** 봄(4월 하순~5월 초순)
- **사용부위** 덩이뿌리(뿌리의 팽대부)
- **약리작용** 체액성 면역 촉진작용, 핵산대사 조절 작용, 조혈장기 개선 작용, 항염작용, 항균작용, 혈당강하작용, 진해작용, 강심이뇨작용, 혈관확장작용, 항부정맥작용
- **용 도** 원예 및 조경용, 약용(덩이뿌리는 면역증강작용, 항균작용)

생육특성 맥문동은 중부 이남의 산지에 분포하는 상록 여러해살이풀로, 반그늘이나 햇빛이 잘 들어오는 나무 아래에서 자라거나 정원에 심어 가꾼다. 높이는 30~50cm이고, 줄기는 곧게 서

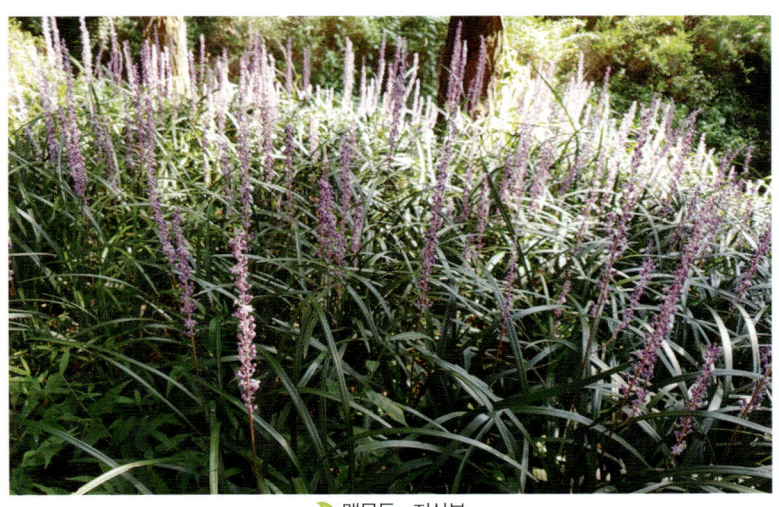

맥문동_ 지상부

며 잎이 구분되지 않는다. 뿌리줄기는 굵고 짧으며, 굵은 뿌리가 길게 뻗고 잔뿌리가 내린다. 뿌리 끝에는 땅콩 같은 덩이뿌리가 달린다. 잎은 뿌리줄기에서 모여나고, 길이는 30~50cm, 너비는 0.8~1.2cm로 줄 모양으로 짙은 녹색이며 밑부분이 가늘어져서 잎집처럼 된다. 꽃은 5~7월에 자줏빛으로 피는데, 꽃대 마디마다 3~5개씩 모여 달리며 총상꽃차례를 이룬다. 열매는 둥근 삭과이며 10~11월에 푸른색으로 익는데, 일찍 껍질이 벗겨져 검은색 종자가 나타난다. 조경용으로 많이 심어 친숙한 식물로, 겨

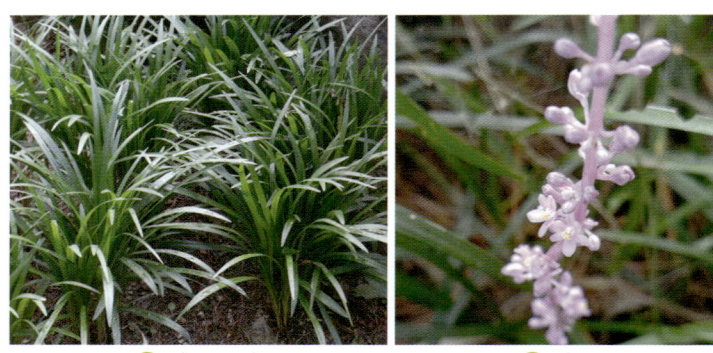

맥문동_ 잎 맥문동_ 꽃

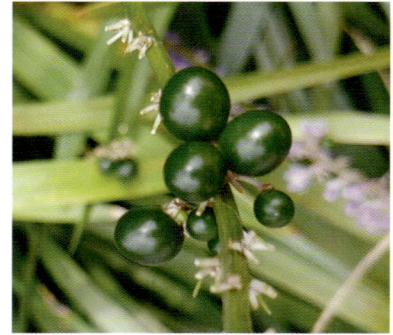

맥문동_ 덜 익은 열매

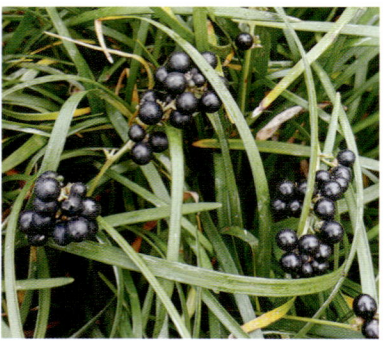

맥문동_ 익은 열매

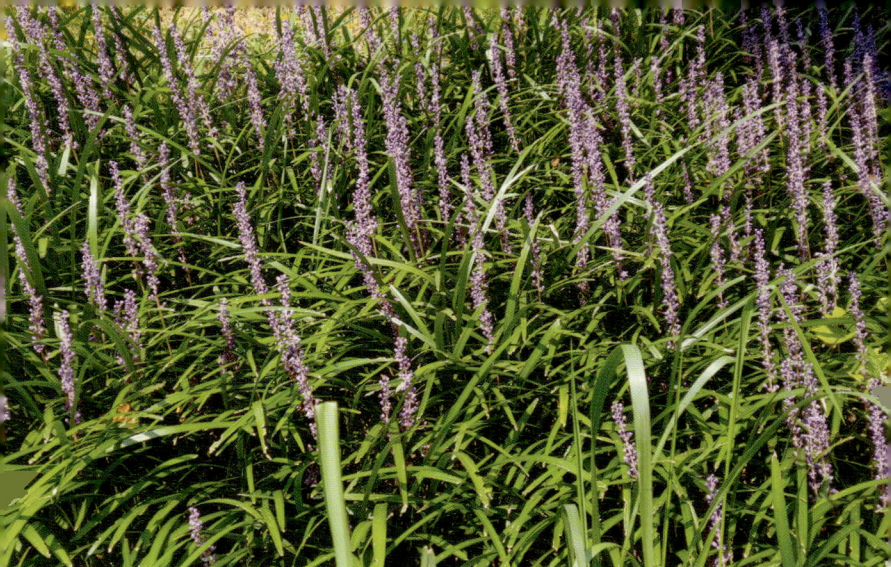

맥문동_ 무리

울에도 잎이 남아 있어 쉽게 찾을 수 있다.

작용부위 심장, 폐, 위에 작용한다.

성질과 맛 성질이 약간 차고, 맛은 달며 조금 쓰고, 독성이 없다.

효능 음기를 자양하고 폐를 윤활하게 하며, 심열을 제거하여 가슴이 답답하고 괴로운 증상을 낫게 하고, 위의 기운을 북돋우며 진액을 생성하는 등의 효능이 있어 마른기침, 입안이 마르는 증상, 열병으로 진액이 손상된 증상, 소갈, 폐의 기운이 위축된 증상, 각혈, 토혈, 변비 등을 치료한다.

약용법 말린 덩이뿌리 15g을 물 1L에 넣고 끓기 시작하면 불을 약하게 줄여 1/3로 줄 때까지 달여서 하루 2회로 나누어 마신다. 여름철에 땀을 많이 흘려 기력이 약해졌을 때는 인삼, 오미자 등과 함께 달여 음료수 대용으로 마신다. 또한 위의 진액이 손상된

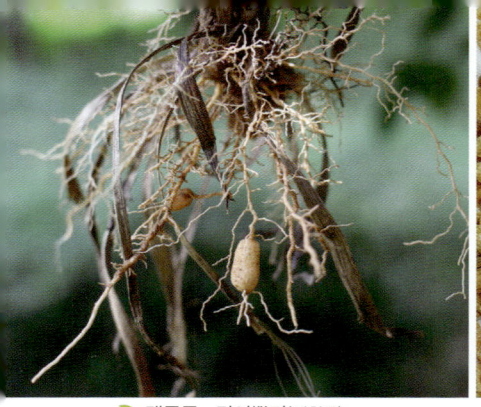
맥문동_ 덩이뿌리(채취품)

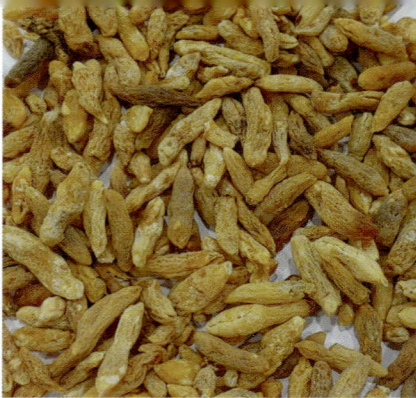
맥문동_ 덩이뿌리(약재)

경우에는 사삼, 건지황, 옥죽(玉竹) 등을 배합하여 쓴다. 보통 정신불안에는 맥문동을 쓰고, 강장, 유정 등의 처방에는 천문동을 사용한다. 맥문동과 천문동을 배합하여 마른기침과 지나친 성행위로 인한 기침을 치료한다.

주의사항 자니성(滋膩性: 미끈거리고 끈적끈적하게 들러붙는 성질)으로 약하지만 달고 윤(潤)한 성질, 약간의 찬 성질이 있으므로, 비위가 허하고 차서 설사를 하거나 풍사·한사로 인한 기침과 천식이 있는 경우에는 모두 피해야 한다.

▶ 맥문동의 기능성 및 효능에 관한 특허자료

맥문동 추출물을 유효성분으로 포함하는 염증성 질환 치료 및 예방용 조성물

본 발명은 맥문동 추출물을 유효성분으로 포함하는 것을 특징으로 하는 염증성 질환 치료 및 예방용 조성물에 관한 것으로, 더욱 상세하게는 맥문동 추출물 중 악티제닌의 함량이 일정 범위로 포함되도록 규격화 및 표준화시키고 제제화하여 진통억제, 급성 염증 억제 및 급성 부종 억제 등의 염증성 변화에 의하여 나타나는 제 증상의 억제 효과가 우수하게 발현되어 관절염 등의 염증성 변화에 의한 질환 치료 및 예방에 유용한 약제로 사용할 수 있는 맥문동 추출물에 관한 것이다.

- 등록번호 : 10-1093731, 출원인 : 신도산업(주)

맥문동주

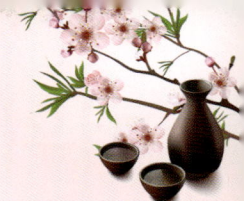

적용 병증

- **자궁발육부전(子宮發育不全)** : 대부분 선천성으로 난소 내분비 부전이 원인이며, 월경 이상, 대하 증가, 불임증 등의 증상이 나타난다. 소주잔 1잔을 1회분으로 1일 1~2회씩, 25~30일 동안 음용한다.
- **불면증(不眠症)** : 대뇌가 지나치게 흥분하거나 신경쇠약, 심신과로, 신경성, 신체적·정신적인 강한 자극으로 인하여 나타난다. 소주잔 1잔을 1회분으로 1일 2~3회씩, 5~10일 동안 음용한다.
- **신경과민(神經過敏)** : 사소한 자극에도 예민한 반응을 보이는 신경계통의 불안정한 상태를 말한다. 소주잔 1잔을 1회분으로 1일 1~3회씩, 10~20일 동안 음용한다.
- **기타 적응증** : 강심, 거담, 구갈증, 호흡곤란, 기관지염, 변비, 심장병, 발기부전, 폐혈

만드는 방법

- **채취 및 구입** : 건재약상에서 많이 취급하며, 직접 채취할 때에는 뿌리를 채취한다.
- 약효는 덩이뿌리에 있다. 채취한 덩이뿌리는 물로 깨끗이 씻어 사용하고, 약재상에서 구입한 것은 그대로 사용한다.
- 말린 덩이뿌리 180g을 소주 3.6L에 넣고 밀봉한다.
- 8개월 이상 숙성시켜 음용하며, 장기간 보관하며 사용할 수 있다.
- **맛과 약성** : 맛은 달고 약간 쓰다. 황설탕을 100g 정도 가미할 수 있다. 1년 이상 보관할 경우에는 설탕류를 가미하지 않는다.

주의 사항

- 본 약술을 음용하는 중에 오이풀, 무, 마늘, 파의 섭취를 금한다.
- 장복해도 해롭지는 않으나 치유되는 대로 음용을 중단한다.

머위

Petasites japonicus (Siebold & Zucc.) Maxim.

- **생약명** 봉두채(蜂斗菜), 봉두근(蜂斗根)
- **과 명** 국화과(Compositae)
- **채취시기** 여름부터 가을
- **사용부위** 뿌리, 뿌리줄기
- **약리작용** 항산화작용, 항균작용, 항염작용, 항미생물작용, 항암작용
- **용 도** 식용(어린잎), 약용(꽃은 진해, 거담제로 사용)

생육특성 머위는 중남부 지방에서 주로 분포하는 여러해살이풀로, 햇빛이 잘 드는 습한 곳에서 무리지어 자라고 집 주변과 울타리 주변에 심어 가꾸기도 하며 밭작물로 재배하기도 한다. 높

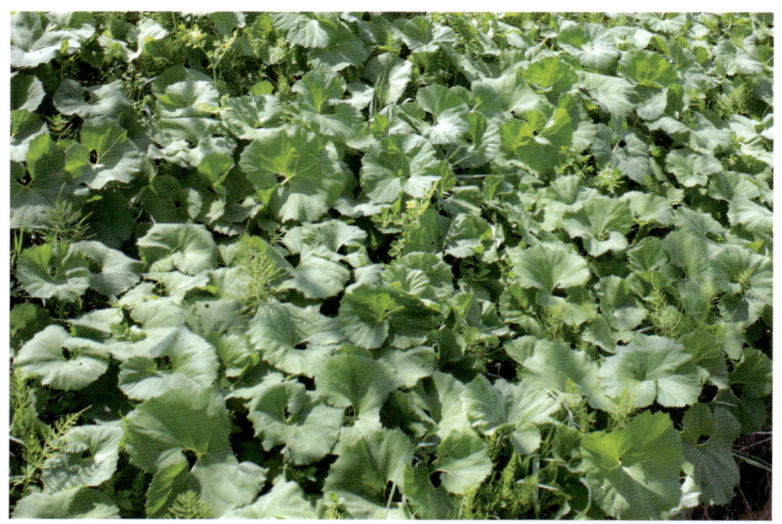

머위_ 지상부

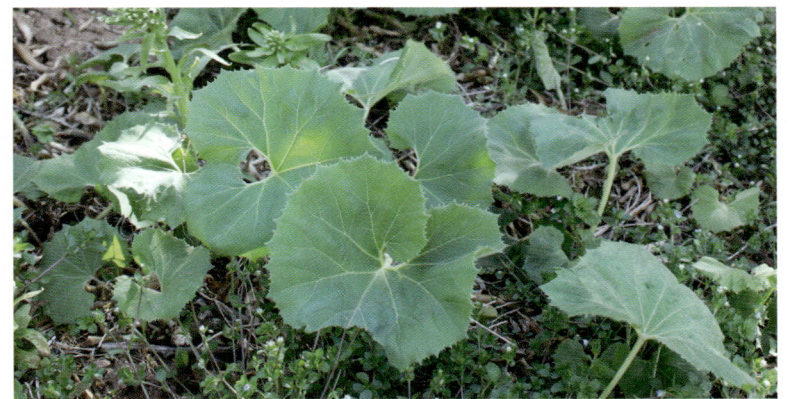

🌿 머위_ 잎

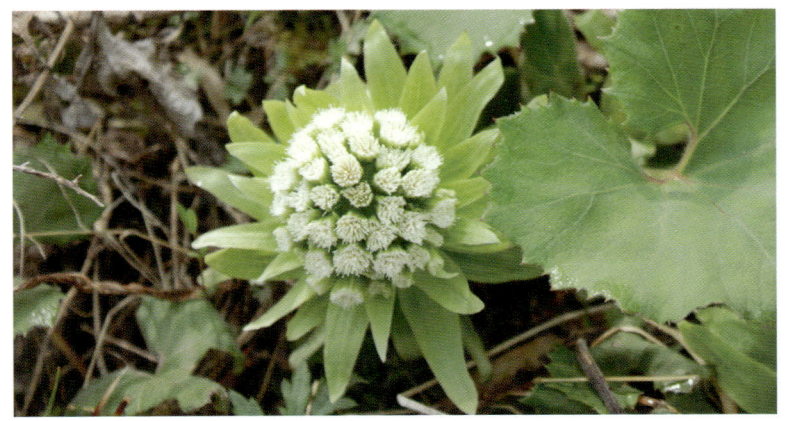

🌿 머위_ 꽃

이는 5~45cm이고, 굵은 땅속줄기가 사방으로 뻗으면서 번식한다. 암수딴그루로, 수그루의 **근생엽**은 잎자루가 길고 지름 15~30cm에 콩팥 모양이며, 가장자리에 치아 같은 톱니가 있고 전체적으로 구부러진 털이 나 있다가 자라면서 없어진다. 이른

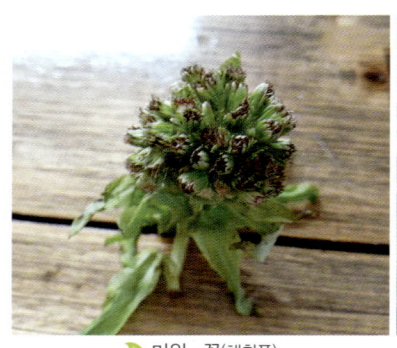
🌿 머위_ 꽃(채취품)

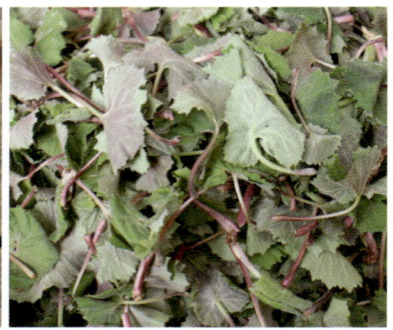
🌿 머위_ 지상부(채취품)

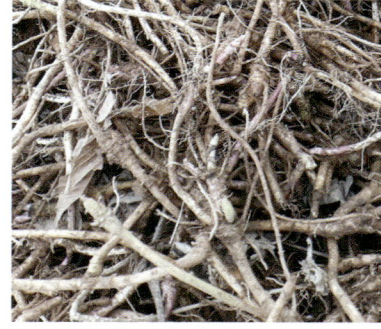
🌿 머위_ 뿌리(채취품)

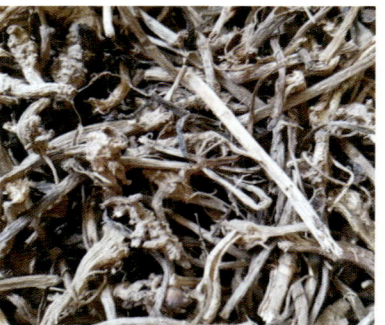
🌿 머위_ 뿌리(약재)

봄에 수그루의 잎보다 먼저 암그루의 꽃대가 자라며, 꽃이삭은 커다란 포로 싸여 있다. 4~5월에 암꽃은 흰색, 수꽃은 옅은 노란색으로 여러 송이가 뭉쳐서 피는데, 암꽃차례는 꽃이 핀 다음 길이 30cm 정도로 자라서 총상으로 된다. 열매는 원통형의 수과이며, 겉에는 흰색 갓털이 달린다.

작용부위 심장, 폐, 간에 작용한다.

성질과 맛 성질이 시원하고, 맛은 쓰고 맵다.

효능 열을 내리고 독을 풀어주며, 어혈을 없애고 통증을 멎게 하며, 종기를 없애는 효능이 있어 타박상, 인후염, 편도염, 기관지염, 종기, 뱀에 물린 상처 등을 낫게 한다. 한의학에서는 진해제(鎭咳劑)로 사용하며, 해독작용이 뛰어나 물을 정화하는 특성이 있다. 가을에 잎을 따 그늘에 말린 것은 항산화 효과가 뛰어나고, 꽃봉오리와 잎은 식욕을 증진하고 가래를 없애는 데 효과적이다.

약용법 말린 뿌리와 뿌리줄기 15g을 물 1L에 넣고 끓기 시작하면 불을 약하게 줄여 1/3로 줄 때까지 달여서 하루 3회로 나누어 식사 전에 마시거나, 양치질 액으로 사용한다. 염좌에는 생잎을 불에 약간 구워 부드럽게 만들어서 환부에 온습포하면 통증이 가라앉고 빨리 낫는다.

주의사항 시원하고 쓰고 매운 성미가 있으므로 비위가 허하고 찬 사람은 주의해서 사용해야 한다.

▶ 머위의 기능성 및 효능에 관한 특허자료

머위 추출물을 함유하는 뇌 기능 개선용 약학적 조성물

본 발명은 혈뇌장벽을 통과하여 뇌 기능 보호작용 및 기억력의 증강활성을 갖는 뇌 기능 개선을 위한 새로운 약물 소재인 머위 추출물에 관한 것이다. 또한 본 발명은 상기 머위 추출물을 유효성분으로 함유하는 뇌 기능 개선용 약학적 조성물에 관한 것이다. 본 발명의 머위 추출물은 청소년, 성인 및 노인층의 광범위한 계층까지 뇌 기능 보호작용 및 기억력 증강 효과를 기대할 수 있다.

- 공개번호 : 10-2005-0001419, 특허권자 : (주)케이티앤지

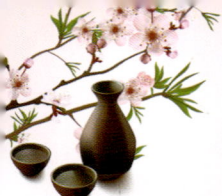

머위주

적용병증

- **사혈(死血)**: 상처 등으로 혈액이 한곳에 뭉쳐 흐르지 못하고 괴어 있는 경우의 처방이다. 소주잔 1잔을 1회분으로 1일 2~3회씩, 7~10일 동안 음용한다.
- **토혈·각혈(吐血咯血)**: 소화기관 또는 호흡기의 질환으로 인하여 피를 토하는 증세이다. 소주잔 1잔을 1회분으로 1일 2~3회씩, 4~6일 동안 음용한다.
- **인후통(咽喉痛)**: 목구멍이 붓고 아픈 증상으로, 주로 감기로 인하여 나타나는 경우가 많다. 소주잔 1잔을 1회분으로 1일 2~3회씩, 10~12일 동안 음용한다.
- **기타 적응증**: 건위, 거담, 기관지염, 편도염, 폐기보호, 어혈, 풍습

만드는 방법

- **채취 및 구입**: 주로 산지에서 채취한다.
- 약효는 뿌리와 꽃에 있다. 특히 뿌리를 채취하여 쓰는데, 물로 깨끗이 씻어 말린 다음 사용한다.
- 말린 뿌리 200g, 생꽃 250g을 소주 3.6L에 넣고 밀봉한다.
- 뿌리는 8개월 이상, 꽃은 3개월 이상 숙성시켜 음용하며, 18개월 정도 숙성시킨 후에는 찌꺼기를 걸러내고 보관한다.
- **맛과 약성**: 맛은 달고 맵다. 흑설탕을 100g 가미하여 사용할 수 있다.

주의사항

- 본 약술을 음용하는 중에 가려야 하는 음식은 없다.
- 장복해도 해롭지는 않으나 치유되는 대로 음용을 중단한다.

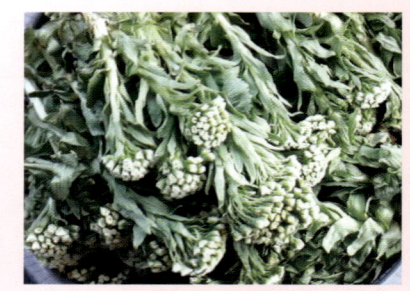

머위_ 지상부(채취품)

명자꽃

Chaenomeles speciosa (Sweet) Nakai

- **생약명**   목과·모과(木瓜), 목과핵(木瓜核), 목과근(木瓜根), 목과지(木瓜枝)
- **과 명**   장미과(Rosaceae)
- **채취시기**   9~10월(열매, 종자), 연중 수시(뿌리), 봄·가을·겨울(가지)
- **사용부위**   열매, 종자, 뿌리, 가지
- **약리작용**   간보호작용, 항균작용
- **용 도**   조경용 및 관상용, 약용(열매는 구토, 설사, 근육경련, 류마티스 관절염에 사용)

생육특성   명자꽃은 중국 원산의 낙엽활엽관목으로, 정원이나 울타리에 관상용으로 심는다. **높이**는 1~2m이고 줄기가 비스듬히 서며, 가지 끝이 가시로 변한 것도 있다. 일년생가지에는 큰 턱잎이 있으나 일찍 떨어진다. **잎**은 어긋나고, 길이 4~8cm, 너비

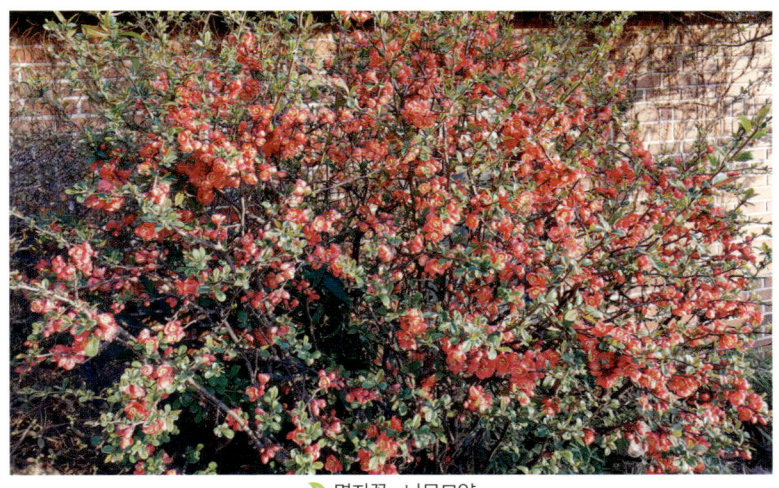

🌿 명자꽃_ 나무모양

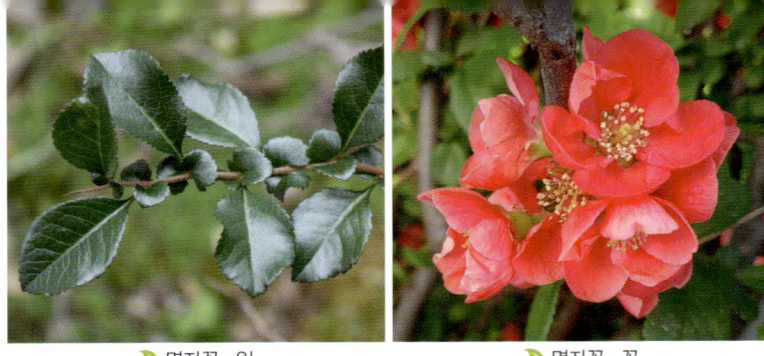

🌱 명자꽃_ 잎　　　　　　　🌱 명자꽃_ 꽃

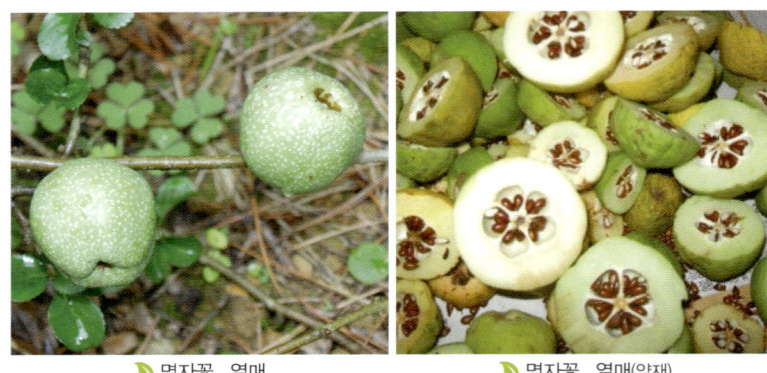

🌱 명자꽃_ 열매　　　　　　🌱 명자꽃_ 열매(약재)

1.5~5cm에 타원형으로 양 끝이 뾰족하며 가장자리에 잔톱니가 있다. **꽃**은 4~5월에 연한 홍색 또는 붉은색으로 피는데, 짧은 가지 끝에 단성화가 1개 또는 여러 개 모여 달린다. **열매**는 타원형으로 생김새가 모과와 비슷하며, 가을에 누렇게 익으면 열매 속은 딱딱하나 신맛이 나는 향기가 있다.

작용부위　간, 비장, 위에 작용한다.

성질과 맛　열매는 성질이 따뜻하고, 맛은 시다. 종자는 성질이 따뜻하고, 맛은 떫다. 뿌리와 가지는 성질이 따뜻하고, 맛은 시고 떫으며, 독성이 없다.

효능 열매는 생약명이 목과(木瓜) 또는 모과(木瓜)이며, 간의 기능을 보하고 위를 튼튼하게 하며, 습사를 제거하고 근육을 이완시키는 효능이 있어, 구토, 설사, 근육경련, 류머티즘에 의한 마비, 각기, 수종, 이질을 치료한다. 종자는 생약명이 목과핵(木瓜核)이며 급성 위장병과 가슴 속이 달아오르면서 답답하고 팔다리를 가만히 두지 못하는 증상을 치료한다. 뿌리는 생약명이 목과근(木瓜根)이며 각기, 신경통, 풍습으로 인한 마비를 치료한다. 가지는 생약명이 목과지(木瓜枝)이며 관절통, 토사곽란을 치료한다.

약용법 말린 열매 10~20g을 물 1L에 넣어 반으로 줄 때까지 달여서 하루 2~3회로 나누어 마신다. 종자는 적당량을 씹어서 먹거나 달여서 마신다. 말린 뿌리 400~600g을 소주 1L에 담가 두 달 동안 숙성하여 매 식전에 50mL씩 마신다. 말린 가지 10~20g을 물 1L에 넣고 반으로 줄 때까지 달여서 하루 2~3회로 나누어 마신다.

주의사항 많이 먹거나 오래 복용하면 치아와 뼈를 손상시키므로 주의한다.

▶ 명자꽃의 기능성 및 효능에 관한 특허자료

명자꽃 추출물을 함유하는 화장료 조성물

본 발명은 명자꽃 추출물 및 이를 주요 활성성분으로 함유하는 화장료 조성물에 관한 것으로서, 좀 더 구체적으로는 장미과의 낙엽관목으로 명자꽃의 줄기와 꽃의 추출물을 활성성분으로 0.001 내지 30.0중량%를 함유하는 것을 특징으로 하는 항산화효과, 주름방지효과, 여드름방지효과, 자극완화 효과가 우수한 화장료 조성물에 관한 것이다. 본 발명에 의하면 명자꽃 추출물은 항산화뿐만 아니라 피부 잔주름 개선 효과, 여드름 방지 효과, 피부 자극 완화 효과가 있어 이 물질을 이용하여 각종 기능성 화장료를 제조할 수 있다.

― 공개번호 : 10-2008-0103890 출원인 : (주)코스트리

모과나무

Pseudocydonia sinensis (Thouin) C.K.Schneid.

- **생약명**　　목과(木瓜), 명사(榠樝)
- **과 명**　　장미과(Rosaceae)
- **채취시기**　9~10월
- **사용부위**　열매
- **약리작용**　간보호작용, 항균작용
- **용 도**　원예 및 조경용, 약용(열매는 마비, 경련치료, 소화불량에 사용)

생육특성　모과나무는 중부와 남부 지방에 분포하는 낙엽활엽교목 또는 소교목으로, 산야에서 야생하거나 과수 또는 관상수로 재배한다. 높이는 10m 정도이고, 일년생가지에는 가시가 없으

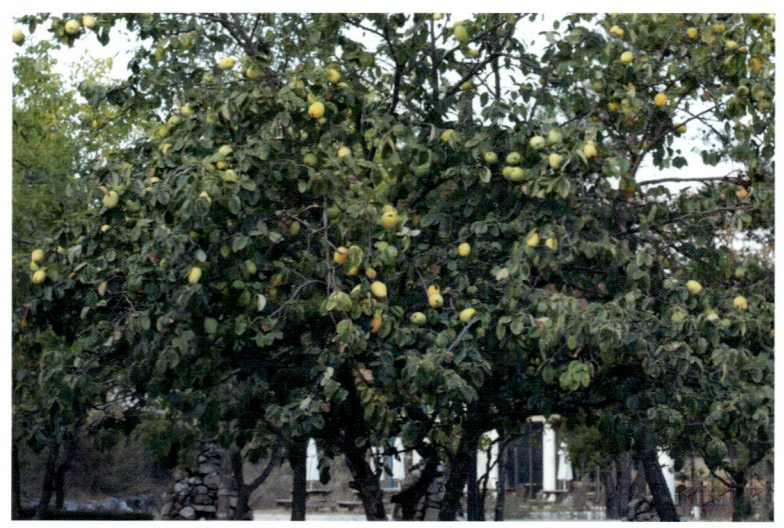

모과나무_ 나무모양

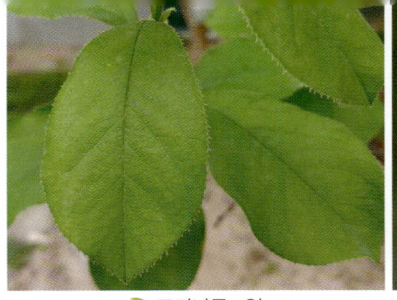
🌿 모과나무_ 잎

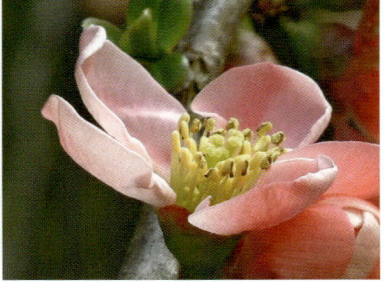
🌿 모과나무_ 꽃

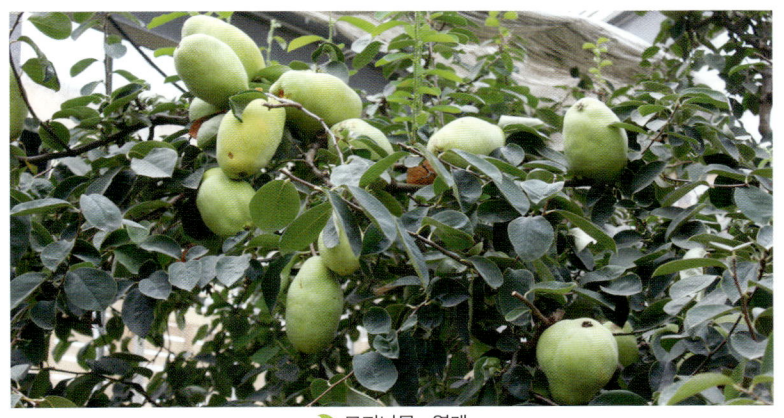
🌿 모과나무_ 열매

며 어릴 때는 털이 있고 2년지는 자갈색으로 윤채가 있다. 나무 껍질은 붉은 갈색과 녹색 얼룩무늬가 있으며 비늘 모양으로 벗겨진다. **잎**은 어긋나며, 타원상 달걀 모양 또는 긴 타원형으로 양 끝이 좁고 가장자리에 뾰족한 잔톱니가 있다. 잎의 표면에는 털이 없고 뒷면에 털이 있으나 점차 없어지며 턱잎은 일찍 떨어진다. **꽃**은 4~5월에 연한 홍색으로 피고, **열매**는 둥근 이과이며 9~10월에 노란색으로 익어 향기를 내지만, 열매살은 시큼하다.

작용부위   간, 폐, 위에 작용한다.

성질과 맛   성질이 평(平)하고, 맛은 시고 떫다.

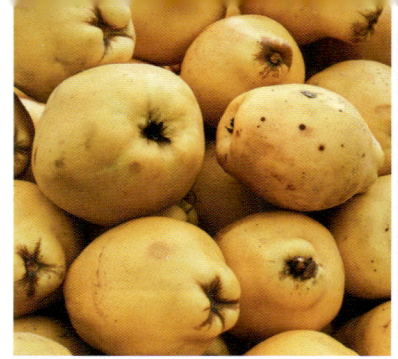
🌿 모과나무_ 열매(채취품)

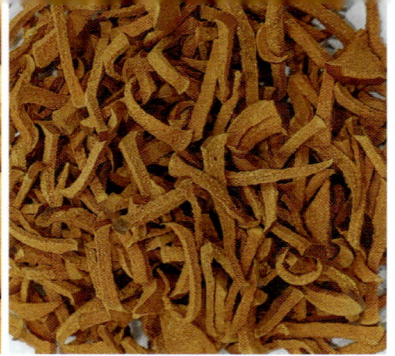
🌿 모과나무_ 열매(약재)

효능 열매는 생약명이 목과(木瓜) 또는 명사(榠樝)이며, 풍습(風濕)을 제거하고 가래를 없애는 효능이 있어, 근골통, 오심, 이질 등을 치료한다. 열매의 추출물은 당뇨병의 예방 치료에 도움을 준다는 연구결과가 있다.

약용법 말린 열매 5~10g을 물 1L에 넣고 반으로 줄 때까지 달여서 하루 2~3회로 나누어 마신다.

주의사항 많이 먹거나 오래 복용하면 치아와 뼈를 손상시키므로 주의를 요한다.

▶ 모과나무의 기능성 및 효능에 관한 특허자료

모과 열매 추출물을 유효성분으로 함유하는 당뇨병의 예방 및 치료용 약학조성물 및 건강식품 조성물

본 발명은 모과 열매의 용매 추출물을 유효성분으로 함유하는 당뇨병의 예방 및 치료용 약학조성물 및 건강기능식품에 관한 것이다.
– 공개번호 : 10-2011-0000323, 출원인 : 공주대학교 산학협력단

모과 추출물을 함유하는 미백 조성물

본 발명은 모과 추출물을 함유하는 미백 조성물에 관한 것으로, 더 상세하게는 천연 미백 소재인 모과의 열수 추출물 또는 에탄올 추출물을 함유하는 미백 조성물에 관한 것이다. – 공개번호 : 10-2003-0090126, 출원인 : 메디코룩스(주)

모과주

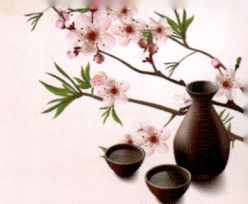

적용병증
- **구토(嘔吐)** : 헛구역질을 하거나 먹은 음식물을 토하며, 심한 경우 통증이 따른다. 소주잔 1잔을 1회분으로 1일 1~2회씩, 3~4일 동안 음용한다.
- **곽란(霍亂)** : 먹은 음식이 체하여 토하고 설사하는 급성 위장병으로, 뱃멀미나 차멀미로 위가 손상되어 일어나기도 한다. 소주잔 1잔을 1회분으로 1일 1~2회씩 2~3일, 심하면 5일 동안 음용한다.
- **더위증(夏暑)** : 여름에 더위를 먹어서 발병하는 것으로, 소화불량과 구토 증세가 나타난다. 소주잔 1잔을 1회분으로 1일 1~2회씩, 4~5일 동안 음용한다.
- **기타 적응증** : 보간, 감기, 기관지염, 빈혈, 장결핵, 근육통, 사지동통

만드는 방법
- **채취 및 구입** : 과일가게에서 구입하거나 재배 농가에서 구입한다.
- 약효는 방향성(芳香性)이 있는 열매에 있다. 열매를 깨끗이 씻은 다음 잘게 썰어 물기를 없애고 주침한다.
- 생열매는 300g, 말린 것은 200g을 소주 3.6L에 넣고 밀봉한다.
- 1년 이상 숙성시켜 음용하며, 18개월 정도 숙성시킨 후에는 찌꺼기를 걸러내고 보관한다.
- **맛과 약성** : 맛은 시다. 꿀이나 설탕을 120g 정도 가미할 수 있다.

주의사항
- 본 약술을 음용하는 중에 가려야 하는 음식은 없다.
- 장복해도 무방하다.

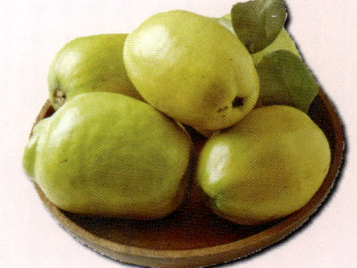

모과나무_ 열매(채취품)

모란

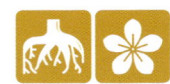

Paeonia x *suffruticosa* Andrews

- **생약명** 목단피(牡丹皮), 목단화(牡丹花)
- **과 명** 작약과(Paeoniaceae)
- **채취시기** 가을부터 이듬해 초봄(4~5년생 뿌리껍질), 4~5월(꽃)
- **사용부위** 뿌리껍질, 꽃
- **약리작용** 항염작용, 진통·진정·항경궐·해열 등 중추 억제작용, 항균작용, 면역증강작용
- **용 도** 원예 및 조경용, 약용(뿌리껍질은 항염증이나 항균작용)

생육특성 모란은 전국 각지에 분포하는 낙엽활엽관목으로, 정원이나 꽃밭에 심어 가꾼다. **높이**는 2m에 달하며, 가지가 굵고 털이 없다. 뿌리는 굵고 튼튼하며 잔뿌리가 적다. **잎**은 크고 2회 깃

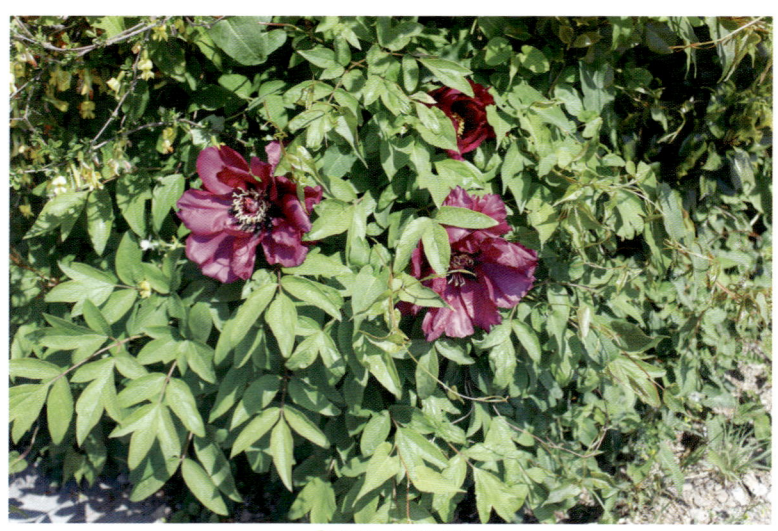

모란_ 나무모양

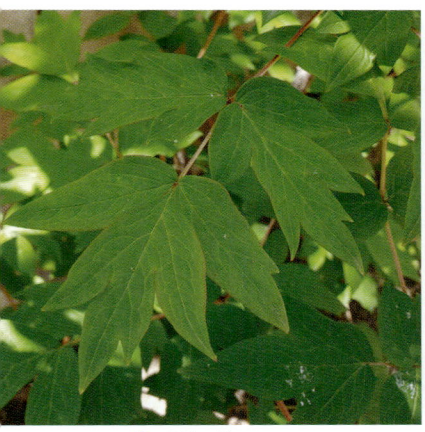
🌿 모란_ 잎

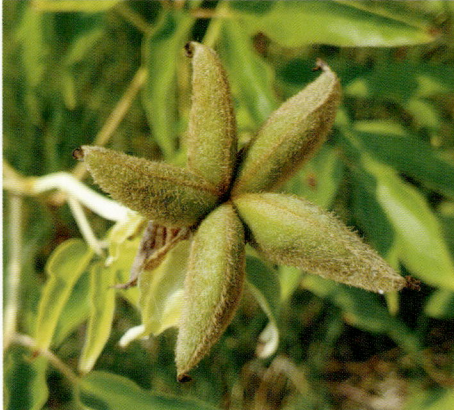
🌿 모란_ 열매

꼴겹잎이며 크게 3부분으로 나뉘고, 작은잎은 달걀 모양 또는 피침 모양에 보통 3개로 갈라진다. 잎의 표면에는 털이 없고 뒷면에 잔털이 있으며 흔히 흰빛을 띤다. 꽃은 4~5월에 지름 15cm 이상의 큰 꽃이 가지 끝에 1송이씩 달리는데, 빛깔은 자주색이 보통이나, 개량종은 진홍색, 분홍색, 노란색, 흰색 등으로 다양하며 홑겹 외에 겹꽃도 있다. 꽃잎은 8개 이상이고 꽃턱이 주머니처럼 되어 씨방을 둘러싼다. 열매는 가죽질의 골돌과이며 짧은 털이 빽빽하게 나 있고 9월에 익으며 가장자리가 터져 검은 종자가 나온다.

작용부위 심장, 간, 신장에 작용한다.

성질과 맛 뿌리껍질은 성질이 시원하고, 맛은 맵고 쓰다. 꽃은 성질이 평(平)하고, 맛은 쓰고 담백하며, 독성이 없다.

효능 뿌리껍질은 생약명이 목단피(牡丹皮)이며 열을 내리고 혈액

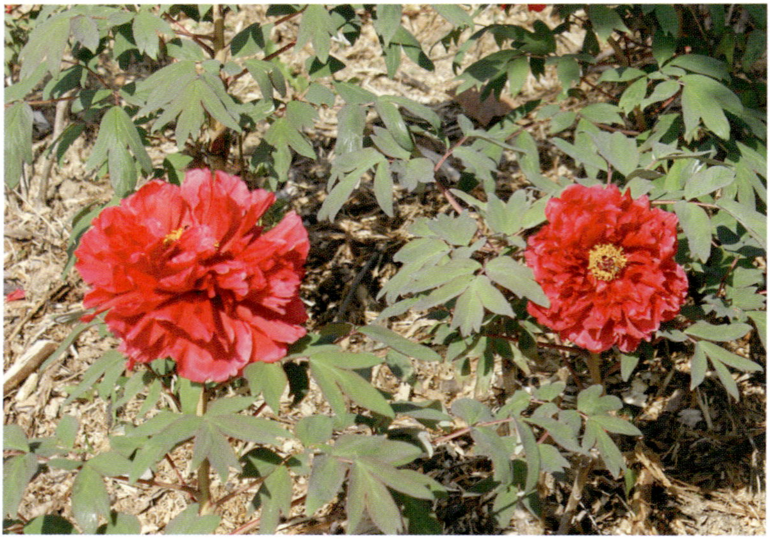

🌱 모란_ 꽃

을 식히며, 혈액순환을 원활하게 하고 어혈을 제거하며, 진통, 진정, 항균, 지혈 등의 효능이 있어, 열사가 혈액으로 침범한 증상, 토혈, 비출혈, 혈변, 타박상, 경간(驚癎) 등을 치료한

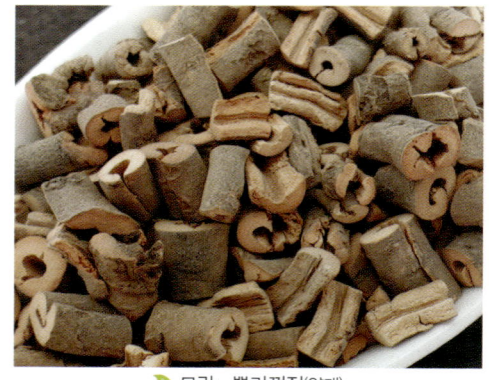

🌱 모란_ 뿌리껍질(약재)

다. 또한 소염 진통제, 건위제 등으로도 쓴다. 꽃은 생약명이 목

단화(牡丹花)라 하여 월경을 조화롭게 하고 혈액순환을 원활하게 하는 효능이 있어, 월경불순, 경행복통(經行腹痛)을 치료한다.

약용법 말린 뿌리껍질 10~20g을 물 1L에 넣고 반으로 줄 때까지 달여서 하루 2~3회로 나누어 마신다. 말린 꽃 5~10g을 물 1L에 넣고 반으로 줄 때까지 달여서 하루 2~3회로 나누어 마신다.

주의사항 혈액이 허한(虛寒)한 사람이나 임산부, 월경과다인 경우에는 주의를 요한다.

▶ 모란의 기능성 및 효능에 관한 특허자료

모란 뿌리, 상지 및 호이초 추출물의 혼합물을 포함하는 미백 화장료

본 발명은 모란 뿌리, 상지 및 호이초 추출물의 혼합물을 포함하는 미백 화장료에 관한 것으로, 본 발명의 미백 화장료는 모란 뿌리 추출물, 상지 추출물 및 호이초 추출물의 혼합물을 화장료 총 건조중량에 대하여 0.001~2중량%로 포함하며, 이때 모란 뿌리 추출물, 상지 추출물 및 호이초 추출물의 혼합물의 혼합비가 1:1~5:1~5인 것을 특징으로 한다. 본 발명의 미백 화장료는 모란 뿌리, 상지 및 호이초 추출물을 함께 포함함으로써 티로시나제의 활성 및 멜라노사이트의 생성을 저해하고, 동시에 멜라닌의 자동산화를 방지하여 뛰어난 미백효과를 나타낸다.

- 공개번호 : 2002-0094349, 출원인 : (주)코리아나화장품

모란꽃 식물 태좌 세포 배양 추출물을 함유한 항노화, 항염, 항산화 화장료 조성물

본 발명은 미나리아재비목 식물의 태좌 세포 배양물 또는 그 추출물을 함유하는 화장료 조성물에 관한 것으로, 더욱 상세하게는, 모란꽃 식물의 태좌 세포 배양물 또는 그 추출물을 유효성분으로 함유하는 피부개선용 화장료 조성물에 관한 것이다. 본 발명에 따른 모란꽃 식물세포 배양물 또는 그 추출물 함유 화장료 조성물은 피부 세포에 독성이 없으면서도 피부 콜라겐 합성능이 탁월하며 모공축소, 미백, 피지분비억제, 보습, 항염, 여드름개선 효능을 가지고 있다.

- 공개번호 : 10-2015-0039187, 출원인 : (주)바이오에프디엔씨

목련

Magnolia kobus DC.

- **생약명** 신이(辛夷), 옥란화(玉蘭花)
- **과 명** 목련과(Magnoliaceae)
- **채취시기** 2~3월(꽃봉오리), 꽃이 피기 시작할 때(꽃)
- **사용부위** 꽃봉오리, 꽃
- **약리작용** 국부 침윤마취작용, 항알레르기작용, 항염작용, 혈압강하작용, 자궁흥분작용, 항혈소판 및 항응고작용, 항미생물작용, 항균작용, 진통 및 진정작용
- **용 도** 원예 및 조경용, 약용(꽃봉오리는 비염치료에 사용)

생육특성 목련은 전국 각지에 분포하는 낙엽활엽교목으로, 제주도와 남부 지방에서 자생하고 숲속에서 자라거나 심어 가꾼다. **높이**는 10m 내외이며, 줄기가 곧게 서고 가지가 많이 갈라지며,

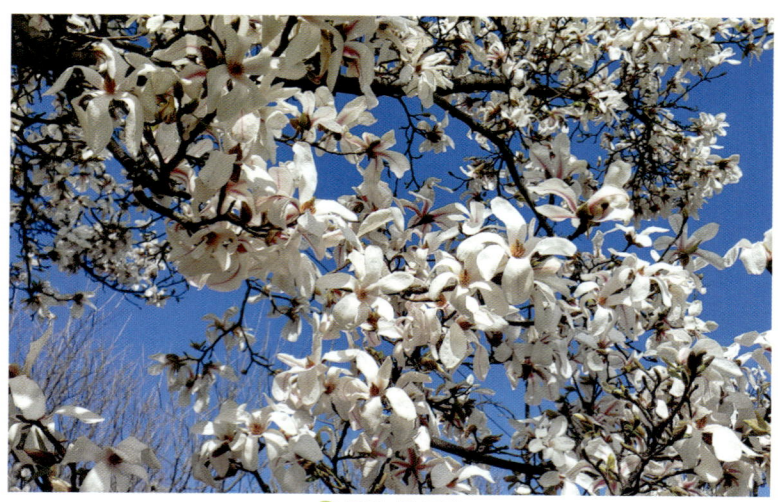

목련_ 꽃 무리

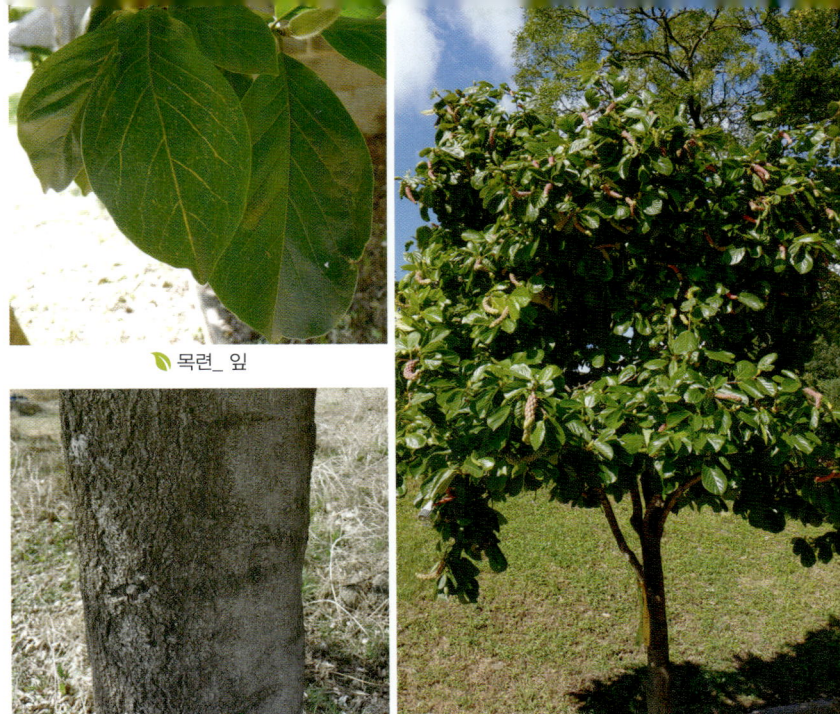

목련_ 잎

목련_ 나무줄기

목련_ 나무모양

굵고 털이 없다. 나무껍질은 회백색으로 조밀하게 갈라지고, 잎눈에는 털이 없으나 꽃눈의 포에는 털이 빽빽이 난다. **잎**은 길이 5~15cm, 너비 3~6cm에 넓은 달걀 모양 또는 타원형으로 끝이 급하게 뾰족해지며, 표면에는 털이 없고 뒷면은 털이 없거나 잔털이 약간 있다. **꽃**은 3~4월에 흰색으로 잎보다 먼저 피는데, 지름이 10cm 정도로 크고 꽃잎은 6~9개이며 긴 타원형이고 향기가 있다. **열매**는 원통 모양의 골돌과이며, 겉껍질은 적색을 띠고 9~10월에 익는다.

작용부위 폐, 위에 작용한다.

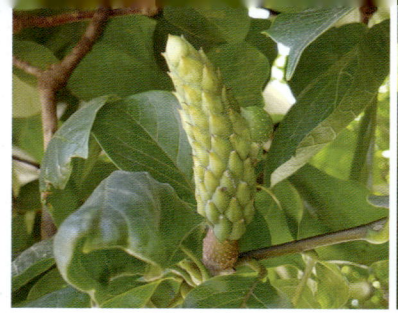
🌿 목련_ 덜 익은 열매

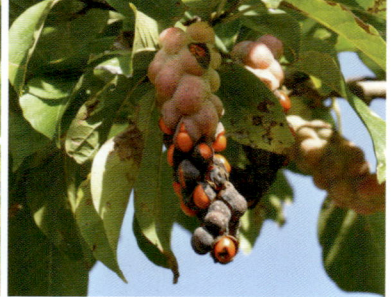
🌿 목련_ 익은 열매

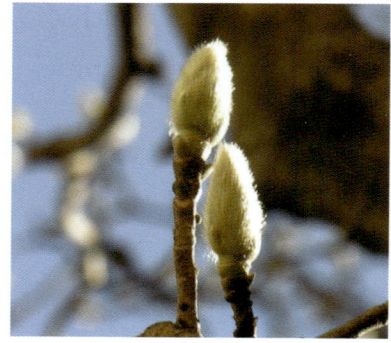
🌿 목련_ 꽃봉오리

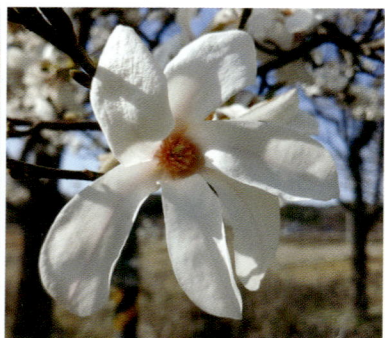
🌿 목련_ 꽃

성질과 맛 성질이 따뜻하고, 맛은 맵다.

효능 꽃봉오리는 생약명이 신이(辛夷)이며, 풍을 없애고 가래를 제거하며 구규(九竅)를 막히지 않게 소통시키는 효능이 있어, 코막힘, 축농증, 비염, 두통, 치통, 고혈압 등을 낫게 한다. 그 밖에 항진균 작용이

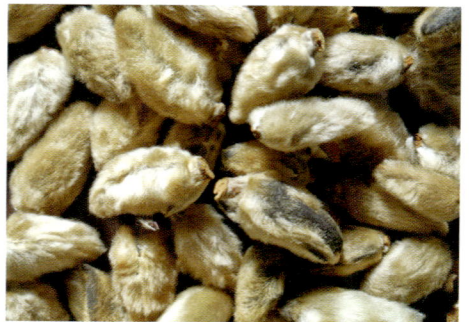
🌿 목련_ 꽃봉오리(약재)

있으며 방향약(芳香藥)으로 쓴다. 꽃은 생약명이 옥란화(玉蘭花)이며, 생리통과 불임증을 치료한다. 목련 추출물은 퇴행성 중추신경계질환 증상을 개선하고 골질환을 예방·치료하며, 췌장암, 천식 등을 낫게 한다는 연구결과도 있다.

약용법 말린 꽃봉오리 5~15g을 물 1L에 넣고 반으로 줄 때까지 달여서 하루 2~3회로 나누어 마신다. 외용할 경우에는 가루 내어 환부에 바른다. 말린 꽃 5~15g을 물 1L에 넣고 반으로 줄 때까지 달여서 하루 2~3회로 나누어 마신다.

▶ 목련의 기능성 및 효능에 관한 특허자료

퇴행성 중추신경계 질환 증상의 개선을 위한 목련 추출물을 함유하는 기능성식품

본 발명은 목련 추출물 또는 목련으로부터 단리된 에피유데스민(Epieudesmin)을 함유함을 특징으로 하는 퇴행성 중추신경계 질환 증상의 개선을 위한 기능성식품에 관한 것이다. － 공개번호 : 10-2005-0111257, 출원인 : 대한민국

신이 추출물을 유효성분으로 함유하는 골 질환 예방 및 치료용 조성물

본 발명은 신이 추출물을 유효성분으로 함유하는 골 질환 예방 및 치료용 조성물에 관한 것으로 본 발명에 의한 조성물은 독성이 적으며 파골세포의 형성 및 파골세포에 의한 골 흡수를 억제하여 효과적인 골 질환 치료제를 제공할 수 있다. 또한 최근 골 손상 치료에 쓰이는 비스포스포네이트 계열의 치료제의 단점인 턱뼈 괴사 및 뼈나 관절의 무력화와 같은 문제점을 보완할 수 있다.
－ 공개번호 : 10-2012-0123626, 출원인 : 연세대학교 산학협력단

신이 추출물을 포함하는 췌장암 치료용 조성물 및 건강 기능성식품

본 발명은 신이 추출물의 신규한 용도에 관한 것에 관한 것으로서, 보다 상세하게는 신이 에탄올 추출물을 유효성분으로 함유하는 췌장암 예방 및 치료용 조성물 및 식품학적으로 허용 가능한 식품보조 첨가제를 포함하는 신이 에탄올 추출물을 유효성분으로 함유하는 췌장암 예방용 기능성식품에 관한 것이다. 본 발명에 따른 췌장암 치료용 조성물 및 기능성식품은 췌장암 세포의 성장을 억제하고 세포 사멸을 유도하는 효과가 있어 췌장암 치료 및 예방에 효과적으로 사용할 수 있다. － 공개번호 : 10-2012-0122439, 출원인 : (주)한국전통의학연구소

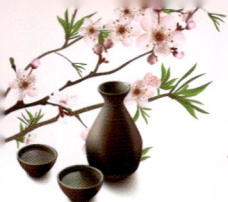

목련주

적용 병증

- **혈색불량(血色不良) :** 내장 질환으로 인한 혈색의 이상 현상과 생리불순이나 노화로 인하여 얼굴에 좀처럼 혈색이 돌지 않는 경우의 처방이다. 소주잔 1잔을 1회분으로 1일 1~2회씩, 12~20일 동안 음용한다.
- **코 막힌 데 :** 감기나 급성기관지염, 알레르기성 비염, 축농증 등이 원인이다. 소주잔 1잔을 1회분으로 1일 2~3회씩, 2~3일 동안 음용한다.
- **혈액순환(血液循環) :** 체내 혈액의 흐름을 원활하게 하기 위한 처방이다. 소주잔 1잔을 1회분으로 1일 1~2회씩, 10~25일 동안 음용한다.
- **기타 적응증 :** 진통, 진해, 빈혈, 결핵, 곽란, 근육통, 동통, 사지동통

만드는 방법

- **채취 및 구입 :** 전국의 산중턱 숲속, 특히 깊은 산속 청정지역에서 꽃봉오리를 채취하여 사용한다.
- 약효는 꽃이 피기 전 꽃봉오리에 있다. 꽃봉오리를 채취하여 깨끗이 씻어 물기를 완전히 말린 다음 사용한다.
- 꽃봉오리 230g을 소주 3.6L에 넣고 밀봉한다.
- 5~7개월간 숙성시켜 음용하며, 1년 정도 숙성시킨 후에는 찌꺼기를 걸러내고 보관한다.
- **맛과 약성 :** 맛은 맵다. 설탕류를 가미하지 않는다.

주의 사항

- 본 약술을 음용하는 중에 황기의 섭취를 금한다.
- 장복해도 해롭지는 않으나 치유되는 대로 음용을 중단한다.

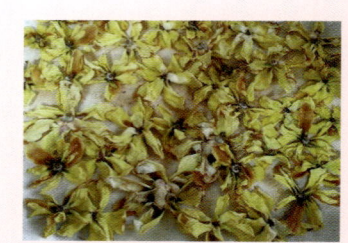

목련_ 꽃(채취품)

박주가리

Metaplexis japonica (Thunb.) Makino

- **생약명** 나마(蘿藦), 천장각(天漿殼)
- **과 명** 박주가리과(Asclepiadaceae)
- **채취시기** 7~8월(전초), 가을(열매껍질)
- **사용부위** 전초 또는 뿌리, 열매껍질
- **약리작용** 항산화작용
- **용 도** 식용(종자), 약용(지상부와 뿌리는 성기능개선 및 해독작용), 도구용(종자의 털은 솜대용으로 사용)

생육특성 박주가리는 전국 각지에 자생하는 덩굴성 여러해살이풀로, 양지바르고 건조한 곳에서 잘 자란다. 덩굴줄기는 길이가 3m 이상에 달하고, 자르면 젖 같은 액체가 나오며 땅속줄

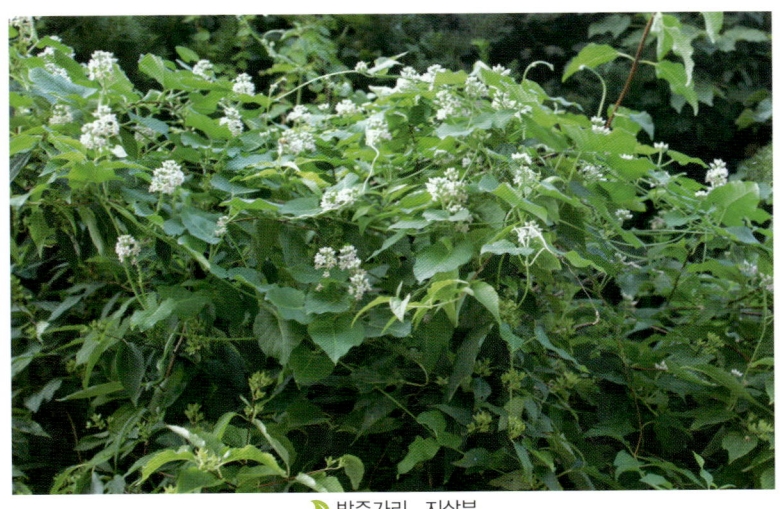

박주가리_ 지상부

기가 길게 뻗어 번식한다. 잎은 마주나며, 길이 5~10cm, 너비 3~6cm에 긴 심장 모양으로 끝이 뾰족하고 가장자리가 밋밋하다. 꽃은 7~8월에 옅은 자주색으로 피며, 잎겨드랑이에 총상꽃차례로 달린다. 꽃부리는 넓은 종 모양이고 5개로 깊게 갈라지며 안쪽에 털이 빽빽이 나 있다. 열매는 뿔 모양의 골돌과이며, 전면에 고르지 않은 작은 돌기가 있고, 종자는 편평한 거꿀달걀 모양이며 흰색 실 같은 털이 달려 있어 바람에 잘 날린다. 박주가리와 유사한 식물로 큰조롱(*Cynanchum wilfordii*)과 하수오(*Reynoutria multiflora*)가 있다. 같은 박주가리과의 큰조롱은 생약명

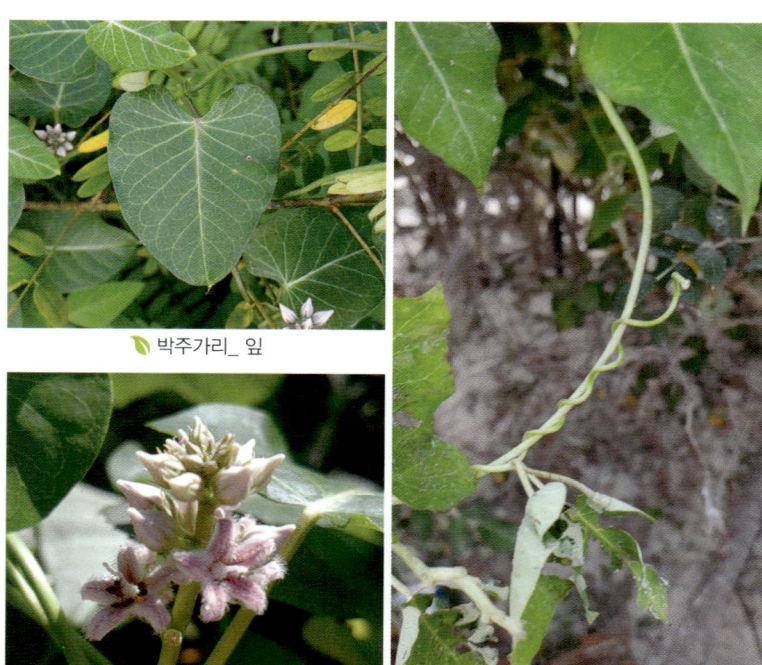

🌿 박주가리_ 잎

🌿 박주가리_ 꽃   🌿 박주가리_ 덩굴줄기

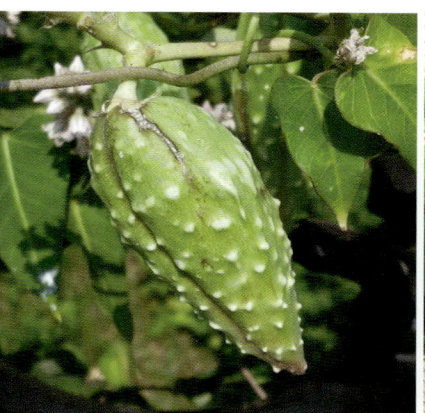
🌱 박주가리_ 열매

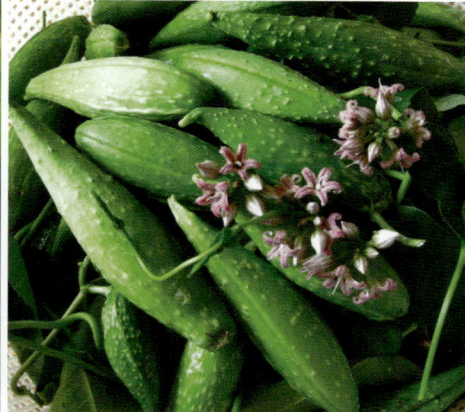
🌱 박주가리_ 열매(채취품)

이 백수오(백하수오)이고 은조롱이나 하수오라고도 불리는데, 이 하수오라는 이명 때문에 마디풀과에 속하는 하수오와 혼동하기 쉽다. 큰조롱은 박주가리처럼 줄기에서 유즙이 나오며 꽃이 연한 황록색인데, 하수오는 유즙이 없으며 꽃은 흰색이다.

작용부위 전초는 비장, 신장에 작용한다. 열매껍질은 간, 폐에 작용한다.

성질과 맛 전초는 성질이 평(平)하고, 맛은 달고 맵다. 열매껍질은 성질이 평(平)하고, 맛은 짜며, 독성이 없다.

효능 전초 또는 뿌리는 생약명이 나마(蘿藦)이며, 정기를 보하고 독을 풀어주며 젖이 잘 나오게 하는 등의 효능이 있어, 단독, 창독, 뱀이나 벌레 물린 상처 등의 치료와 발기불능, 신장이 허해서 오는 유정(遺精), 성행위를 지나치게 많이 하여 오는 기의 손상, 여성의 냉이나 대하, 젖이 잘 나오지 않는 증상에 사용할 수 있다. 잘 익은 열매껍질은 생약명이 천장각(天漿殼)이며, 폐의 기운을 깨끗하게 하고 가래를 없애며, 기침을 멎게 하고 발진이 돋게 하는 등의 효능이 있어, 해수, 백일해, 천식, 홍역 등의 치료에 쓴다.

약용법 말린 전초 또는 뿌리 50g을 물 1L에 넣고 끓기 시작하면 불을 약하게 줄여 1/3로 줄 때까지 달여서 하루 2회로 나누어 마신다. 말린 열매껍질 10g을 물 1L에 넣고 끓기 시작하면 불을 약하게 줄여 1/3로 줄 때까지 달여서 하루 2회로 나누어 마신다. 외용할 경우에는 짓찧어 환부에 붙인다.

주의사항 장을 윤활하게 하며 대변을 잘 통하게 하고 수렴하는 성질이 있으므로 설사를 하면서 소변이 누렇고 가슴이 답답하면서 목이 마르는 증상이나 속에 수습이 오래 머물러 생긴 담이 있는 경우에는 사용하지 말아야 한다. 무씨와 배합하지 않는다.

▶ 박주가리의 기능성 및 효능에 관한 특허자료

박주가리 추출물 또는 이의 분획물을 유효성분으로 함유하는 퇴행성 뇌질환 예방 및 치료용 조성물

본 발명은 박주가리 추출물 또는 상기 추출물의 에틸 아세테이트 또는 부탄올 분획물은 뇌허혈에 의해 유도되는 뇌신경세포 손상을 보호하는 효과를 나타내고, 신경행동학적 회복 효과 실험에서 뛰어난 회복 효과가 있으므로 퇴행성 뇌질환의 예방 및 치료용 조성물 또는 건강기능식품의 유효성분으로 유용하게 사용될 수 있다.

- 공개번호 : 10-2010-0052119, 출원인 : 경희대학교 산학협력단

박주가리주

적용병증
- **음위(陰痿)** : 남성의 음경이 발기하지 않아 성교가 불가능한 경우의 처방이다. 노화현상의 하나이며, 젊은 사람에게는 과음, 과로, 영양부족 등으로 오는 경우가 있다. 소주잔 1잔을 1회분으로 1일 1~2회씩, 10~15일 동안 음용한다.
- **양신(養腎)** : 남성의 양기를 돋우고 생식기능을 튼튼히 하기 위한 처방이다. 양기가 없으면 매사에 기운이 없고 권태롭다. 소주잔 1잔을 1회분으로 1일 1~2회씩, 10~15일 동안 음용한다.
- **양위(養萎)** : 남성의 정력과 양기를 채워주기 위한 처방이다. 남성에게 정력이 없다면 모든 일에서 의욕을 상실한다. 소주잔 1잔을 1회분으로 1일 1~2회씩, 15~25일 동안 음용한다.
- **기타 적응증** : 강정, 허약체질 개선, 대하증, 유즙결핍, 출혈증

만드는 방법
- **채취 및 구입** : 산이나 들에서 채취한다.
- 약효는 전초와 열매에 있다. 오염되지 않은 곳에서 자란 것을 채취하여 생으로 쓰거나 말려서 사용한다.
- 생것 210g 또는 말린 것 180g을 소주 3.6L에 넣고 밀봉한다.
- 6~9개월간 숙성시켜 음용하며, 2년 정도 숙성시킨 후에는 찌꺼기를 걸러내고 보관한다.
- **맛과 약성** : 맛은 달고 약간 떫다. 설탕을 100g 정도 가미할 수 있다.

주의사항
- 본 약술을 음용하는 중에 가려야 하는 음식은 없다.
- 장복하는 것은 좋지 않다.

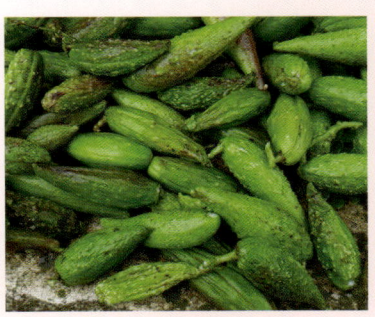

박주가리_ 열매(채취품)

반하

Pinellia ternata (Thunb.) Breitenb.

- **생약명** 반하(半夏)
- **과 명** 천남성과(Araceae)
- **채취시기** 7~8월
- **사용부위** 덩이줄기
- **약리작용** 진토작용(법제반하), 최토작용(생반하), 진해거담작용, 항암작용, 조기 임신 길항작용, 항부정맥작용, 항궤양작용
- **용 도** 약용(덩이줄기는 거담, 진해, 항암작용)

생육특성 반하는 전국 각지에 분포하는 여러해살이풀로, 물 빠짐이 좋은 양지나 반음지의 밭에서 자란다. **높이**는 20~40cm이고, 지름 1cm 정도의 땅속 덩이줄기에서 1~2개의 잎이 나온다. **잎**은 3개의 작은잎으로 된 겹잎이며 잎자루는 길이가 10~20cm

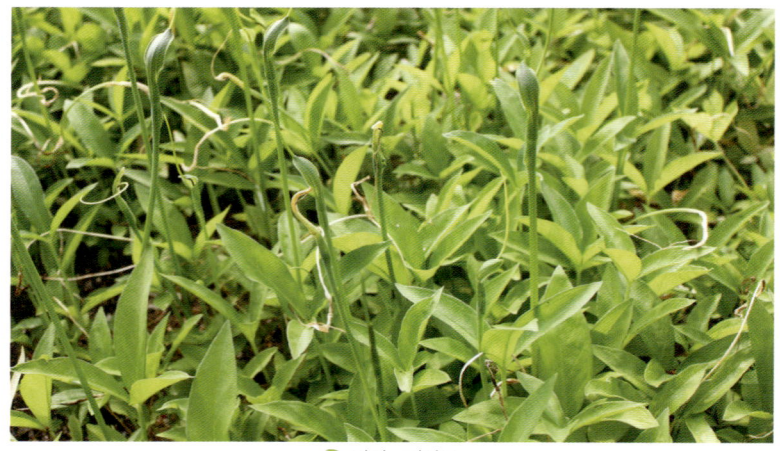

반하_ 지상부

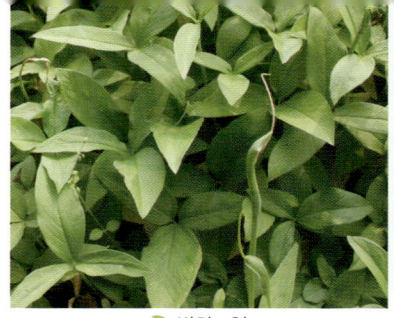
반하_ 잎

반하_ 꽃

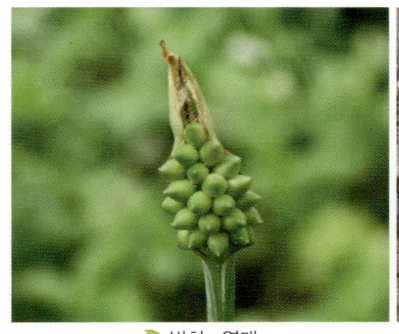
반하_ 열매

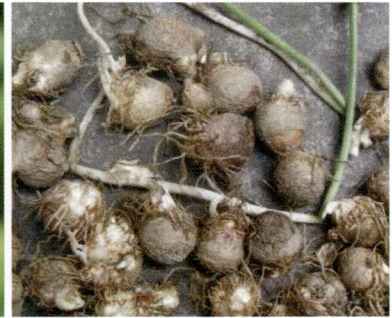
반하_ 덩이줄기(채취품)

이고, 밑부분이나 위쪽에 1개의 살눈이 달린다. 작은잎은 길이 3~12cm, 너비 1~5cm에 긴 타원형 또는 선상 피침 모양으로 잎자루가 거의 없으며 가장자리가 밋밋하다. 꽃은 5~7월에 노란빛을 띤 흰색으로 피며, 꽃차례 밑부분에 암꽃이 달리고 윗부분에는 수꽃이 달리는데, 수꽃은 대가 없는 꽃밥만으로 이루어져 있다. 열매는 녹색의 장과이며 8~10월에 맺힌다.

작용부위 폐, 비장, 위에 작용한다.

성질과 맛 성질이 따뜻하고, 맛은 맵고, 독성이 있다.

효능 구토를 억제하고 기침을 멎게 하며, 가래를 없애고 습사(濕邪)를 제거하며, 결린 것을 풀고 맺힌 것을 흩어지게 하며 종기를 가라앉히는 등의 효능이 있어, 오심, 구토, 반위(反胃), 기침, 가래, 어지럼증, 가슴이 두근거리면서 불안해하는 증상, 급성위염, 구안와사, 반신불수, 간질, 경련, 부스럼이나 종기 등을 낫게 한다.

약용법 말린 덩이줄기 5~10g을 물 1L에 넣고 1/3로 줄 때까지 달여서 하루 2~3회로 나누어 마신다. 처방에 따라 다른 약재와 배합하여 사용한다.

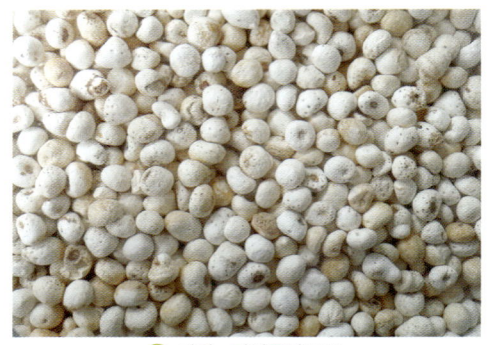
반하_ 덩이줄기(약재)

주의사항 독성이 있으므로 반드시 정해진 방법에 따라 포제하여 사용해야 한다. 쪼개서 혀끝에 댔을 때 톡 쏘는 느낌이 없을 때까지 물에 담가 독성을 제거한다. 또는 생강 달인 물이나 백반 녹인 물에 끓여서 포제하여 쓰는데, 사용할 때에는 전문가의 지도를 받아야 한다.

▶ 반하의 기능성 및 효능에 관한 특허자료

반하, 백출, 천마, 진피 등을 포함하는 한약제제 혼합물의 동맥경화 및 관련 질환의 예방 및 치료용 추출물과 약학 조성물

본 발명은 반하, 백출, 천마, 진피, 복령, 산사, 희렴 및 황련을 포함하는 한약제제 혼합물의 동맥경화 및 관련 질환의 예방 및 치료용 추출물과 이를 유효성분으로 포함하는 약학 조성물에 관한 것으로, 본 발명에 따른 추출물은 동맥경화 및 관련 질환의 예방 및 치료용 제재로 유용하게 사용될 수 있다.

- 등록번호 : 10-0787174, 출원인 : 동국대학교 산학협력단

배암차즈기

Salvia plebeia R.Br.

- **생약명** 여지초(荔枝草)
- **과 명** 꿀풀과(Labiatae)
- **채취시기** 6~7월
- **사용부위** 전초
- **약리작용** 항미생물작용, 지해평천작용

생육특성 배암차즈기는 전국 각지에 자생하는 두해살이풀로, 산과 들의 습지에서 자란다. **높이**는 30~70cm이고, 줄기가 네모지며 곧게 서고 아래를 향한 잔털이 빽빽이 나 있다. **근생엽**은 모여나서 지면으로 퍼지지만 겨울을 나고 꽃이 필 때쯤 없어진다. **줄**

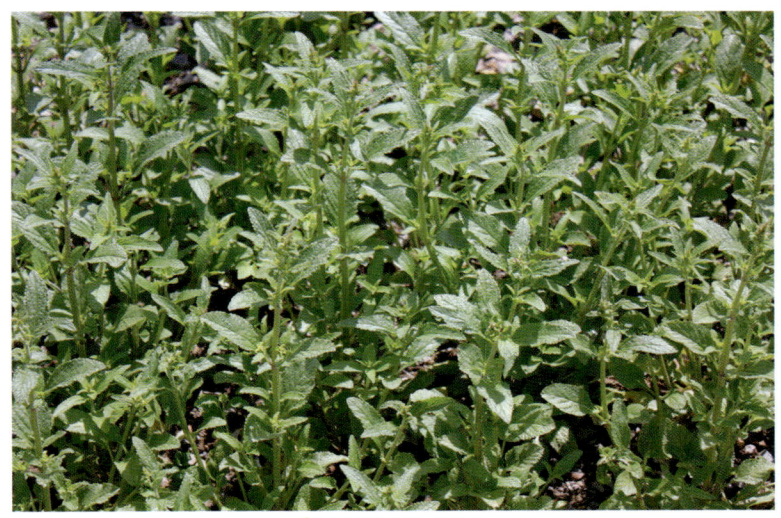

배암차즈기_ 지상부

기잎은 마주나고, 길이 3~6cm, 너비 1~2cm에 긴 타원형으로 끝이 둔하며 밑부분이 뾰족하고 가장자리에 둔한 톱니가 있다. **꽃**은 5~7월에 연한 자주색으로 피며, 줄기 윗부분의 잎겨드랑이에 총상꽃차례로 달린다. 꽃부리는 입술 모양이며, 꽃받침에 털과 샘점이 있다. **열매**는 넓은 타원형의 분과이며 짙은 갈색으로 익는다.

작용부위　폐, 위에 작용한다.

성질과 맛　성질이 시원하고, 맛은 맵다.

효능　피를 맑게 하고 독을 풀어주며, 소변이 잘 나가게 하고 기생충을 없애는 등의 효능이 있어, 기침, 가래, 감기, 편도염, 폐결핵, 토혈, 혈뇨, 치질, 국부 종기, 타박상, 피부병, 복수(腹水), 단백뇨 등을 치료한다. 생리불순, 냉증, 자궁출혈, 자궁염 등의 여성 질환에도 쓴다.

약용법　말린 전초 10~25g을 물 1L에 넣고 1/3로 줄 때까지 달여

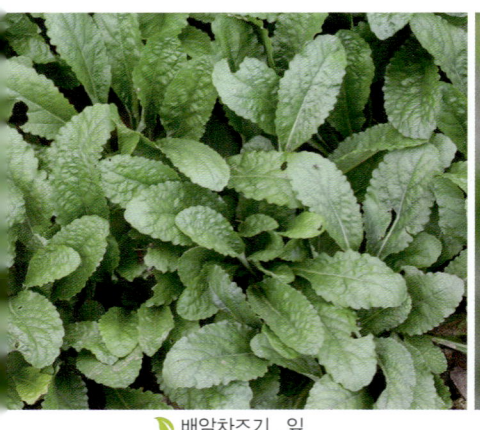
🌿 배암차즈기_ 잎

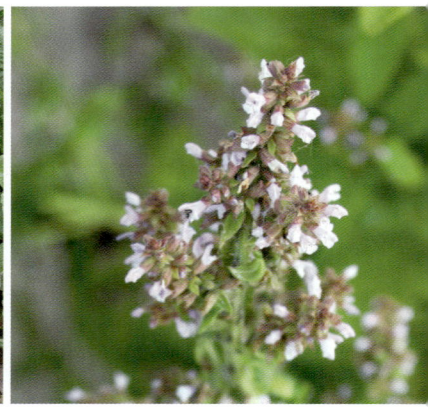
🌿 배암차즈기_ 꽃

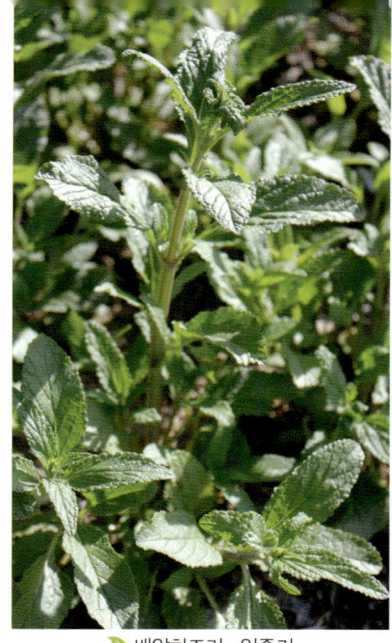
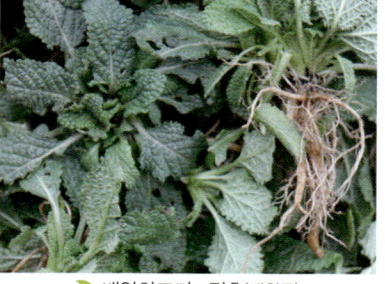
🌿 배암차즈기_ 전초(채취품)

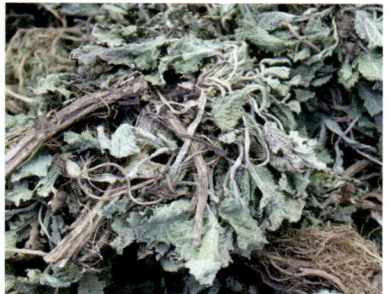
🌿 배암차즈기_ 잎줄기   🌿 배암차즈기_ 전초(약재)

서 하루 2~3회로 나누어 마신다. 가루나 환으로 만들어 복용하기도 한다. 외용할 경우에는 짓찧어 환부에 바른다. 또는 즙을 내어 입안에 머금거나 귀에 떨어뜨려 넣거나, 달인 물로 씻어낸다.

> ### 배암차즈기의 기능성 및 효능에 관한 특허자료
>
> **배암차즈기 추출물을 유효성분으로 하는 죽상동맥경화증 개선 및 예방 조성물**
>
> 본 발명에 따른 방법으로 제조된 배암차즈기 추출물을 유효성분으로 하는 죽상동맥경화증 개선 및 조성물은 부작용이 없으면서 죽상동맥경화증의 발달단계 중 거품세포의 형성을 감소시키고, 이미 축적된 거품세포에서는 축적된 콜레스테롤을 외부로 유출하는 것을 촉진함으로써 죽상동맥경화증의 개선 및 예방할 수 있는 성분으로 제공될 수 있다.
>
> - 공개번호 : 10-2013-0010941, 출원인 : 한림대학교 산학협력단

배초향

Agastache rugosa (Fisch. & C.A.Mey.) Kuntze

- **생약명** 곽향(藿香)
- **과 명** 꿀풀과(Labiatae)
- **채취시기** 6~7월
- **사용부위** 지상부
- **약리작용** 항균작용, 항스피로헤타작용(항나선상균작용), 항바이러스작용
- **용 도** 약용(지상부는 소화력 증진, 여름철 설사나 구토에 사용)

생육특성 배초향은 전국 각지에 분포하는 여러해살이풀로, 산과 들의 부엽질이 풍부한 양지나 반그늘에서 자란다. **높이**는 40~100cm이고, 줄기는 곧게 서며 네모지고 윗부분에서 가지가

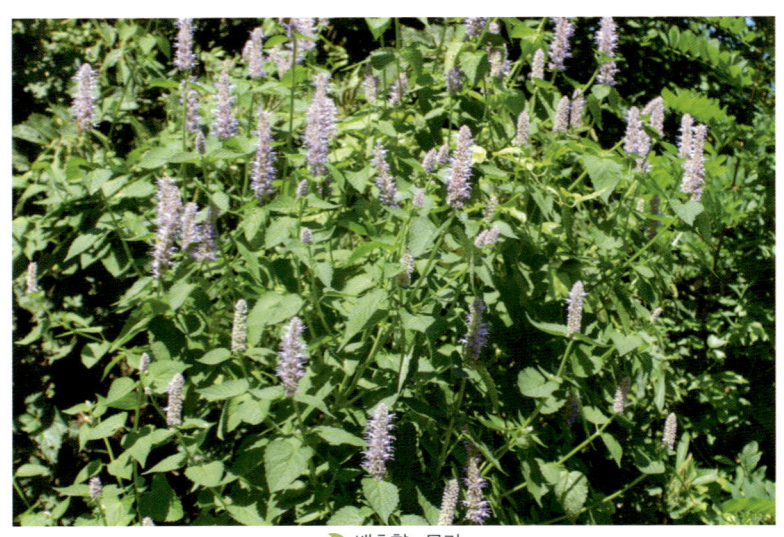

배초향_ 무리

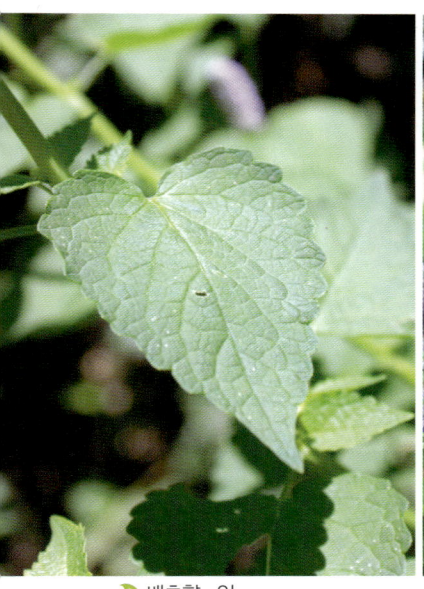
🌿 배초향_ 잎

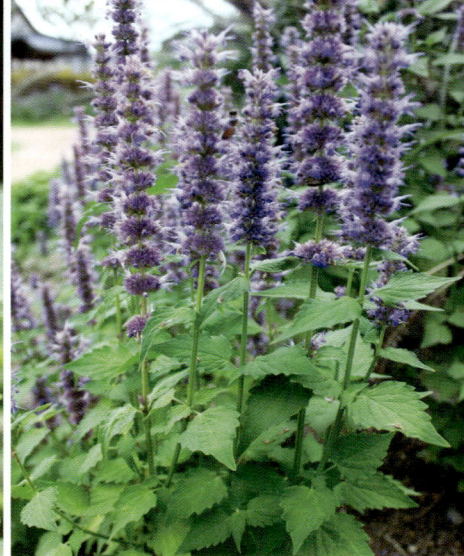
🌿 배초향_ 지상부

갈라진다. 줄기 표면에는 잔털이 적거나 없으며 단면의 중앙에는 흰색의 부드러운 속심이 있다. **잎**은 마주나며, 길이 5~10cm, 너비 3~7cm에 달걀상 심장 모양으로 끝이 뾰족하고 가장자리에 둔한 톱니가 있다. 잎의 표면에는 털이 없으며, 뒷면에 약간의 털과 흰빛을 띠는 것도 있다. **꽃**은 7~9월에 자주색으로 피며, 입술 모양의 꽃이 원줄기와 가지 끝의 이삭 모양 윤산꽃차례에 촘촘하게 달린다. **열매**는 삼릉과상의 분과로 10~11월에 익는데, 짙은 갈색의 씨방에 미세한 종자가 많이 들어 있다. 풀 전체에서 특유의 향기가 진하게 난다.

작용부위 폐, 위, 비장에 작용한다.

성질과 맛　성질이 약간 따뜻하고, 맛은 매우며, 독성이 없다.

효능　방향성 향기가 있어 건위, 진통, 소화를 돕고 감기 등에 효과가 있다. 또한 습사를 없애고 중초를 조화롭게 하며, 구토를 멎게 하고 표사(表邪)를 흩어지게 하며 더위 먹은 것을 낫게 한다. 그 밖에 복부팽만, 식욕부진, 설사, 설태가 두텁게 끼는 증상 등에도 사용한다.

약용법　말린 지상부 15g을 물 1L에 넣고 끓기 시작하면 불을 약하게 줄여 1/3로 줄 때까지 달여서 하루 동안 나누어 마신다. 가루나 환으로 만들어 복용하기도 한다. 민간요법으로 옴이나 버짐에는 달인 물에 환부를 30분간 담그고, 구취가 날 때에는 달인 액으로 양치를 한다.

주의사항　진한 향기와 따뜻하고 매운 성질 때문에 음기를 손상하

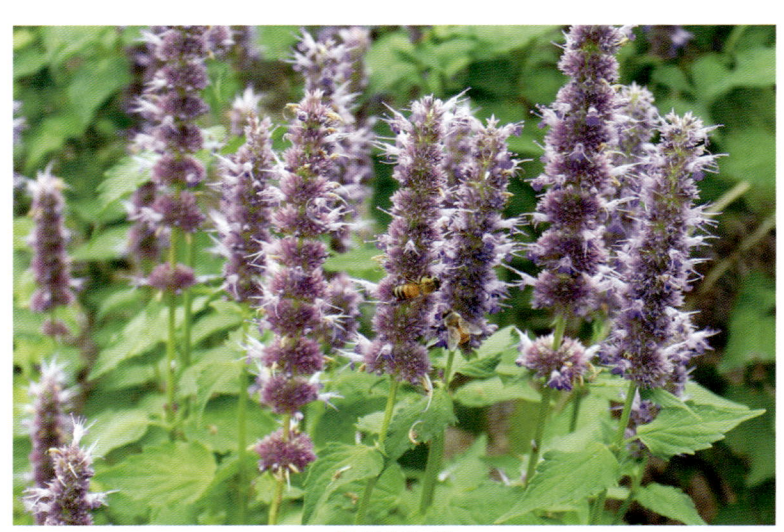

배초향_ 꽃

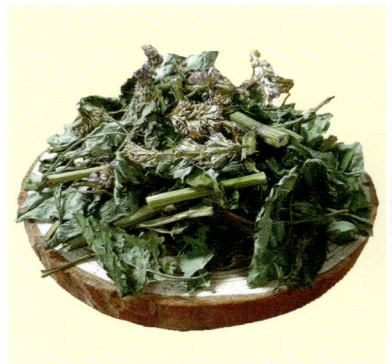
배초향_ 지상부(채취품)

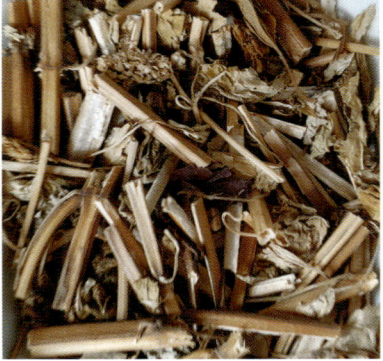
배초향_ 지상부(약재)

고 기를 소모할 우려가 있으므로, 혈액이 부족하거나 건조한 경우, 또는 음기가 부족한 경우에는 사용을 피한다. 오래 끓이는 것은 좋지 않다.

▶ 배초향의 기능성 및 효능에 관한 특허자료

당뇨 질환의 예방, 치료용 배초향 추출물 및 이를 포함하는 치료용 제제

본 발명은 당뇨 질환의 예방, 치료용 배초향(방아, 곽향) 추출물 및 이를 포함하는 치료용 제제에 관한 것으로, 더욱 상세하게는 퍼록시좀 증식인자 활성자 수용체 감마(PPARγ)의 활성화와 지방세포의 분화 조절, 인슐린 민감도의 증가를 일으키는 배초향 추출물에 관한 것이다.

- 공개번호 : 10-2011-0099369, 출원인 : 연세대학교 산학협력단

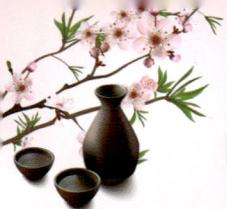

배초향주

적용 병증

- **행기(行氣)** : 숨결을 잘 통하게 하여 몸을 잘 움직이게 하기 위한 처방이다. 소주잔 1잔을 1회분으로 1일 1~2회씩, 7~15일 동안 공복에 음용한다.
- **더위병(暑病)** : 여름에 더위를 먹어서 발병하는 것으로, 소화불량과 구토 증세가 나타난다. 소주잔 1잔을 1회분으로 1일 2~3회씩, 5~6일 동안 공복에 음용한다.
- **한열왕래(寒熱往來)** : 병을 앓는 중에 추운 기운과 더운 기운이 번갈아 나타나는 경우에 광범위하게 쓸 수 있는 처방이다. 소주잔 1잔을 1회분으로 1일 1~2회씩, 3~4일 동안 공복에 음용한다.
- **기타 적응증** : 거담, 건위, 구토, 설사, 소화불량, 습기로 인하여 관절이 저리고 쑤시며 마비되는 병증, 중풍

만드는 방법

- **채취 및 구입** : 주로 전국의 산이나 들의 습지 등 자생지에서 채취하여 사용한다.
- 약효는 방향성(芳香性)이 있는 전초에 있다. 채취한 전초를 물에 씻어 말려두고 적당히 썰어서 사용한다.
- 말린 전초 180g을 소주 3.6L에 넣고 밀봉한다.
- 4~6개월 이상 숙성시켜 음용하며, 18개월 정도 숙성시킨 후에는 찌꺼기를 걸러내고 보관한다.
- **맛과 약성** : 맛은 맵고 달다. 황설탕 100g을 가미할 수 있다.

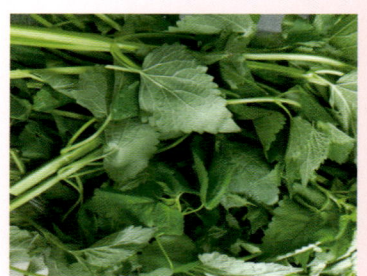

🌿 배초향_ 잎(채취품)

주의사항

- 본 약술을 음용하는 중에 가려야 하는 음식은 없다.
- 장복해도 해롭지는 않으나 치유되는 대로 음용을 중단한다.

보리수나무

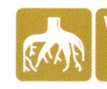

Elaeagnus umbellata Thunb.

- **생약명** 우내자(牛奶子)
- **과 명** 보리수나무과(Elaeagnaceae)
- **채취시기** 겨울부터 이듬해 봄(뿌리), 여름(잎), 가을(열매)
- **사용부위** 뿌리, 잎, 열매
- **약리작용** 항산화작용, 항염작용, 항균작용, 항종양작용
- **용 도** 약용(뿌리나 가지는 발열성 해수에 효과)

생육특성 보리수나무는 평안남도 이남에 분포하는 낙엽활엽관목으로, 산기슭의 풀밭 또는 숲 가장자리, 계곡 주변에서 자생한다. **높이**는 3~4m이고, 가지에는 가시가 있으며, 일년생가지

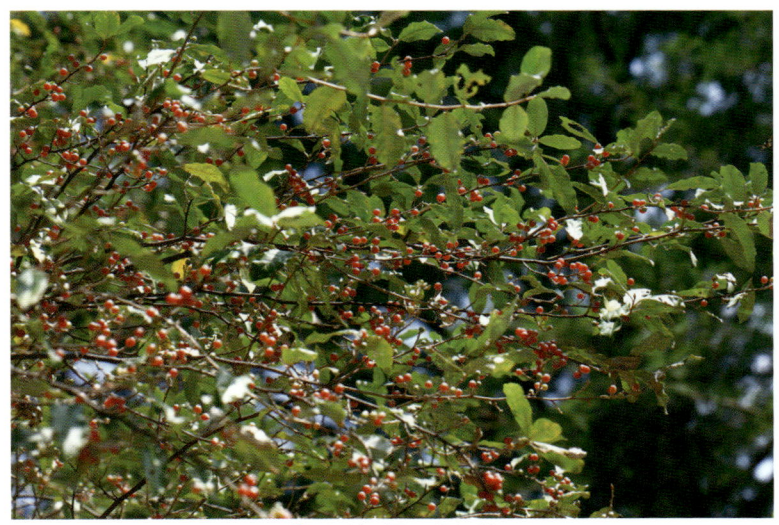

보리수나무_ 나무모양

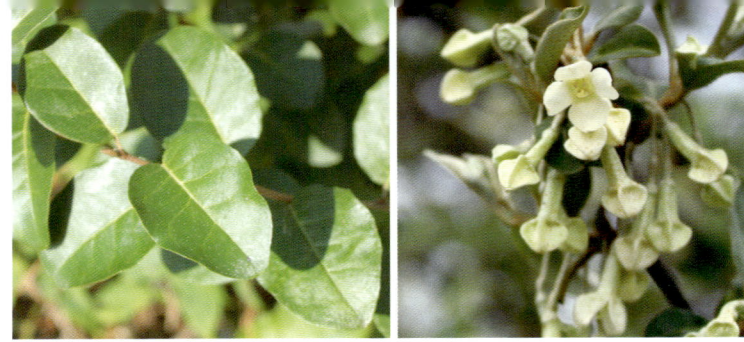

🌱 보리수나무_ 잎   🌱 보리수나무_ 꽃

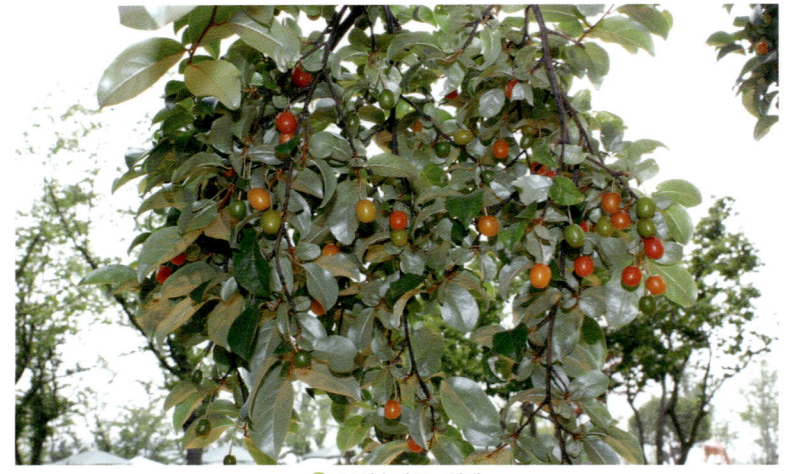

🌱 보리수나무_ 열매

는 은백색 또는 갈색이다. **잎**은 어긋나고, 길이 3~7cm, 너비 1~3cm에 긴 타원형으로 잎끝이 짧고 뾰족하며 가장자리가 말려서 오그라들고 톱니가 없다. **꽃**은 5~6월에 피는데, 새가지의 잎겨드랑이에 산형꽃차례로 달리며, 처음에는 흰색이다가 연한 노란색으로 변하고 방향성 향기가 있다. **열매**는 지름 0.6~0.8cm로 둥글고 9~10월에 옅은 붉은색으로 익으며, 겉면이 갈색 또는 은색의 비늘털로 덮여 있다.

작용부위 폐, 비장, 대장에 작용한다.

성질과 맛 성질이 시원하고, 맛은 쓰고 시다.

효능 뿌리와 잎, 열매는 생약명이 우내자(牛奶子)이며, 열을 내리고 출혈을 멎게 하며 소변이 잘 나가게 하는 효능이 있어, 해수, 하리, 이질, 임병, 붕루와 대하를 치료한다.

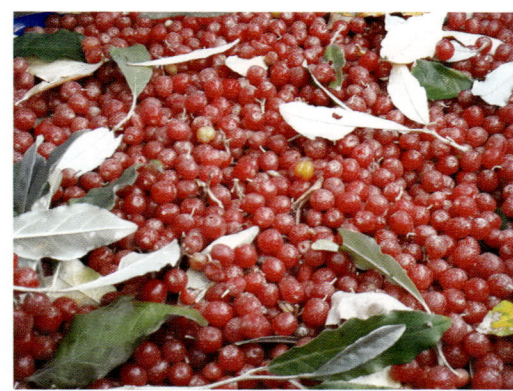

보리수나무_ 열매(채취품)

약용법 말린 약재 15~30g을 물 1L에 넣고 반으로 줄 때까지 달여서 하루 2~3회로 나누어 마신다.

▶ 보리수나무의 기능성 및 효능에 관한 특허자료

보리수나무 열매를 주재로 한 약용술의 제조방법

본 발명의 생약을 주재로 한 약용 술 중 보리수나무 열매인 호퇴자를 주재한 신규의 약용술로, 잘 익은 호퇴자를 채취하여 수세건조하고, 이를 소주(25~30%)에 침지, 밀봉한 다음 음지에서 15~30일 동안 숙성발효시키고 여과한 여액을 다시 음지에서 2~3개월 2차 숙성발효시킨 능금산이나 주석산(tartaric acid) 등이 함유된 갈색의 약용 술이다. 이 약용 술은 보리수나무 열매의 자연적인 향과 맛을 그대로 유지하면서 인체의 자양강장, 허약체질, 육체피로 등에 탁월한 개선효과가 있는 것으로 본 발명은 산업적으로 매우 유용한 발명이다.

- 공개번호 : 10-1996-0007764, 출원인 : 박봉흠

복분자딸기

Rubus coreanus Miq.

- **생약명** 복분자(覆盆子), 복분자근(覆盆子根), 복분자경엽(覆盆子莖葉)
- **과 명** 장미과(Rosaceae)
- **채취시기** 7~8월(덜 익은 열매), 연중 수시(뿌리), 봄부터 가을(줄기와 잎)
- **사용부위** 덜 익은 열매, 뿌리, 줄기와 잎
- **약리작용** 항균작용, 항미생물작용, 항종양작용, 에스트로겐 유사작용
- **용 도** 식용(과실), 약용(열매는 양기가 부족하거나 시력약화와 현기증에 사용)

생육특성 복분자딸기는 중부와 남부 지방에 분포하는 낙엽활엽 관목으로, 산기슭 양지 쪽에 자생하거나 재배하기도 한다. 높이는 3m 정도이고, 줄기는 곧게 서지만 끝이 휘어져 땅에 닿

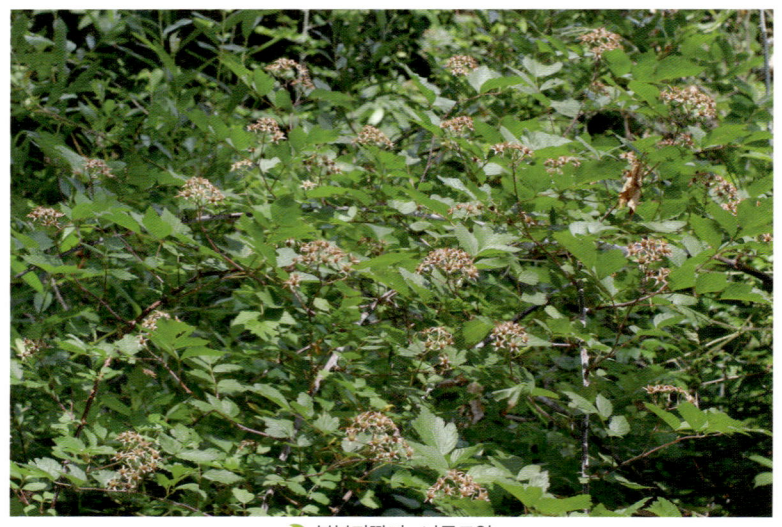

복분자딸기_ 나무모양

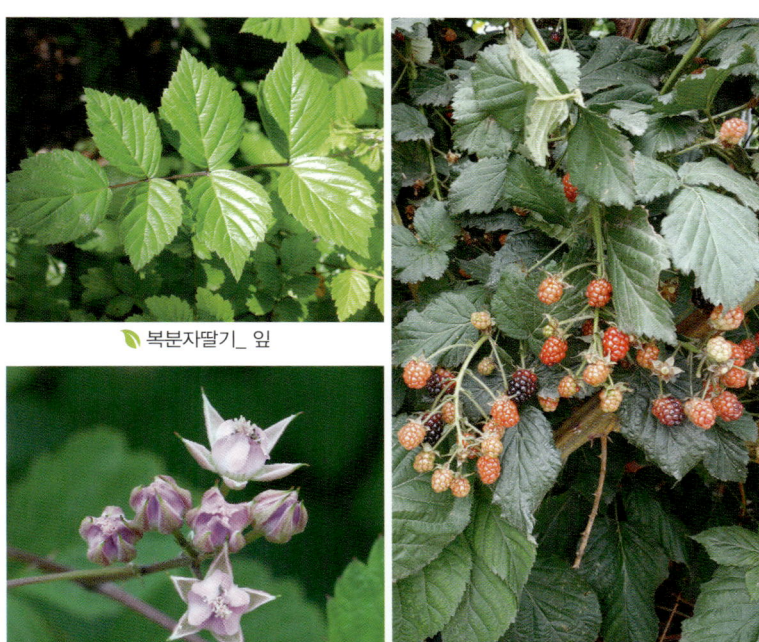

복분자딸기_ 잎

복분자딸기_ 꽃

복분자딸기_ 열매

으면 뿌리를 내리며, 나무껍질은 자줏빛을 띠는 붉은색에 백분(白粉)으로 덮여 있고 갈고리 모양의 가시가 나 있다. **잎**은 어긋나고 5~7개의 작은잎으로 된 깃꼴겹잎이며, 작은잎은 길이 3~7cm에 달걀 모양으로 끝이 뾰족하고 가장자리에는 불규칙하고 예리한 톱니가 있다. 잎의 표면과 뒷면의 맥 위에 솜털이 나 있고, 잎자루에는 굽은 가시가 있다. **꽃**은 5~6월에 연홍색으로 피는데, 가지 끝이나 잎겨드랑이에 산방 또는 겹산형꽃차례로 달린다. **열매**는 달걀 모양의 취합과이며, 7~8월에 붉게

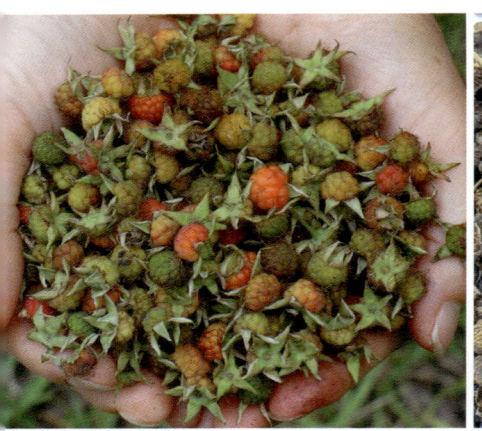
복분자딸기_ 열매(채취품)

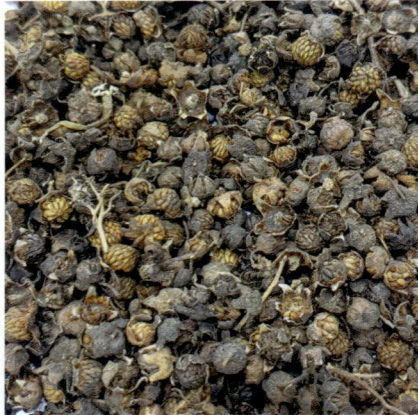
복분자딸기_ 열매(약재)

익지만 점차 검게 된다.

작용부위　간, 신장, 방광에 작용한다.

성질과 맛　열매는 성질이 따뜻하고, 맛은 달고 시다. 뿌리는 성질이 평(平)하고, 맛은 쓰며, 독성이 없다. 줄기와 잎은 성질이 평(平)하고, 맛은 짜고 시며, 독성이 없다.

효능　덜 익은 열매는 생약명이 복분자(覆盆子)이며, 간과 신장을 보하고 혈기가 왕성하게 하는 효능이 있어, 정력감퇴, 발기불능, 유정 등을 낫게 한다. 열매 추출물은 기억력과 비뇨기능 개선, 골다공증, 우울증, 치매 등의 예방 및 치료 효과도 인정되고 있다. 뿌리는 생약명이 복분자근(覆盆子根)이며, 혈액순환을 원활하게 하고 출혈을 멎게 하여, 타박상, 비출혈, 토혈, 월경불순 등을 치료한다. 줄기와 잎은 생약명이 복분자경엽(覆盆子莖葉)이며, 눈을 밝게 하고 눈물이 저절로 흐르는 것을 낫게 하며, 치통, 부스럼 등을 치료한다.

약용법 말린 열매 10~20g을 물 1L에 넣고 반으로 줄 때까지 달여서 하루 2~3회로 나누어 마신다. 또는 술을 담그거나 가루, 환, 고(膏)로 만들어 사용한다. 말린 뿌리 10~15g을 물 1L에 넣고 반으로 줄 때까지 달여서 하루 2~3회로 나누어 마신다. 외용할 경우에는 짓찧어 환부에 붙인다. 줄기와 잎은 즙을 내어 살균한 것이나 달인 액을 눈에 넣는다. 가루 내어 환부에 바르기도 한다.

▶ 복분자딸기의 기능성 및 효능에 관한 특허자료

복분자 추출물을 함유하는 골다공증 예방 또는 치료용 조성물

본 발명의 조성물은 조골세포 활성 유도뿐만 아니라 파골세포 활성 억제효과를 동시에 나타내므로 다양한 원인으로 인해 유발되는 골다공증의 예방 또는 치료에 유용하게 사용될 수 있다.

- 등록번호 : 10-0971039, 출원인 : 한재진

복분자 추출물을 포함하는 기억력 개선용 식품 조성물

본 발명은 복분자 추출물을 유효성분으로 포함하는 기억력 개선용 식품 조성물에 관한 것으로, 인체에 무해하고 부작용이 문제되지 아니한 복분자 추출물을 유효성분으로 포함하는 기억력 개선용 식품 조성물에 관한 것이다.

- 공개번호 : 10-2012-0090140, 출원인 : 한림대학교 산학협력단 외

복분자 추출물을 이용한 비뇨 기능 개선용 조성물

본 발명의 복분자 추출물은 비뇨 기능 개선용 의약품 및 건강기능성식품의 조성물로 제공할 수 있다.

- 등록번호 : 10-1043596, 출원인 : 전라북도 고창군

복분자 추출물을 포함하는 불안 및 우울증의 예방 및 치료용 약학조성물

복분자 추출물을 포함하는 불안, 우울증 및 치매의 예방 및 치료와 기억 증진용 조성물에 관한 것으로, 현대인들의 불안, 우울증 및 치매의 예방 및 치료와 기억력 증진효과를 유발하는 약제 및 건강보조식품에 이용할 수 있다.

- 등록번호 : 10-0780333, 출원인 : 김성진

복사나무

Prunus persica (L.) Batsch

- **생약명** 도인(桃仁), 도근(桃根), 도엽(桃葉)
- **과 명** 장미과(Rosaceae)
- **채취시기** 7~8월(종인), 연중 수시(뿌리), 여름(잎)
- **사용부위** 종인, 뿌리, 잎
- **약리작용** 혈관확장작용, 항응혈작용, 항혈전작용, 항염작용, 항알레르기작용, 진해작용
- **용 도** 약용(종자와 가지는 지혈, 진해, 진통, 항염효과)

생육특성 복사나무는 중국 원산의 낙엽활엽소교목으로, 전국의 산과 들에서 자라거나 과수로 재배한다. **높이**는 6m 정도이고, 줄기와 가지에 수지(樹脂)가 들어 있어 상처가 나면 분비된다. 일

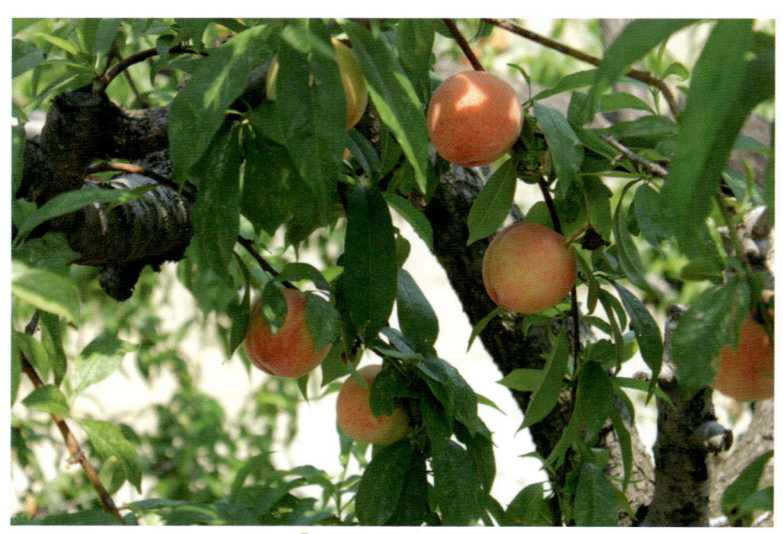

복사나무_ 나무모양

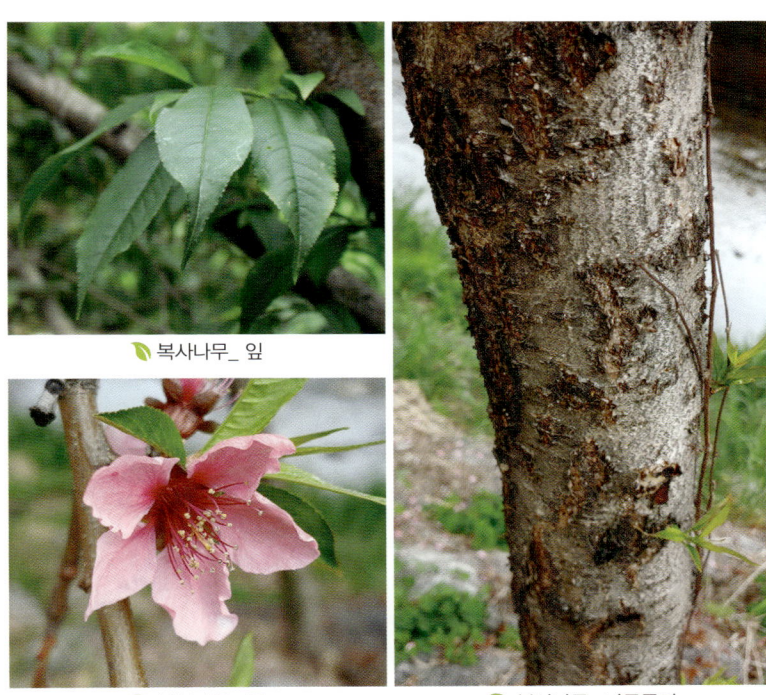

🌿 복사나무_ 잎

🌿 복사나무_ 꽃

🌿 복사나무_ 나무줄기

년생가지에는 털이 없고, 겨울눈에는 털이 나 있다. **잎**은 어긋나고, 길이 8~15cm, 너비 1.5~3.5cm에 피침 모양으로 끝이 길게 뾰족해지며 가장자리에 둔한 잔톱니가 있다. **꽃**은 4~5월에 잎보다 먼저 피는데, 빛깔은 흰색 또는 옅은 홍색이며 꽃잎과 꽃받침 조각이 각각 5개이다. **열매**는 달걀상 원형의 핵과이고, 겉에 짧고 가는 털이 나 있으며, 7~8월에 노란색이나 붉은색으로 익는다. 열매살은 흰색 또는 노란색이고 속에 딱딱한 종자가 있으며, 종자 속에는 종인이 들어 있다.

작용부위 간, 심장, 대장에 작용한다.

성질과 맛 종인은 성질이 평(平)하고, 맛은 쓰고 달다. 뿌리는 성질이 평(平)하고, 맛은 쓰고, 독성이 없다. 잎은 성질이 평(平)하고, 맛은 쓰다.

효능 종인은 생약명이 도인(桃仁)이며, 어혈을 깨뜨려 없애고 진액을 생성하며, 장 기능을 원활하게 하고 기침을 멎게 하며 가래를 제거하여, 타박상, 류머티즘, 말라리아, 무월경, 종독, 변비 등을 낫게 한다. 뿌리는 생약명이 도근(桃根)이며, 황달, 토혈, 월경폐지, 종기, 치창 등을 치료한다. 잎은 생약명이 도엽(桃葉)이며 풍습(風濕)을 제거하고 열을 내리며 충을 죽이는 효능이 있어, 신경성 두통, 류머티즘, 습진, 종창 등을 치료한다. 복사나무의 추출물은 항산화 작용이 있고, 동맥경화증, 혈전 등의 예방 및 치료에도 사용할 수 있다.

약용법 말린 종인 10~15g을 물 1L에 넣고 반으로 줄 때까지 달

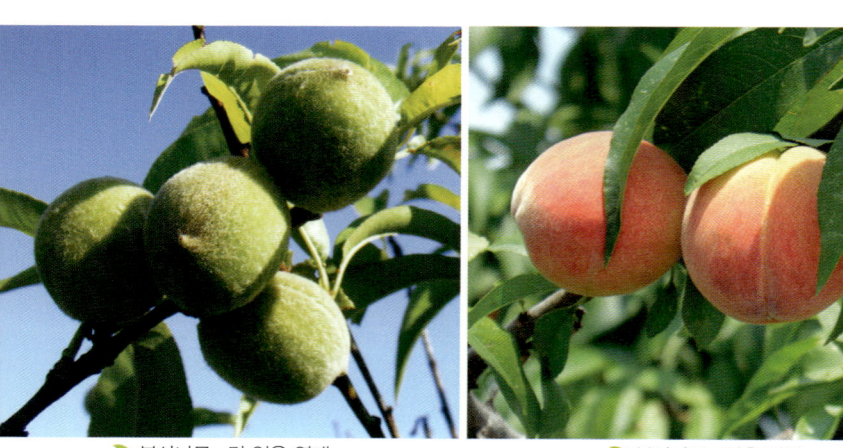

🍃 복사나무_ 덜 익은 열매   🍃 복사나무_ 익은 열매

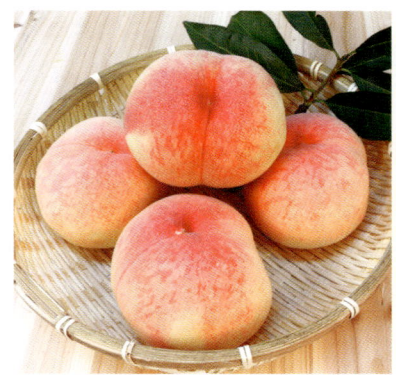
복사나무_ 열매(채취품)

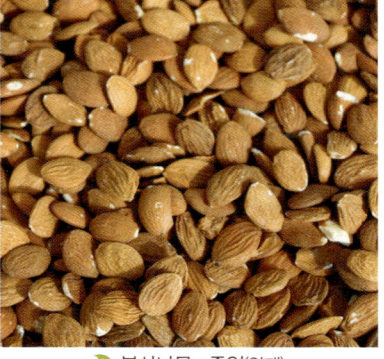
복사나무_ 종인(약재)

여서 하루 2~3회로 나누어 마신다. 외용할 경우에는 짓찧어 환부에 붙인다. 말린 뿌리 15~30g을 물 1L에 넣고 반으로 줄 때까지 달여서 하루 2~3회로 나누어 마신다. 외용할 경우에는 달인 액으로 환부를 씻어낸다. 말린 잎 5~10g을 물 1L에 넣고 반으로 줄 때까지 달여서 하루 2~3회로 나누어 마신다. 외용할 경우에는 달인 액을 환부에 바르거나 환부를 씻어낸다.

주의사항 임산부는 복용을 금한다.

▶ 복사나무의 기능성 및 효능에 관한 특허자료

복사나무 추출물을 유효성분으로 함유하는 동맥경화증을 포함한 산화관련 질환 또는 혈전관련질환의 예방 및 치료용 조성물

본 발명은 복사나무 추출물을 함유하는 조성물에 관한 것으로서, 구체적으로 본 발명의 복사나무 추출물은 동맥경화증을 포함한 산화관련 질환 또는 혈전관련 질환의 예방 및 치료용 약학조성물로 유용하게 이용될 수 있다.

- 공개번호 : 10-2009-0018466, 출원인 : 동국대학교 산학협력단

붉나무

Rhus chinensis Mill.

- ● 생약명 오배자(五倍子), 염부자(鹽膚子), 염부목근(鹽膚木根), 염부목근피(鹽膚木根皮), 염부엽(鹽膚葉), 염부화(鹽膚花)
- ● 과 명 옻나무과(Anacardiaceae)
- ● 채취시기 10~11월(열매), 연중 수시(뿌리, 뿌리껍질), 여름(잎), 가을(오배자)
- ● 사용부위 열매, 뿌리, 뿌리껍질, 잎, 벌레집(오배자)
- ● 약리작용 수렴작용, 항균작용, 항종양작용, 피임작용(살정자작용—정자를 죽임)
- ● 용 도 염료용, 식용(열매는 두부용 간수), 약용(뿌리와 잎은 해열, 지열, 해독효과, 벌레집은 만성기침, 지혈작용)

생육특성 붉나무는 전국 각지에 분포하는 낙엽활엽소교목으로, 산기슭이나 산골짜기에서 자란다. **높이**는 7m 정도이고, 굵은 가

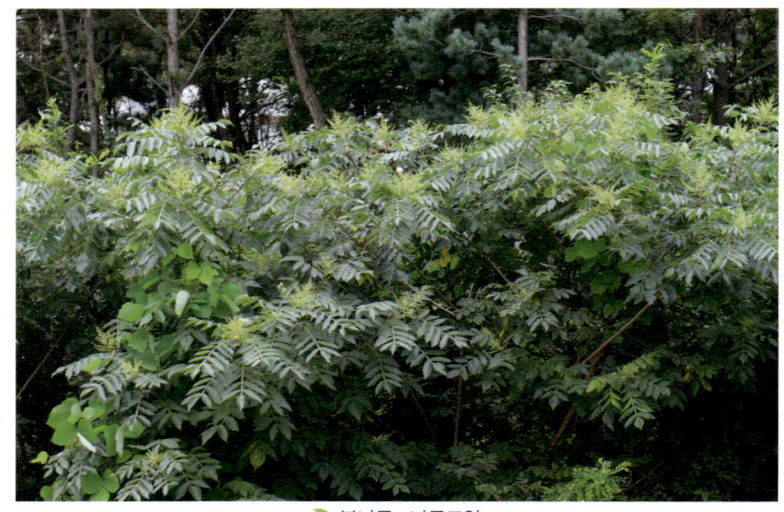

붉나무_ 나무모양

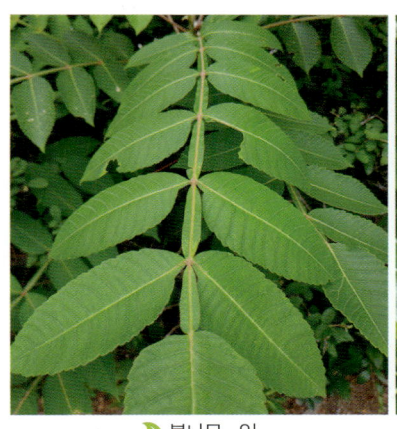
붉나무_ 잎

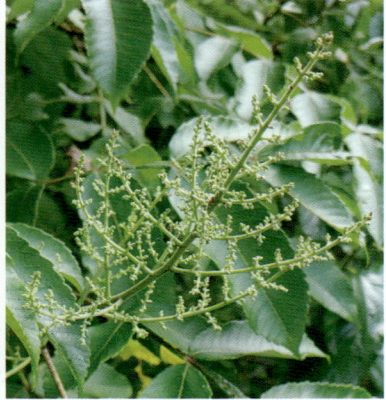
붉나무_ 꽃

지가 드문드문 나오며 일년생가지에는 노란빛을 띤 갈색 털이 있다. **잎**은 어긋나고 7~13개의 작은잎으로 된 깃꼴겹잎이며, 작은잎은 길이 5~12cm, 너비 2.5~6cm에 달걀 모양으로 끝이 뾰족하고 가장자리에 거친 톱니가 있다. 잎의 표면에는 짧은 털이 있고 뒷면에 갈색 털이 있으며, 잎줄기에 날개가 있다. **꽃**은 암수딴그루 또는 잡성주로 8~9월에 피

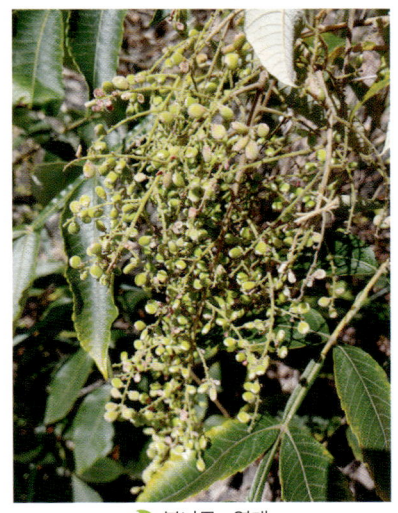
붉나무_ 열매

는데, 가지 끝의 원추꽃차례에 노란빛을 띤 흰색으로 달린다. **열**

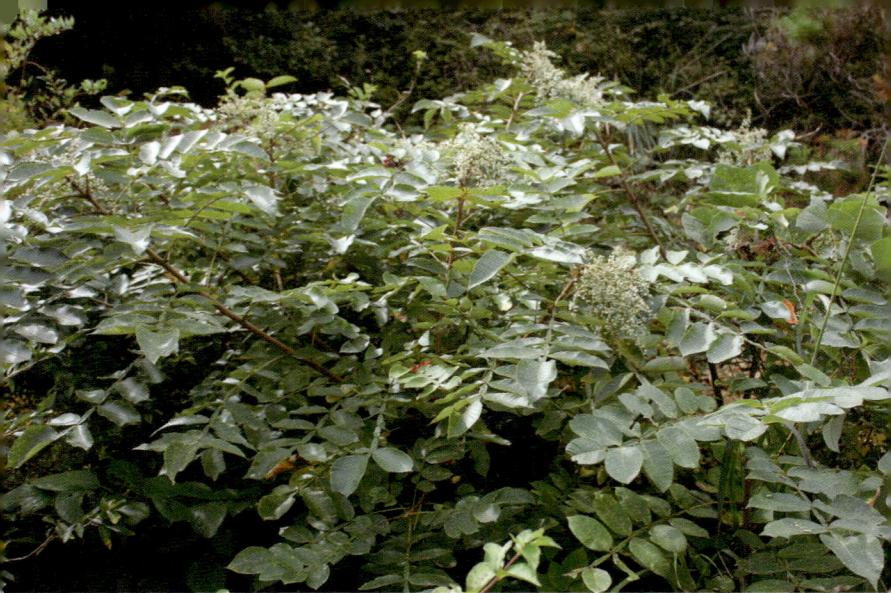

붉나무_ 꽃과 잎

매는 납작한 공 모양의 핵과로, 노란빛을 띤 갈색 털로 덮여 있으며 10~11월에 익는다. 열매의 겉에 소금 같은 흰색 물질이 생기는데 시고 짠맛이 나며, 이 때문에 붉나무를 '염부목'이라고도 부른다. 잎자루 날개에 진딧물의 일종이 기생하여 벌레혹(충영)을 만드는데, 벌레혹 안에는 날개 달린 암벌레가 1만 마리가량 들어 있으며, 근처의 이끼 틈에서 겨울을 지낸다.

작용부위 간, 폐, 대장, 신장에 작용한다.

성질과 맛 열매는 성질이 시원하고, 맛은 시고 짜다. 뿌리와 뿌리껍질은 성질이 시원하고, 맛은 시고 짜며 떫다. 잎은 성질이 차고, 맛은 시고 짜다. 벌레집은 성질이 평(平)하고, 맛은 떫다.

효능 열매는 생약명이 염부자(鹽膚子)이며, 수렴, 지사, 화담(化痰)의 효능이 있고 신경통, 관절염, 해수, 황달, 식은땀, 이질, 백

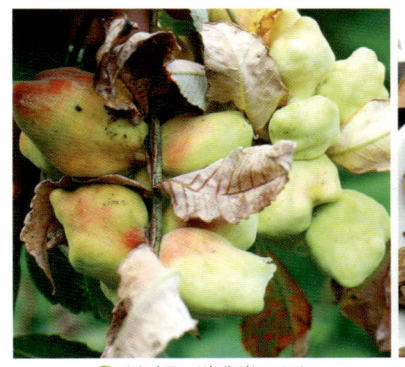
붉나무_ 벌레집(오배자)

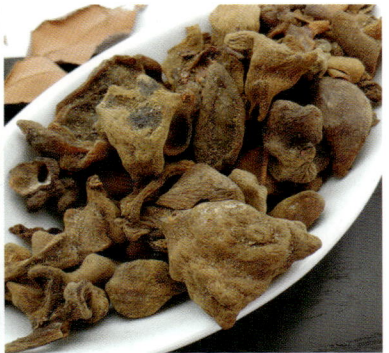
붉나무_ 벌레집(약재)

선증, 두풍(頭風) 등을 치료한다. 뿌리는 생약명이 염부목근(鹽膚木根)이며, 거풍, 소종, 화습(化濕)의 효능이 있고 감기에 의한 발열, 해수, 타박상, 류머티즘에 의한 동통, 하리, 수종, 유선염, 주독 등을 치료한다. 뿌리껍질은 생약명이 염부목근피(鹽膚木根皮)이며, 청열, 해독의 효능이 있고 해수, 요통, 기관지염, 황달, 타박상, 어혈(瘀血), 외상출혈, 수종, 종독, 독사교상 등을 치료한다. 잎은 생약명이 염부엽(鹽膚葉)이며 수렴, 해독, 진해, 화담의 효능이 있다. 벌레집은 생약명이 오배자(五倍子)이며, 진해, 항균, 항염 작용이 있고 수렴(收斂), 지사제로 출혈, 설사, 식은땀을 멎게 하며, 구내염, 궤양, 습진, 창상, 화상, 동상 등의 치료에 쓴다. 붉나무의 추출물은 뇌기능 개선, 당뇨병의 예방 및 치료에도 사용할 수 있다.

약용법 말린 열매 10~20g을 물 1L에 넣고 반으로 줄 때까지 달여서 하루 2~3회로 나누어 마신다. 가루 내어 복용하기도 한다. 외용할 경우에는 달인 액으로 환부를 씻거나 짓찧어 환부에 도포하거나 가루 내어 참깨기름 또는 들깨기름에 섞어 환부에 바른다. 말린 뿌리 및 뿌리껍질 10~20g(생것은 30~60g)을 물 1L에 넣고 반으로 줄 때까지 달여서 하루 2~3회로 나누어 마신다. 외용할 경우에는 열매와 같은 방법으로 사용한다. 말린 잎 10~20g(생것은 30~60g)을 물 1L에 넣고 반으로 줄 때까지 달여서 하루 2~3회로 나누어 마신다. 외용할 경우에는 짓찧어 환부에 바른다. 말린 벌레집 5~10g을 물 1L에 넣고 반으로 줄 때까지 달여서 하루 2~3회로 나누어 마신다. 외용할 경우에는 가루 내어 연고제 등과 섞어서 환부에 바른다.

▶ 붉나무의 기능성 및 효능에 관한 특허자료

뇌 기능 개선효과를 가지는 붉나무 추출물을 포함하는 약학조성물 및 건강식품조성물

본 발명은 뇌 기능 개선효과를 가지는 성분인 붉나무 추출물을 포함하는 약학조성물 및 건강식품조성물에 관한 것으로 보다 상세하게는 붉나무로부터 추출된 담마레인 트리테르펜 화합물(3-hydroxy-3,19-epoxydammar-20,24-dien-22,26-olide)을 포함하는 것을 특징으로 하는 뇌 기능 개선용 약학조성물 및 건강식품조성물에 관한 것이다. 본 발명의 붉나무 추출물을 포함하는 약학조성물은 뇌 기능 개선의 효과를 가지는 바 뇌관련 질환의 치료 및 예방에 유용하게 사용될 수 있을 것이며, 또한 본 발명의 붉나무 추출물을 포함하는 건강식품조성물은 일반 소비자가 거부감 없이 즐길 수 있는 기능성 건강식품을 제공하여 국민생활건강에 이바지할 수 있을 것이다.

- 공개번호 : 10-2011-0004691, 출원인 : 대한민국(농촌진흥청장)

붉나무 추출물을 포함하는 당뇨병 치료 또는 예방용 조성물

본 발명은 붉나무 추출물을 유효성분으로 포함하는 당뇨병 치료 또는 예방용 조성물에 관한 것으로 붉나무 추출물은 알파-글루코시다제 저해효과가 우수할 뿐만 아니라, 프로틴 티로신 포스파타제(protein tyrosinephosphatase, PTP1B) 저해효과와 인슐린 저항성 완화효과가 우수하여 당뇨병의 치료 또는 예방 효과가 우수하다.

- 공개번호 : 10-2010-0128668, 출원인 : 목포대학교 산학협력단

사상자

Torilis japonica (Houtt.) DC.

- **생약명** 사상자(蛇床子)
- **과 명** 산형과(Umbelliferae)
- **채취시기** 열매가 익었을 때
- **사용부위** 열매
- **약리작용** 항균작용, 살충작용, 성호르몬 유사작용
- **용 도** 식용(어린순), 약용(열매는 설사, 회충구제 등에 사용)

생육특성 사상자는 전국 각지에 분포하는 두해살이풀로, 산과 들에서 흔하게 자란다. **높이**는 30~70cm이고, 줄기가 곧게 서며 윗부분에서 가지를 내고 전체에 잔털이 나 있다. **잎**은 어긋나고

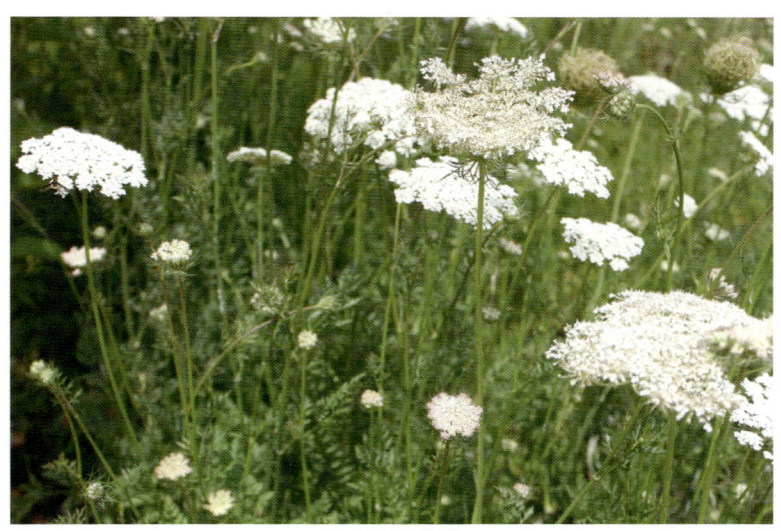

사상자_ 무리

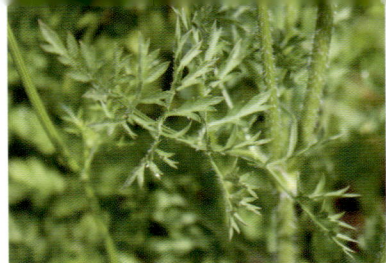
🌿 사상자_ 잎

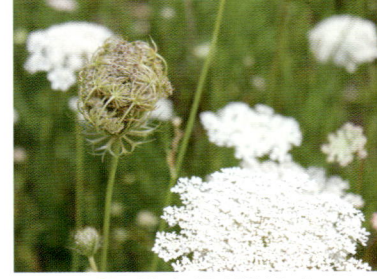
🌿 사상자_ 꽃과 꽃봉오리

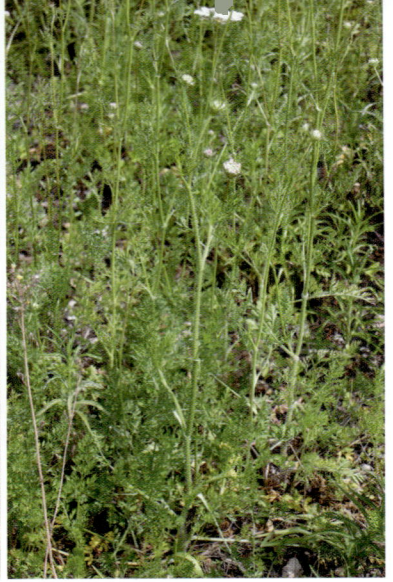
🌿 사상자_ 지상부

3출엽이 2회 깃꼴로 갈라지며, 작은잎은 길이 5~10cm에 달걀상 피침 모양으로 끝이 뾰족하고 가장자리에 톱니가 있다. 잎자루는 밑부분이 넓어져서 잎집처럼 원줄기를 감싼다. 꽃은 6~8월에 흰색으로 피며, 5~9개의 작은 꽃자루에 6~20송이의 꽃이 줄기나 가지 끝에 겹산형꽃차례로 달린다. 열매는 달걀 모양으로 4~10개씩 달리며, 짧은 가시 같은 털이 있어 다른 물체에 잘 달라붙는다.

작용부위 비장, 신장에 작용한다.

성질과 맛 성질이 따뜻하고, 맛은 맵고 쓰다.

효능 신장을 따뜻하게 하여 양기를 보충하며, 풍습을 제거하고 벌레를 죽이며 항진균, 수렴성 소염 작용이 있어, 신기허증(腎陽虛證), 풍습비통(風濕痺痛), 음부의 습진과 가려움증, 자궁이 한랭

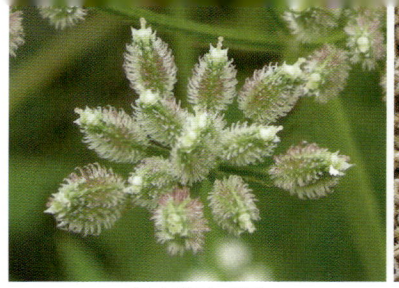 사상자_ 열매
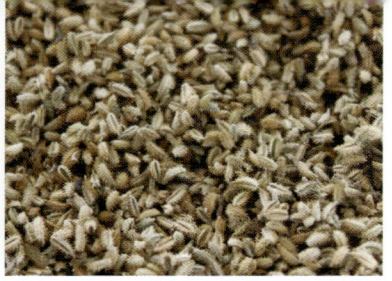 사상자_ 열매(약재)

하여 온 불임, 음부 가려움증, 옴, 부스럼 등을 치료한다.

약용법 말린 열매 15g을 물 1L에 넣고 끓기 시작하면 불을 약하게 줄여 1/3로 줄 때까지 달여서 하루 2~3회로 나누어 마신다. 가루나 환으로 만들어 복용하기도 한다. 복분자, 구기자, 오미자, 토사자(菟絲子) 등과 같은 양을 배합한 것을 '오자(五子)'라 하며 신장의 정기를 북돋우는 최고의 처방으로 사용했다.

주의사항 양기를 보하고 습사를 말리는 작용을 하므로, 하초(下焦: 배꼽 아래의 부위로 콩팥, 방광, 대장, 소장 등의 장기를 포함)에 습열(濕熱)이 있거나 신음(腎陰)이 부족한 경우 또는 정이 단단하지 못하여 유정, 몽정 등으로 잘 흘러나가는 경우에는 사용하지 않는다.

▶ 사상자의 기능성 및 효능에 관한 특허자료

사상자 추출물을 함유하는 면역 증강용 조성물

본 발명은 사상자의 추출물을 함유하는 면역 활성 증강을 위한 조성물에 관한 것으로, 보다 구체적으로 본 발명은 선천성 면역에 관계된 수용체인 TLR-2 및 TLR-4(Toll-like receptor 2 and 4)의 면역세포 내에서 활성 증진 효과, 실험동물에서 림프구 수의 증가 및 대장균 감염을 유도한 동물 모델의 면역 증강 효능이 우수하여 면역 저하증의 예방, 억제 및 치료에 우수한 면역 증강 효능을 갖는 식품, 의약품 및 사료 첨가제로서 유용하다.

– 공개번호 : 10-2010-0102756, 출원인 : 원광대학교 산학협력단

사철쑥

Artemisia capillaris Thunb.

- **생약명** 인진호(茵陳蒿)
- **과 명** 국화과(Compositae)
- **채취시기** 가을
- **사용부위** 지상부
- **약리작용** 이담작용, 간보호작용, 해열·진통·항염작용, 항미생물작용, 항종양작용
- **용 도** 식용(어린순), 약용(어린싹은 해열, 이뇨, 항균작용)

생육특성 사철쑥은 전국 각지에 분포하는 여러해살이풀로, 언덕이나 들판의 풀숲, 강가나 바닷가의 모래땅에 자생한다. 높이는 30~100cm이고, 밑부분은 목질이 발달하여 나무처럼 되고 가지

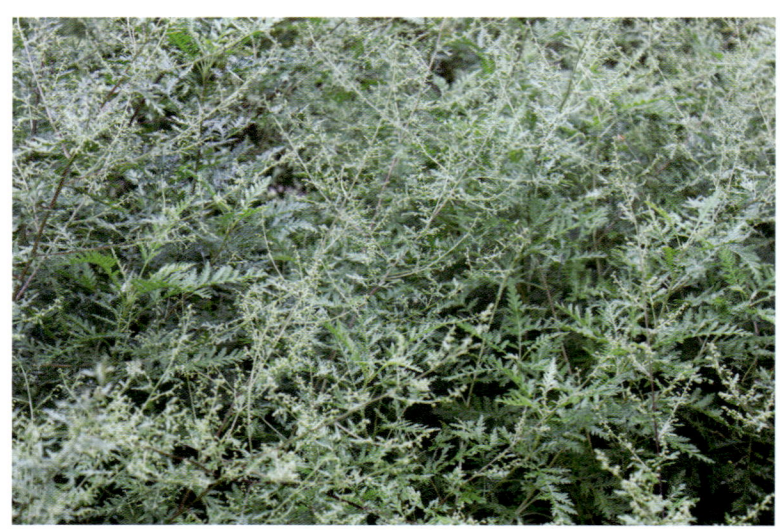

사철쑥_ 지상부

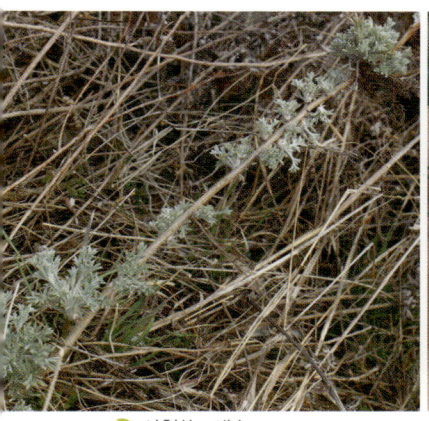
사철쑥_ 새순

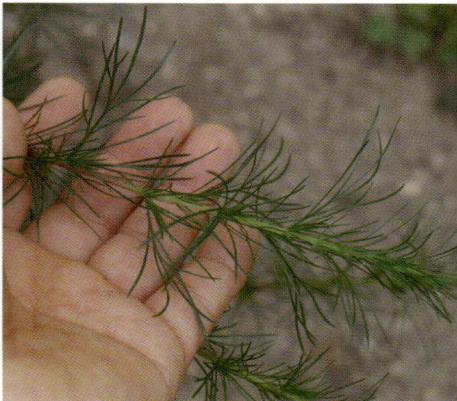
사철쑥_ 잎

가 많이 갈라지며, 처음에는 부드러운 털로 덮여 있다. **잎**은 꽃이 달리지 않는 가지 끝에 뭉쳐나고 긴 잎자루가 원줄기를 감싸며, 갈래조각은 실처럼 가늘고 보통 견모로 덮여 있다. 꽃이 피는 가지 중앙부의 잎

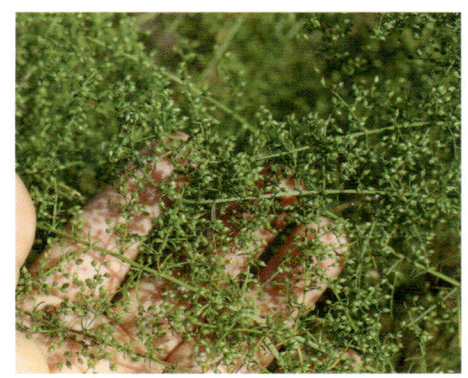
사철쑥_ 열매

은 어긋나고 2회 깃꼴로 갈라지며, 밑부분이 원줄기를 감싸고 위로 올라갈수록 작아진다. **꽃**은 8~9월에 노란색으로 피는데, 지름 2mm 정도의 두상화가 원줄기 끝에 큰 원추꽃차례를 형성하고 꽃이 피기 전에는 밑으로 처진다. **열매**는 수과를 맺는다.

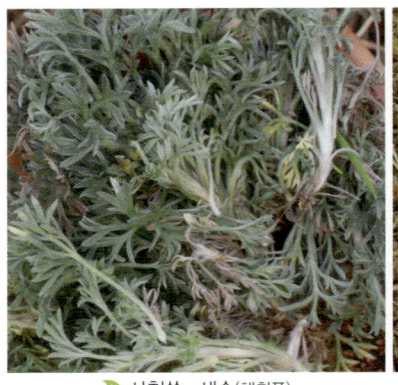 사철쑥_ 새순(채취품)
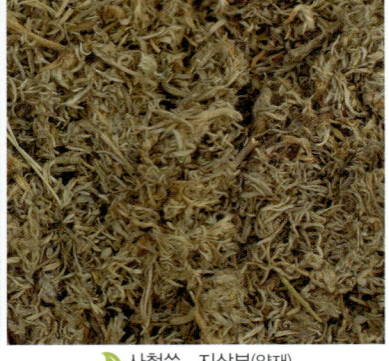 사철쑥_ 지상부(약재)

작용부위 간, 담낭, 비장, 위에 작용한다.

성질과 맛 성질이 약간 차고(서늘하다고도 함), 맛은 쓰고 매우며, 독이 없다(독이 약간 있다고도 함).

효능 열을 내리고 염증을 없애며 소변이 잘 나가게 하여, 급성 열병, 두통, 황달, 소변불리, 요독증 등을 치료하고 간염의 해독, 담즙 분비 촉진 등에도 효과가 있다.

약용법 말린 지상부 10~20g을 물 1L에 넣고 반으로 줄 때까지 중불에서 달여 하루 2~3회로 마신다. 이렇게 한 달 동안 복용하면 효과를 볼 수 있다. 민간에서는 쑥을 넣어 떡을 해 먹거나 즙을 내어 먹기도 한다. 입안이 허는 증세에는 달인 물로 자주 양치질한다.

주의사항 몸 안의 습사(濕邪)를 제거하므로 열사가 속으로 들어가 어혈이 몰려서 생긴 황달에는 적당하지 않다.

산딸나무

Cornus kousa Bürger ex Hance

- **생약명** 야여지(野茹枝)
- **과 명** 층층나무과(Cornaceae)
- **채취시기** 9~10월
- **사용부위** 열매
- **약리작용** 항산화작용, 항염작용, 항바이러스작용, 면역조절작용
- **용 도** 원예 및 조경용, 목재용, 약용(꽃과 열매는 지혈작용과 골절상에 사용)

생육특성 산딸나무는 황해도, 경기도 및 충청도 이남에 분포하는 낙엽활엽교목으로, 산지의 숲에서 자란다. **높이**는 7~12m이고, 가지가 층을 이루어 수평으로 퍼지며, 줄기는 갈색으로 털이

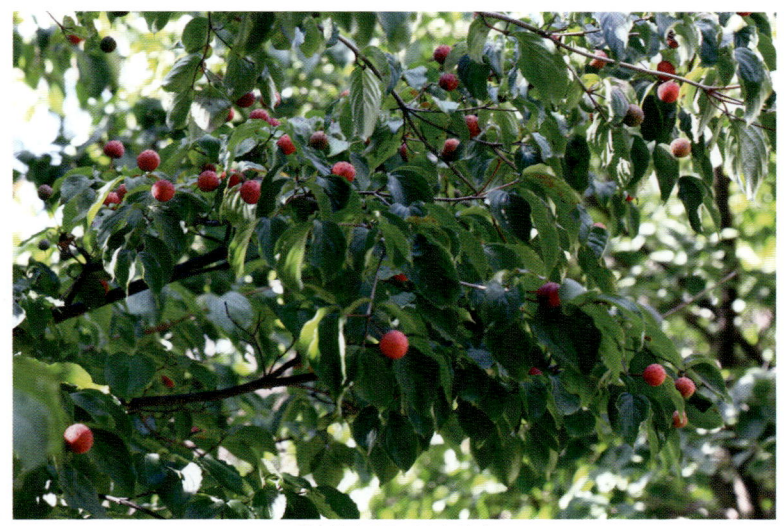

산딸나무_ 잎과 열매

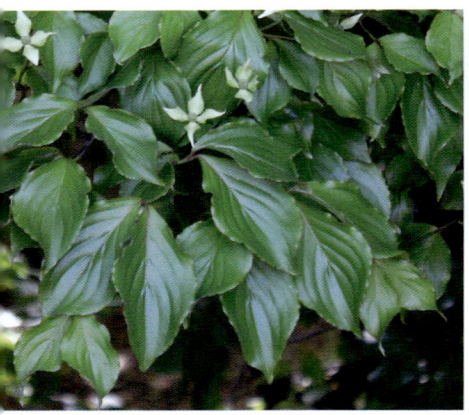
🌿 산딸나무_ 잎

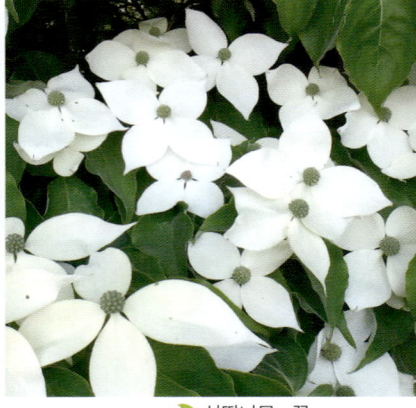
🌿 산딸나무_ 꽃

있다가 점차 없어진다. **잎**은 마주나며, 길이 5~12cm, 너비 3.5~7cm에 달걀 모양으로 끝이 뾰족하고 밑부분은 넓은 쐐기 모양이며 가장자리가 물결 모양이다. 잎의 표면은 녹색, 뒷면은 회녹색을 띠며, 맥의 겨드랑이에 갈색 털이 빽빽이 나 있다. **꽃**은 6~7월에 흰색으로 피는데, 짧은 가지 끝에 20~30개가 모여 달리며, 꽃잎 같은 4개의 하얀 포(苞)로 싸인다. 꽃잎과 수술은 각각

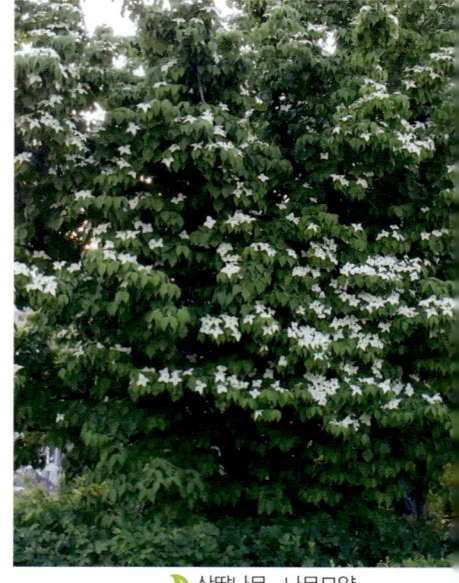
🌿 산딸나무_ 나무모양

4개이다. **열매**는 둥근 취과로 딸기처럼 모여 달리고, 9~10월에 붉은색으로 익는다. 종자를 둘러싸고 있는 꽃턱은 육질이며 달고 먹을 수 있다.

작용부위 간, 비장, 신장에 작용한다.

▶ 산딸나무의 기능성 및 효능에 관한 특허자료

산딸나무 잎 추출물을 포함하는 항당뇨 조성물

본 발명은 제2형 당뇨병의 예방 및 치료제 성분을 포함하는 산딸나무 잎 추출물 및 이를 구성 성분으로 하는 당뇨병 치료 조성물에 관한 것으로, 상세하게는 퍼록시좀 증식인자 수용체 감마(PPARγ)의 활성화와 전지방세포의 분화 조절을 통한 지방축적, 인슐린 민감성 증가를 일으키는 산딸나무 잎 추출물에 관한 것이다.
- 공개번호 : 10-2011-0097209, 출원인 : 농촌진흥청장·연세대학교 산학협력단

산딸나무 추출물을 유효성분으로 함유하는 염증성 장질환 치료 및 예방용 약학 조성물

본 발명은 산딸나무 추출물을 유효성분으로 함유하는 염증성 장질환 치료 및 예방용 약학조성물에 관한 것으로, 상기 산딸나무 추출물은 천연물질로서 부작용이 적으면서도 대장세포에서 단핵구 부착 등을 억제시키고, 염증성 사이토카인 예를 들어 MCP-1, IL-8의 발현을 감소시킴으로써 염증성 장질환의 치료제로 유용하게 사용할 수 있다.   - 공개번호 : 10-2009-0024397, 출원인 : 영남대학교 산학협력단

산딸나무 열매 추출물, 산딸나무 열매 분획물, 이로부터 분리된 트리테르펜계 화합물 또는 이의 약학적으로 허용 가능한 염을 유효성분으로 함유하는 고콜레스테롤혈증에 기인하는 심혈관 질환의 예방 및 치료용 약학적 조성물

본 발명은 산딸나무 열매 추출물, 산딸나무 열매 분획물, 이로부터 분리된 트리테르펜계 화합물 또는 이의 약학적으로 허용 가능한 염을 유효성분으로 함유하는 고콜레스테롤혈증에 기인하는 심혈관 질환의 예방 및 치료용 약학적 조성물에 관한 것으로서, 특히 산딸나무 열매로부터 분리되어진 산딸나무 열매 추출물, 산딸나무 열매 분획물, 이로부터 분리된 트리테르펜계 화합물 또는 이의 약학적으로 허용 가능한 염은 천연물질로서 휴먼 아실 코에이(Human Acyl-CoA; hACAT)에 대한 억제효과를 나타내므로 고지혈증, 관상동맥심장병, 동맥경화증, 심근경색증 등과 같은 고콜레스테롤혈증에 기인하는 심혈관 질환의 예방 및 치료에 유용하게 사용될 수 있다.   - 공개번호 : 10-2011-0018671, 출원인 : 경희대학교 산학협력단

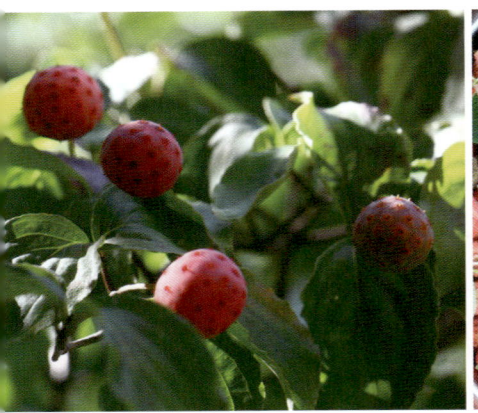 산딸나무_ 열매

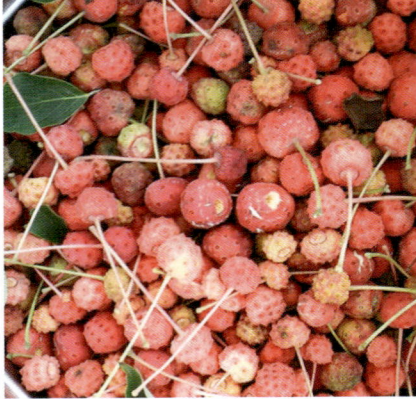 산딸나무_ 열매(채취품)

성질과 맛 성질이 평(平)하고, 맛은 달고 떫다.

효능 열매는 생약명이 야여지(野茹枝)이며, 열을 내리고 출혈을 멎게 하며 강장, 피로해소. 수렴 등의 효능이 있어, 타박상, 골절통, 이질복통(痢疾腹痛), 팽만복통, 외상출혈, 습진, 단독 등을 치료한다.

약용법 말린 열매 10~20g을 물 1L에 넣고 반으로 줄 때까지 달여서 하루 2~3회로 나누어 마신다. 외용할 경우에는 짓찧어서 환부에 바른다.

산마늘

Allium microdictyon Prokh.

● 생약명	각총(茖葱), 산총(山葱), 격총(格葱), 산산(山蒜)
● 과 명	백합과(Liliaceae)
● 채취시기	8~9월
● 사용부위	비늘줄기
● 약리작용	항산화작용, 항염증작용, 혈중지질저하작용, 간과 신장 보호작용
● 용 도	식용(전초), 약용(전초를 소화불량, 복통 등에 사용)

생육특성 산마늘은 지리산, 설악산, 울릉도의 숲속이나 북부 지방에 분포하는 여러해살이풀로, 토양에 부엽질이 풍부하고 습기가 약간 있는 반그늘에서 자란다. 꽃대의 **높이**는 40~70cm이고, **잎**은 길이 20~30cm, 너비 3~10cm에 흰빛을 띤 녹색으로 넓

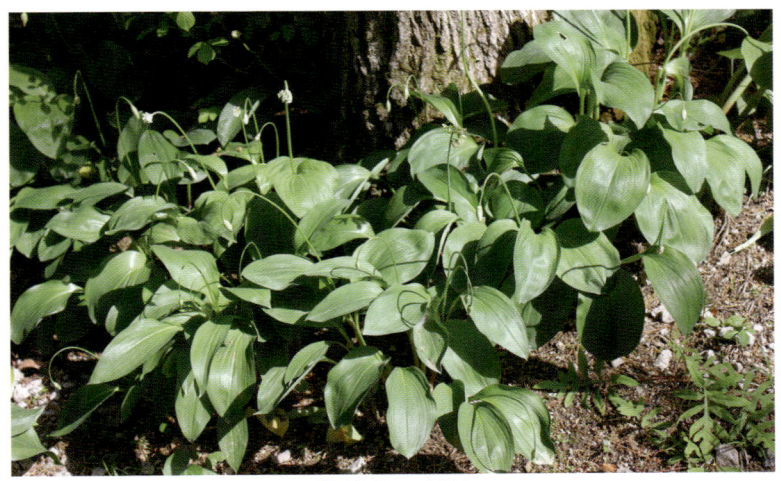

산마늘_ 지상부

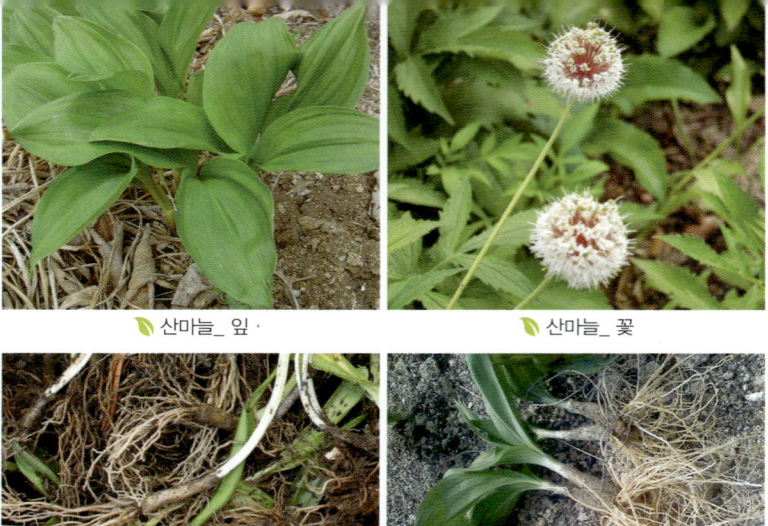

🌿 산마늘_ 잎 🌿 산마늘_ 꽃
🌿 산마늘_ 비늘줄기(채취품) 🌿 산마늘_ 전초(채취품)

고 크며 2~3개씩 달린다. 잎몸은 타원형 또는 달걀 모양이고 가장자리는 밋밋하며 밑부분이 잎집으로 되어 서로 감싼다. 꽃은 5~7월에 흰색으로 피며, 꽃대 끝에 산형꽃차례로 뭉쳐 달린다. 열매는 거꾸로 된 심장 모양의 삭과이고, 8~9월에 익는다. 산마늘은 마늘과 달리 잎을 주로 식용하며, 전체에서 마늘 냄새가 나고, 비늘줄기가 하나로 이루어져 있다. 조선 고종 때 울릉도 개척령으로 본토에서 100여 명이 이주하였는데, 겨울이 되어 식량이 떨어지고 풍랑이 거세 양식을 구할 길이 없자 굶주림에 시달리다 눈 속에서 싹이 나오는 이 산마늘을 발견하고 삶아 먹으며 긴 겨울 동안 목숨을 이어갔다고 하여, '명이나물'이라는 이명을 얻게 되었다고 한다.

작용부위 심장, 위에 작용한다.

성질과 맛 성질이 따뜻하고, 맛은 맵다.

효능 위를 튼튼하게 하고 중초를 따뜻하게 하며 독을 풀어주는 효능이 있어, 심복통(心腹痛), 소화불량, 피부나 근육에 국부적으로 생긴 종기, 독충에 물린 상처 등을 치료한다.

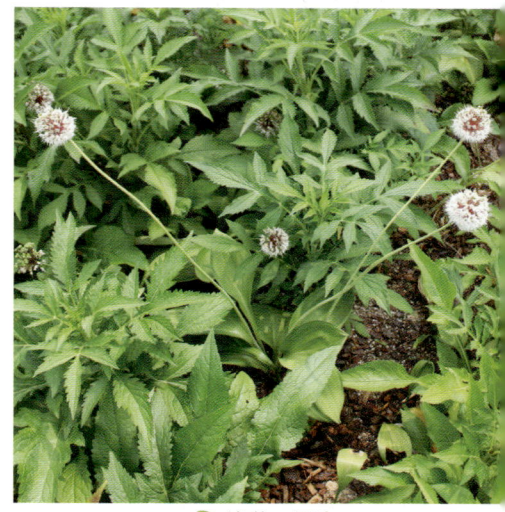

🌿 산마늘_ 무리

약용법 말린 비늘줄기 6~12g을 물 1L에 넣고 1/3로 줄 때까지 달여서 하루 2~3회로 나누어 마신다. 외용할 경우에는 신선한 것을 짓찧어 환부에 바른다. 생것 30g으로 즙을 내어 생채소 즙과 함께 먹으면 그 효능이 배가 된다. 어린잎은 섬유질이 연하여 식용하는데, 흔히 장아찌를 담가 먹는다.

▶ 산마늘의 기능성 및 효능에 관한 특허자료

산마늘 추출물을 함유하는 암 예방 또는 치료용 조성물

본 발명의 산마늘 추출물은 암 발생 또는 암 진행 시 나타나는 간극 결합부의 세포 내 신호전달(GJIC)의 억제를 회복시키는 효과가 있을 뿐만 아니라, 세포 독성도 없어서, 암 예방 또는 치료용 조성물의 유효성분으로 사용될 수 있다. 또한 산마늘은 우리나라 전역에서 서식하므로 구하기가 쉽고, 천연식물로부터 유래하므로 합성 약물에서 나타나는 부작용이 없다.

- 공개번호 : 10-2009-0100573, 출원인 : 덕성여자대학교 산학협력단

산수유

Cornus officinalis Siebold & Zucc.

- **생약명** 산수유(山茱萸)
- **과 명** 층층나무과(Cornaceae)
- **채취시기** 9~10월
- **사용부위** 열매살
- **약리작용** 이뇨·강압작용, 항균작용, 항염작용, 항출혈쇼크작용
- **용 도** 원예 및 조경용, 약용(과육은 이뇨작용과 혈압 강하 작용)

생육특성 산수유는 중부 이남에 분포하는 낙엽활엽소교목으로, 산비탈이나 인가 근처에서 자생하거나 재배한다. **높이**는 7m 내외이며, 나무껍질은 연한 갈색이고 불규칙하게 벗겨지며, 일년

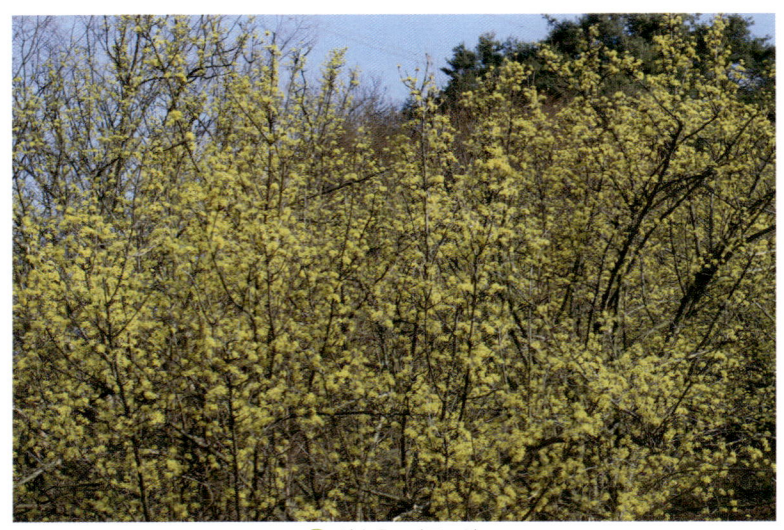

산수유_ 나무모양

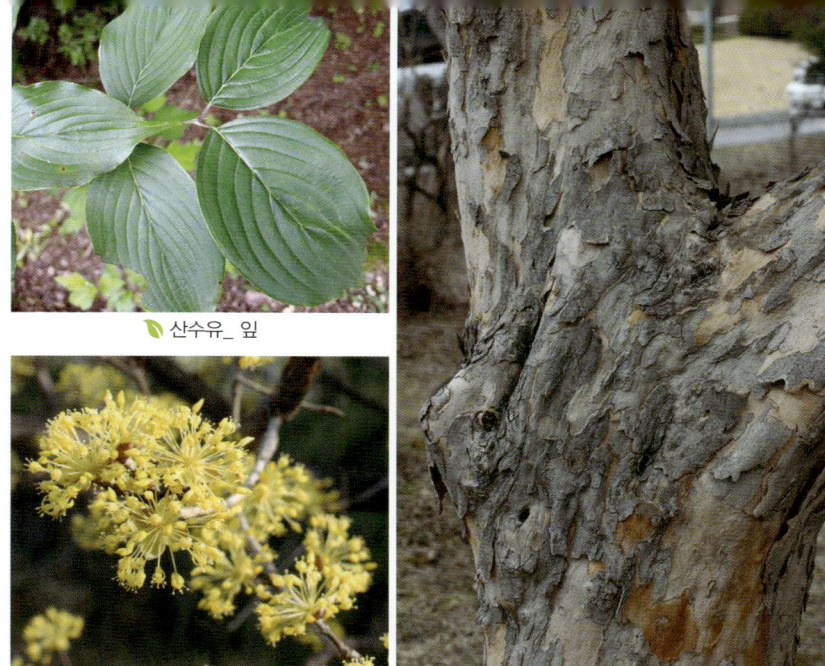

🌿 산수유_ 잎

🌿 산수유_ 꽃

🌿 산수유_ 나무줄기

생가지는 분록색이 돌고 처음에 짧은 털이 있으나 떨어진다. **잎**은 마주나고 길이 4~12cm, 너비 2.5~6cm에 달걀상 피침 모양이며, 끝이 뾰족하고 가장자리가 밋밋하다. 잎의 표면은 녹색이고 누운 털이 약간 있으며, 뒷면은 연한 녹색 또는 흰빛이 돌며 맥 겨드랑이에 갈색 털이 빽빽이 난다. **꽃**은 3~4월에 잎보다 먼저 피는데, 작고 노란 꽃이 산형꽃차례에 20~30송이씩 달린다. **열매**는 긴 타원형의 핵과이며 8~10월에 붉은색으로 익는다.

작용부위 간, 신장에 작용한다.

성질과 맛 성질이 약간 따뜻하고, 맛은 시고 달며, 독성이 없다.

효능 열매살은 생약명이 산수유(山茱萸)이며, 자양강장, 강정, 보

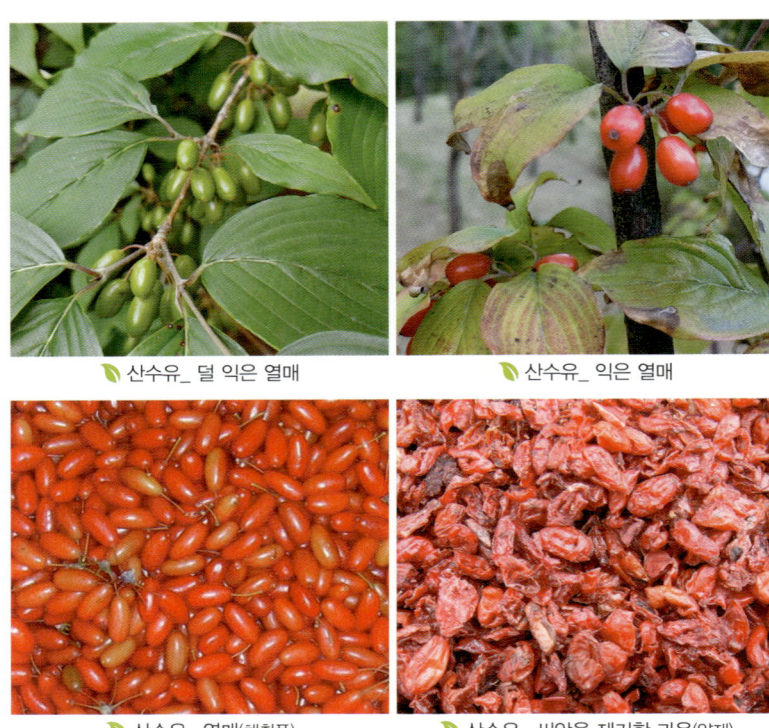

🌿 산수유_ 덜 익은 열매 🌿 산수유_ 익은 열매

🌿 산수유_ 열매(채취품) 🌿 산수유_ 씨앗을 제거한 과육(약재)

간, 보신, 수렴 등의 효능이 있고 항균, 혈압강하, 이뇨 작용이 있어, 현기증, 두통, 이명, 해수, 월경과다, 자궁출혈, 요슬둔통(腰膝鈍痛), 발기불능, 유정, 빈뇨 등을 낫게 한다. 산수유 추출물은 항산화 작용이 있어 노화방지 등에 효과가 있다는 것이 밝혀졌다. 민간요법으로 식은땀, 야뇨증 등을 치료하는 데 쓰며, 차나 술로도 장복할 수 있다.

약용법 말린 열매살 10~20g을 물 1L에 넣고 반으로 줄 때까지 달여서 하루 2~3회로 나누어 마신다.

주의사항 습열(濕熱)로 인해 소변이 잘 안 나오거나 소변이 찔끔찔끔하고 껄끄러운 사람은 복용에 주의한다.

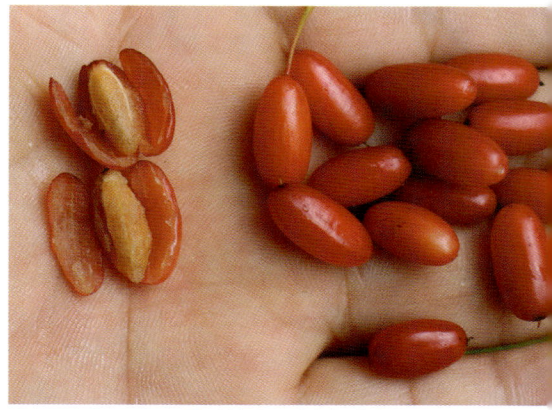

🌿 산수유_ 열매와 씨앗

▶ 산수유의 기능성 및 효능에 관한 특허자료

산수유 추출물을 함유하는 혈전증 예방 또는 치료용 조성물

산수유 추출물을 유효성분으로 함유하는 약학조성물은 트롬빈 저해활성 및 혈소판 응집 저해 활성을 나타내어 혈전 생성을 효율적으로 억제할 수 있으며 추출액, 분말, 환, 정 등의 다양한 형태로 가공되어 상시 복용 가능한 제형으로 조제할 수 있는 뛰어난 효과가 있다.

- 공개번호 : 10-2013-0058518, 출원인 : 안동대학교 산학협력단

포제를 활용한 산수유 추출물을 함유하는 항노화용 화장료 조성물

포제를 활용한 산수유 추출물을 함유하는 화장료 조성물은 프로콜라겐 생성 촉진 및 콜라게나제 발현 억제효과를 나타냈으며, 두 가지 활성의 복합 상승작용으로 인하여 우수한 피부주름 개선 및 항노화효과를 갖는다.

- 공개번호 : 10-2009-0128677, 출원인 : (주)아모레퍼시픽

항산화 활성을 증가시킨 산수유 발효 추출물의 제조 방법

본 발명에 따른 추출 방법은 산수유를 증기로 찌고, 이를 락토바실러스 브레비스로 발효시킨 다음 열수 추출함으로써 로가닌 함량이 높고 항산화 활성을 증가시킨 산수유 발효 추출물을 효율적으로 얻을 수 있다.

- 공개번호 : 10-2012-0139462, 출원인 : 동의대학교 산학협력단

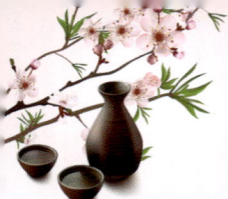

산수유주

 적용 병증

- **신경쇠약(神經衰弱)** : 신경이 계속 자극을 받아서 피로가 쌓여 여러 가지 증상을 일으키는 병증이다. 두통, 불면증, 어지럼증, 귀울림, 지각 과민, 주의 산만, 기억력 감퇴 등의 증상이 나타난다. 소주잔 1잔을 1회분으로 1일 1~2회씩, 10일 동안 음용한다.
- **간염(肝炎)** : 간에 생기는 염증을 통틀어 이른다. 바이러스 감염이 주원인이며 그 밖에 약물, 알코올, 알레르기 등이 원인인 것도 있다. 소주잔 1잔을 1회분으로 1일 1~2회씩, 15~20일 동안 음용한다.
- **음위(陰痿)** : 남성의 음경이 발기하지 않아 성교가 불가능한 경우의 처방이다. 노화현상의 하나이며, 젊은 사람에게는 과음, 과로, 영양 부족 등으로 오는 경우가 있다. 소주잔 1잔을 1회분으로 1일 1~2회씩, 15~25일 동안 음용한다.
- **기타 적응증** : 건위, 보간, 두통, 현기증, 심계항진, 늑막염, 요슬산통, 유정

 만드는 방법

- **채취 및 구입** : 약재상에서 구입한다. 재배지에서도 구입할 수 있다.
- 약효는 잘 익은 열매에 있다. 10~11월에 채취하여 종자를 제거하고 열매살을 건조시킨다.
- 말린 열매살 175g을 소주 3.6L에 넣고 밀봉한다.
- 3~4개월간 숙성시켜 음용하며, 15개월 정도 숙성시킨 후에는 찌꺼기를 걸러내고 보관한다.
- **맛과 약성** : 맛은 시고 약간 떫다. 황설탕 100g을 가미하면 더욱 효과적이다.

 주의 사항

- 본 약술을 음용하는 중에 도라지와 방기 등의 섭취를 금하며, 소변 부실자는 음용을 금한다.
- 장복해도 해롭지는 않으나 종자까지 담근 술은 3일에 1일 정도 쉬어가며 음용하는 것이 좋다.
- 신맛이 강하므로 꿀을 150~200g 정도 타거나 2배의 물로 희석하여 음용하는 것이 좋다.

산초나무

Zanthoxylum schinifolium Siebold & Zucc.

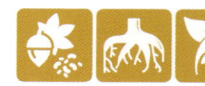

- **생약명** 산초(山椒), 화초(花椒), 화초근(花椒根), 화초엽(花椒葉)
- **과 명** 운향과(Rutaceae)
- **채취시기** 10~11월(열매껍질), 연중 수시(뿌리), 봄·여름(잎)
- **사용부위** 열매껍질, 뿌리, 잎
- **약리작용** 국소마취 및 진통작용, 항염작용, 구충작용, 항균작용
- **용 도** 향신료(열매껍질), 식용(어린순), 약용(열매껍질은 벌과 뱀 해독제나 치질에 사용)

생육특성 산초나무는 전국 각지에 분포하는 낙엽활엽관목으로, 산기슭 또는 등산로 주변에 자생하거나 밭둑이나 마을 주위에 심어 가꾸기도 한다. 높이는 3m 정도이며, 줄기에 3~5mm의 가

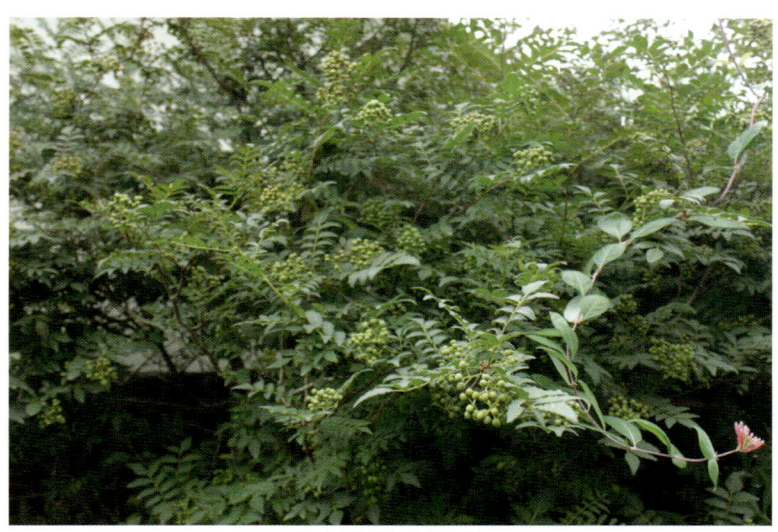

산초나무_ 나무모양

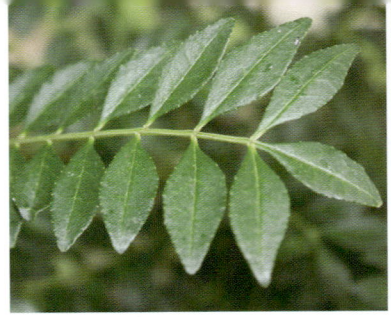

산초나무_ 잎

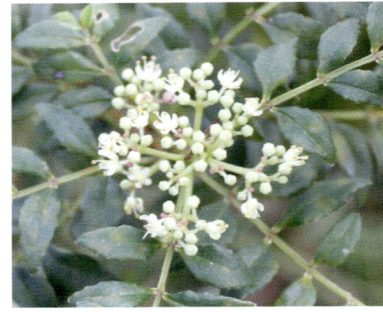

산초나무_ 꽃

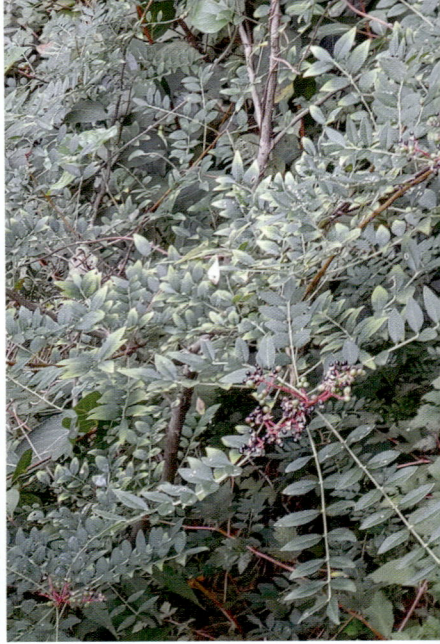

산초나무_ 잎과 가지

시가 엇갈려 나고 일년생가지는 붉은빛을 띤 갈색으로 1개씩 떨어져 나는 가시가 있다. 잎은 어긋나고 13~21개의 작은잎으로 된 1회 깃꼴겹잎이며, 작은잎은 길이 1.5~5cm에 넓은 피침 모양으로

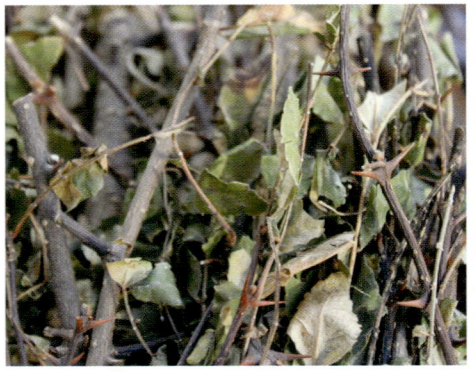

산초나무_ 잎과 가지(채취품)

양끝이 좁고 가장자리에 물결 모양의 잔톱니가 있다. 꽃은 암수

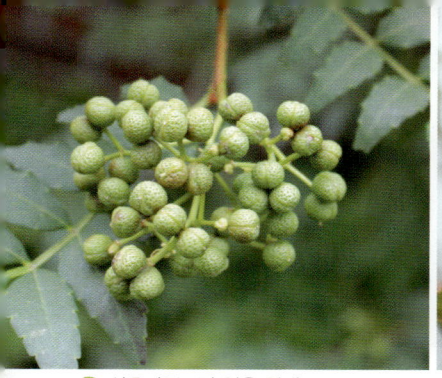
산초나무_ 덜 익은 열매

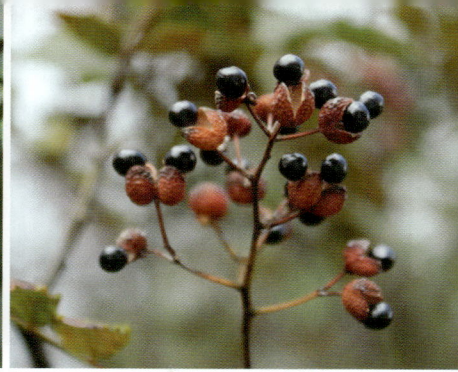
산초나무_ 익은 열매

딴그루로 8~9월에 피며, 연한 녹색 꽃이 가지 끝에 산방꽃차례를 이루며 달린다. 열매는 둥근 삭과이며 10~11월에 녹갈색에서 홍색으로 익으면 3개로 갈라져서 검은색 종자가 나온다.

작용부위 위, 신장, 비장에 작용한다.

성질과 맛 열매껍질은 성질이 따뜻하고, 맛은 매우며, 독성이 약간 있다. 뿌리는 성질이 덥고, 맛은 매우며, 독성이 약간 있다. 잎은 성질이 덥고, 맛은 매우며, 독성이 없다.

효능 열매껍질은 생약명이 산초(山椒) 또는 화초(花椒)이며, 중초를 따뜻하게 하여 한사를 흩어지게 하고 진통, 해독, 제습, 살충의 효능이 있어 심복냉통(心腹冷痛), 치통, 구토, 설사, 소화불량, 해수, 감기몸살, 습진, 피부 가려움증, 피부염 등을 치료한다. 항균시험에서 대장균, 적리균, 황색포도구균, 녹농균, 디프테리아균, 폐렴구균 및 피부사상균에 대한 억제 작용이 밝혀졌다. 뿌리는 생약명이 산초근(山椒根)이며, 방광염으로 인한 혈림(血淋)을 낫게 한다. 잎은 생약명이 산초엽(山椒葉)이며, 한적(寒積), 곽란, 각기, 피부염, 피부 가려움증 등을 치료한다. 산초나무의 추출물은 항균, 항바이러스, 항진균 작용이 있다.

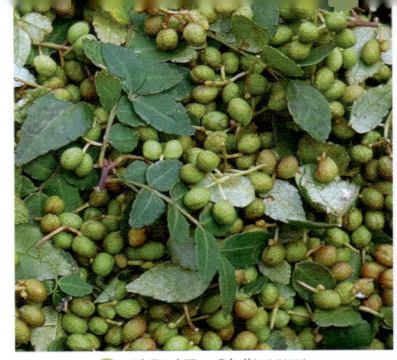
산초나무_ 열매(채취품)

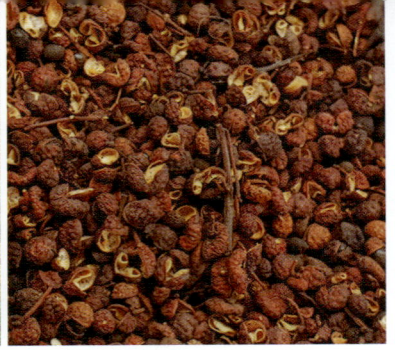
산초나무_ 열매껍질(약재)

약용법 말린 열매껍질 5~10g을 물 1L에 넣고 반으로 줄 때까지 달여서 하루 2~3회로 나누어 마신다. 또는 가루나 환으로 만들어 복용한다. 외용할 경우에는 가루 내어 환부에 뿌린다. 말린 뿌리 10~20g을 물 1L에 넣고 반으로 줄 때까지 달여서 하루 2~3회로 나누어 마신다. 말린 잎 5~10g을 물 1L에 넣고 반으로 줄 때까지 달여서 하루 2~3회로 나누어 마신다. 외용할 경우에는 생잎을 짓찧어서 환부에 도포한다.

주의사항 임산부는 복용에 주의한다.

▶ 산초나무의 기능성 및 효능에 관한 특허자료

산초나무 추출물을 유효성분으로 포함하는 천연 항균 조성물

본 발명은 산초나무 추출물을 유효성분으로 포함하는 천연 항균 조성물에 관한 것이다. 특히 식중독균에 대하여 강한 살균효과를 가지며, 인체에 무해하고, 열 안정성이 우수한 산초나무 추출물 및 이를 포함하는 천연 항균 조성물을 제공한다.

- 공개번호 : 10-2004-0075263, 출원인 : 삼성에버랜드(주)

산초나무 추출물을 함유하는 항바이러스용 조성물

본 발명은 산초나무 추출물을 함유하는 항바이러스용 조성물에 관한 것으로, 더욱 구체적으로 산초나무 추출물을 유효성분으로 함유하는 인플루엔자 바이러스 질환 예방 및 치료용 조성물에 관한 것이다.

- 공개번호 : 10-2011-0046193, 출원인 : 고려대학교 산학협력단

삼지구엽초

Epimedium koreanum Nakai

- ●생약명 음양곽(淫羊藿)
- ●과 명 매자나무과(Berberidaceae)
- ●채취시기 여름부터 가을
- ●사용부위 지상부
- ●약리작용 남성호르몬 유사작용, 혈당강하작용, 혈중지질저하작용, 면역증강작용, 진정작용, 항균작용, 항염작용
- ●용 도 약용(잎과 뿌리는 진해, 거담, 소염, 항균 작용), 차용(줄기와 잎)

생육특성 삼지구엽초는 강원도와 경기도 이북에 분포하는 여러해살이풀로, 산속이나 숲에서 자생한다. 높이는 30cm 정도이며, 뿌리줄기는 단단하고 옆으로 뻗으며 잔뿌리가 많이 달린다. 줄

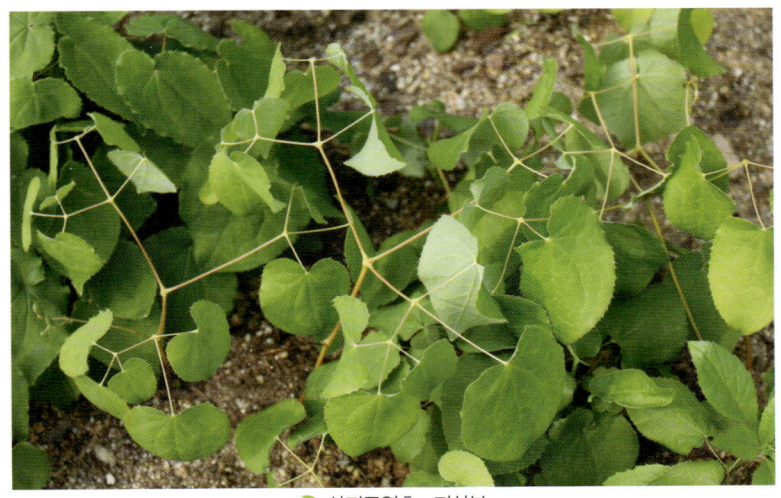

삼지구엽초_ 지상부

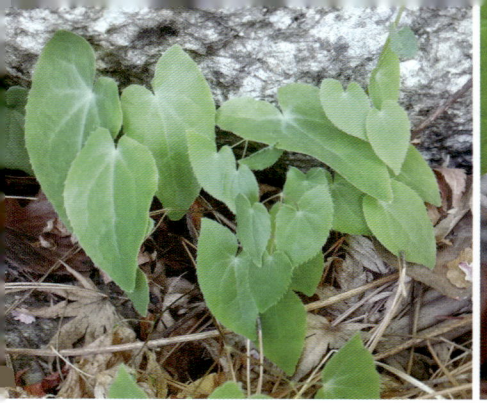
삼지구엽초_ 잎

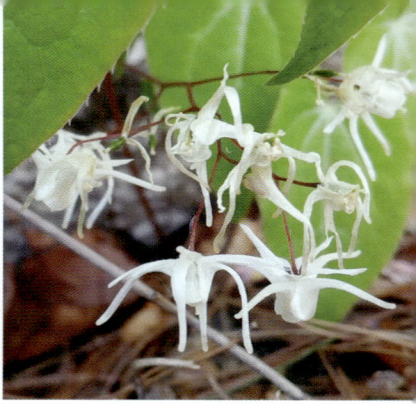
삼지구엽초_ 꽃

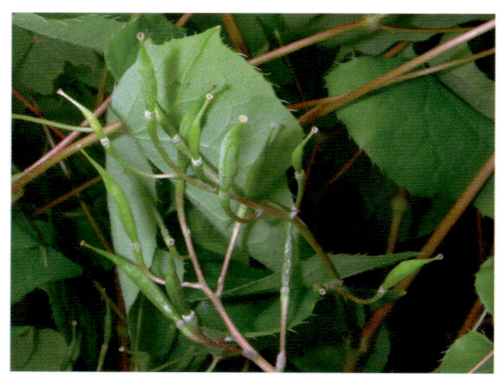
삼지구엽초_ 종자 결실

기는 보통 뭉쳐나서 곧게 자라며 밑부분이 비늘 같은 잎으로 둘러싸인다. 줄기 윗부분에서 3개의 가지가 갈라지고 가지 끝마다 3개의 잎이 달려 이 이름이 붙여졌다. **근생엽**은 뭉쳐나고 잎자루가 길며, **줄기잎**은 1~2개의 잎이 어긋나고 3개씩 2회 갈라진다. 작은잎은 길이 5~13cm, 너비 2~7cm에 달걀모양으로 끝이 뾰족하고 밑부분이 심장 모양이며 가장자리에 털 같은 잔톱니가 있다. **꽃**은 4~5월에 황백색으로 피는데, 원줄기 끝에 겹총상꽃차례를 이루며 아래를 향하여 달린다. 꽃잎은 4개이고 긴 꿀주머니가 있다. **열매**는 양끝이 뾰족한 원기둥 모양의 골돌과이고, 2개로 갈라진다.

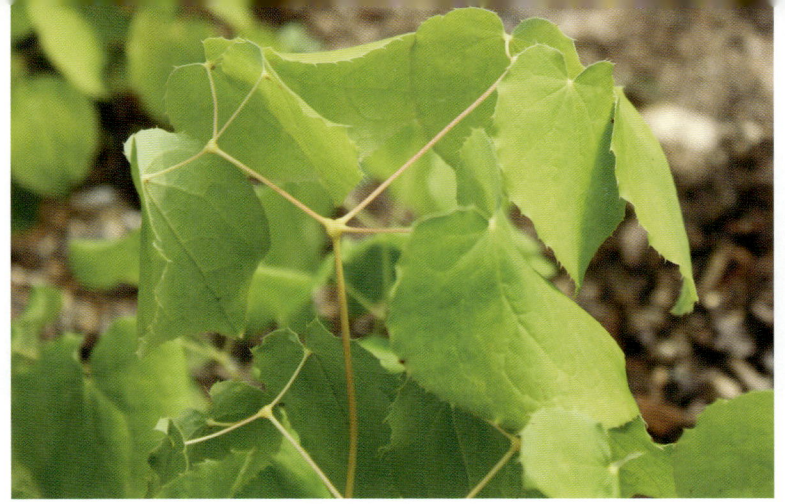

삼지구엽초_ 줄기

작용부위 간, 신장에 작용한다.

성질과 맛 성질이 따뜻하고, 맛은 맵고 달며, 독성이 없다.

효능 신(腎)을 보하여 양기를 튼튼하게 하고 풍사와 습사를 제거하는 등의 효능이 있어, 발기불능, 소변임력(小便淋瀝), 반신불수, 허리와 무릎의 무력증, 풍사와 습사로 인하여 결리고 아픈 증상, 기타 반신불수나 사지불인(四肢不仁), 갱년기 고혈압 등을 치료한다. 그 밖에 강장, 강정, 최음 효과가 있으며, 건망증, 신경쇠약, 히스테리 등에도 쓴다. 술을 담가 마셔도 같은 효과를 얻을 수 있다. 중국에서는 음양곽(*E. brevicornum* Maxim.), 유모음양곽(柔毛淫羊藿, *E. pubescens* Maxim.) 등을 사용한다.

약용법 말린 지상부 15g을 물 1L에 넣고 끓기 시작하면 불을 약하게 줄여 1/3로 줄 때까지 달여서 하루 2회로 나누어 마신다. 풍습을 제거하는 데에는 말린 것을 생용(生用)하고, 신(腎)의 양기를 보하거나 몸을 따뜻하게 하여 한사를 흩어지게 하고자 할

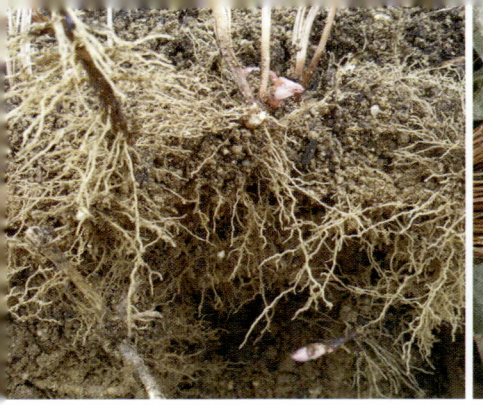
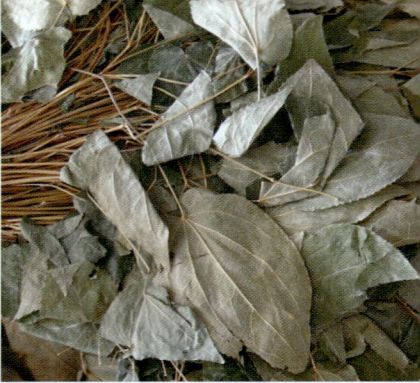

🌿 삼지구엽초_ 뿌리(채취품) 🌿 삼지구엽초_ 지상부(약재)

때에는 양지유로 가공하여 사용한다. 민간에서는 남성불임에 지상부 20g을 차처럼 달여서 하루 동안에 나누어 마셨다. 또한 빈혈과 냉병 등의 치료에도 사용하였다.

주의사항 성미가 맵고 따뜻하면서 양기를 튼튼하게 하는 작용이 있으므로, 음허로 쉽게 스트레스를 받는 경우에는 사용을 피한다. 꿩의다리 종류를 삼지구엽초로 잘못 알고 사용하는 사람이 있으나, 식물체의 기원이 다르므로 주의해야 한다.

▶ 삼지구엽초의 기능성 및 효능에 관한 특허자료

삼지구엽초 추출물을 포함하는 허혈성 뇌혈관 질환 예방 또는 개선용 조성물

본 발명은 삼지구엽초 추출물을 포함하는 허혈성 뇌혈관 질환 예방 또는 개선용 조성물에 관한 것으로, 보다 상세하게는 뇌허혈에 민감하다고 알려져 있는 해마 조직 CA1 영역의 신경세포 손상을 효과적으로 예방할 뿐만 아니라, 인체에 부작용을 발생시키지 않는 무해한 삼지구엽초 추출물을 포함하는 허혈성 뇌혈관 질환 예방 또는 개선용 조성물을 제공할 수 있다.

- 공개번호 : 10-2007-0092497, 출원인 : (주)네추럴에프앤피

삼지구엽초주

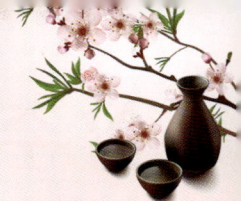

적용 병증

- **건망증(健忘症)**: 기억력에 장애가 생겨 어느 시기 동안 경험한 일을 전혀 떠올리지 못하는 증상이다. 소주잔 1잔을 1회분으로 1일 1~2회씩, 20~25일 동안 음용한다.
- **양신(養腎)**: 남성의 양기를 북돋우고 생식기능을 강화하기 위한 처방이다. 소주잔 1잔을 1회분으로 1일 1~2회씩, 20~30일 동안 음용한다.
- **기타 적응증**: 관절냉기, 사지동통, 노망, 마비증세, 불임증

만드는 방법

- **채취 및 구입**: 시중 약재상에서 취급하며, 강원도 오대산 주위에서 자생하는 것을 직접 채취할 수 있다.
- 약효는 잎과 줄기에 있다. 여름이나 잎이 마르기 전 가을에 잎과 줄기를 함께 채취하여 씻은 다음 약간 말려 썰어서 사용한다.
- 말린 잎과 줄기 150g을 소주 3.6L에 넣고 밀봉한다.
- 3~4개월간 숙성시켜 음용하며, 15개월 정도 숙성시킨 후에는 찌꺼기를 걸러내고 보관한다.
- **맛과 약성**: 맛은 맵고 달다. 꿀을 150g 넣고 15일 정도 숙성시키면 더욱 효과적이다.

주의 사항

- 음기 허약자는 본 약술의 음용을 금한다.
- 장복해도 무방하다.

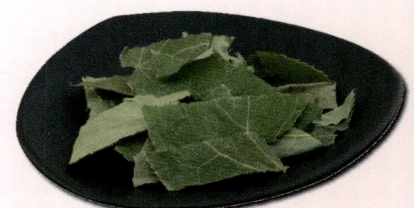

삼지구엽초_ 잎(채취품)

삽주

Atractylodes ovata (Thunb.) DC.(= *Atractylodes japonica* Koidz.)

- **생약명** 백출
- **과 명** 국화과(Compositae)
- **채취시기** 상강(霜降)부터 입동(立冬) 사이
- **사용부위** 뿌리줄기
- **약리작용** 간보호작용, 이담작용, 이뇨작용, 면역증강작용, 항산화작용, 항종양작용, 혈당강하작용, 항응혈작용, 항균작용
- **용 도** 식용(어린순), 약용(뿌리줄기는 진정, 항균, 항암, 이뇨작용)

생육특성 삽주는 전국 각지에 분포하는 여러해살이풀로, 산지의 건조한 곳에서 자란다. 높이는 30~100cm이고, 줄기는 곧게 서며 경질(硬質)이고 윗부분에서 가지가 갈라진다. 뿌리줄기는 굵

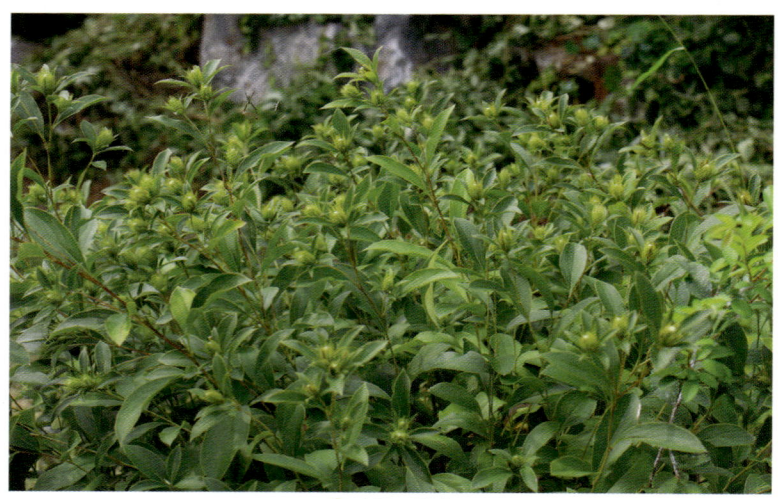

삽주_ 무리

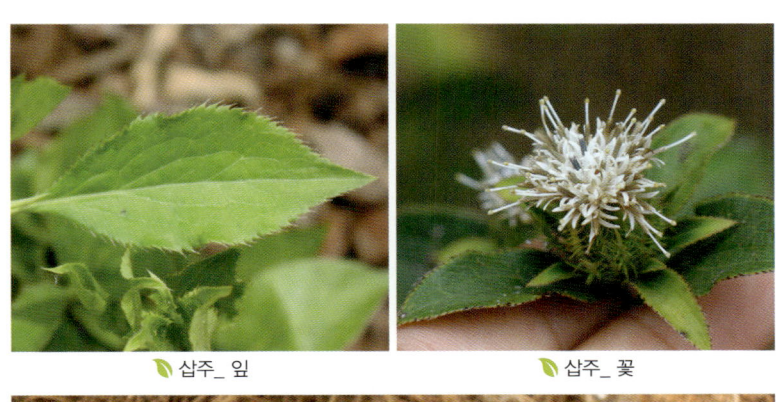

🌿 삽주_ 잎   🌿 삽주_ 꽃

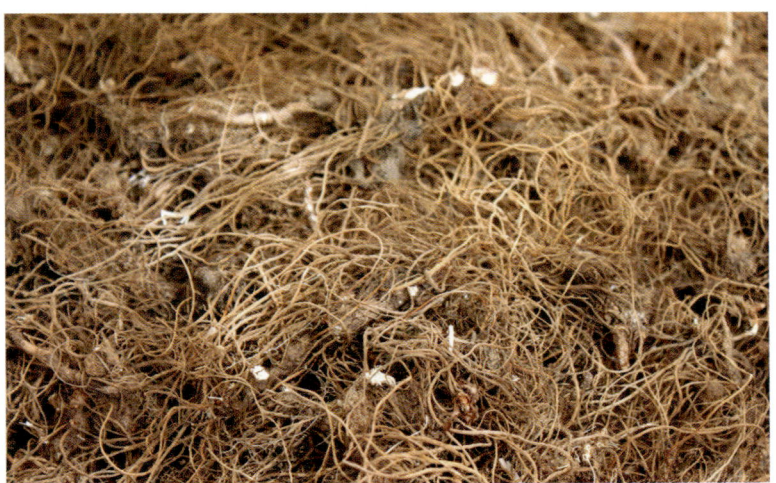

🌿 삽주_ 뿌리줄기(채취품)

고 긴 육질이며 마디가 있고 특유의 향기가 난다. **근생엽**은 꽃이 필 때 말라 없어지고, **줄기잎**은 어긋나며 밑부분의 것은 깃꼴로 깊게 갈라진다. 갈래조각은 3~5개이고 길이 8~11cm에 타원형 또는 거꿀달걀상 긴 타원형으로 가장자리에 가시 같은 톱니가 있다. 윗부분의 잎은 갈라지지 않고 잎자루가 거의 없다. 꽃은 암수딴그루이며 7~10월에 흰색 또는 붉은색으로 피는데, 원줄기와 가지 끝에 지름 1.5~2cm의 두상화가 1개씩 달린다. 암꽃은 모두 흰색이고, 대롱꽃의 꽃부리는 끝이 5개로 갈라진다. 열매는 타원형의 수과로 은백색 털이 빽빽이 나 있으며, 갈색 갓털이 있고 9~10월에 익는다.

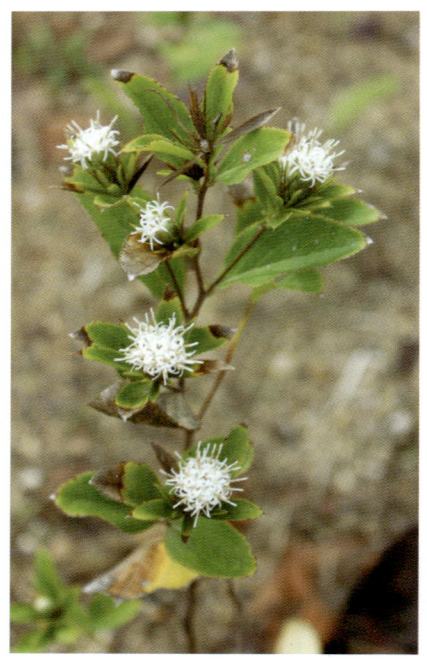
삽주_ 지상부

작용부위 비장, 위에 작용한다.

성질과 맛 성질이 따뜻하고, 맛은 쓰고 달며, 독성이 없다.

효능 풍사와 습사를 제거하고 비위를 튼튼하게 하며, 울체된 기를 풀어주고 땀을 내며 눈을 밝게 하는 등의 효능이 있어 식욕부진, 소화불량, 위염, 구토, 설사, 이질, 말라리아, 감기, 야맹증, 풍한으로 인한 습비(濕痺) 등을 치료한다.

약용법 말린 뿌리줄기 15g을 물 1L에 넣고 끓기 시작하면 불을 약하게 줄여 1/3로 줄 때까지 달여서 하루 2회로 나누어 마신다. 습사를 말리고 수도를 편하게 하기 위해서는 말린 것을 그대로 사용하고, 기를 보하고 비를 튼튼하게 하려면 쌀뜨물에 담갔다가 건져서 약한 불에 볶아 사용하면 좋다. 또한 건비지사(健脾止瀉)에는 갈색으로 볶아 사용한다. 민간에서는 체한 데나 소화불량에 가루 내어 5g 정도를 사용하였고, 만성위염에는 가루 낸 것을 하루 3회 4~6g씩 복용하였다.

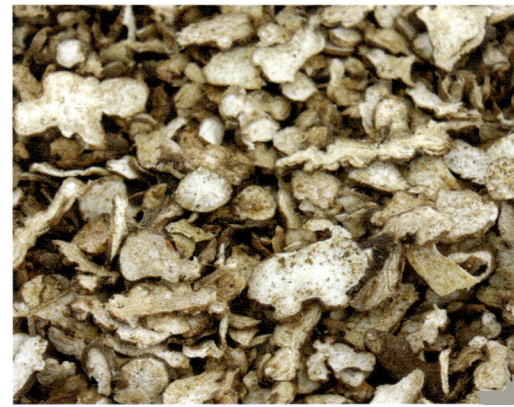

삽주_ 뿌리줄기(약재)

주의사항 성질이 따뜻하고 건조하며 맛이 매워 음액(陰液)을 손상시킬 우려가 있으므로 음허내열(陰虛內熱: 음기가 허하고 내적으로 열이 있는 상태)이나 기허다한(氣虛多汗: 기가 허하여 땀을 많이 흘리는 상태)의 경우에는 사용을 피한다.

▶ 삽주의 기능성 및 효능에 관한 특허자료

항알레르기 효과를 가지는 백출(삽주) 추출물

본 발명은 항알레르기 효과를 가지는 백출(삽주) 추출물에 관한 것으로, 보다 구체적으로는 전통약재인 백출로부터 열탕 또는 유기용매를 이용하여 항알레르기 효과를 가지는 성분을 추출하는 방법 및 상기 추출된 물질을 함유하는 항알레르기 기능성 식품 또는 의약조성물에 대한 것이다.

- 공개번호 : 10-2005-0051741, 출원인 : 학교법인 건국대학교

생강

Zingiber officinale Roscoe

- **생약명** 생강(生薑), 건강(乾薑)
- **과 명** 생강과(Zingiberaceae)
- **채취시기** 봄, 가을
- **사용부위** 뿌리줄기
- **약리작용** 진정작용, 항경련작용, 진통작용, 항염작용, 항균작용, 항구토·항멀미작용, 위점막보호작용, 간보호작용, 이담작용, 항혈소판응집작용, 항산화작용, 항미생물작용
- **용 도** 약용(뿌리줄기는 구토, 지사, 항염증, 진통, 억균작용)

생육특성 생강은 동남아시아 원산의 숙근성 여러해살이풀로, 전국 각지에서 재배하고 있고 특히 남부 지방에서 많이 재배한다.

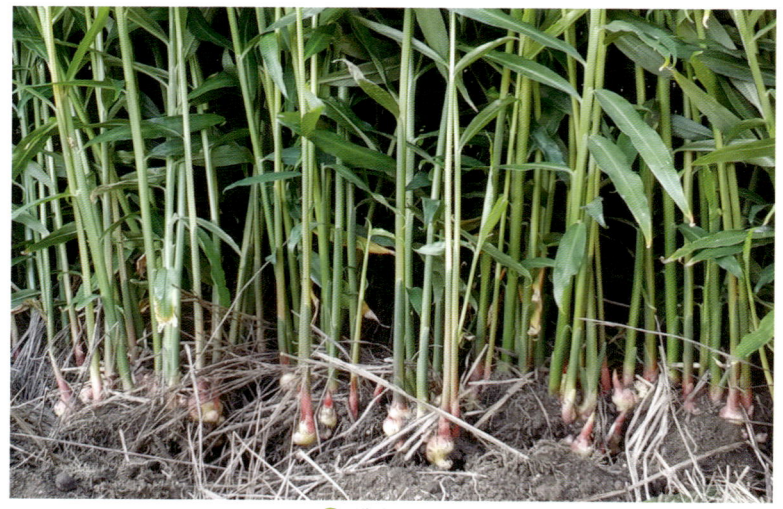

생강_ 재배밭

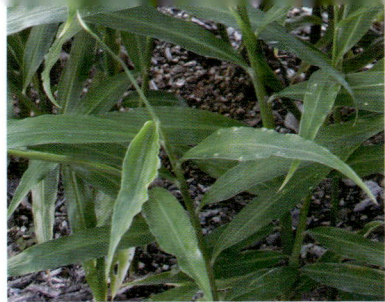
생강_ 잎

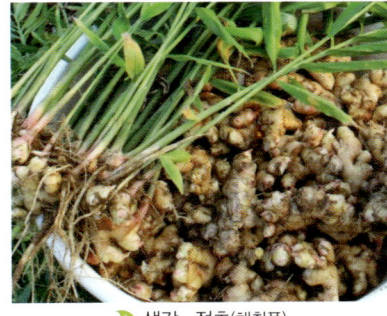
생강_ 전초(채취품)

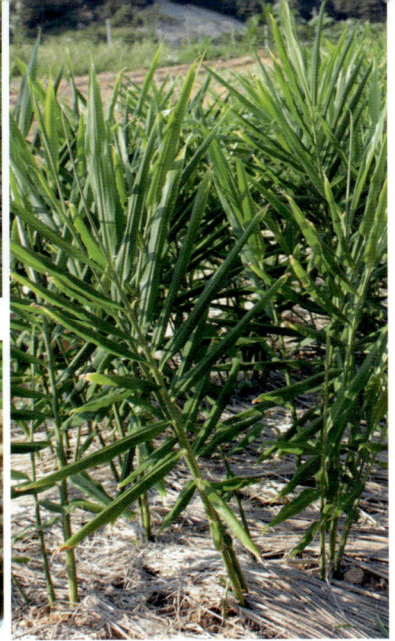
생강_ 지상부

높이는 60cm 정도이고, 각 마디에서 잎집으로 만들어진 가짜줄기가 곧게 자라며 윗부분에서 잎이 2줄로 배열된다. 뿌리줄기 옆으로 뻗으며, 굵은 덩어리 모양의 다육질로 매운맛과 향기가 있다. **잎**은 어긋나고, 양 끝이 좁은 선상 피침 모양이며 밑부분이 긴 잎집으로 된다. 우리나라에서는 **꽃**이 피지 않으나, 원산지인 열대 지방에서는 8~9월에 잎집으로 싸인 길이 20cm 정도의 꽃줄기가 나오고 그 끝에 꽃이삭이 달려 황록색의 꽃이 핀다. 꽃은 포 사이에서 나오고 꽃받침은 짧은 통 모양이며, 꽃부리의 끝부분은 3개로 갈라지고 갈라진 조각은 끝이 뾰족하다.

작용부위 폐, 위, 비장에 작용한다.

성질과 맛 성질이 덥고(《동의보감》에는 성질이 약간 따뜻하다고 함),

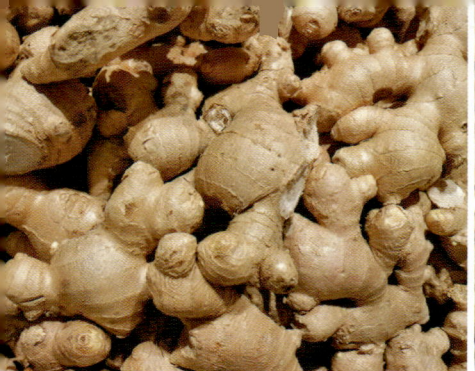
생강_ 뿌리줄기(채취품)

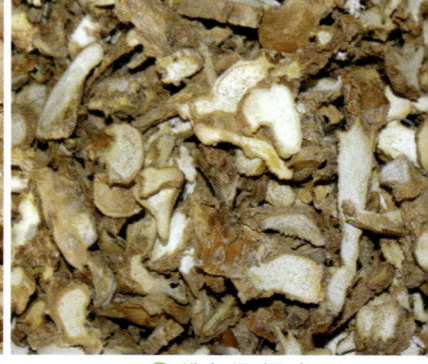
생강_ 뿌리줄기(약재)

맛은 매우며, 독성은 없다.

효능 땀을 내어 체표의 사기를 걷어내고 중초를 따뜻하게 하며, 구토를 억제하고 가래를 삭이는 효능이 있어, 감기, 발열, 두통, 해수, 몸살, 체내의 수액 정체, 복통, 설사, 소화불량, 복부팽만 등을 치료하고, 반하, 천남성, 육류와 어패류의 독을 풀어준다. 또한 진저롤이 입안 점막을 자극하여 소화액 분비를 촉진시키고 장내의 이상 발효를 억제한다.

약용법 뿌리줄기 15g을 물 1L에 넣고 반으로 줄 때까지 중불로 서서히 달인 후 아침저녁 식간 또는 식후에 복용하면 소화에 좋고 감기도 예방한다. 관절염에는 뿌리줄기 30g을 갈아 면포에 싸서 물 1L에 넣고 반으로 달여 환부를 찜질한다. 환부가 빨갛게 될 때까지 찜질하면 효과가 있다. 뿌리줄기를 물과 믹서에 갈아서 꿀에 재워 냉장고에 보관해두고, 우유 한 잔에 한두 숟가락 넣어 마시면 성인병을 예방하는 효과가 있다. 잎을 잘게 썰어 헝겊 주머니에 넣고 욕조에 담아 목욕을 하면, 피로를 풀어주고 근육통에 좋으며 보습 효과도 있다.

주의사항 속에 열이 많은 사람은 과용하지 않도록 주의한다.

석산

Lycoris radiata (L'Hér.) Herb.

- **생약명** 석산(石蒜)
- **과 명** 수선화과(Amaryllidaceae)
- **채취시기** 가을
- **사용부위** 비늘줄기
- **약리작용** 진정작용, 해열·진통작용, 혈압강하작용, 항염작용, 최토작용, 요산배설촉진작용, 항종양작용, 항바이러스작용, 면역증강작용
- **용 도** 원예 및 조경용, 약용(비늘줄기는 인후염, 편도선염과 항암제로 사용)

생육특성 석산은 남부 지방에 주로 분포하는 여러해살이풀로, 꽃무릇이라고도 한다. 습윤한 산기슭이나 풀밭에서 무리지어 자라고 전북 고창 선운사와 전남 영광 불갑사 등의 군락지가 유명하

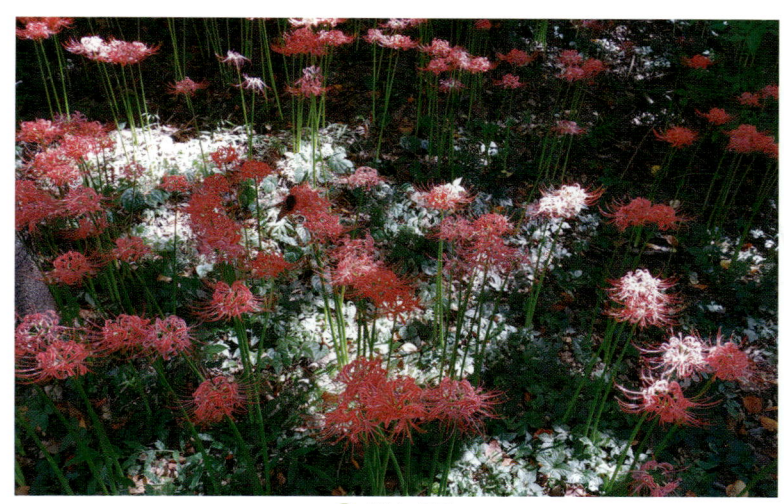

석산_ 무리

다. **높이**는 30~50cm이고, 비늘줄기는 지름 3~4cm에 넓은 타원형이며 겉껍질이 흑갈색이다. **잎**은 모여나고, 길이 30~40cm, 너비 15cm 정도에 줄 모양이다. **꽃**은 9~10월에 붉은색으로 피는데, 잎이 없어진 비늘줄기에서 꽃대가 나오고 그 끝에 큰 꽃이 산형꽃차례로 달린다. 꽃덮이조각은 6개이고 거꿀피침 모양이며, 뒤로 말리고 가장자리에 주름이 있다. 수술은 6개이며 꽃 밖으로 길게 나온다. 꽃이 떨어진 다음 **열매**를 맺지 못하고 짙은 녹색의 잎이 나와 이듬해 봄에 시든다. 비늘줄기를 물에 담가 알칼로이드를 제거하면 좋은 녹말을 얻을 수 있다.

작용부위 간, 폐, 위에 작용한다.

성질과 맛 성질이 따뜻하고, 맛은 매우며, 독성이 있다.

효능 소변이 잘 나가게 하고 가래를 제거하며, 종기를 가라앉히고 구토가 나도록 도와주는 등의 효능이 있어, 인후와 편도가 부은 데, 림프샘염, 해수, 수종(水腫), 종기, 악창 등의 치료에 쓴

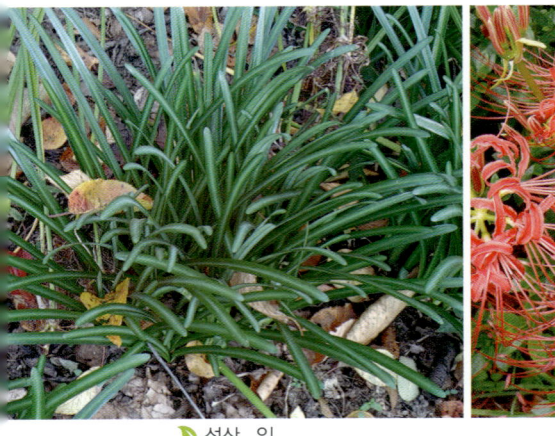
석산_ 잎

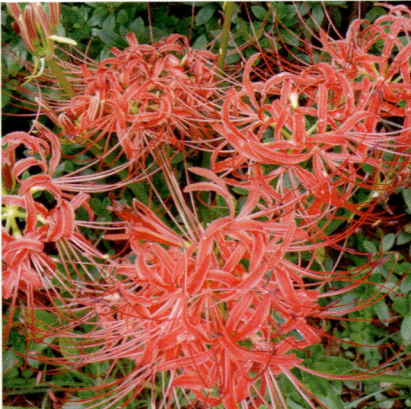
석산_ 꽃

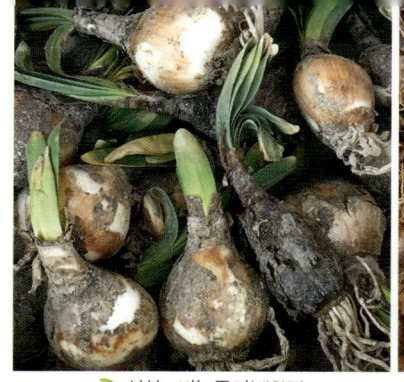
🌿 석산_ 비늘줄기(채취품)

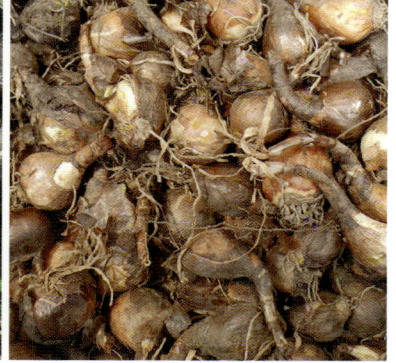
🌿 석산_ 비늘줄기(약재)

다. 또한 복막염과 흉막염에 구토제로 사용하며, 치루와 자궁탈수에는 물에 달인 액으로 환부를 닦아낸다.

약용법 말린 비늘줄기 2~3g을 물 1L에 넣고 끓기 시작하면 불을 약하게 줄여 1/3로 줄 때까지 달여서 하루 2회로 나누어 마신다. 외용할 경우에는 생것을 짓찧어 환부에 붙이거나, 달인 액으로 환부를 씻어낸다.

주의사항 상사화와 혼동하는 사람이 더러 있으나, 다른 식물이므로 혼동하지 않도록 주의를 요한다. 석산은 독성이 있으므로 함부로 사용하면 안 된다. 특히 신체가 허약한 사람, 실사(實邪)가 없고 구역질을 하는 사람은 복용하면 안 된다.

> ▶ **석산의 기능성 및 효능에 관한 특허자료**
>
> **석산 추출물을 유효성분으로 포함하는 항균용 조성물**
>
> 본 발명의 석산 추출물은 식중독 병원균인 대장균, 녹농균, 살모넬라균 및 황색포도상구균에 대한 항균활성을 나타낼 뿐만 아니라 헬리코박터 파일로리균(helicobacter pylori)에 대한 항균활성도 우수하므로, 이를 유효성분으로 포함하는 본 발명의 조성물은 항균 용도로 유용하게 사용될 수 있다.
>
> - 공개번호 : 10-2013-0079282, 출원인 : 태극제약(주), 영광군, 충남대학교 산학협력단

소엽

Perilla frutescens (L.) Britton var. *crispa* (Benth.) W.Deane

● 생약명	자소엽(紫蘇葉), 자소자(紫蘇子)
● 과 명	꿀풀과(Labiatae)
● 채취시기	6~9월(잎), 열매가 익었을 때(종자)
● 사용부위	잎, 종자
● 약리작용	진정작용, 해열작용, 지해·거담·평천작용, 지혈작용, 항응혈작용, 혈당상승작용, 면역증강작용, 항미생물작용, 방부작용, 항균작용
● 용 도	약용(잎은 감기, 구토, 설사의 치료 등에 사용, 종자는 천식, 변비 등에 사용, 줄기는 소화불량, 복통 등에 사용)

생육특성 소엽은 중국 원산의 한해살이풀로, 산야에 자생하거나 마을 인근이나 밭에서 재배한다. **높이**는 20~80cm이며, 줄기

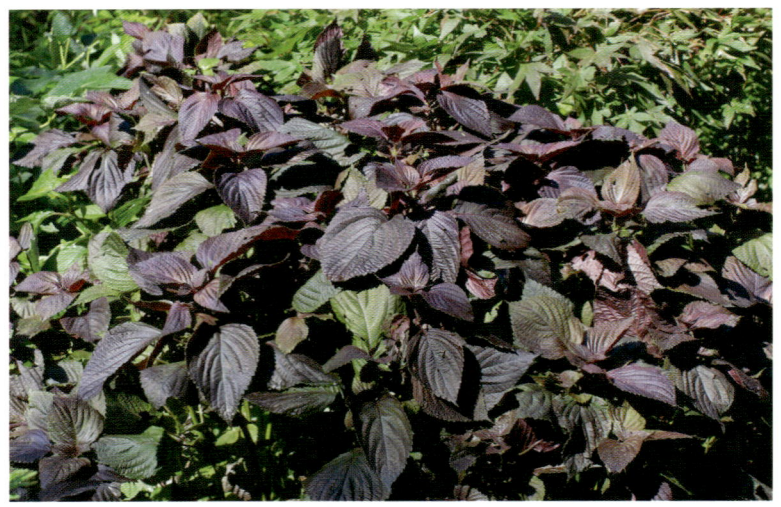

소엽_ 지상부

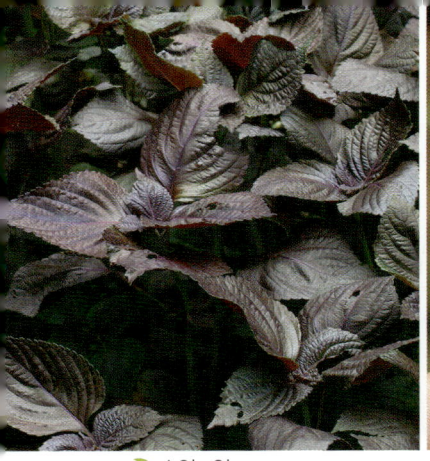
소엽_ 잎

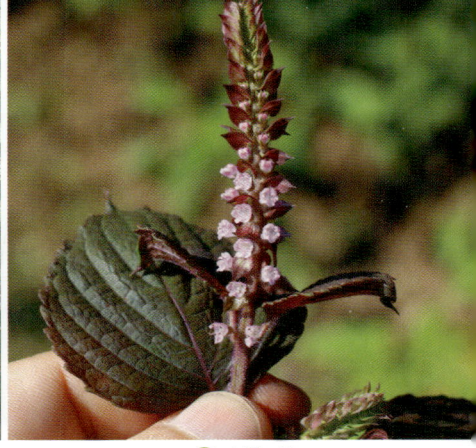
소엽_ 꽃

가 곧게 서고 네모지며 가지가 갈라진다. 식물체 전체에 자줏빛이 돌고 특유의 향기가 있다. **잎**은 마주나고 잎자루가 길며, 넓은 달걀 모양으로 끝이 뾰족하고 가장자리에 톱니가 있다. 잎의 양면에 털이 있고, 뒷면 맥 위에 특히 긴 털이 있다. **꽃**은 8~9월에 연한 자주색으로 피며, 원줄기와 가지 끝에 총상꽃차례로 달린다. 꽃부리는 짧은 통 모양이고 끝이 입술 모양이며, 아랫입술이 윗입술보다 약간 길다. **열매**는 둥근 분과이고 꽃받침 안에 들어 있다.

작용부위　폐, 비장에 작용한다.

성질과 맛　성질이 따뜻하고, 맛은 맵다.

효능　잎은 방향성 건위제(健胃劑)로 진해, 진정, 거담 작용이 있으며, 잎을 따서 그늘에 말려 만든 분말은 혈액순환을 돕는 효과가 있다. 종자는 이뇨제로 발한, 진정, 진통, 진해, 흥분 작용이 있고, 혈액순환을 촉진하며 가래를 삭이고 건뇌출혈(健腦出血) 등 모든 뇌질환과 치질, 천식 등에 사용한다.

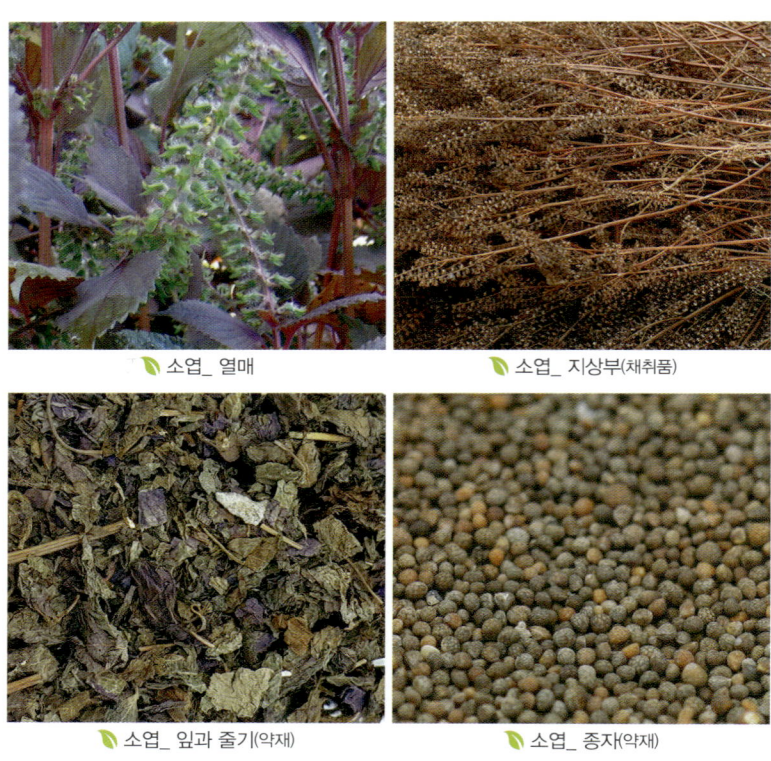

소엽_ 열매

소엽_ 지상부(채취품)

소엽_ 잎과 줄기(약재)

소엽_ 종자(약재)

약용법 말린 잎 5~15g을 물 300mL에 넣고 달여 마시거나, 피부병에는 목욕물로 사용하면 좋다. 특히 건뇌(健腦)에는 그늘에 말린 잎을 가루 내어 매 식후에 20g 정도 복용하면 아주 좋다. 생선이나 게를 먹고 식중독에 걸렸을 때 잎의 생즙을 마시거나 잎을 삶아 먹는다.

속단

Phlomis umbrosa Turcz.

- ● 생약명 한속단(韓續斷)
- ● 과 명 꿀풀과(Labiatae)
- ● 채취시기 봄·가을(뿌리)
- ● 사용부위 뿌리
- ● 약리작용 항염작용, 항알레르기작용
- ● 용 도 식용(어린순), 약용(뿌리와 지상부는 발열, 두통 등에 사용)

생육특성 속단은 전국 각지에 분포하는 여러해살이풀로, 산지의 습기가 많고 반그늘의 비옥한 토양에서 자란다. **높이**는 1m 정도이고, 네모진 줄기가 곧게 서며 전체에 잔털이 있다. 뿌리에 굵은 덩이뿌리가 4~5개 정도 달린다. **잎**은 마주나고 잎자루가 길

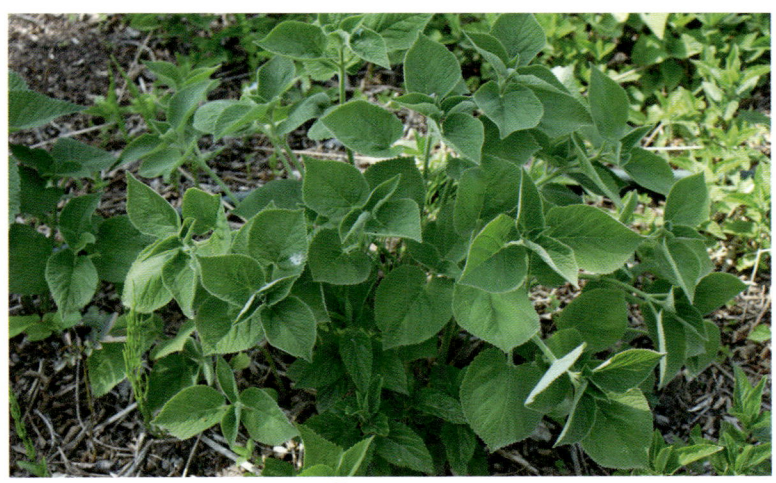

속단_ 무리

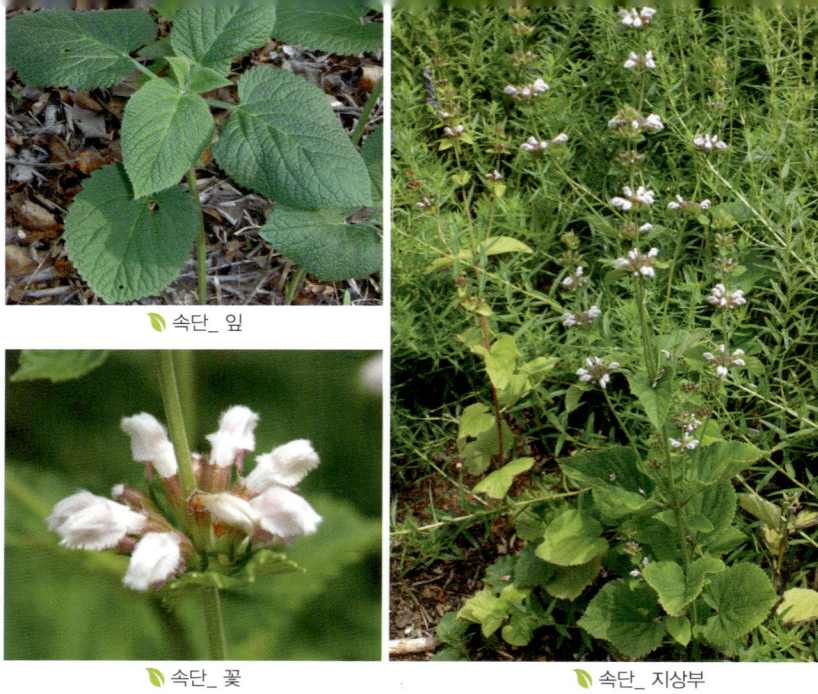

속단_ 잎

속단_ 꽃

속단_ 지상부

며, 길이 13cm, 너비 10cm 정도에 심장상 달걀 모양으로 가장자리에 둔하고 규칙적인 톱니가 있다. 꽃은 7월에 붉은빛으로 피는데, 원줄기 윗부분에 윤산꽃차례가 마주나서 전체가 큰 원추꽃차례로 된다. 꽃부리는 입술 모양이고 꽃받침은 통 모양이며 갈래조각은 털 같은 돌기로 된다. 열매는 넓은 달걀 모양의 수과이며 꽃받침으로 싸여 익는다.

작용부위 간, 신장에 작용한다.

성질과 맛 성질이 평(平)하고, 맛은 맵다.

효능 풍(風)을 제거하고 담(痰)을 없애며, 습을 제거하고 저린 것을 멎게하며, 옹저나 상처가 부은 것을 해독하고 삭아 없어지게 하는 등의 효능이 있어, 감기, 해수, 관절통, 타박손상, 종기 등을 치료한다. 간과 신장을 보하고 골절상을 치료하는 한약으로 쓰이는 속단(續斷)은 중국에서는 산토끼꽃과의 천속단(川續斷, *Dipsacus asperoides*)의 뿌리를 사용하며, 꿀풀과의 속단(韓續斷, *Phlomis umbrosa*)과는 다른 식물이다.

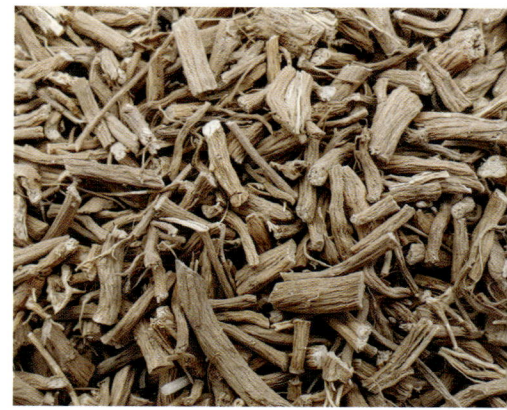
속단_ 뿌리(약재)

약용법 말린 뿌리 10~15g을 물 1L에 넣고 1/3로 줄 때까지 달여서 하루 2~3회로 나누어 마신다. 가루 또는 환으로 만들어 복용하기도 한다. 외용할 경우에는 짓찧어 환부에 붙인다.

▶ 속단의 기능성 및 효능에 관한 특허자료

속단 추출물을 유효성분으로 포함하는 지질 관련 심혈관질환 또는 비만의 예방 및 치료용 조성물

본 발명은 물, 알코올 또는 이들의 혼합물을 용매로 하여 추출되는 속단 추출물을 유효성분으로 함유하는 지질 관련 심혈관질환 또는 비만의 예방 및 치료용 조성물에 관한 것이다. 본 발명의 추출물은 고지방식이에 의한 체중 증가 및 체지방 증가를 억제하고, 지방분해 및 열대사를 촉진하며, 혈중지질인 트리글리세라이드(triglyceride), 총 콜레스테롤(total cholesterol)을 낮춤으로써 비만 증상을 개선시키므로, 지질 관련 심혈관질환 또는 비만의 예방 또는 치료제, 또는 상기 목적의 건강식품으로 유용하게 사용될 수 있다.
- 공개번호 : 10-2011-0114940, 출원인 : 사단법인 진안군친환경홍삼한방산업클러스터사업단

승마

Actaea heracleifolia (Kom.) J.Compton

- **생약명** 승마(升摩)
- **과 명** 미나리아재비과(Ranunculaceae)
- **채취시기** 가을에서 이듬해 봄 사이
- **사용부위** 뿌리줄기
- **약리작용** 해열작용, 진통작용, 진정작용, 항경련작용, 항염작용, 면역증강작용, 간보호작용, 진경작용(경련억제), 항균작용
- **용 도** 약용(뿌리줄기는 해열, 항염, 진통, 항경련, 해독작용)

생육특성 승마는 중서부 해안 및 북부 지방에 분포하는 여러해살이풀로, 서해안 산지의 숲속에서 드물게 자란다. **높이**는 1~2m이고, 줄기가 곧게 서며 대개 녹색으로 털이 없다. 뿌리는 다소 굵으며 자줏빛을 띤 검은색이다. **잎**은 어긋나고 1~2회 3출겹잎

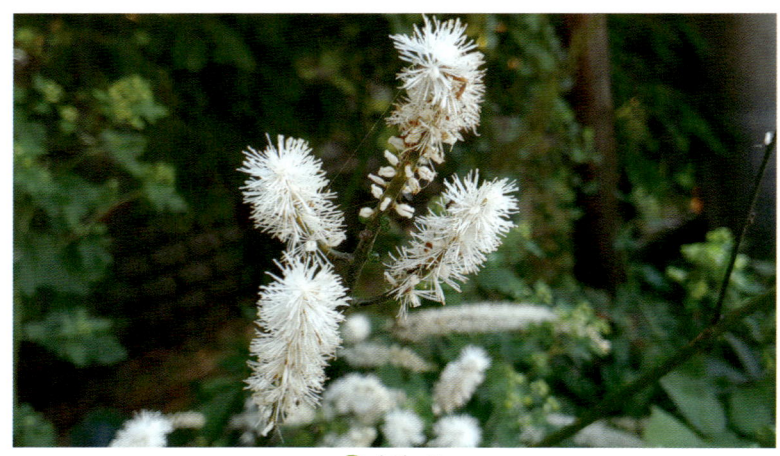

승마_ 꽃

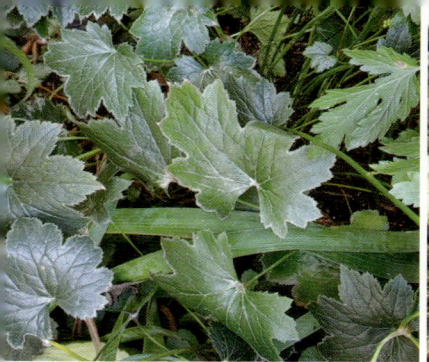
승마_ 잎

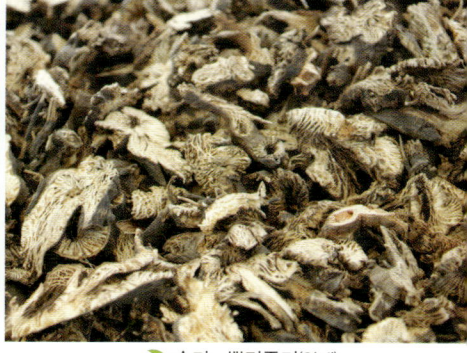
승마_ 뿌리줄기(약재)

이며 잎자루가 길다. 작은잎은 길이 8~11cm, 너비 9~20cm에 달걀 모양으로 가장자리가 흔히 2~3개로 갈라지며 불규칙한 톱니가 있다. 꽃은 8~9월에 흰색으로 피며, 원줄기 윗부분에 커다란 원추꽃차례로 달리고 향기가 있다. 꽃잎은 2~3개이며 끝이 대개 2개로 갈라지고, 꽃받침조각은 4~5개이며 일찍 떨어진다. 열매는 거꿀달걀상 타원형의 골돌과이고, 끝에 갈고리처럼 휘어진 암술대가 남아 있으며, 10월에 익는다.

작용부위 폐, 위, 대장, 비장에 작용한다.

성질과 맛 성질이 약간 차고, 맛은 맵고 약간 달다.

효능 양기를 끌어올리고 표사를 발산시키며, 독을 풀어주고 발진이 잘 돋아나게 하는 효능이 있어, 감기, 발열, 두통, 인후종통, 급성전염병, 고혈압, 오래된 설사, 두드러기, 피부염, 탈항(脫肛), 자궁하수 등을 치료한다. 해열제와 해독제로 사용하며, 대표적인 처방으로는 승마갈근탕과 청진탕이 있다.

약용법 뿌리줄기 15g에 물 1L에 넣고 달인 액을 반으로 나누어 아침저녁으로 마신다. 외용할 경우에는 가루 내어 붙이거나 달인 액으로 양치질을 한다.

쑥

Artemisia indica Willd.

- **생약명** 애엽(艾葉)
- **과 명** 국화과(Compositae)
- **채취시기** 음력 단오 전후
- **사용부위** 잎과 어린줄기
- **약리작용** 항균작용, 평천작용, 진해작용, 거담작용, 이담작용, 자궁흥분작용, 지혈작용
- **용 도** 식용(지상부), 약용(잎은 지혈, 항균, 진통, 진정, 조혈작용)

생육특성 쑥은 전국 각지에 분포하는 여러해살이풀로, 양지바른 풀밭에서 잘 자란다. 높이는 60~120cm이고, 줄기가 곧게 서며 능선이 있고 전체에 거미줄 같은 털이 빽빽이 난다. 뿌리줄기가

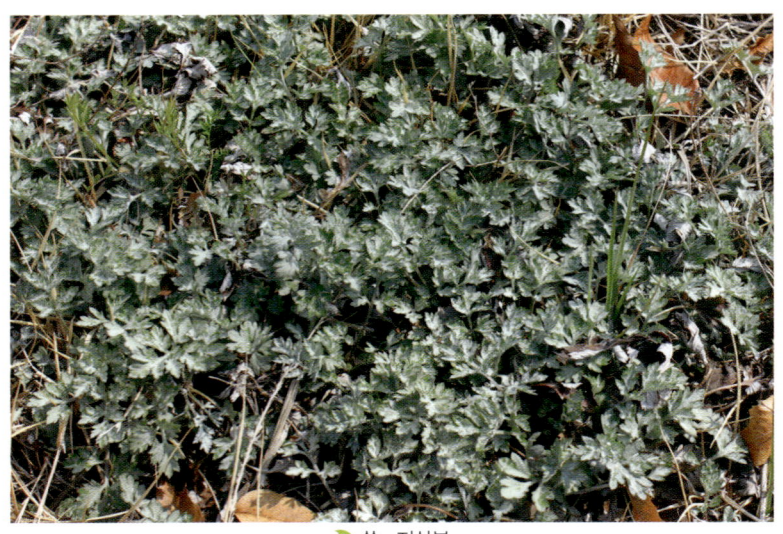

쑥_ 지상부

옆으로 길게 뻗으며 군데군데에서 새싹이 나와 번식한다. **근생엽**과 밑부분의 잎은 나중에 쓰러지며, 헛턱잎이 있는 **줄기잎**은 어긋나고 길이 6~12cm, 너비 4~8cm에 타원형이며 깃꼴로 깊게 갈라진다. 갈래조각은 2~4쌍으로 뒷면에 흰색 털이 밀생하고 위로 올라갈수록 작아지며 갈래조각의 수

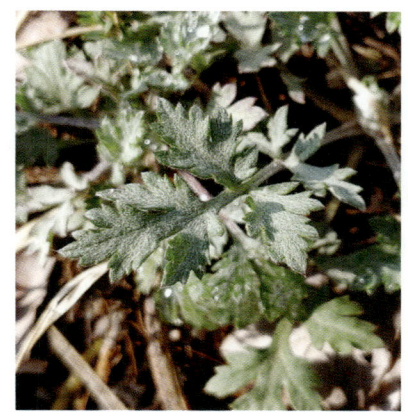
쑥_잎

도 줄어든다. 꽃이삭에 달린 잎은 줄 모양이다. **꽃**은 7~9월에 연한 붉은 자주색으로 피는데, 꽃자루가 거의 없는 두상화가 한쪽으로 치우쳐서 달려 전체가 원추꽃차례로 된다. **열매**는 수과이며 10월에 익는다. 동속식물 중 쑥과 겉모습이 비슷한 것은 모두 쑥이라고 한다. 바닷가나 섬에서 자생하는 것과 육지에서 자생하는 것으로 구별하는데, 그중에서 강화도의 쑥이 약용으로 제일 많이 소비되고 품질도 우수하나, 지금은 인천 앞바다의 자월도에서 자생하는 쑥이 가장 인기 있다. 그리고 음력 단오 전후에 채취하는 것은 이 시기에 약효가 가장 좋다고 알려져 있기 때문이다.

작용부위 간, 폐, 비장, 신장에 작용한다.

성질과 맛 성질이 따뜻하고, 맛은 맵다.

효능 주로 복통, 토사 또는 지혈제로 자궁 출혈, 비혈(鼻血) 등에 응용하면 효과가 좋다고 하였다. 또 신경통, 신장염, 통경제, 감

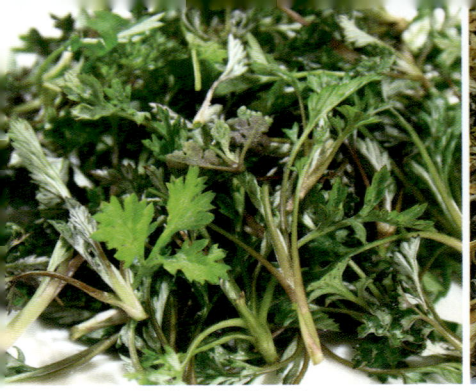 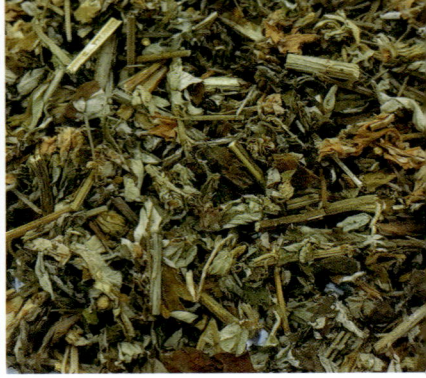

쑥_ 어린잎(채취품)   쑥_ 어린잎과 줄기(약재)

기, 인후염, 일반정장제로서도 유효하므로 일반 가정의 상비약으로서 쑥을 채취해두고 사용하였다. 《본초서(本草書)》에는 쑥이 기혈(氣血)을 다스리고 한습(寒濕)을 쫓으며 자궁을 따뜻하게 하고 모든 출혈을 멎게 해준다고 되어 있다. 그리고 복부를 온(溫)하고 경락(經絡)을 고르게 하며 태아를 편하게 한다. 또 복통, 생리, 곽란으로 사지가 뒤틀리는 것을 다스린다고 기록되어 있다. 또 신경통, 관절염으로 고생하고 있는 사람들에게 뜸을 뜨면 좋다.

약용법 말린 약재 5~10g을 물 1컵 정도의 물과 함께 달여 하루에 2회 나눠 마신다. 민간에서는 배가 아플 때 즙을 내어 아침 공복에 마시게 하였다. 또한 생잎을 즙을 내어 칼에 베인 데나 타박상에 바르며, 씨를 달인 물로 자궁을 보온하고 눈을 씻어 시력을 강하게 하는 데 사용하였다. 임산부가 하혈이 계속될 경우에도 생잎을 술에 담가 마시면 즉효가 있다고 하였다. 쑥으로 담근 술은 산기(疝氣), 대하증 치유에 효과가 좋기 때문에 여자들이 많이 만들어 먹는다.

쑥부쟁이

Aster yomena (Kitam.) Honda

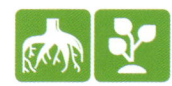

● 생약명	산백국(山白菊)
● 과 명	국화과(Compositae)
● 채취시기	여름부터 가을
● 사용부위	뿌리가 달린 전초
● 약리작용	진해작용, 평천작용, 거담작용, 항균작용, 항바이러스작용
● 용 도	식용(어린잎), 원예 및 조경용, 약용(지상부는 진해, 거담, 천식에 사용)

생육특성 쑥부쟁이는 전국 각지에 분포하는 여러해살이풀로, 습기가 약간 있는 산과 들의 반그늘이나 양지에서 자란다. 높이는 30~100cm이고, 줄기가 곧게 서며 윗부분에서 가지를 친

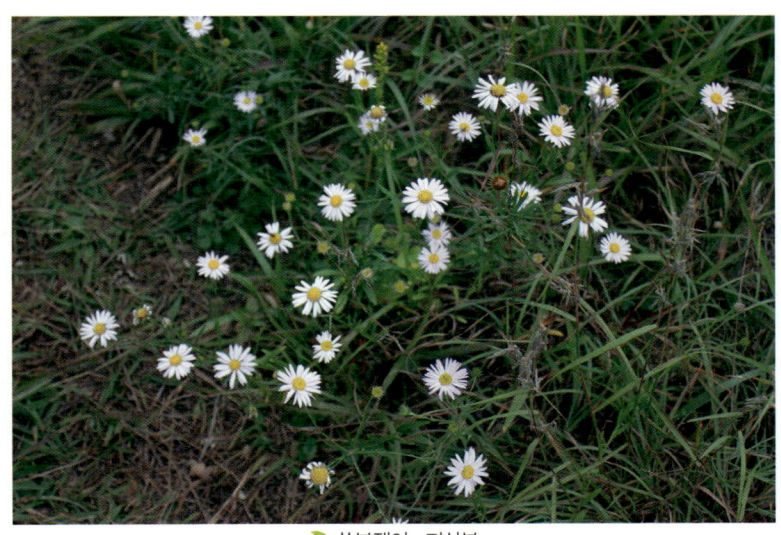

🌱 쑥부쟁이_ 지상부

다. 뿌리줄기가 옆으로 길게 뻗으며, 원줄기가 처음 나올 때는 붉은빛이 돌지만 점차 녹색 바탕에 자줏빛을 띤다. 처음 올라온 **근생엽**은 꽃이 필 때 말라 죽는다. **줄기잎**은 어긋나고, 길이

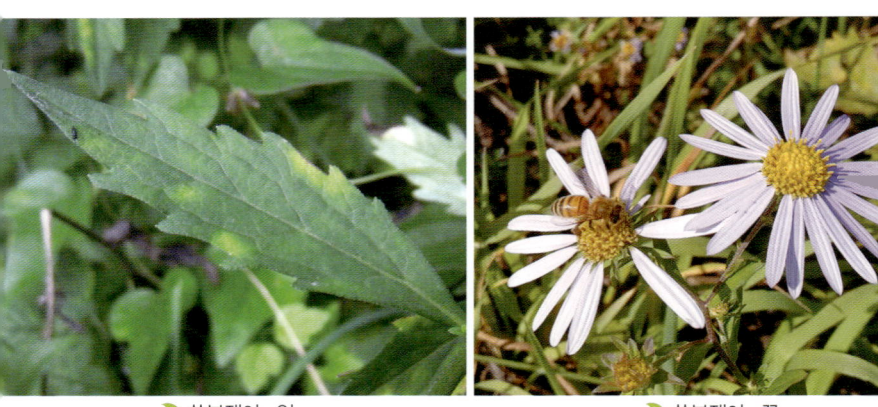

🌱 쑥부쟁이_ 잎　　　　　🌱 쑥부쟁이_ 꽃

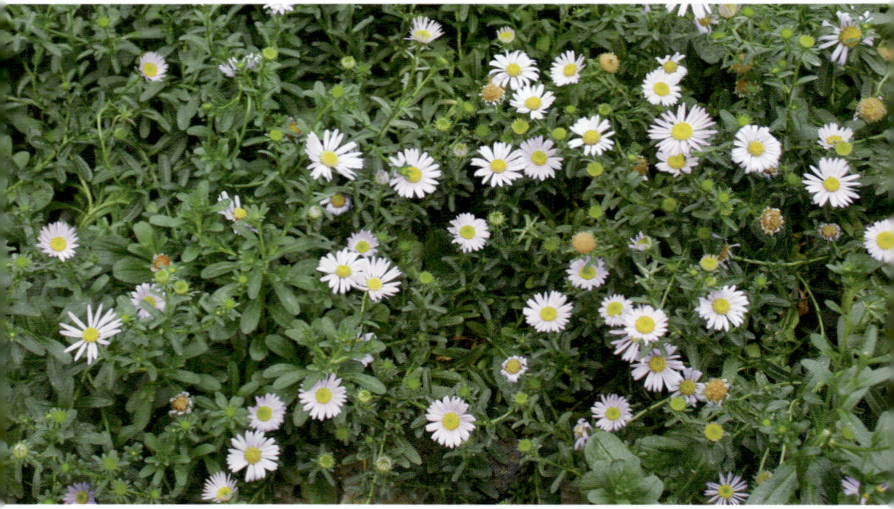

🌱 쑥부쟁이_ 무리

5~6cm, 너비 2.5~3.5cm에 피침 모양으로 끝이 뾰족하며 밑부분은 좁아져 잎자루처럼 된다. 잎의 표면은 녹색으로 윤이 나고 가장자리에 굵은 톱니가 있으며, 위로 갈수록 크기가 작아진다. 꽃은 7~10월에 피는데, 원줄기와 가지 끝에 두상화가 1송이씩 산방상으로 달리고, 혀꽃은 자주색, 대롱꽃은 노란색이다. 열매는 달걀 모양의 수과이고, 종자 끝에 붉은색 갓털이 있으며, 10~11월에 익는다.

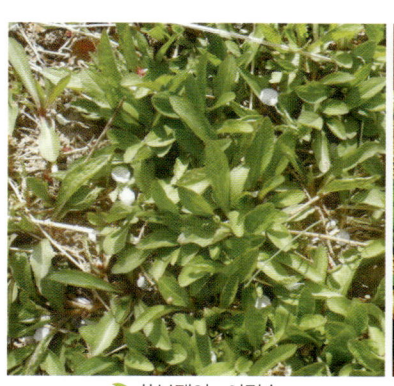
쑥부쟁이_ 어린순

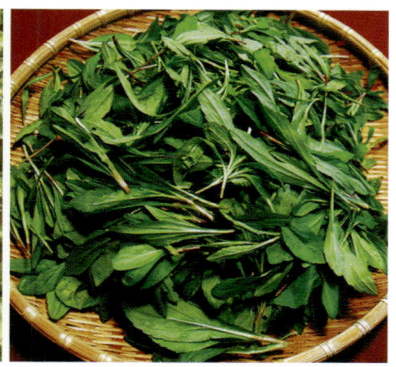
쑥부쟁이_ 어린순(채취품)

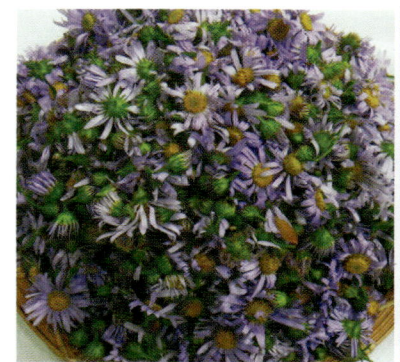
쑥부쟁이_ 꽃(채취품)

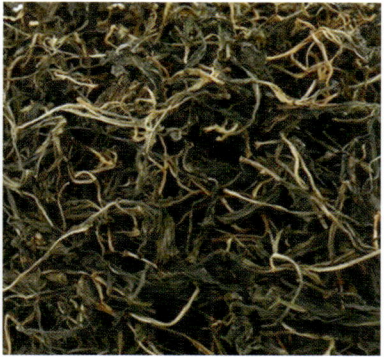
쑥부쟁이_ 지상부(약재)

작용부위 간, 폐에 작용한다.

성질과 맛 성질이 시원하고, 맛은 쓰고 맵다.

효능 열을 내리고 독을 풀어주며, 기침을 멎게 하고 가래를 없애며, 풍을 제거하고 염증을 가라앉히는 등의 효능이 있어서, 감기, 기침, 발열, 편도염, 기관지염, 유선염, 종기나 부스럼 등, 뱀이나 벌레에 물린 상처 등을 치료한다.

약용법 말린 전초 20~30g을 물 1L에 넣고 1/3로 줄 때까지 달여서 하루 2~3회로 나누어 마신다. 외용할 경우에는 짓찧어 환부에 붙인다.

▶ 쑥부쟁이의 기능성 및 효능에 관한 특허자료

쑥부쟁이 추출물을 함유하는 생리활성 조성물

본 발명은 항산화 효과, 아질산염 제거 효과 및 항암 효과를 가지는 쑥부쟁이 추출물을 활성성분으로 하는 생리활성 조성물에 관한 것이다. 또한 쑥부쟁이 추출물이 폐암, 결장암 및 폐암 세포의 증식 억제에 미치는 효과를 조사한 결과 400mg/L 이상의 농도에서 모두 78% 이상의 억제 효과를 나타냈다.

- 공개번호 : 10-2013-0057145, 출원인 : 전남도립대학교 산학협력단

씀바귀

Ixeridium dentatum (Thunb.) Tzvelev

- **생약명** 고채(苦菜), 고거(苦苣), 산고매(山苦蕒)
- **과 명** 국화과(Compositae)
- **채취시기** 초봄
- **사용부위** 전초
- **약리작용** 항산화작용, 항염작용, 혈중지질저하작용
- **용 도** 사료용, 식용(전초), 약용(심신을 편안하게 하고 악창과 이질에 사용)

생육특성 씀바귀는 전국 각지에 분포하는 여러해살이풀로, 산이나 들에서 흔히 자란다. 높이는 25~50cm이고, 가는 줄기가 곧게 서며 윗부분에서 가지가 갈라진다. 줄기와 잎을 자르

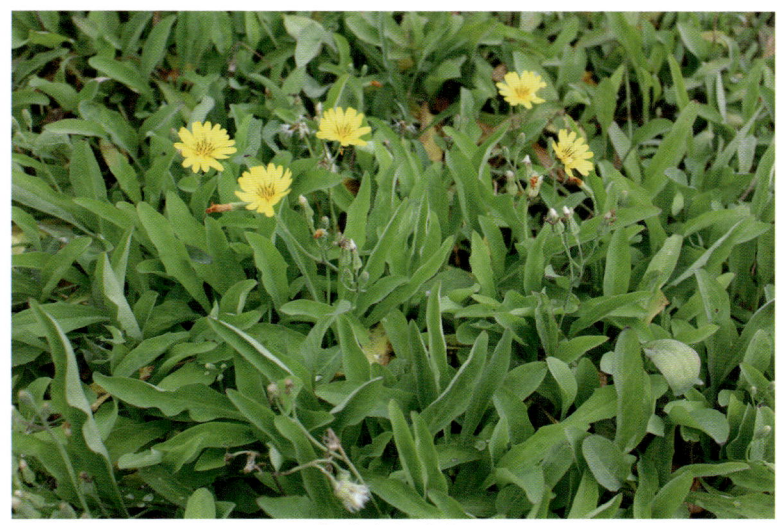

씀바귀_ 지상부

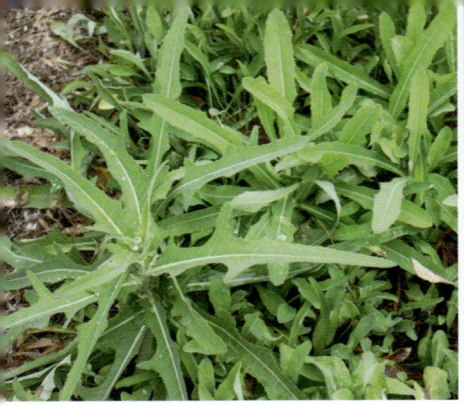
🌿 씀바귀_ 잎

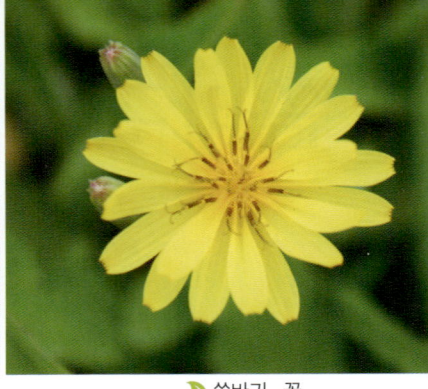
🌿 씀바귀_ 꽃

면 쓴맛이 나는 흰색 즙이 나온다. **근생엽**은 뭉쳐나고, 거꿀피침 모양으로 끝이 뾰족하며 밑부분이 좁아져 잎자루로 이어진다. 잎 가장자리에 치아 모양의 톱니가 있거나 깊이 팬 흔적이 있으며, 꽃이 필 때까지 남아 있다. **줄기잎**은 2~3개로 길이 4~9cm에 피침 모양 또는 긴 타원형이며, 밑부분이 원줄기를 감싼다. **꽃**은 5~7월에 노란색으로 피는데, 원줄기 끝에서 두상화가 산방꽃차례로 달린다. **열매**는 수과로 10개의 능선이 있으며 9~10월에 맺힌다. 종자는 길이가 0.5~0.7cm이고 연한 갈색의 갓털이 있어서 바람에 날려 번식한다.

작용부위 심장, 간, 폐에 작용한다.

성질과 맛 성질이 차고, 맛은 쓰다.

효능 열을 내리고 폐의 열기를 식히며, 혈액순환을 원활하게 하고 종기를 가라앉히며 새살을 돋게 하는 생기 등의 효능이 있어, 골절, 타박상, 폐렴, 간염, 소화불량, 음낭습진, 종독 등을 치료한다.

약용법 말린 전초 15g을 물 1L에 넣고 끓기 시작하면 불을 약하

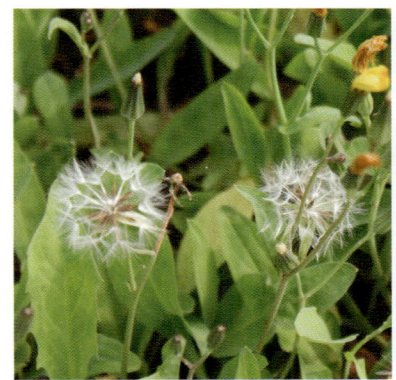
씀바귀_ 종자 결실

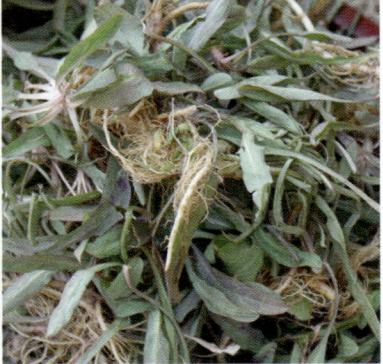
씀바귀_ 전초(채취품)

게 줄여 1/3로 줄 때까지 달여서 하루 2회로 나누어 마신다. 음낭습진, 타박상 등 외용할 경우에는 신선한 것을 짓찧어 환부에 붙이거나, 물에 달여 환부를 씻어낸다.

주의사항 성미가 차고 쓰기 때문에 비위가 냉한 경우에는 복용에 주의한다.

▶ 씀바귀의 기능성 및 효능에 관한 특허자료

씀바귀 또는 씀바귀 추출물을 활성성분으로 포함하는 궤양성 대장염 개선 및 치료용 조성물

본 발명은 씀바귀 또는 씀바귀 추출물의 대장염 개선 및 치료 효과를 확인하여 씀바귀 또는 씀바귀 추출물을 활성성분으로 포함하여 대장염, 특히 궤양성 대장염의 개선 및 치료 효능을 가진 조성물에 관한 것으로서, 본 발명의 실시 예 및 시험 예에 의하면 씀바귀 추출물은 체중 변화, 장 길이 변화, 질병 활성도, 혈장 인터루킨-6 변화에 효과를 보였다. 따라서 본 발명에 따른 조성물을 종래의 물질을 대체하여 대장염 개선 또는 치료에 유용하게 사용할 수 있다.

- 공개번호 : 10-2012-0108079, 출원인 : 원광대학교 산학협력단

애기똥풀

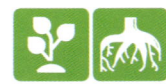

Chelidonium majus L. subsp. *asiaticum* H.Hara

- **생약명** 백굴채(白屈菜), 백굴채근(白屈菜根)
- **과 명** 양귀비과(Papaveraceae)
- **채취시기** 꽃이 필 때(전초), 여름(뿌리)
- **사용부위** 전초, 뿌리
- **약리작용** 진통작용, 진해작용, 거담작용, 평천작용, 항염작용, 항균작용, 항바이러스작용, 항종양작용
- **용 도** 원예 및 조경용, 약용(지상부는 경련을 풀어 주고 항종양 효과)

생육특성 애기똥풀은 전국 각지에 분포하는 두해살이풀로, 마을 근처의 양지바른 길가나 풀밭에서 자란다. 높이는 30~80cm이며, 줄기는 가지가 많이 갈라지고 속이 비어 있으며, 분을 칠한

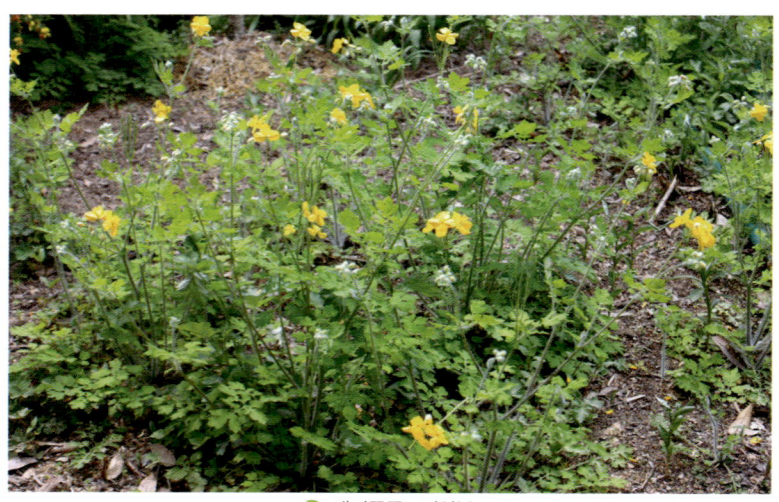

애기똥풀_ 지상부

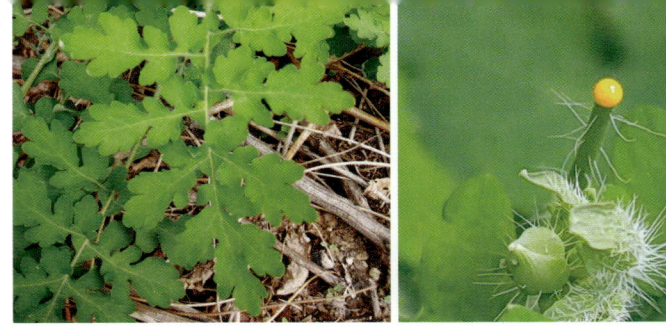

🌱 애기똥풀_ 잎　　　🌱 애기똥풀_ 줄기에서 나온 유액

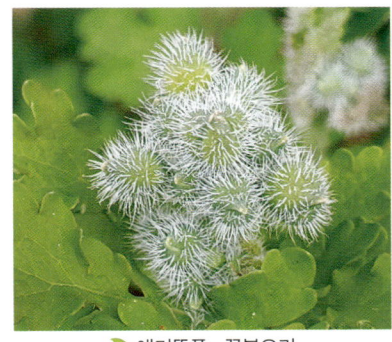
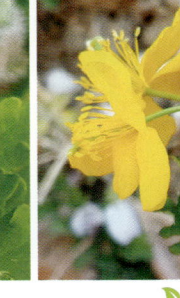

🌱 애기똥풀_ 꽃봉오리　　　🌱 애기똥풀_ 꽃

듯한 흰빛이 돌고 상처를 내면 등황색의 유액이 나온다. 뿌리는 곧고 땅속 깊이 들어간다. **잎**은 어긋나고 1~2회 깃꼴로 갈라지며, 길이 7~14cm, 너비 5~10cm에 끝이 둥글고 가장자리에 둔한 톱니와 결각이 있다. **꽃**은 5~8월에 노란색으로 피는데, 원줄기와 가지 끝에 산형꽃차례를 이루며 몇 개가 달리고, 꽃봉오리 상태에서는 잔털이 많이 나 있다. **열매**는 좁은 원기둥 모양의 삭과이며, 9월경에 맺힌다. 애기똥풀은 줄기를 잘랐을 때 노란 액체가 뭉쳐 있는 모습이 마치 애기의 똥과 같다고 하여 붙여진 이름이다.

작용부위　간, 폐, 신장에 작용한다.

성질과 맛 성질이 따뜻하고, 맛은 맵고 쓰며, 독성이 있다.

효능 통증과 기침을 멎게 하고 독을 풀어주며, 소변을 잘 나가게 하고 종기를 가라앉히는 등의 효능이 있어 위장동통, 해수, 백일해, 기관지염, 간염, 황달, 간경화, 옴, 염증이나 종양으로 인한 부기 등을 치료한다. 벌레나 뱀에 물린 상처를 치료하는 데에도 사용한다.

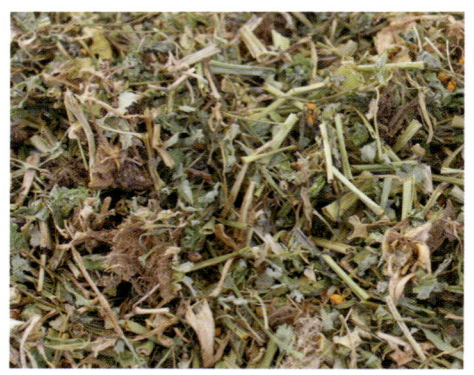
애기똥풀_ 전초(약재)

약용법 말린 전초 3~6g을 물 1L에 넣고 1/3로 줄 때까지 달여서 하루 2~3회로 나누어 마신다. 외용할 경우에는 짓찧어 즙액을 환부에 바른다.

주의사항 독성이 있으므로 신중하게 사용하여야 한다.

▶ 애기똥풀의 기능성 및 효능에 관한 특허자료

애기똥풀의 잎으로부터 분리한 스틸로핀을 유효성분으로 함유하는 항염증제 조성물

본 발명은 애기똥풀의 잎으로부터 분리한 스틸로핀(stylopine)을 유효성분으로 하는 항염증제 조성물에 관한 것이다. 보다 상세하게는, 상기 조성물은 스틸로핀을 유효성분으로 함유하여 일산화질소(NO), 프로스타글란딘 E2, 종양 괴사 인자-α, 인터류킨-1β 및 IL-6 생산, 유도성 일산화질소 합성효소(iNOS) 및 사이클로옥시제나제-2(COX-2) 발현을 억제하여 항염증반응을 나타내는 것이다.

- 공개번호 : 10-2005-0080882, 출원인 : 정헌택, 장선일, 채규윤, 권태오

엉겅퀴

Cirsium japonicum Fisch. ex DC. var. *maackii* (Maxim.) Matsum.

- **생약명**   대계(大薊)
- **과 명**   국화과(Compositae)
- **채취시기** 여름부터 가을
- **사용부위** 전초, 뿌리
- **약리작용** 지혈작용, 혈압강하작용, 항균작용
- **용 도**   식용(어린잎), 원예 및 조경용, 약용(전초 또는 뿌리는 지혈, 종기, 고혈압, 신경통에 사용)

생육특성   엉겅퀴는 전국 각지에 분포하는 여러해살이풀로, 산과 들의 물 빠짐이 좋은 양지에서 자란다. **높이**는 50~100cm이고, 줄기가 곧게 서며 가지가 갈라지고, 전체에 흰 털과 거미줄 같은 털이 있다. **근생엽**은 꽃이 필 때까지 남아 있고 줄기잎보다 크

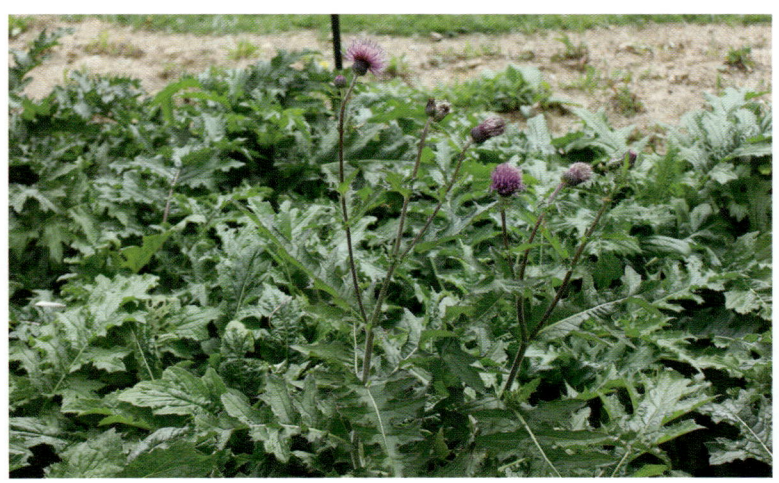

엉겅퀴_ 지상부

며, 길이 15~30cm, 너비 6~15cm에 피침상 타원형으로 밑부분이 좁고 6~7쌍의 깃꼴로 갈라진다. **줄기잎**은 피침상 타원형에 깃꼴로 갈라져 밑부분이 원줄기를 감싸고, 갈라진 가장자리가 다시 갈라지며 결각상의 톱니와 가시가 있다. **꽃**은 6~8월에 원줄기와 가지 끝에서 1송이씩 피는데, 꽃부리는 자주색 또는 적색이다. **열매**는 수과이며 9~10월에 맺히고, 갓털은 흰색에 길이가 1.6~1.9cm이다.

작용부위 간, 심장에 작용한다.

성질과 맛 성질이 시원하고, 맛은 쓰고 달다.

효능 혈액의 열을 내리고 출혈을 멎게 하며, 어혈을 없애고 종기를 가라앉히는 등의 효능이 있어 감기, 백일해, 토혈, 비출혈, 혈뇨, 혈변, 자궁출혈, 고혈압, 장염, 신장염, 대하, 종기를 치료하는 데 쓴다.

약용법 말린 약재 10~15g을 물 1L에 넣고 1/3로 줄 때까지 달여

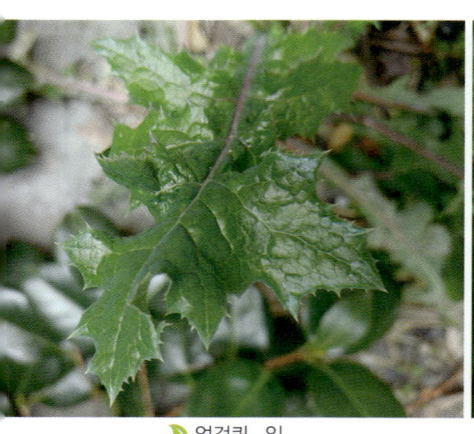

엉겅퀴_ 잎

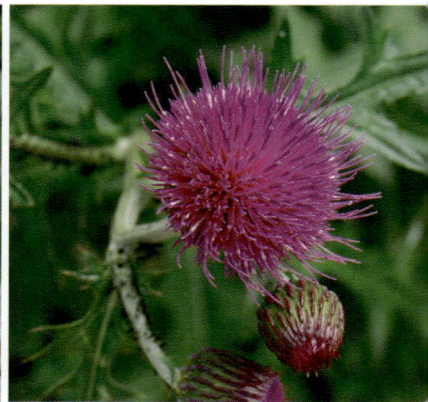

엉겅퀴_ 꽃과 꽃봉오리

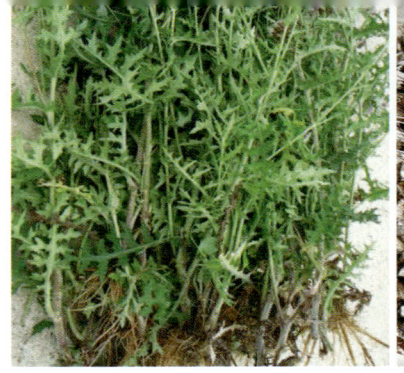

엉겅퀴_ 전초(채취품)

엉겅퀴_ 뿌리(약재)

서 하루 2~3회로 나누어 마신다. 또는 가루나 즙을 내어 복용한다. 외용할 경우에는 짓찧어서 환부에 붙인다.

주의사항 비위가 차고 허하면서 어혈과 적체가 없는 경우에는 사용을 피한다.

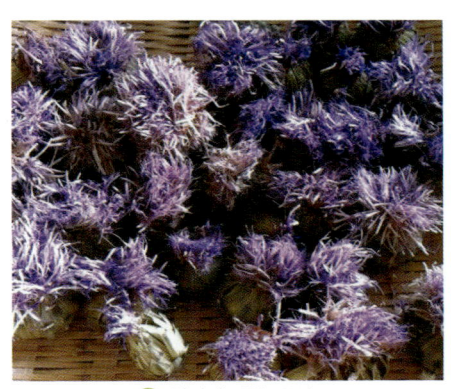

엉겅퀴_ 꽃(채취품)

▶ 엉겅퀴의 기능성 및 효능에 관한 특허자료

대계(엉겅퀴) 추출물을 포함하는 골다공증 예방 또는 치료용 조성물

본 발명은 골다공증 예방 또는 치료용 조성물에 관한 것으로, 보다 상세하게는 대계(엉겅퀴) 추출물을 유효성분으로 함유하는 골다공증 예방 또는 치료용 약학적 조성물 및 건강식품에 관한 것이다. 본 발명의 대계 추출물을 포함하는 조성물은 파골세포 분화 및 관련 유전자 발현의 억제 효과가 뛰어나므로 골다공증의 예방 및 치료용으로 유용하게 사용될 수 있다.

- 공개번호 : 10-2012-0044450, 출원인 : 한국한의학연구원

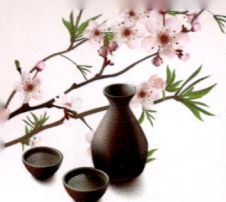

엉겅퀴주

적용 병증

- **보양(補陽) :** 남성의 양기(陽氣: 정기, 정신력과 기력, 생명의 원천이 되는 원기)를 돋우는 처방이다. 소주잔 1잔을 1회분으로 1일 1~2회씩, 20~25일 동안 음용한다.
- **보혈(補血) :** 혈액을 보하여 기를 더하기 위한 처방이다. 소주잔 1잔을 1회분으로 1일 1~2회씩, 10~20일 동안 음용한다.
- **위염(胃炎) :** 위의 점막에 생기는 염증성 질환으로, 위가 쓰리고 아프며 소화기능에 장애가 온다. 소주잔 1잔을 1회분으로 1일 1~2회씩, 8~12일 동안 음용한다.
- **기타 적응증 :** 혈액순환 개선, 관절염, 대하, 부종, 사혈, 신경통, 심근경색

만드는 방법

- **채취 및 구입 :** 약재상에서 구입한다. 산이나 들에서 직접 채취할 수도 있다.
- 약효는 전초와 뿌리에 있다. 잎은 개화기에, 뿌리는 가을에서 이듬해 봄 사이에 채취하여 물로 씻은 다음 물기를 말려 사용하거나 햇볕에 말려 썰어서 사용한다.
- 생뿌리는 180g, 말린 뿌리는 130g을 소주 3.6L에 넣고 밀봉한다.
- 5~6개월 이상 숙성시켜 음용하며, 2년 정도 숙성시킨 후에는 찌꺼기를 걸러내고 보관한다.
- **맛과 약성 :** 맛은 쓰고 약간 달다. 당류를 가미하지 않는다.

주의 사항

- 본 약술을 음용하는 중에 가려야 하는 음식은 없다.
- 장복해도 해롭지는 않으나 치유되는 대로 음용을 중단한다.

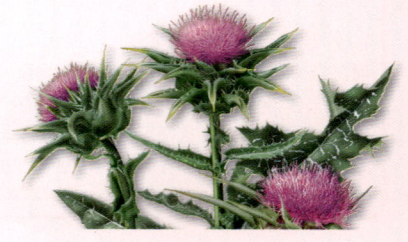

여주

Momordica charantia L.

- **생약명**　고과(苦瓜), 고과근(苦瓜根), 고과엽(苦瓜葉)
- **과　명**　박과(Cucurbitaceae)
- **채취시기**　가을 이후(열매), 여름~가을(뿌리, 잎)
- **사용부위**　열매, 뿌리, 잎
- **약리작용**　혈당강하작용, 항암작용, 항바이러스작용, 면역증강작용
- **용　도**　약용(열매는 일사병, 이질 등에 사용)

생육특성　여주는 열대 아시아 원산의 덩굴성 한해살이풀로, 전국에서 재배하는 귀화식물이다. 덩굴줄기는 가늘고 길이 1~3m까지 자라며, 덩굴손으로 다른 물건을 감아 올라간다. **잎**은 어긋나고 잎자루가 길며, 가장자리가 손꼴로 갈라지고 갈래조각은 다

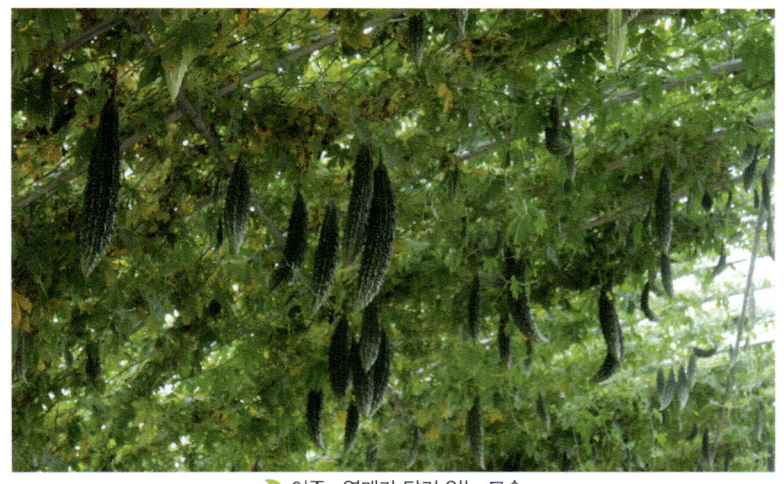

여주_ 열매가 달려 있는 모습

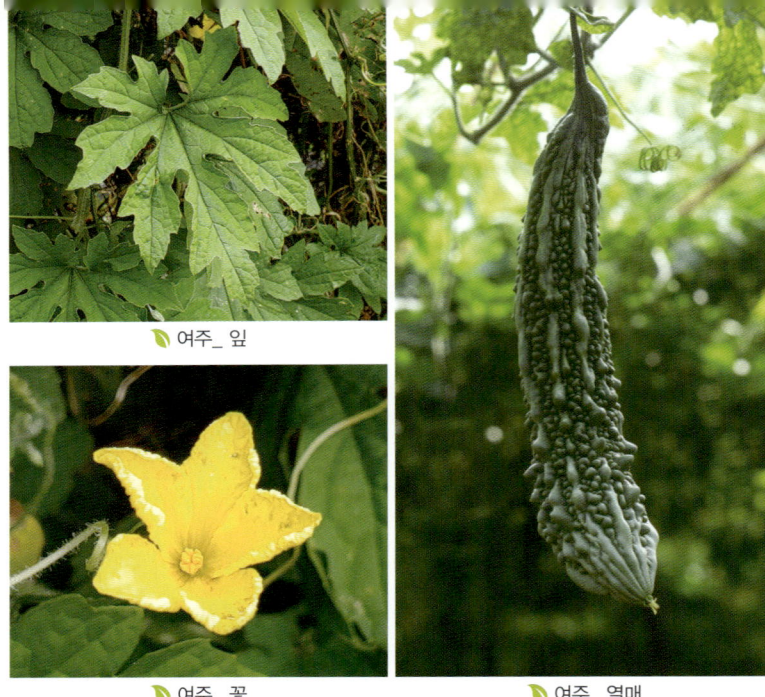

여주_ 잎

여주_ 꽃

여주_ 열매

시 갈라지며 대개 톱니가 있다. 꽃은 6~8월에 노란색으로 피는데, 잎겨드랑이에 1송이씩 달리고 꽃부리는 5개로 깊게 갈라진다. 열매는 긴 타원형이며 혹 같은 돌기로 덮여 있고, 8~9월에 황적색으로 익으면 불규칙하게 갈라져 홍색 육질로 싸인 종자가 나온다. 성숙한 종자를 싸고 있는 육질은 달지만 열매껍질은 쓴맛이 있다.

작용부위 심장, 비장, 폐에 작용한다.

성질과 맛 성질이 차고, 맛은 쓰다.

효능 열매는 더위를 식히고 열을 내리며, 독을 풀어주고 눈을 밝게 하는 등의 효능이 있어, 열병으로 답답하고 갈증이 나는 증

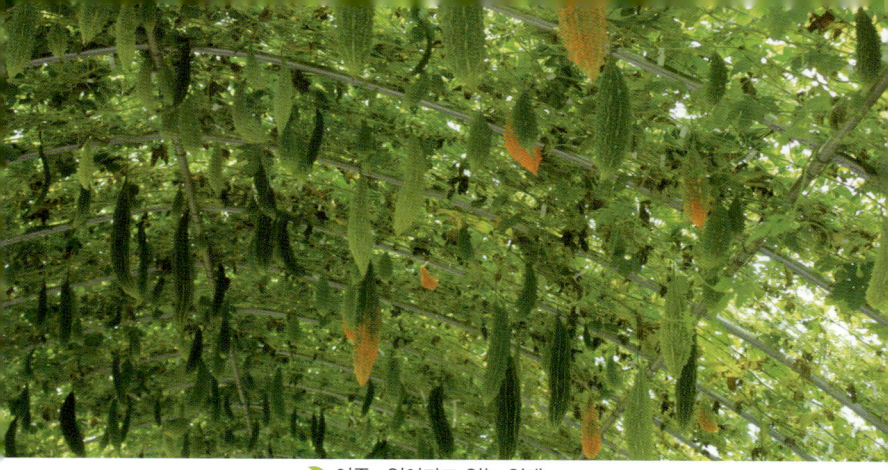

여주_ 익어가고 있는 열매

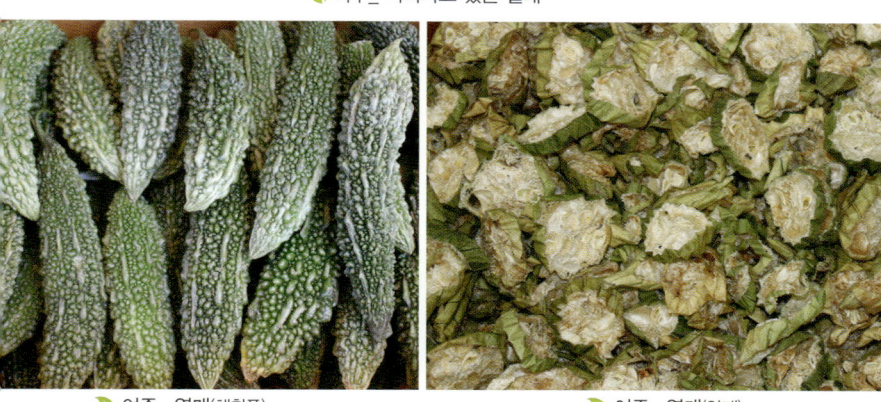

여주_ 열매(채취품)   여주_ 열매(약재)

상, 열사병, 이질, 눈이 붉게 충혈되고 아픈 증상, 종기, 단독, 악창 등을 치료한다. 뿌리는 열을 내리고 독을 풀어주는 효능이 있어, 이질, 변혈, 정창종독, 풍화통(風火痛)을 치료한다. 또 심한 치통에 쓰인다. 잎은 위병, 이질, 종독을 치료한다.

약용법 말린 열매 10~15g(생것은 30~60g)에 물 1L를 넣고 달여서 반으로 나누어 아침저녁으로 마신다.

연꽃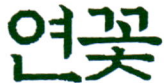

Nelumbo nucifera Gaertn.

- **생약명** 연자육(蓮子肉), 연자심(蓮子心), 우절(藕節), 하엽(荷葉)
- **과 명** 수련과(Nymphaeaceae)
- **채취시기** 늦가을(종자), 연중 채취(뿌리줄기, 뿌리줄기 마디), 여름(잎)
- **사용부위** 종자, 뿌리줄기, 잎
- **약리작용** 혈압강하작용, 진정·최면작용, 지혈작용
- **용 도** 식용(어린싹), 술용(연잎주), 차용(연꽃차), 약용(열매와 종자는 암에 사용, 잎은 버섯해독에 사용, 생연근은 감에 체하거나 코피날 때 사용)

생육특성 연꽃은 아시아 남부와 오스트레일리아 여러해살이 수초로, 우리나라에서는 주로 중부 이남의 습지나 마을 근처의 연못에서 자라며 재배하기도 한다. 높이는 1~2m까지 자라고, 굵은

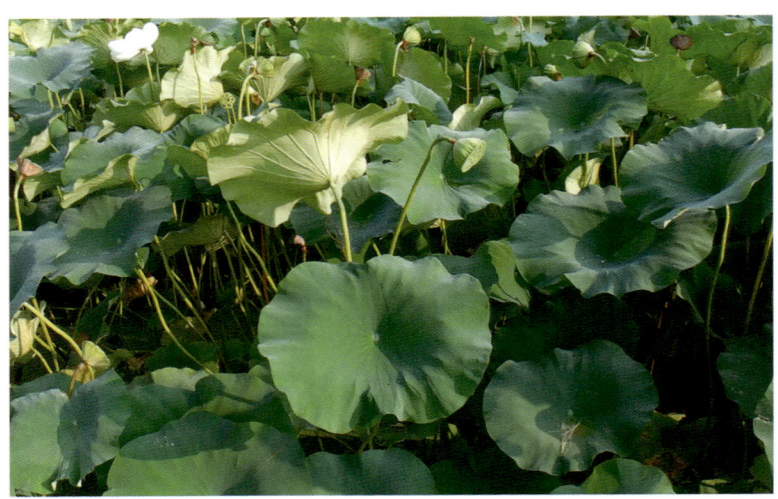

🌱 연꽃_ 지상부

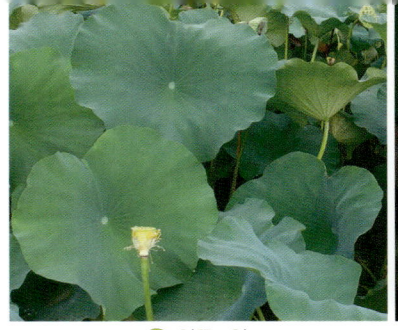
🌿 연꽃_ 잎

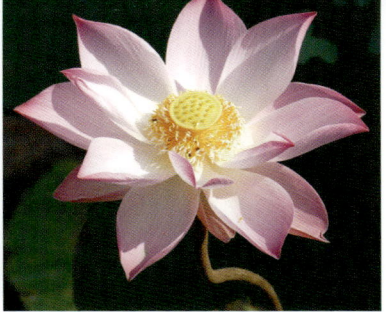
🌿 연꽃_ 꽃

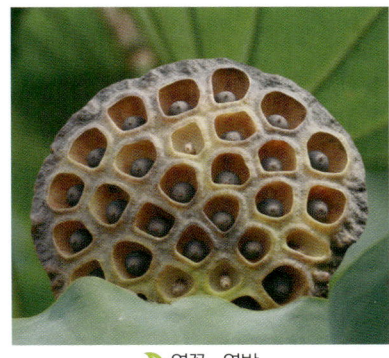
🌿 연꽃_ 연방

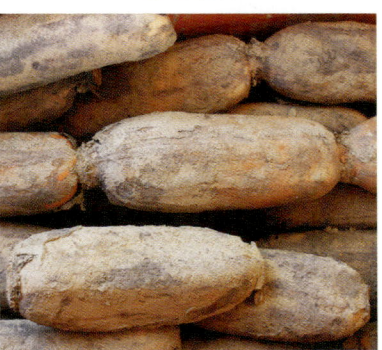
🌿 연꽃_ 뿌리줄기(채취품)

원주형 뿌리가 옆으로 길게 뻗으며 마디가 많고 가을철에는 특히 끝부분이 굵어진다. **잎**은 뿌리줄기에서 나와 수면보다 높이 올라오며, 잎자루가 길고 물에 잘 젖지 않는다. 지름 40cm 정도의 둥근 방패 모양으로, 잎맥이 사방으로 퍼지며 가장자리가 밋밋하다. 잎자루는 겉에 가시가 있고 속에 있는 구멍은 뿌리줄기의 구멍과 통한다. **꽃**은 7~8월에 연한 홍색 또는 흰색으로 피는데, 뿌리에서 나온 꽃줄기 끝에 지름 15~20cm의 꽃이 1송이 달린다. 꽃줄기와 잎자루에는 가시가 나 있다. **열매**는 타원형의 수과이며, 종자가 꽃받침의 구멍에 들어 있고 검게 익으면 먹을 수 있다.

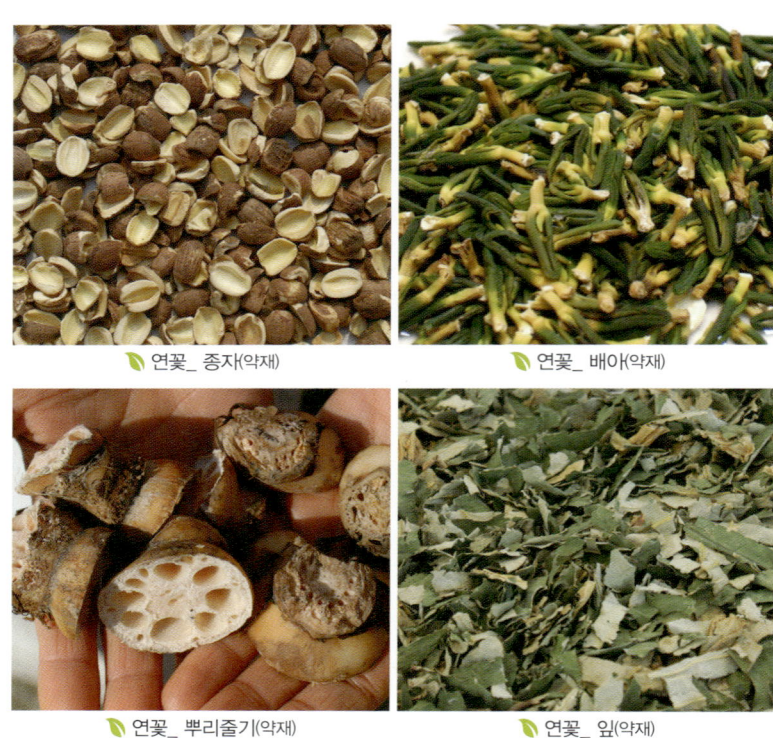

연꽃_ 종자(약재)   연꽃_ 배아(약재)

연꽃_ 뿌리줄기(약재)   연꽃_ 잎(약재)

작용부위 종자는 심장, 비장, 신장에 작용한다. 뿌리줄기는 간, 폐, 위에 작용한다. 잎은 위, 비장, 간에 작용한다.

성질과 맛 부위에 따라 조금씩 차이가 있다. 종자는 성질이 평(平)하고, 맛은 달고 떫다. 배아는 성질이 차고, 맛은 쓰다. 뿌리줄기는 성질이 평(平)하고, 맛은 달고 떫다. 잎은 성질이 평(平)하고, 맛은 쓰다.

효능 연자육(蓮子肉, 종자)은 비(脾)를 보하여 설사를 낮게 하고 신기(腎氣)를 더해주어 소변이나 정액이 흘러나오는 것을 멎게 하는 효능이 있다. 또한 정신이 안정되게 하여 꿈이 많아 숙면을 취하지 못하는 증상을 낫게 하고, 임질, 대하를 치료하는 데에도 쓴다. 연자심(蓮子心, 배아)은 심열(心熱)을 내려 정신을 안정시키고 출혈을 멎게 하며, 신장 기능을 강화하여 유정을 낫게 하고 비트는 것처럼 몹시 아픈 증상을 치료한다. 우절(藕節, 뿌리줄기)은 열을 내리고 어혈을 제거하며, 출혈을 멎게 하고 독을 풀어주는 효능이 있어 가슴이 답답하고 열이 나며 목이 마르는 증상, 주독, 토혈, 열이 하초에 몰려 생기는 임질을 치료한다. 하엽(荷葉, 잎)은 서열(暑熱)의 사기를 제거하며 습사를 없애고 청양(淸陽)의 기운을 몸 전체로 퍼뜨리며 출혈을 멎게 한다. 수렴제 및 지혈제로 사용하거나, 민간요법으로 야뇨증 치료에 쓴다.

약용법 말린 종자 15~25g을 물 1L에 넣고 1/3로 줄 때까지 달여서 하루에 나누어 마신다. 또는 환이나 가루로 만들어 복용한다. 말린 잎 10~15g을 물 1L에 넣고 1/3로 줄 때까지 달여서 하루에 나누어 마신다. 또는 환이나 가루로 만들어 복용한다.

주의사항 배가 더부룩하고 변비가 심한 사람은 과용하지 않도록 한다.

▶ 연꽃의 기능성 및 효능에 관한 특허자료

연잎 추출물 및 타우린을 함유하는 대사성 질환 예방 및 치료용 조성물

본 발명은 고지혈증 또는 지방간 예방 및 치료용 조성물에 관한 것으로서, 보다 상세하게는 연잎 추출물 및 타우린을 유효성분으로 함유하는 대사성 질환인 고지혈증 또는 지방간 예방 및 치료용 조성물에 관한 것이다.

- 등록번호 : 10-1176435, 출원인 : 인하대학교 산학협력단

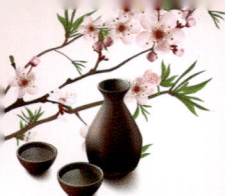

연자주

적용 병증

- **흉통(胸痛):** 심장과 비장 사이에 밤알만 하게 혈액이 뭉쳐 다니며 통증이 오는 경우의 처방이다. 소주잔 1잔을 1회분으로 1일 3~4회씩, 7~12일 동안 음용한다.
- **다몽(多夢):** 꿈을 지나치게 많이 꾸어, 수면 부족이나 피로감 등이 생기는 경우의 처방이다. 소주잔 1잔을 1회분으로 1일 2~3회씩, 7~10일 동안 음용한다.
- **노화방지(老化防止):** 특히 피부가 늘어지는 것을 방지하는 처방이다. 소주잔 1잔을 1회분으로 1일 2~3회씩, 20~30일 동안 음용한다.
- **기타 적응증:** 건망증, 불면증, 신경쇠약, 비염, 부종, 근골위약, 대하

만드는 방법

- **채취 및 구입:** 채소가게에서 말리지 않은 것을 구입할 수 있다. 산지(産地)에서 9월부터 이듬해 4월까지 채취한 것을 구입하여 사용한다.
- 약효는 뿌리나 종자에 있다. 뿌리나 종자를 구입하여 물로 깨끗이 씻은 다음 뿌리는 생으로, 종자는 말려두고 사용한다.
- 생뿌리는 250g, 종자(연자육)는 200g을 소주 3.6L에 넣고 밀봉한다.
- 12개월 이상 숙성시켜 음용하며, 그대로 보관, 사용해도 된다.
- **맛과 약성:** 맛은 달고 떫다. 백설탕을 100g 정도 가미할 수 있다.

주의 사항

- 본 약술을 음용하는 중에 지황(생지황, 건지황, 숙지황)의 섭취와 쇠붙이의 접촉을 금한다.
- 여러 날(20일 이상) 장복하여도 무방하다.

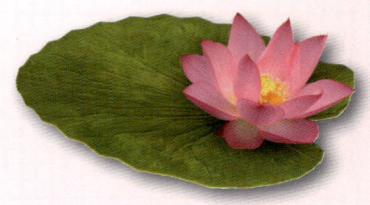

오갈피나무

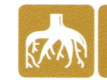

Eleutherococcus sessiliflorus (Rupr. & Maxim.) S.Y.Hu

- **생약명** 오가피(五加皮), 오가엽(五加葉)
- **과 명** 두릅나무과(Araliaceae)
- **채취시기** 봄부터 초여름(뿌리껍질), 가을 이후(나무껍질), 봄·여름(잎)
- **사용부위** 뿌리껍질, 나무껍질, 잎
- **약리작용** 항염작용, 진통작용, 항스트레스작용, 면역증강작용, 성호르몬 유사작용
- **용 도** 약용(나무껍질과 뿌리껍질은 이수, 해독작용)

생육특성 오갈피나무는 전국 각지에 분포하는 낙엽활엽관목으로, 산지의 그늘진 곳에서 자란다. **높이**는 3~4m이고, 뿌리 근처에서 가지가 많이 나와 사방으로 퍼지며, 줄기는 회갈색이고 털이

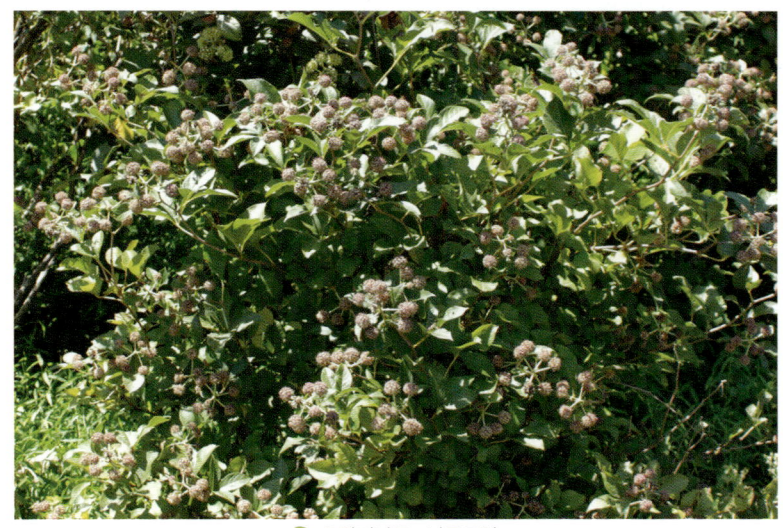

오갈피나무_ 나무모양

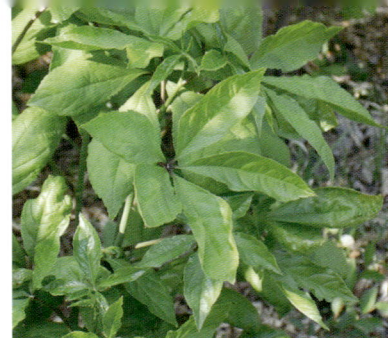
오갈피나무_ 잎

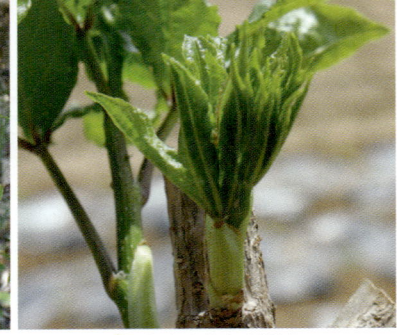
오갈피나무_ 어린순

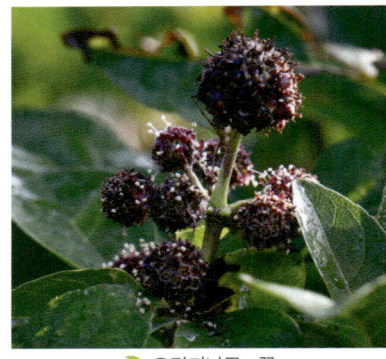
오갈피나무_ 꽃

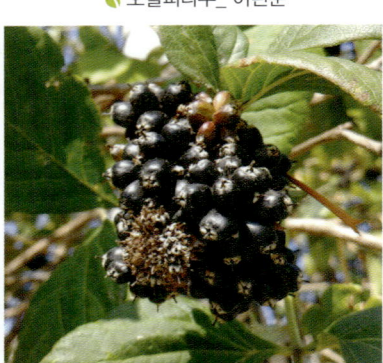
오갈피나무_ 열매

없이 가시가 드물게 있다. **잎**은 어긋나고 작은잎 3~5개로 된 손꼴겹잎이며, 작은잎은 거꿀달걀 모양 또는 타원형으로 가장자리에 겹톱니가 있다. 잎의 표면은 짙은 녹색, 뒷면은 옅은 녹색에 털이 없으며, 잎맥 위에 잔털이 나 있다. **꽃**은 8~9월에 자주색으로 피며, 가지 끝에 취산상으로 배열된 산형꽃차례에 달린다. **열매**는 편평한 타원형의 장과이며 10월에 검게 익는다.

작용부위 간, 신장에 작용한다.

성질과 맛 뿌리껍질과 나무껍질은 성질이 따뜻하고, 맛은 쓰고 맵다. 잎은 성질이 평(平)하고, 맛은 맵다. 독성이 없다.

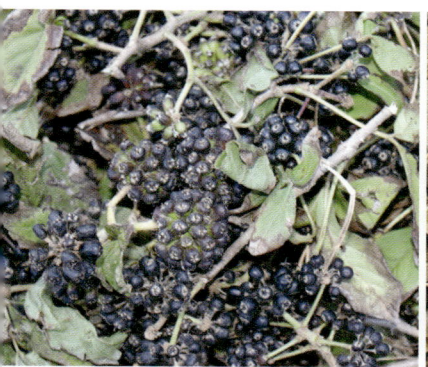
🌿 오갈피나무_ 열매와 잎(채취품)

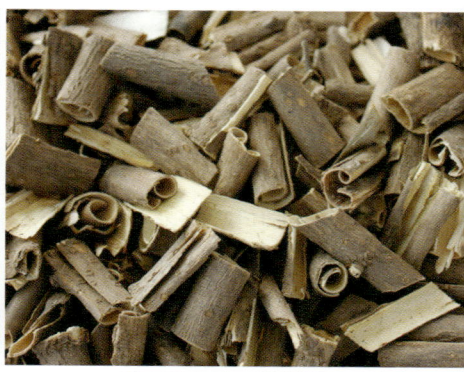
🌿 오갈피나무_ 나무껍질(약재)

효능 뿌리껍질과 나무껍질은 생약명이 오가피(五加皮)이며, 자양강장, 강정, 강심, 면역증강에 특효가 있다. 또한 보간, 보신, 진통, 진정, 항종양, 항염증 작용이 있어 타박상, 관절염, 신경통, 요통, 마비통증, 각기, 불면증 등을 치료하며, 간세포 보호 작용과 항지간(抗脂肝) 작용도 있다.

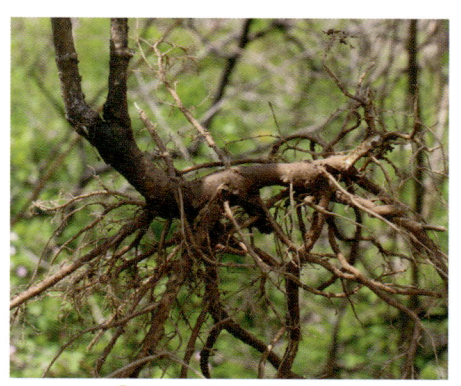
🌿 오갈피나무_ 뿌리(채취품)

잎은 생약명이 오가엽(五加葉)이며, 심장병 치료에 효과적이고 피부 풍습이나 가려움증, 타박상, 어혈 등을 치료한다. 오갈피 추출물은 골다공증, 위염, 위궤양, 치매, C형 간염 등의 치료에 효과가 있다.

약용법 말린 뿌리껍질과 나무껍질 10~20g을 물 1L에 넣고 반으로 줄 때까지 달여서 하루 2~3회로 나누어 마신다. 타박상이나 염좌 등에 외용할 경우에는 짓찧어 환부에 바른다. 말린 잎

▶ 오갈피나무의 기능성 및 효능에 관한 특허자료

오갈피 추출물의 골다공증 예방 또는 치료용 약학적 조성물

본 발명의 오갈피 추출물은 골다공증, 퇴행성 골 질환 및 류머티즘에 의한 관절염과 같은 골 질환의 예방 또는 치료에 유용하게 사용될 수 있다.

– 등록번호 : 10-0399374, 출원인 : (주)오스코텍

오갈피 추출물을 유효성분으로 함유하는 위장 질환의 예방 또는 치료용 조성물

본 발명에 따른 오갈피 추출물은 위염, 위궤양 및 십이지장궤양 등의 위장 질환의 예방 또는 치료에 유용하게 사용될 수 있다.

– 등록번호 : 10-1120000, 출원인 : (주)휴럼

오갈피 추출물을 포함하는 치매 예방 또는 치료용 조성물

본 발명은 오갈피 추출물을 포함하는 치매 예방 또는 치료용 조성물에 관한 것이다. 본 발명에 따른 상기 오갈피 추출물은 오가피에 물, 증류수, 알코올, 핵산, 에틸아세테이트, 아세톤, 클로로포름, 메틸렌 클로라이드 또는 이들의 혼합 용매를 첨가하여 추출된 것이다.

– 공개번호 : 10-2005-0014710, 출원인 : (주)바이오시너젠 · 성광수

오갈피 열매 추출물을 유효성분으로 함유하는 암 예방 및 치료용 약학적 조성물

본 발명은 오갈피 열매 추출물, 오가피 열매 분획물, 이로부터 분리된 화합물 또는 이의 약학적으로 허용 가능한 염을 유효성분으로 함유하는 암 질환의 예방 및 치료용 약학적 조성물에 관한 것으로, 암세포의 증식 억제 활성을 가짐으로써 종래의 암 치료제에 비해 천연물을 사용하여 부작용을 현저히 감소시킬 수 있다.

– 공개번호 : 10-2012-0085048, 출원인 : 정선군 · 경희대학교 산학협력단

오갈피 추출물을 포함한 C형 간염 치료제

본 발명은 오갈피속 나무(뿌리, 줄기, 가지 부분의 껍질)의 추출물을 포함하는 C형 간염 치료제에 관한 것으로, 오가피 추출물은 C형 간염 단백질 분해효소에 대한 강한 저해 활성을 나타내므로 C형 간염 치료제로 유용하게 사용될 수 있을 뿐만 아니라 각종 식음료에 포함되어 사용될 수 있다.

– 공개번호 : 10-1999-0047905, 출원인 : (주)엘지

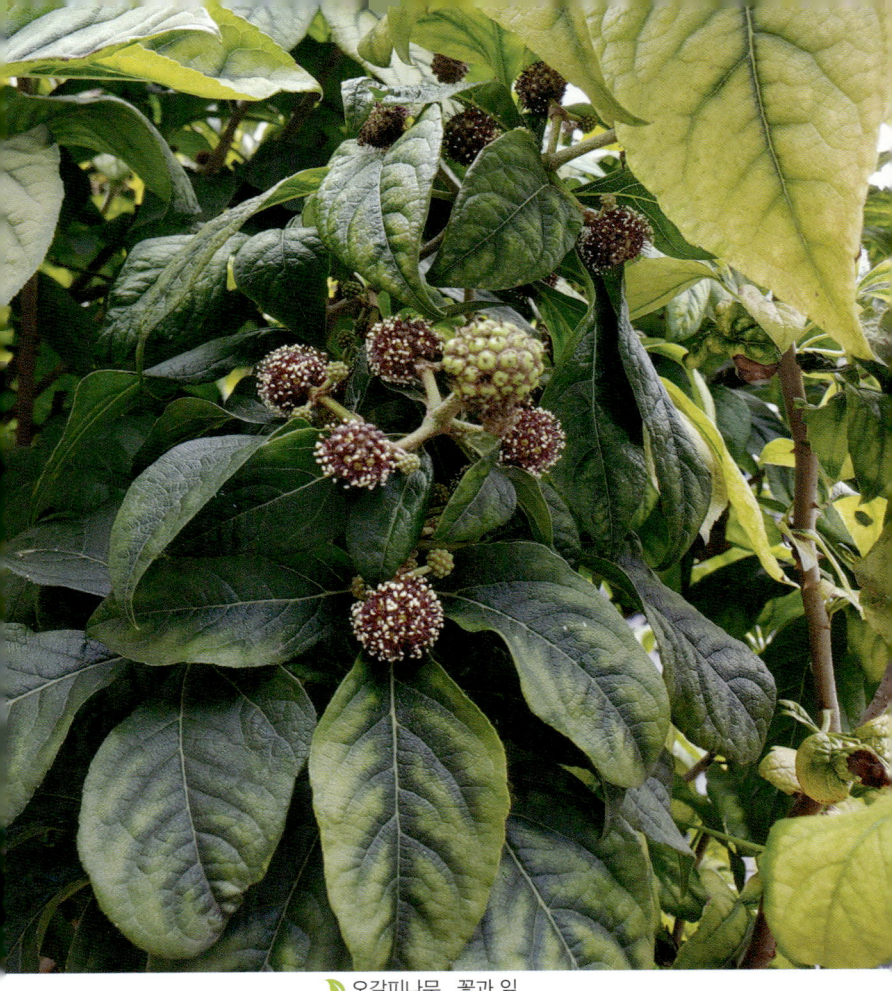

오갈피나무_ 꽃과 잎

10~15g을 물 1L에 넣고 반으로 줄 때까지 달여서 하루 2~3회로 나누어 마신다. 피부 풍습이나 가려움증에는 생잎을 식용하고, 타박상이나 어혈에 외용할 경우에는 짓찧어서 환부에 바른다.

오동나무

Paulownia coreana Uyeki

- **생약명** 동피(桐皮), 동엽(桐葉), 포동과(泡桐果)
- **과 명** 현삼과(Scrophulariaceae)
- **채취시기** 연중 수시(나무껍질), 봄·여름(잎), 10~11월(열매)
- **사용부위** 나무껍질, 잎, 열매
- **약리작용** 항균작용, 항바이러스작용, 진해·거담·평천작용, 항암작용, 살충작용, 중추신경계에 대한 작용
- **용 도** 약기용(목재), 가구용(목재), 약용(나무껍질은 치질에 내복하고 타박상에 붙여서 사용, 잎은 종기와 악창에 찧어 붙여 구더기를 구제하는 데 사용)

생육특성 오동나무는 평안남도와 경기도 이남에 분포하는 낙엽활엽교목으로, 우리나라 특산종이며 마을 부근 유휴지에서 심어 가꾸기도 한다. <u>높이</u>는 15m 내외이고, 줄기가 통직하며 지름

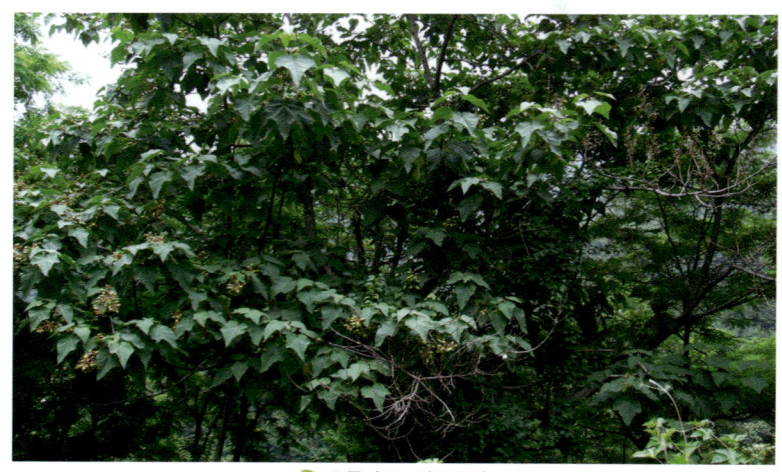

오동나무_ 나무모양

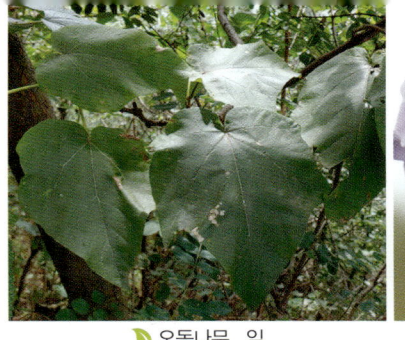
오동나무_ 잎

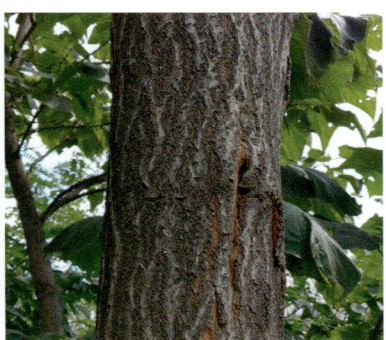
오동나무_ 꽃

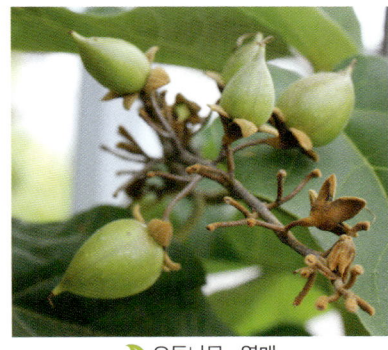
오동나무_ 열매

오동나무_ 나무줄기

80cm까지 자란다. 나무껍질은 담갈색이고 세로로 암갈색의 거친 줄이 있으며, 곁뿌리가 사방으로 길게 뻗는다. **잎**은 마주나고, 길이 15~23cm, 너비 12~29cm에 달걀상 원형으로 오각형에 가깝고 끝이 뾰족하며 가장자리에 톱니가 없다. 어린잎에는 톱니가 있고 잎자루에 잔털이 있다. **꽃**은 5~6월에 자주색으로 피며 가지 끝의 원추꽃차례에 달리는데, 끝이 다섯 갈래로 갈라진 대롱 모양이다. **열매**는 달걀 모양의 삭과이며, 길이 3cm 정도에 끝이 뾰족하고 10~11월경에 익는다.

작용부위 잎은 심장, 간, 신장에 작용한다. 열매는 위, 신장에 작용한다.

성질과 맛 나무껍질은 성질이 차고, 맛은 쓰다. 잎은 성질이 차고, 맛은 쓰고, 독성이 없다. 열매는 성질이 약간 차고, 맛은 쓰고 떫으며, 독성이 있다.

효능 나무껍질은 생약명이 동피(桐皮)이며 타박상, 어혈, 종기, 습진, 피부염,

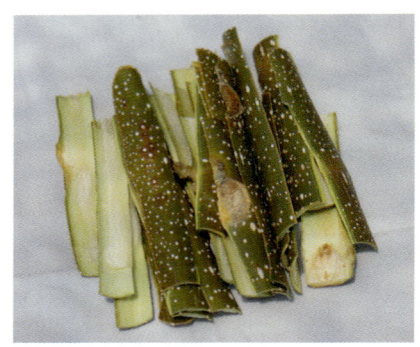
오동나무_ 나무껍질(약재)

단독, 치질, 위염, 장염 등을 치료한다. 잎은 생약명이 동엽(桐葉)이며 종기, 창상출혈, 정창 등을 치료한다. 열매는 생약명이 포동과(泡桐果)이며, 기침, 가래, 천식, 기관지염을 치료하고 황색포도구균, 티푸스균, 대장균에 대한 항균작용이 있다.

약용법 말린 나무껍질 15~30g을 물 1mL에 넣고 반으로 줄 때까지 달여서 하루 2~3회로 나누어 마신다. 외용할 경우에는 짓찧거나 달인 액을 환부에 바른다. 말린 잎 20~30g을 물 1L에 넣고 반으로 줄 때까지 달여서 하루 2회로 나누어 마신다. 말린 열매 20~30g을 물 1L에 넣고 반으로 줄 때까지 달여서 하루 2~3회로 나누어 마신다.

▶ 오동나무의 기능성 및 효능에 관한 특허자료

오동나무 나무껍질의 물 추출물을 포함하는 항균성 천연염료 및 이를 이용한 항균 섬유

본 발명에서는 오동나무의 나무껍질의 물 추출물을 포함하는 천연 항균물질과 항균성 천연염료 및 이를 섬유에 염색시켜 제조되는 항균 섬유를 제공한다.

- 공개번호 : 10-2003-0093040, 특허권자 : 최순화

용담

Gentiana scabra Bunge

- **생약명** 용담(龍膽)
- **과 명** 용담과(Gentianaceae)
- **채취시기** 봄과 가을
- **사용부위** 뿌리
- **약리작용** 간보호작용, 이담작용, 건위작용, 항염작용, 항알레르기작용
- **용 도** 원예 및 조경용, 약용(뿌리는 소화작용, 간기능항진, 항염증작용)

생육특성 용담은 전국 각지에 분포하는 숙근성 여러해살이풀로, 산과 들의 양지바른 풀밭에서 자란다. **높이**는 20~60cm이고, 줄기가 곧게 서나 꽃이 필 무렵에는 옆으로 눕는다. 줄기에 4개의

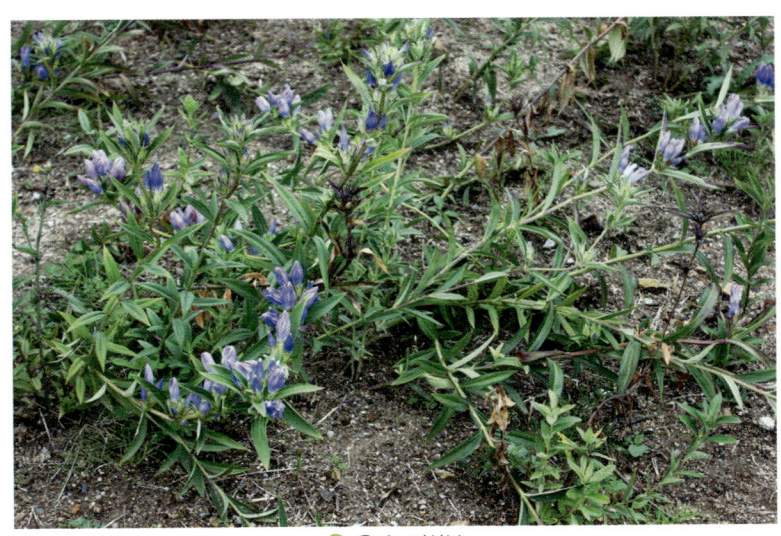

🌿 용담_ 지상부

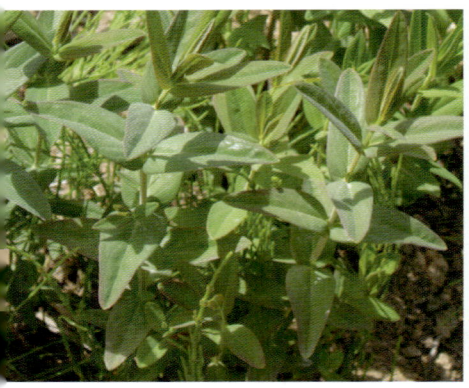
🌿 용담_잎

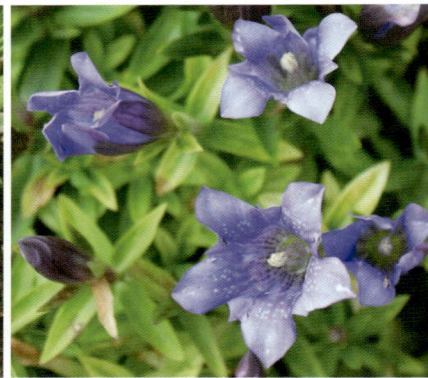
🌿 용담_꽃

가는 줄이 있고 굵은 수염뿌리가 사방으로 뻗는다. **잎**은 마주나고 잎자루가 없으며, 길이 4~8cm, 너비 1~3cm에 피침 모양으로 가장자리가 밋밋하고 3개의 큰 맥이 있다. 잎의 표면은 녹색이고 뒷면은 회백색을 띤 연한 녹색이다. **꽃**은 8~10월에 자주색으로 피며, 윗부분의 잎겨드랑이와 끝에 달리는데, 꽃이 많이 달리면 줄기가 옆으로 처지고 바람에도 쓰러진다. 쓰러진 잎과 잎 사이에서 꽃이 많이 피기 때문에 줄기가 상했다고 해서 끊어내서는 안 된다. **열매**는 삭과로 10~11월에 맺히고 시든 꽃부리와 꽃받침이 달려 있으며, 씨방에 작은 종자들이 많이 들어 있다.

작용부위 간, 담낭에 작용한다.

성질과 맛 성질이 차고, 맛은 쓰다.

효능 간담(肝膽)의 열을 내리고 하초(下焦)의 습열을 제거하며, 위를 튼튼하게 하고 염증을 없애는 등의 효능이 있어 두통, 눈에 핏발이 서는 증상, 인후통, 황달, 간질, 간열증(肝熱症), 소화불

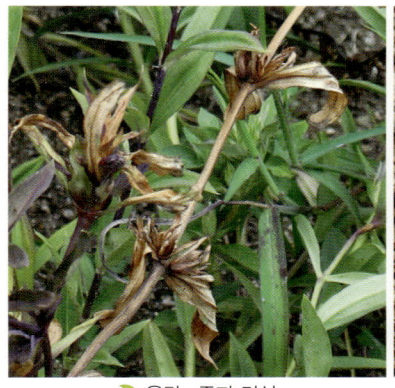
용담_ 종자 결실

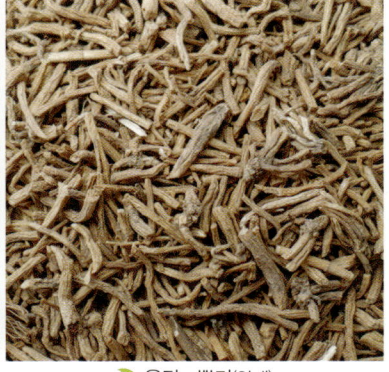
용담_ 뿌리(약재)

량, 담낭염, 뇌염, 방광염, 요도염 등을 치료한다.

약용법 말린 뿌리 5~10g을 물 1L에 넣고 1/3로 줄 때까지 달여서 하루 2~3회로 나누어 마신다.

주의사항 쓰고 찬 성질이 강하므로 전문가의 처방에 따라 신중하게 사용해야 한다.

▶ 용담의 기능성 및 효능에 관한 특허자료

용담 추출물의 분획물을 유효성분으로 포함하는 당뇨병 전증 또는 당뇨병의 예방 또는 치료용 조성물

본 발명은 용담 추출물의 특정 분획물의 당뇨병 전증 또는 당뇨병의 예방 또는 치료용 조성물에 관한 것이다. 상기 조성물은 생체 내 독성이 없으면서도, 인간 장내분비세포에서의 GLP-1의 분비를 촉진하고 혈당 강하 효능을 가지므로, 당뇨병 전증 또는 당뇨병의 예방 또는 치료에 효과적인 의약품 또는 건강기능식품으로 사용할 수 있다.

- 공개번호 : 10-2014-0147482, 출원인 : 경희대학교 산학협력단

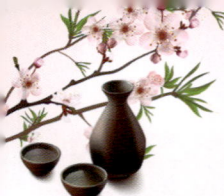

용담주

적용 병증
- **위산과다(胃酸過多):** 위액의 산도가 비정상적으로 높거나 위에서 분비되는 염산의 양이 많아 염증을 일으키는 상태로, 가슴이 쓰리고 위통이 있거나 구역질이 나기도 한다. 소주잔 1잔을 1회분으로 1일 1~2회씩, 7~10일 동안 음용한다.
- **식욕부진(食慾不振):** 식욕이 줄어들거나 없는 상태를 말한다. 소주잔 1잔을 1회분으로 1일 1~2회씩, 3~4일 동안 음용한다.
- **요도염(尿道炎):** 임균, 포도상 구균, 대장균 등의 감염으로 인하여 요도에 염증이 생기는 병증이다. 요도에 가려움증과 통증이 느껴지고 심하면 요도에서 고름이나 점액이 나온다. 소주잔 1잔을 1회분으로 1일 2~3회씩, 10~12일 동안 음용한다.
- **기타 적응증:** 보간, 간염, 황달, 담낭염, 방광염, 오한, 하초습열

만드는 방법
- **채취 및 구입:** 약령시장에서 구입하거나 산지(産地)에서 채취하여 사용한다. 전국에 분포하며 산과 들에서 자생한다.
- 약효는 뿌리에 있다. 뿌리를 구입하여 물에 씻어 말린 다음 사용한다.
- 말린 뿌리 130g을 소주 3.6L에 넣고 밀봉한다.
- 6개월 이상 숙성시켜 음용하며, 2년 정도 숙성시킨 후에는 찌꺼기를 걸러내고 보관한다.
- **맛과 약성:** 맛은 몹시 쓰다. 황설탕 150g을 가미할 수 있다.

주의 사항
- 본 약술을 음용하는 중에 지황, 쇠붙이를 멀리하고, 임신부는 더운 음식을 금한다.
- 치유되는 대로 음용을 중단한다.

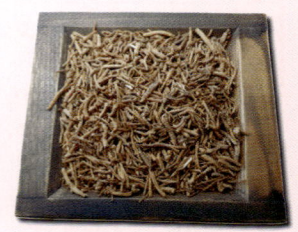

용담_ 뿌리(약재)

유자나무

Citrus junos Siebold ex Tanaka

- **생약명** 등자(橙子), 등자피(橙子皮)
- **과 명** 운향과(Rutaceae)
- **채취시기** 10~11월(열매, 열매껍질)
- **사용부위** 열매, 열매껍질
- **약리작용** 항산화작용, 항피로작용
- **용 도** 약용(열매는 소화, 알코올분해 작용)

생육특성 유자나무는 중국 원산의 상록활엽관목으로, 제주도와 남부 지방 일부에서 심어 가꾼다. **높이**는 4m에 달하며, 가지에 길고 뾰족한 가시가 나 있다. **잎**은 어긋나며, 타원형 또는 긴

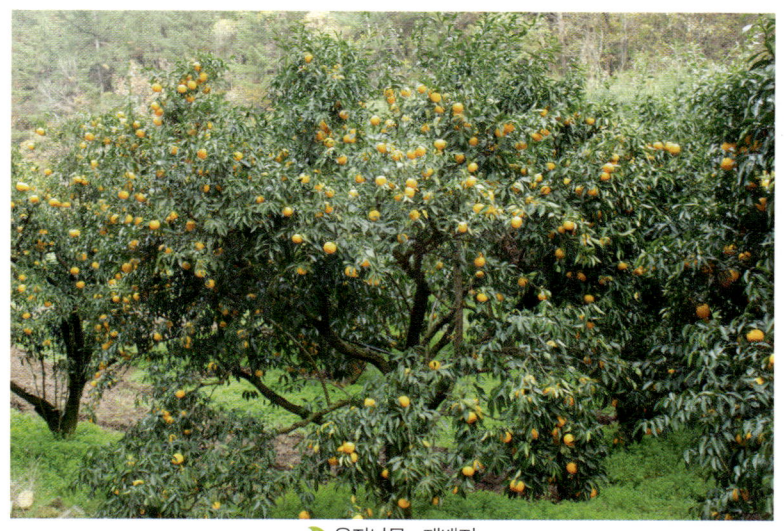

유자나무_ 재배지

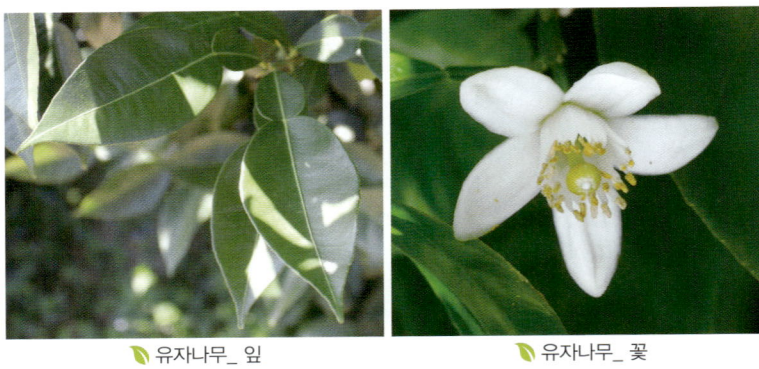

🌿 유자나무_ 잎   🌿 유자나무_ 꽃

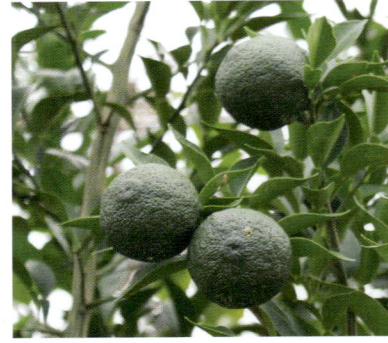

🌿 유자나무_ 덜 익은 열매

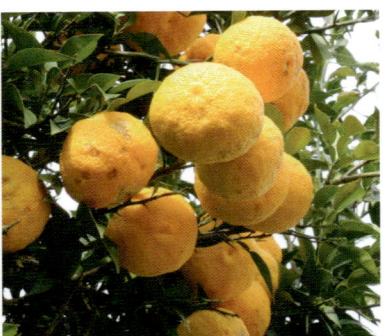

🌿 유자나무_ 익은 열매

달걀 모양으로 끝이 조금 오목하게 들어가고 가장자리가 밋밋하거나 얕은 물결 모양의 톱니가 있다. 잎자루에 넓은 날개가 있다. 꽃은 5~6월에 흰색으로 피는데, 잎겨드랑이에 1개 또는 2개씩 달리고, 꽃잎과 꽃받침조각은 각각 5개이다. 열매는 지름 4~7cm의 편구형 장과이며, 10~11월에 밝은 노란색으로 익는다. 열매껍질은 겉이 울퉁불퉁하고 방향성 향기가 있으며 신맛이 강하다.

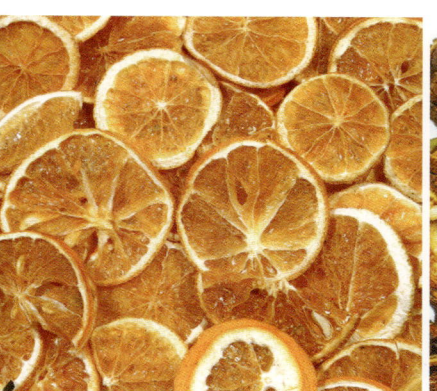
🌿 유자나무_ 열매(약재)

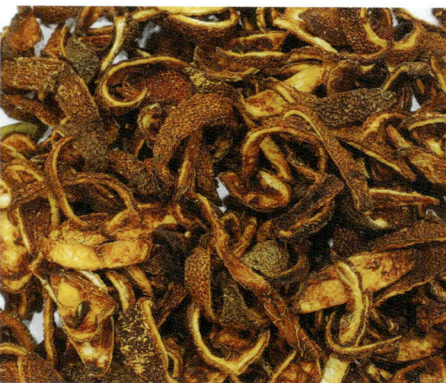
🌿 유자나무_ 열매껍질(약재)

작용부위 열매와 열매껍질은 폐, 위에 작용한다. 종자는 위, 신장, 방광에 작용한다.

성질과 맛 열매는 성질이 시원하고, 맛은 시다. 열매껍질은 성질이 따뜻하고, 맛은 쓰다.

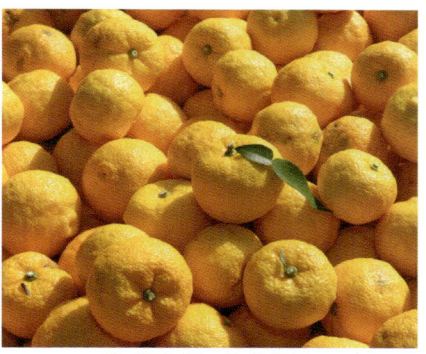
🌿 유자나무_ 열매(채취품)

효능 열매는 생약명이 등자(橙子)이며, 주독과 생선독을 풀어주고 구토, 구역질 등을 치료한다. 열매껍질은 생약명이 등자피(橙子皮)이며 위를 튼튼하게 하고 독을 풀어주며 가래를 없애는 효능이 있어 구토, 만성 위장병 등을 치료한다. 열매와 열매껍질 추출물은 뇌질환, 심장질환, 당뇨 등의 예방 및 치료에 효과적이다.

약용법 말린 열매 10~30g을 물 1L에 넣고 반으로 줄 때까지 달여서 하루 2~3회로 나누어 마신다. 말린 열매껍질 5~10g을 물 1L에 넣고 반으로 줄 때까지 달여서 하루 2~3회로 나누어 마신다.

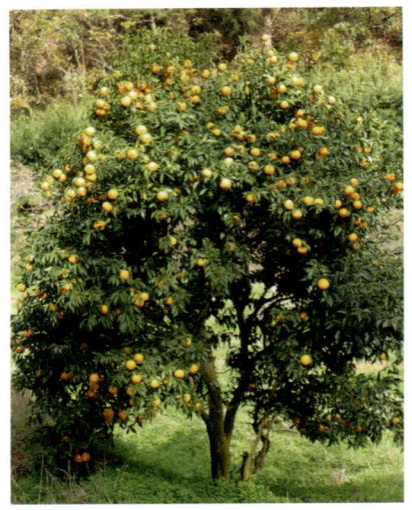

유자나무_ 나무모양

▶ 유자나무의 기능성 및 효능에 관한 특허자료

유자 추출물을 함유하는 뇌혈관 질환의 예방 또는 치료용 조성물

본 발명의 유자 추출물을 포함하는 조성물은 뇌세포에 대한 보호효과를 나타낼 뿐만 아니라, 허혈성 뇌혈관 질환인 뇌경색 억제에도 뛰어난 효능이 있으므로 다양한 뇌혈관 질환의 예방 또는 치료에 유용하게 사용될 수 있다.

– 등록번호 : 10-1109174, 출원인 : 건국대학교 산학협력단 외

유자 추출물을 유효성분으로 함유하는 심장 질환의 예방 또는 치료용 조성물

본 발명의 유자 추출물을 포함하는 조성물은 심근세포에 대한 보호효과를 나타낼 뿐만 아니라, 허혈성 심장 질환인 심근경색 억제에도 뛰어난 효능이 있으므로 다양한 심장 질환의 예방 또는 치료에 유용하게 사용될 수 있다.

– 등록번호 : 10-1109771, 출원인 : 건국대학교 산학협력단 외

유자 과피 추출물을 유효성분으로 포함하는 항당뇨 조성물 및 이의 제조 방법

본 발명에 의한 항당뇨 조성물은 혈당, 당화혈 색소 및 혈중 지질의 수치 감소, 인슐린 감수성 개선을 통해 항당뇨효과를 제공할 수 있다.

– 공개번호 : 10-2013-0001510, 출원인 : 한국식품연구원 외

으름덩굴

Akebia quinata (Houtt.) Decne.

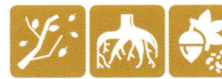

- **생약명** 목통(木通), 목통근(木通根), 팔월찰(八月札)
- **과 명** 으름덩굴과(Lardizabalaceae)
- **채취시기** 가을(덩굴줄기), 9~10월(뿌리, 열매)
- **사용부위** 덩굴줄기, 뿌리, 열매
- **약리작용** 이뇨작용, 강심작용, 항균작용
- **용 도** 식용(어린잎), 차용(어린잎), 원예 및 조경용, 섬유용(노끈), 약용(줄기와 뿌리는 부종에 사용, 나무껍질은 눈병에 사용, 잎은 젖이 부족할 때 사용, 열매는 울화증에 사용)

생육특성 으름덩굴은 전국 각지에 분포하는 낙엽활엽 덩굴나무로, 산기슭 계곡에서 자란다. 덩굴줄기는 길이 5m 내외로 뻗어 나가고, 가지는 갈색에 털이 없으며 껍질눈이 돌출한다. **잎**은 오

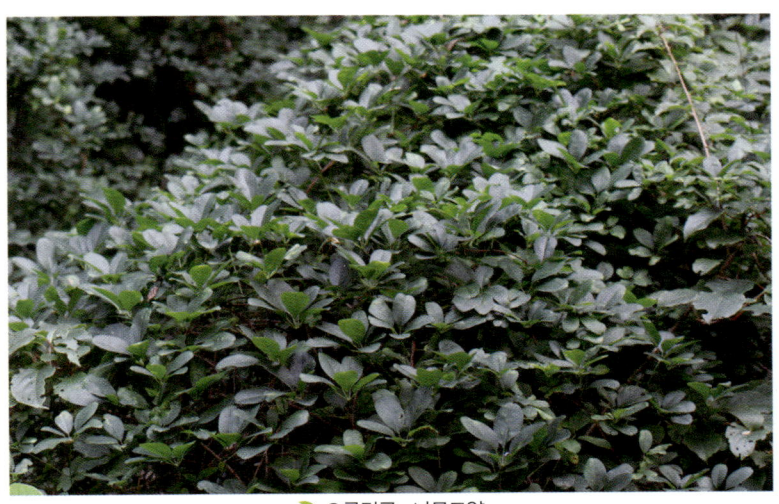

으름덩굴_ 나무모양

래된 가지에서는 모여나고 새가지에서는 어긋나며, 3~5장의 작은잎으로 된 손꼴겹잎이다. 잎자루는 가늘고 길다. 작은잎은 거꿀달걀 모양 또는 타원형에 잎끝이 약간 오목하고 양면에 털이 나 없으며 가장자리가 밋밋하다. 꽃은 암수한그루로 4~5월에 자줏빛을 띤 갈색으로 피며, 잎과 더불어 짧은 가지의 잎 사이에서 나오는 짧은 총상꽃차례에 달린다. 꽃잎은 없고 3개의 꽃받침잎이 있다. 열매는 긴 타원형의 장과이며, 10월에 자줏빛을 띤 갈색으로 익으면 복봉선으로 벌어져 종자가 나온다. 열매껍질은

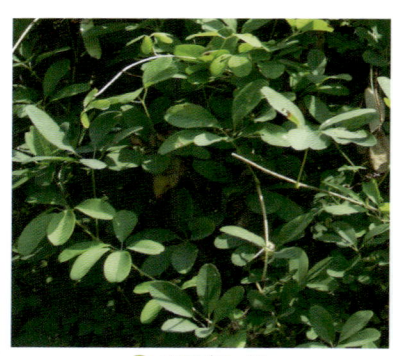
으름덩굴_ 잎

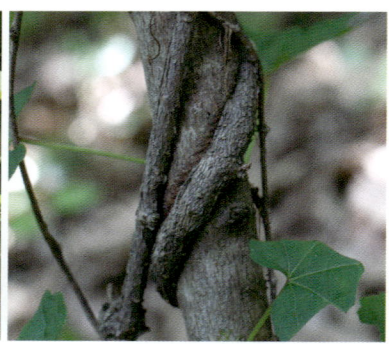
으름덩굴_ 목질화된 줄기

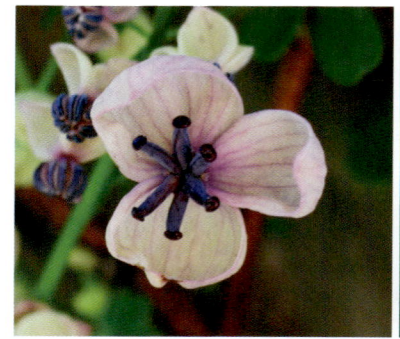
으름덩굴_ 암꽃

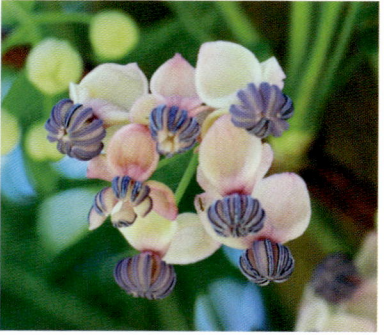
으름덩굴_ 수꽃

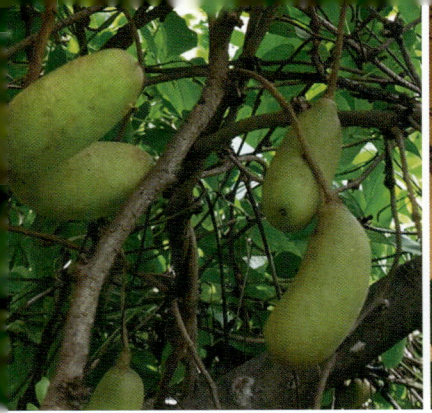
🌱 으름덩굴_ 열매

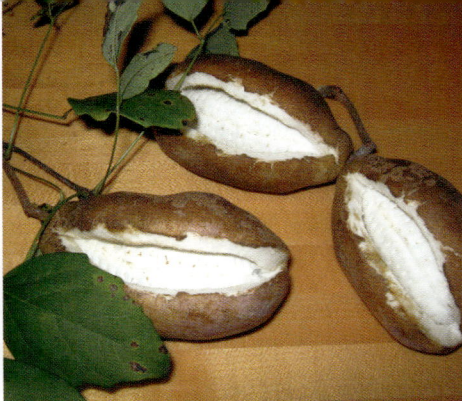
🌱 으름덩굴_ 열매(채취품)

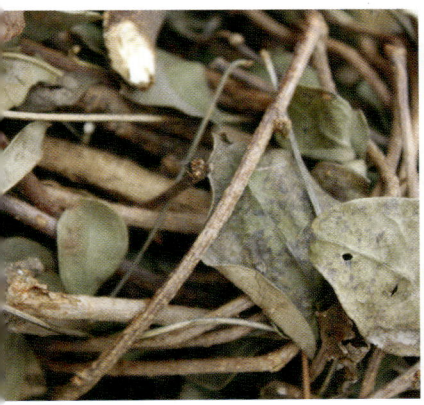
🌱 으름덩굴_ 잎과 덩굴줄기(채취품)

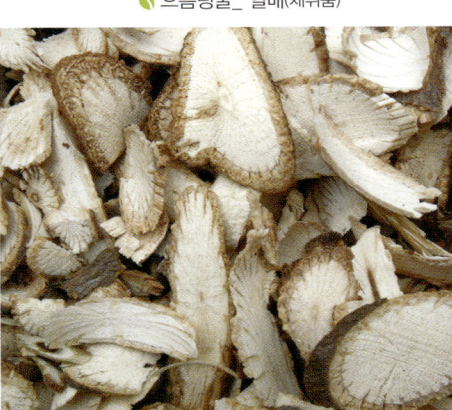
🌱 으름덩굴_ 덩굴줄기(약재)

두껍고 과육은 먹을 수 있다.

작용부위   심장, 소장, 방광에 작용한다.

성질과 맛   덩굴줄기는 성질이 차고, 맛은 쓰다. 뿌리는 성질이 평(平)하고, 맛은 쓰다. 열매는 성질이 평(平)하고, 맛은 약간 쓰다.

효능   덩굴줄기는 생약명이 목통(木桶)이며 이뇨작용과 항균·항염 작용, 병원성 진균에 대한 억제작용이 있고 진통, 진정, 사화(瀉

火), 혈맥통리(血脈通利) 등의 효능이 있어, 소변불리, 소변혼탁, 수종, 부종, 전신의 경직통, 유즙불통 등을 치료한다. 뿌리는 생약명이 목통근(木桶根)이며 보신, 보정, 활혈, 행기(行氣), 이뇨, 거풍 등의 효능이 있어 타박상, 관절통, 소변곤란, 헤르니아 등을 치료한다. 열매는 생약명이 팔월찰(八月札)이며 진통, 이뇨, 활혈 등의 효능이 있고 번갈, 요통, 혈뇨, 탁뇨, 요로결석, 월경통, 헤르니아, 이질 등을 치료한다. 으름덩굴의 종자 추출물은 암 예방과 치료에 효과적이다.

약용법 말린 덩굴줄기 5~15g을 물 1L에 넣고 반으로 줄 때까지 달여서 하루 2~3회로 나누어 마신다. 말린 뿌리 10~20g을 물 1L에 넣고 반으로 줄 때까지 달여서 하루 2~3회로 나누어 마신다. 또는 즙을 내어 마시거나 술을 담가 마셔도 된다. 외용할 경우에는 뿌리를 짓찧어서 환부에 붙인다. 말린 열매 10~20g을 물 1L에 넣고 반으로 줄 때까지 달여서 하루 2~3회로 나누어 마신다. 또는 술을 담가 아침저녁으로 마셔도 된다.

▶ 으름덩굴의 기능성 및 효능에 관한 특허자료

으름덩굴 종자 추출물을 포함하는 항암 조성물 및 그의 제조 방법

본 발명은 으름덩굴 종자 추출물을 포함하는 항암 조성물 및 그의 제조 방법에 관한 것으로, 본 발명의 조성물은 우수한 항암성을 나타내며, 이에 추가적으로 전호, 인삼 또는 울금 추출물을 처방하여 보다 증강된 항암효과를 얻을 수 있어 암의 예방 또는 치료제로서 유용하게 사용할 수 있다.

- 공개번호 : 10-2005-0087498, 출원인 : 김숭진

으름덩굴주

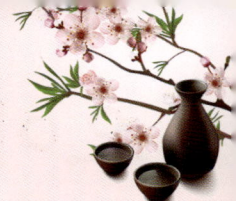

적용 병증

- **당뇨(糖尿)** : 소변에 당분이 많이 섞여 나오는 병증으로, 소변량과 소변보는 횟수가 늘어나고, 갈증이 나서 물을 많이 마시게 된다. 소주잔 1잔을 1회분으로 1일 2~3회씩, 90~180일 동안 음용한다.
- **번열(煩熱)** : 몸에 열이 몹시 나고 가슴이 답답하며 괴로운 증세로, 팔다리가 병적으로 달아오른다. 소주잔 1잔을 1회분으로 1일 3~4회씩, 3~4일 동안 음용한다.
- **이명증(耳鳴症)** : 귓속에서 잡음이 들리는 병적인 상태로, 귓병, 알코올 의존증, 고혈압 등이 그 원인이다. 소주잔 1잔을 1회분으로 1일 2~3회씩, 15~20일 동안 음용한다.
- **기타 적응증** : 혈액순환 개선, 인후통증, 신경통, 관절염, 방광염, 부종, 통풍

만드는 방법

- **채취 및 구입** : 특별히 취급하는 곳은 없다. 산지(産地)에서 채취하여 사용한다. 황해도 이남에 분포하며 산기슭, 들, 숲속에서 자생한다.
- 약효는 줄기나 익은 열매에 있다. 줄기나 열매를 채취하여 물로 깨끗이 씻고 줄기는 말린 다음, 열매는 생으로 사용한다.
- 말린 줄기는 200g, 익은 열매는 250g을 소주 3.6L에 넣고 밀봉한다.
- 줄기는 8개월, 익은 열매는 4개월 이상 숙성시켜 음용하며, 줄기는 18개월, 열매는 12개월 정도 숙성시킨 후에는 찌꺼기를 걸러내고 보관한다.
- **맛과 약성** : 줄기는 쓰고 열매는 달다. 열매에 황설탕 100g을 가미하여 사용할 수 있다.

주의 사항

- 본 약술을 음용하는 중에 가려야 하는 음식은 없다.
- 임산부는 음용을 금한다. 기준량 이상을 음용하면 유산할 수도 있다.
- 장복해도 해롭지는 않으나 치유되는 대로 음용을 중단한다.

으아리

Clematis mandshurica Rupr.

- **생약명** 위령선(威靈仙)
- **과 명** 미나리아재비과(Ranunculaceae)
- **채취시기** 가을
- **사용부위** 뿌리 및 뿌리줄기
- **약리작용** 진통작용, 이담작용, 분만촉진작용, 항미생물작용
- **용 도** 원예 및 조경용, 약용(진통과 항균작용이 있어 타박상과 통증 등에 사용)

생육특성 으아리는 함경북도부터 백두대간에 분포하는 낙엽활엽 덩굴식물로, 들이나 산기슭에서 자란다. 덩굴줄기는 길이 2m 정도로 뻗으며, 덩굴손처럼 구부러진 잎자루로 다른 물체를 감아 올라간다. 줄기는 목질화되지 못하고 겨울에 말라 죽는다. **잎**은 마

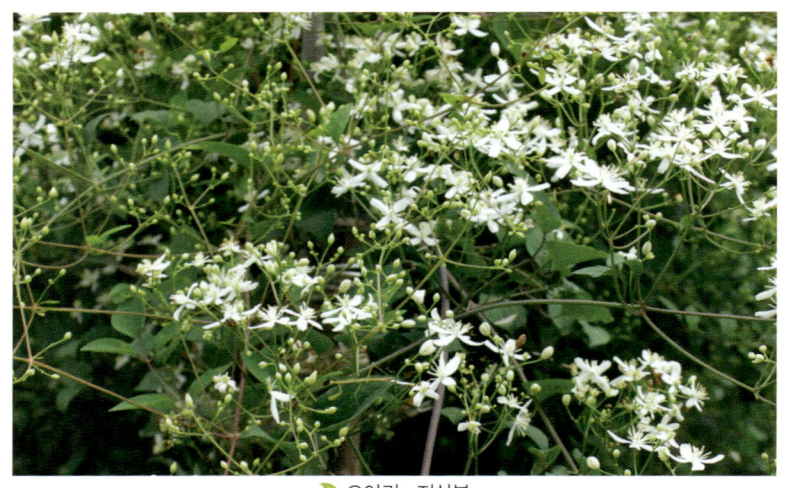

으아리_ 지상부

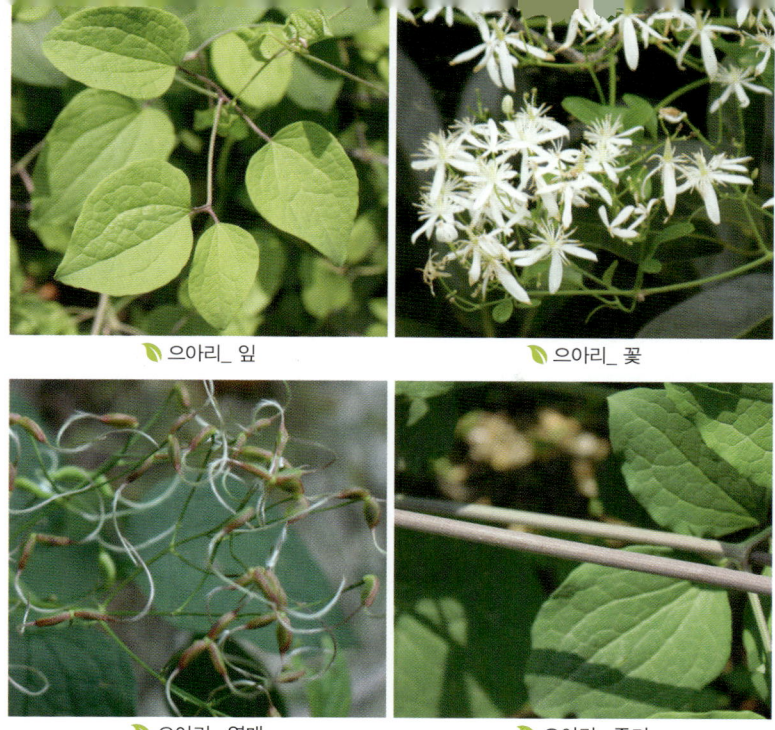

으아리_ 잎   으아리_ 꽃

으아리_ 열매   으아리_ 줄기

주나고 5~7개의 작은잎으로 된 깃꼴겹잎이며, 작은잎은 달걀 모양 또는 타원형으로 양면에 털이 없고 가장자리가 밋밋하며, 잎자루가 구부러져서 덩굴손과 같은 구실을 한다. 꽃은 6~8월에 흰색으로 피는데, 줄기 끝이나 잎겨드랑이의 취산꽃차례에 10~30개가 달린다. 열매는 달걀 모양의 수과로 9~10월에 익으며, 흰색 털이 난 암술대가 꼬리처럼 달린다.

작용부위 간, 방광에 작용한다.

성질과 맛 성질이 따뜻하고, 맛은 맵고 짜며, 독성이 없다.

효능 풍사와 습사를 제거하고 통증을 가라앉히며 경락을 통하게

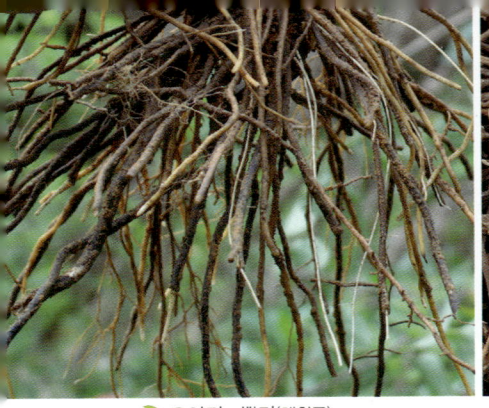
으아리_ 뿌리(채취품)

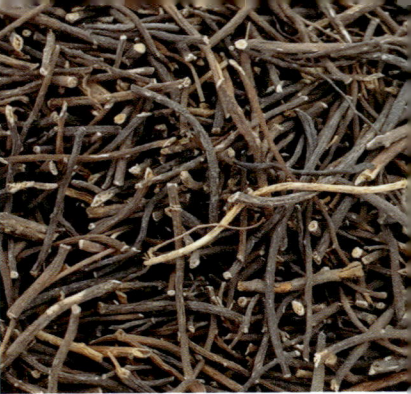
으아리_ 뿌리(약재)

하는 등의 효능이 있어 각종 신경통, 근육통, 통풍, 관절염, 수족마비, 각기병, 편도염, 볼거리, 간염, 황달 등에 사용한다.

약용법 말린 뿌리 및 뿌리줄기 5~15g을 물 1L에 넣고 끓기 시작하면 불을 약하게 줄여 1/3로 줄 때까지 달여서 하루 2회로 나누어 마신다. 환이나 가루로 만들어 복용하기도 한다. 외용할 경우에는 짓찧어 환부에 붙인다. 민간에서는 구안와사, 류머티즘성 관절염, 편도염의 치료에 사용하기도 한다.

주의사항 약성이 매우 강하여 기혈을 소모시킬 우려가 있으므로 기혈이 약한 사람이나 임산부는 신중하게 사용해야 한다.

▶ 으아리의 기능성 및 효능에 관한 특허자료

으아리 추출물을 유효성분으로 포함하는 피부상태 개선용 조성물

본 발명은 으아리 추출물을 유효성분으로 포함하는 피부상태 개선용 화장료, 약제학적 및 식품 조성물에 관한 것이다. 본 발명의 조성물은 콜라겐 합성을 증대시키고 콜라겐을 분해시키는 효소인 콜라게나아제의 활성을 억제시켜 우수한 주름 개선 및 피부재생 효능을 가진다. 또한 활성산소에 의하여 손상된 세포의 재생을 촉진시켜 우수한 피부 노화 방지 효능을 가진다.

- 공개번호 : 10-2014-0117055, 출원인 : 바이오스펙트럼(주)

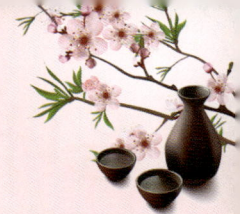

으아리주

적용 병증

- **발한(發汗)**: 감기나 기타의 질병을 낫게 하려고 인위적으로 땀을 내고자 할 때의 처방이다. 소주잔 1잔을 1회분으로 1일 2~3회 정도 음용한다.
- **근육통(筋肉痛)**: 근육이 쑤시고 아픈 증상에 처방한다. 소주잔 1잔을 1회분으로 1일 1~2회씩, 10~15일 동안 음용한다.
- **마비증세(痲痺症勢)**: 신경이나 근육이 형태의 변화 없이 기능을 잃어, 감각이 없어지고 힘을 제대로 쓰지 못하게 된 경우의 처방이다. 소주잔 1잔을 1회분으로 1일 1~2회씩, 7~15일 동안 음용한다.
- **기타 적응증**: 안면마비, 언어장애, 각기, 관절통, 신경통, 통풍, 풍습, 한열왕래

만드는 방법

- **채취 및 구입**: 전국의 산기슭에 자생하는 것을 채취한다.
- 약효는 뿌리에 있다. 가을에서 이듬해 봄 사이에 채취하여 햇볕에 말린다.
- 말린 뿌리 150g을 소주 3.6L에 넣고 밀봉한다.
- 6~8개월간 숙성시켜 음용하며, 18개월 정도 숙성시킨 후에는 찌꺼기를 걸러내고 보관한다.
- **맛과 약성**: 맛은 약간 쓰다. 황설탕 100g을 가미하여 사용할 수 있다.

주의 사항

- 본 약술을 음용하는 중에 가려야 하는 음식은 없다.
- 치유되는 대로 음용을 중단한다.

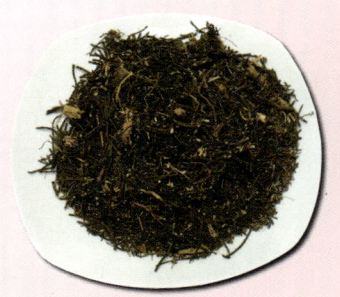

으아리_ 뿌리(약재)

음나무

Kalopanax septemlobus (Thunb.) Koidz.

- ● 생약명　　해동피(海桐皮), 해동수근(海桐樹根)
- ● 과　명　　두릅나무과(Araliaceae)
- ● 채취시기　연중 수시(나무껍질), 늦여름부터 가을(뿌리)
- ● 사용부위　나무껍질, 뿌리
- ● 약리작용　항균작용, 항염작용
- ● 용　도　　건축 및 가구재, 식용(어린순), 차용(잎), 약용(사지마비와 환부 치료약으로 사용)

생육특성　음나무는 전국 각지에 분포하는 낙엽활엽교목으로, 산기슭 양지쪽 길가에서 자란다. 높이는 20~25m이며, 가지가 굵고 가시가 많이 나 있다. 어려서 달린 가지는 오래되면 떨어지

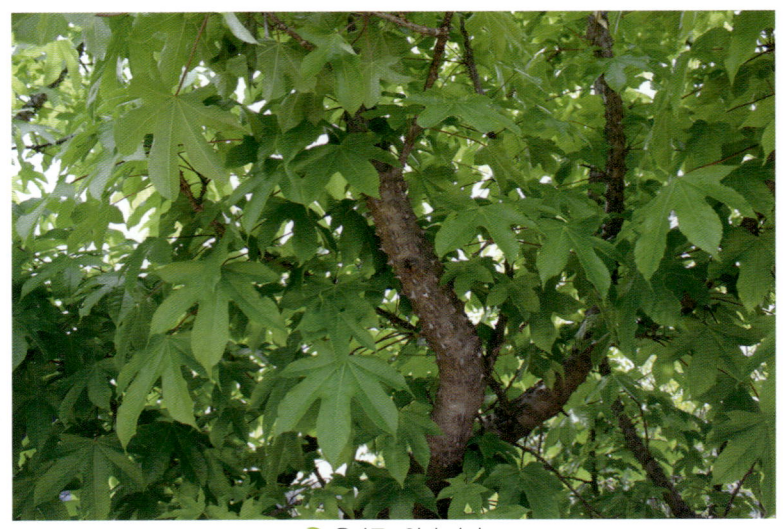

음나무_ 잎과 가지

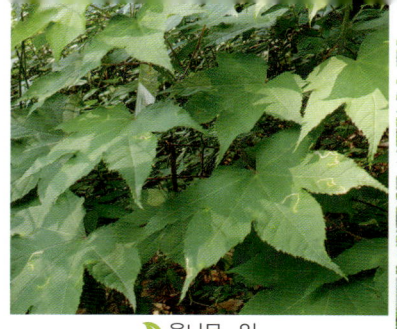

음나무_ 잎

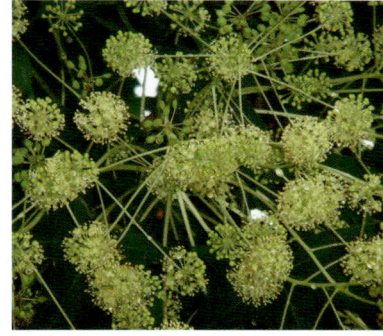

음나무_ 꽃

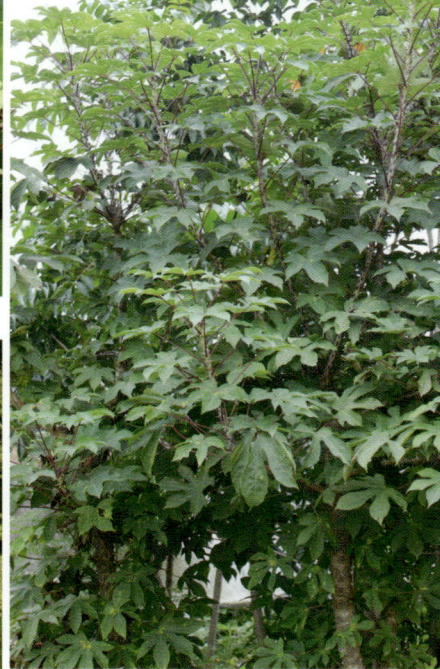

음나무_ 나무모양

고, 나무껍질은 회갈색이며 불규칙하게 세로로 갈라진다. **잎**은 어긋나고 가장자리가 5~9개로 깊게 갈라지며, 잎끝이 길게 뾰족하고 가장자리에 톱니가 있다. 갈래조각은 달걀 모양이고 잎자루는 잎보다 길다. **꽃**은 7~8월에 황록색으로 피는데, 겹산형 꽃차례를 이루며 달린다. **열매**는 공 모양에 가까운 핵과이며, 검게 익는다. 농촌에서는 잡귀의 침입을 막기 위하여 음나무의 가지를 대문 위에 꽂아두었다고 한다.

작용부위   간, 신장에 작용한다.

성질과 맛   나무껍질은 성질이 평(平)하고, 맛은 쓰고 맵다. 뿌리는 성질이 평(平)하고, 맛은 쓰고 약간 매우며, 독성이 없다.

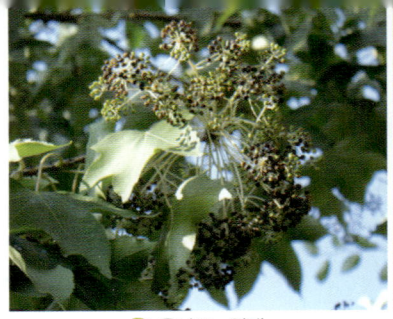
🌿 음나무_ 열매   🌿 음나무_ 나무줄기

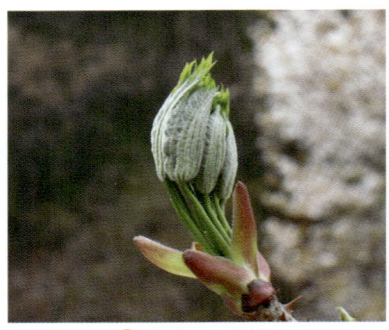
🌿 음나무_ 어린순   🌿 음나무_ 어린순(채취품)

효능 나무껍질은 생약명이 해동피(海桐皮)이며, 풍습을 제거하고 혈액순환을 원활하게 하며, 벌레를 죽이는 등의 효능이 있어 류머티즘에 의한 근육마비, 근육통, 관절염, 허리와 다리의 통증, 가려움증, 구내염 등을 치료한다. 또 황산화 작용과 항염, 항진균, 항종양, 혈당강하, 지질저하 작용 등이 있으며, 수렴, 진통약으로 쓴다. 뿌리 또는 뿌리껍질은 생약명이 해동수근(海桐樹根)이며, 혈액의 열을 내리고 어혈을 흩어지게 하며 풍습을 제거하는 등의 효능이 있어 장풍치혈(腸風痔血), 타박상, 류머티즘에 의한 골통 등을 치료한다. 음나무 추출물은 HIV 증식 억제 활성으로 AIDS(후천성 면역 결핍증), 퇴행성 중추신경계 질환 등에 치료 효과가 있다.

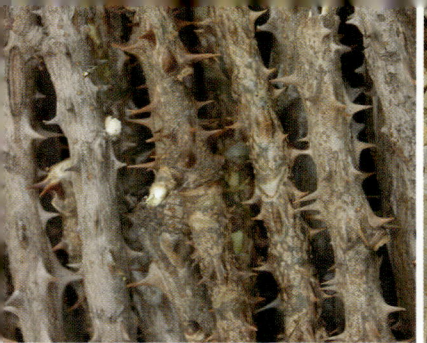
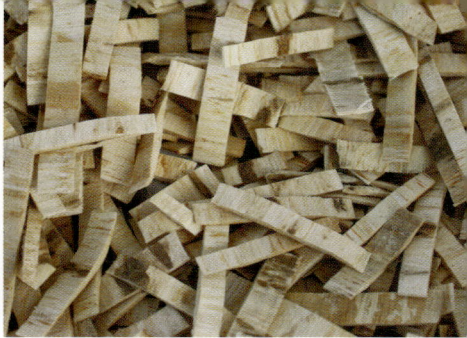

음나무_ 나무줄기(채취품)　　　　　　　음나무_ 나무껍질(약재)

약용법　말린 나무껍질 5~15g을 물 1L에 넣고 반으로 줄 때까지 달여서 하루 2~3회로 나누어 마신다. 외용할 경우에는 짓찧거나 가루 낸 것을 기름에 개어 환부에 붙이거나 달인 액으로 환부를 씻는다. 말린 뿌리 10~15g을 물 1L에 넣고 반으로 줄 때까지 달여서 하루 2~3회로 나누어 마신다. 외용할 경우에는 짓찧어 환부에 붙인다.

▶ 음나무의 기능성 및 효능에 관한 특허자료

HIV 증식 억제 활성을 갖는 음나무 추출물 및 이를 유효성분으로 함유하는 AIDS 치료제

본 발명은 HIV 억제 활성을 갖는 음나무 추출물 및 이를 유효성분으로 함유하는 AIDS 치료제에 관한 것이다. 본 발명의 음나무 추출물은 HIV 역전사효소 활성 억제, 프로테아제 활성 억제, 글루코시다제 활성 억제 및 HIV 증식 억제 활성이 뛰어나므로 AIDS를 치료하고 진행을 억제시키며 감염을 억제하는 데 유용하게 사용될 수 있다.　- 공개번호 : 10-2005-0045117, 특허권자 : 유영법 · 최승훈 · 심범상 · 안규석

음나무 추출물을 함유하는 퇴행성 중추신경계 질환 증상의 개선을 위한 기능성 식품

본 발명은 음나무 추출물 및 음나무로부터 단리된 디하이드로디하이드로코니페릴 알코올(Dihydrodehydroconiferylalcohol)을 함유함을 특징으로 하는 퇴행성 중추신경계 질환 증상 개선을 위한 기능성 식품에 관한 것이다.
- 공개번호 : 10-2005-0111258, 특허권자 : 충북대학교 산학협력단

익모초

Leonurus japonicus Houtt.

- **생약명** 익모초(益母草), 충위자(茺蔚子)
- **과 명** 꿀풀과(Labiatae)
- **채취시기** 여름(전초), 열매가 익었을 때(종자)
- **사용부위** 지상부, 종자
- **약리작용** 자궁흥분작용, 중추흥분작용, 이뇨작용, 항균작용, 혈소판응집저해작용, 항혈전작용, 면역증강작용
- **용 도** 약용(지상부는 생리나 생리통과 산후 자궁수축 등 부인과 질환에 상용)

생육특성 익모초는 전국 각지에 분포하는 두해살이풀로, 들에서 자생하며 농가에서 약용작물로 재배하거나 관상용으로 재배하기도 한다. 높이는 1m 이상 자라고, 줄기가 곧게 서며 둔하게 사

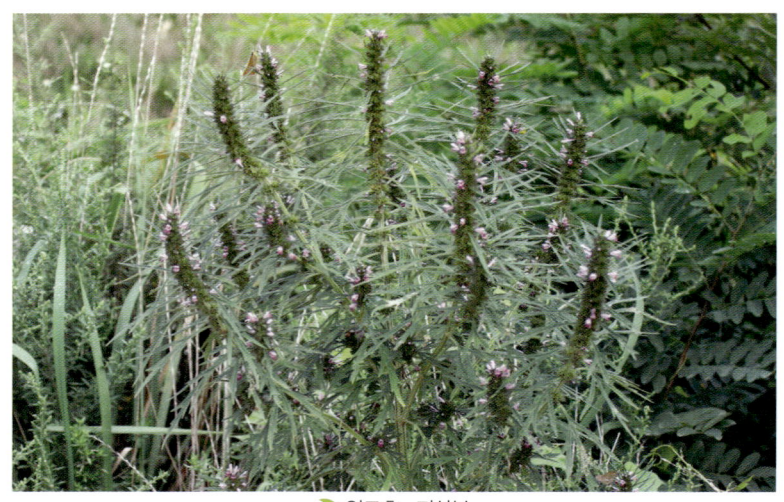

익모초_ 지상부

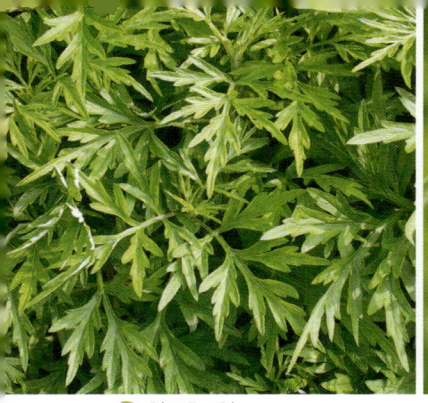
익모초_ 잎

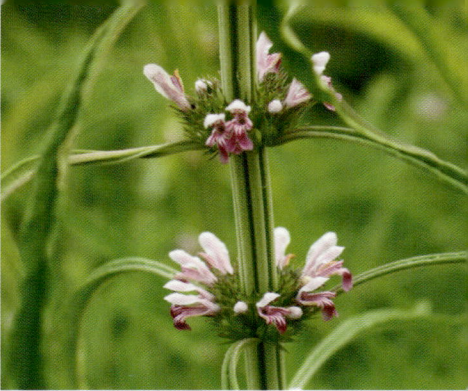
익모초_ 꽃

각이 지고 가지가 갈라진다. 흰색 털이 있어 전체가 흰빛을 띤 녹색으로 보인다. **잎**은 마주나는데, 근생엽은 달걀상 원형이며 가장자리에 둔하게 팬 흔적이 있고 꽃이 필 때 없어진다. 줄기잎은 3개로 갈라지고 갈래조각은 깃꼴로 다시 2~3개로 갈라지며 톱니가 있다. **꽃**은 7~8월에 홍자색으로 피며, 윗부분의 잎겨드랑이에 층층으로 달려

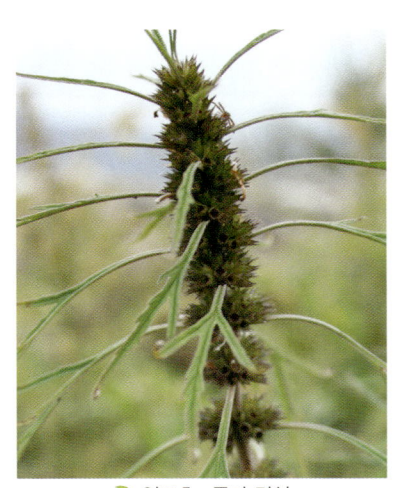
익모초_ 종자 결실

윤산꽃차례를 이룬다. 꽃받침은 종 모양이고 5개로 갈라지며, 꽃부리는 입술 모양이고 2갈래로 갈라지며 아랫입술은 다시 3개로 갈라진다. **열매**는 넓은 달걀 모양의 분과로, 꽃받침 속에 들어 있으며 9~10월에 익는다. 종자는 약간 편평하며 3개의 능각이 있어 단면이 삼각형처럼 보인다. 부인병을 치료하는 데 효과

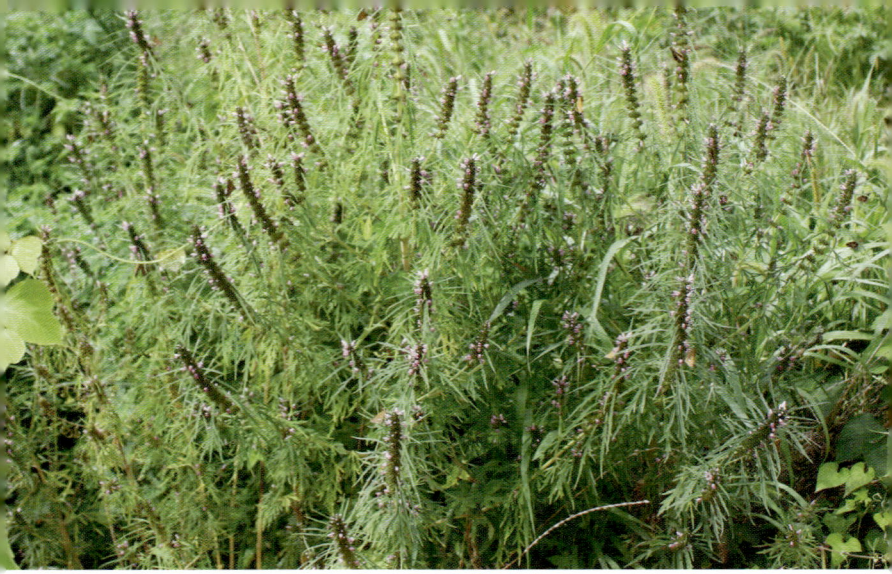

🌿 익모초_ 무리

가 있어 익모초(益母草)라는 이름이 붙여졌다.

작용부위 간, 심장, 비장, 신장에 작용한다.

성질과 맛 성질이 약간 차고, 맛은 쓰고 매우며, 독성이 없다.

효능 지상부는 혈액순환을 원활하게 하고 어혈을 제거하며, 월경을 조화롭게 하고 수기(水氣)를 없애는 효능이 있어, 월경통, 월경불순, 산후출혈, 어혈복통(瘀血腹痛), 붕루, 타박상, 소화불량, 급성신염, 소변불리, 혈뇨, 식욕부진 등을 치료한다. 또한 혈압강하, 이뇨, 진정, 진통 작용이 있다. 종자는 열을 내리고 풍을 제거하며 혈액순환을 원활하게 하는 효능이 있어, 월경불순, 대하, 산후 어혈복통, 간열두통(肝熱頭痛), 눈이 충혈되고 아픈 증상 등을 치료한다.

약용법 말린 지상부를 가루 내어 15~20g(말린 종자는 6~20g) 정도를 물 500mL에 넣고 끓기 시작하면 불을 약하게 줄여 반으로 줄 때까지 달여서 하루 2회로 나누어 마신다. 민간에서는 손발이 차고 월경이 고르지 못한 여성의 부인병을 치료하거나 대하증을 치료하는 데 이 방법을 썼다. 산후 배앓이에는 꽃이 필 무렵 채취한 지상부를 짓찧어서 즙을 내어 마시는데, 한 번에 익모초즙 한 숟가락에 술을 약간 섞어 하루 3회 마신다. 또한 여름에 더위를 먹고 토하면서 설사를 할 때에는 즙을 내어 한 번에 1~2순가락씩 자주 마신다.

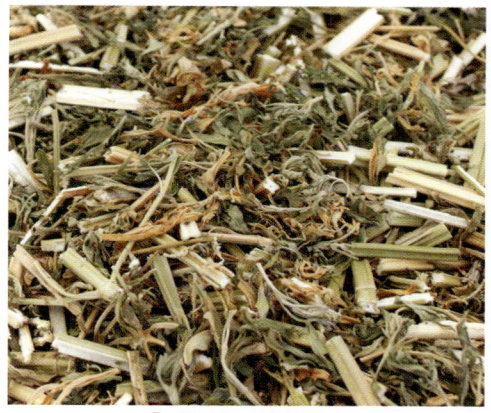
익모초_ 지상부(약재)

주의사항 빈혈이 있거나 어혈이 없을 때, 월경량이 과다할 때, 동공이 확장된 사람에게는 사용을 금한다.

▶ 익모초의 기능성 및 효능에 관한 특허자료

익모초 추출물을 함유하는 고혈압의 예방 및 치료용 약학 조성물

본 발명은 익모초 추출물을 함유하는 조성물에 관한 것으로, 본 발명의 익모초 추출물은 ACE(안지오텐신 전환효소)를 저해함으로써 안지오텐신 전환효소의 작용으로 발생하는 혈압상승을 효과적으로 억제할 뿐만 아니라, 인체에 대한 안전성이 높으므로, 이를 함유하는 조성물은 고혈압의 예방 및 치료용 약학 조성물 및 건강기능식품으로 유용하게 이용될 수 있다.

- 등록번호 : 10-0845338, 출원인 : 동국대학교 산학협력단

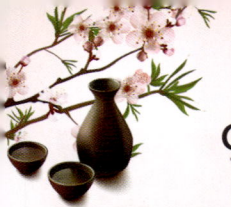

익모초주

- **방광허랭(膀胱虛冷)** : 방광이 튼튼하지 못하고 약하며 냉한 것을 말한다. 소주잔 1잔을 1회분으로 1일 2~3회씩, 15~20일 동안 음용한다.
- **두훈(頭暈)** : 머리가 아찔아찔하여 어지럽고 눈앞이 캄캄한 증상이다. 소주잔 1잔을 1회분으로 1일 2~3회씩, 4~7일 동안 음용한다.
- **추위 탈 때** : 그리 춥지 않은 날씨에 남들보다 몸이 몹시 떨리는 경우의 처방이다. 소주잔 1잔을 1회분으로 1일 2~3회씩, 4~6일 동안 음용한다.
- **기타 적응증** : 갑상선염, 구토, 맹장염, 생리통, 대하, 산후복통, 급성 신장병

- **채취 및 구입** : 일반 건재약상이나 약령시장에서 쉽게 구할 수 있다. 또는 농가에서 채취가 가능하다.
- 약효는 지상부나 종자에 있다. 지상부나 종자를 구입하여 물로 깨끗이 씻어 물기를 없앤 다음 지상부는 말려서 사용한다.
- 종자는 180g, 말린 지상부는 200g을 소주 3.6L에 넣고 밀봉한다.
- 종자는 10개월, 말린 지상부는 6개월 이상 숙성시켜 음용하며, 종자는 2년, 지상부는 1년 정도 숙성시킨 후에는 찌꺼기를 걸러내고 보관한다.
- **맛과 약성** : 맛은 맵고 쓰다. 백설탕 100g을 가미하여 사용할 수 있다.

- 취급 중에 구리나 쇠붙이(철)의 접촉을 금한다.
- 본 약술을 음용하는 중에 고삼, 복령을 멀리하고, 폐가 약하거나 폐에 열이 있을 경우는 음용을 금한다.
- 장복해도 해롭지는 않으나 치유되는 대로 음용을 중단한다.

인동덩굴

Lonicera japonica Thunb.

- **생약명** 인동등(忍冬藤), 금은화(金銀花)
- **과 명** 인동과(Caprifoliaceae)
- **채취시기** 가을·겨울(덩굴줄기, 잎), 5~6월(꽃봉오리)
- **사용부위** 덩굴줄기, 잎, 꽃봉오리
- **약리작용** 항미생물작용, 항독작용, 항염·해열작용, 혈중지질저하작용, 중추흥분작용, 항균작용, 항염작용
- **용 도** 디자인용, 차용(줄기, 잎), 원예 및 조경용, 가구용, 약용(꽃은 맹장염, 간염, 장염에 사용, 잎은 종기, 화상, 류마티스 등에 사용, 인동물에 목욕하면 습창, 관절통, 타박상에 효과)

생육특성 인동덩굴은 전국 각지에 분포하는 반상록활엽 덩굴성 관목으로, 산과 들의 양지바른 곳에서 자생한다. 곳에 따라 겨울

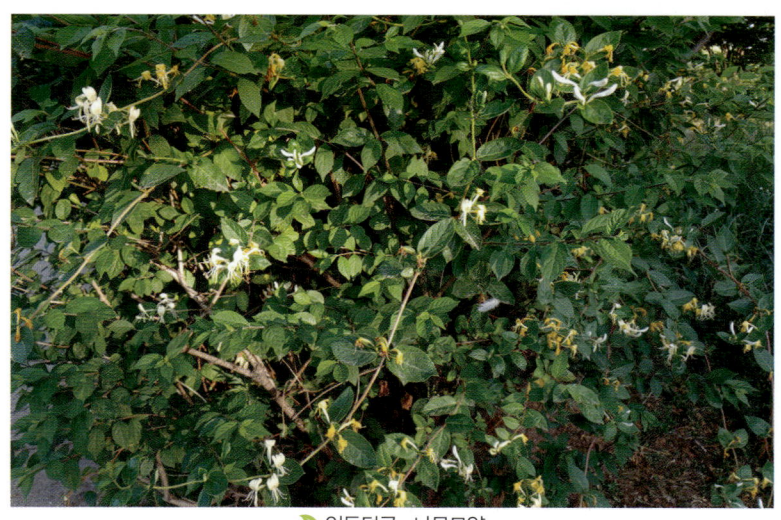

🌿 인동덩굴_ 나무모양

에도 잎이 떨어지지 않기 때문에 인동이라고 한다. 덩굴줄기는 3m 내외로 뻗으며 오른쪽으로 다른 물체를 감아 올라간다. 일년생가지는 적갈색에 털이 빽빽이 나 있고 속은 비어 있다. 잎은 마주나고, 길이 3~8cm, 너비 1~3cm에 넓은 피침 모양 또는 긴 달걀 모양으로 잎끝이 뾰족하고 가장자리는 밋밋하다. 어린 대에 달린 잎은 깃처럼 갈라진다. 꽃은 6~7월에 피는데 1~2개씩 잎겨드랑이에 달리며, 처음에 흰색이었다가 3~4일이 지나면 노란색으로 변하므로 '금은화(金銀花)'라는 이름이 붙여졌다. 꽃부

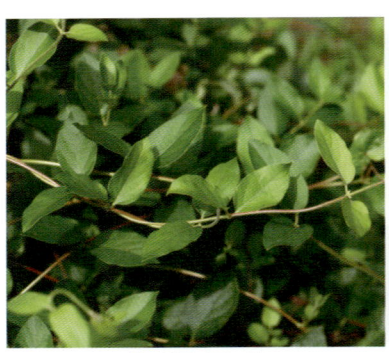
🌿 인동덩굴_ 잎

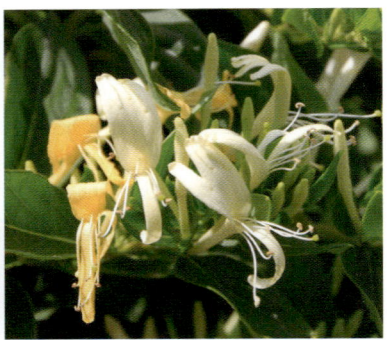
🌿 인동덩굴_ 꽃

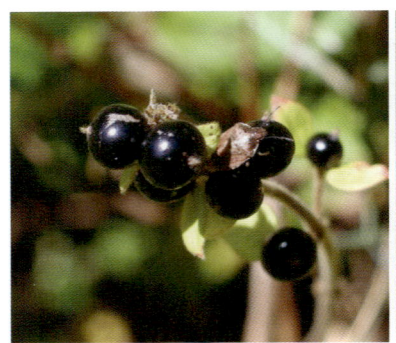
🌿 인동덩굴_ 열매

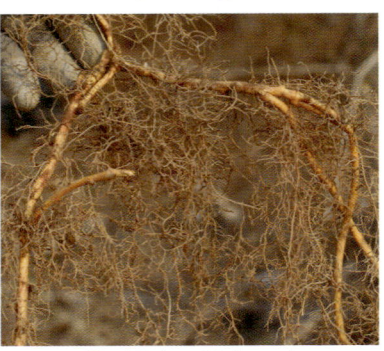
🌿 인동덩굴_ 뿌리(채취품)

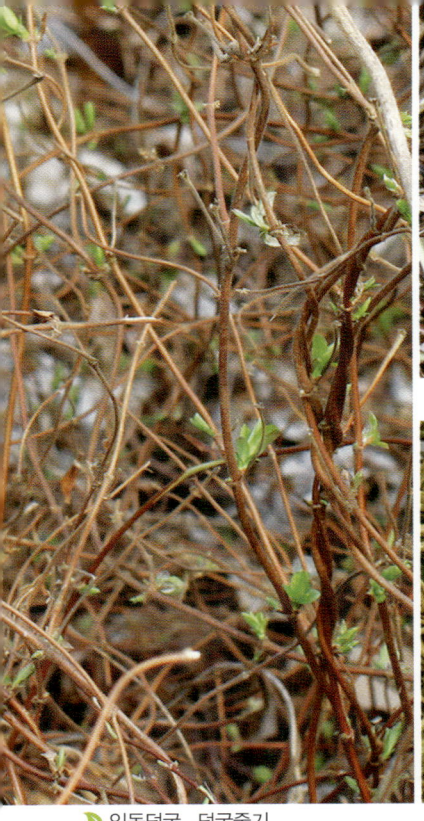
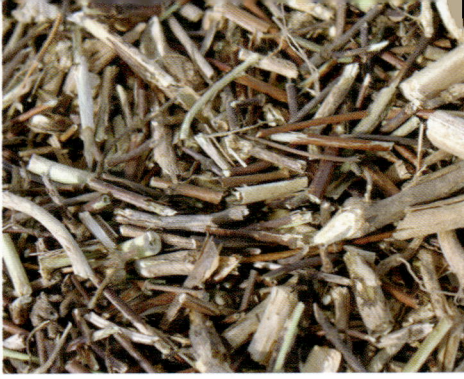
🌿 인동덩굴_ 덩굴줄기(약재)

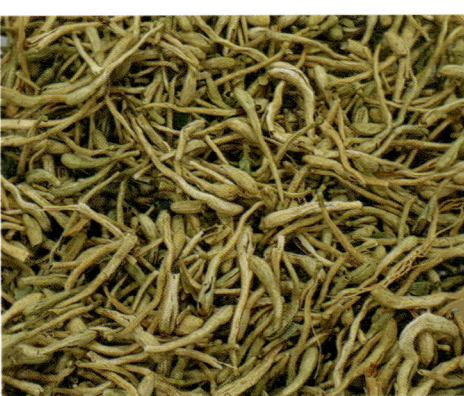
🌿 인동덩굴_ 꽃봉오리(약재)

🌿 인동덩굴_ 덩굴줄기

리는 입술 모양이고 끝이 5갈래로 그중 1개가 깊게 갈라져서 뒤로 젖혀지며 겉에 털이 빽빽이 나 있다. **열매**는 둥근 장과이며 9~10월에 검은색으로 익는다.

작용부위 심장, 폐, 위에 작용한다.

성질과 맛 잎과 덩굴줄기, 꽃봉오리는 성질이 차고, 맛은 달다.

효능 덩굴줄기와 잎은 생약명이 인동등(忍冬藤)이며, 열을 내리고 경락을 소통시키며 독을 풀어주는 효능이 있고, 항균·항진균 및 항바이러스 작용과 수렴, 이뇨 작용이 있어 감기몸살의 발열, 세균성 적리, 전염성 간염, 근골동통(筋骨疼痛), 종기, 부스럼 등을 치료한다. 꽃은 생약명이 금은화(金銀花)이며, 열을 내리고 독을 풀어주며, 몸속에 쌓인 풍열(風熱)을 흩어지게 하고 혈액을 맑게 하며 설사를 멎게 하는 효능 있어, 감기 발열, 혈리, 외상 감염, 종독, 치루, 귀밑샘염, 패혈증, 장염, 종기, 두드러기 등을 치료한다. 민간에서는 해독 작용이 강하고 이뇨와 미용 작용이 있다고 하여 차나 술을 만들기도 한다.

약용법 말린 덩굴줄기와 잎 20~40g을 물 1L에 넣어 반으로 줄 때까지 달여서 하루 2~3회로 나누어 마신다. 외용할 경우에는 달인 액으로 환부를 씻거나 달인 액을 졸여서 고(膏)로 만들어 환부에 붙이거나 가루 내어 기름에 섞어서 환부에 바른다. 말린 꽃봉오리 10~20g을 물 1L에 넣고 반으로 줄 때까지 달여서 하루 2~3회로 나누어 마신다.

▶ 인동덩굴의 기능성 및 효능에 관한 특허자료

성장호르몬 분비 촉진 활성이 뛰어난 인동 추출물, 이의 제조 방법 및 용도

본 발명의 인동초 추출물은 강력한 성장호르몬 분비 촉진 활성을 나타냄은 물론 천연 약재로서 안전성이 확보되어 있으므로 성장호르몬 분비 촉진제용 의약품, 화장품 및 식품 등으로 유용하게 사용될 수 있다.

- 공개번호 : 10-2005-0005633, 출원인 : (주)엠디바이오알파

자외선에 의한 세포 변이 억제 효과를 갖는 인동 추출물을 포함하는 조성물

본 발명에서는 인동을 이용하여 자외선에 의한 세포 손상 또는 세포 변이에 따른 질환을 방지, 억제할 수 있는 추출물 및 그 추출 방법을 제안한다. 본 발명에 따라 얻어진 인동 추출물은 예를 들어 자외선 노출로 인한 세포 계획사(apoptosis), 세포막 변이, 세포분열 정지, DNA 변이와 같은 핵 성분의 파괴 등을 억제할 수 있음을 확인하였다.

- 공개번호 : 10-2009-0001237, 출원인 : 순천대학교 산학협력단

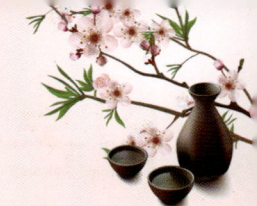

인동주

적용병증
- **충수염(蟲垂炎) :** 맹장염과 같은 말이다. 막창자(맹장)의 아래 끝에 붙어 있는 가느다란 관 모양의 돌기에 염증이 생겨, 오른쪽 아랫배에 심한 통증이 있고, 발열, 메스꺼움, 구토 등의 증상이 나타난다. 만성의 경우에는 소주잔 1잔을 1회분으로 1일 1~2회씩, 7~10일 동안 음용한다.
- **방광염(膀胱炎) :** 방광 점막에 염증이 생기는 병증으로, 소변이 자주 마렵고 요도에 통증이 느껴진다. 소주잔 1잔을 1회분으로 1일 1~2회씩, 5~10일 동안 음용한다.
- **혈변(血便) :** 대변에 혈액이 묻어 나오는 병증으로, 소장과 대장 또는 항문 질환 등으로 발전한다. 소주잔 1잔을 1회분으로 1일 1~2회씩, 5~7일 동안 음용한다.
- **기타 적응증 :** 타박상, 관절통, 근골통, 더위로 인한 발진, 귀밑샘염, 매독, 통풍

만드는 방법
- **채취 및 구입 :** 약재상에서 구입할 수 있다.
- 약효는 잎과 덩굴줄기에 있다. 잎과 덩굴줄기를 깨끗이 씻어 그늘에서 말린다.
- 말린 잎과 덩굴줄기 200g을 소주 3.6L에 넣고 밀봉한다.
- 4~6개월간 숙성시켜 음용하며, 18개월 정도 숙성시킨 후에는 찌꺼기를 걸러내고 보관한다.
- **맛과 약성 :** 맛은 쓰고 떫다. 흑설탕을 100g 정도 첨가할 수 있다.

주의사항
- 본 약술을 음용하는 중에 가려야 하는 음식은 없다.
- 치유되는 대로 음용을 중단한다.

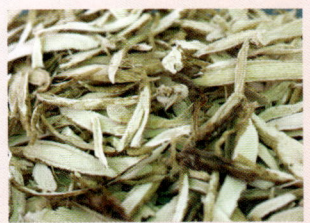

인동덩굴_ 덩굴줄기(약재)

일본목련

Magnolia obovata Thunb.

- **생약명** 후박(厚朴)
- **과 명** 목련과(Magnoliaceae)
- **채취시기** 여름(하지 전)
- **사용부위** 나무껍질
- **약리작용** 혈압강하작용, 근육이완작용, 항궤양작용, 중추억제작용, 위액분비 억제작용, 십이지장경련 억제작용, 항미생물작용, 항종양작용
- **용 도** 약용(나무껍질은 소화, 해수, 천식에 사용하고, 항균작용)

생육특성 일본목련은 일본 원산의 낙엽활엽교목으로, '향목련'이라고도 한다. 원산지에서는 높이 20m, 지름 1m 정도 자라고, 관상 가치가 있어 정원이나 공원에 심는다. 가지가 굵고 엉성하

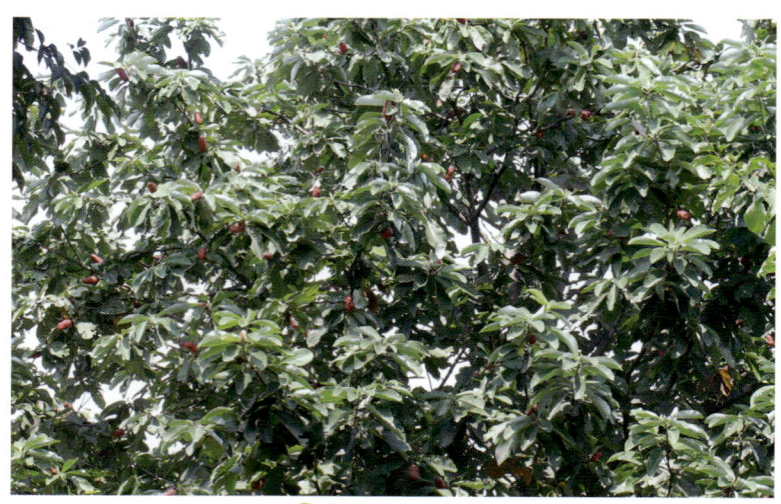

일본목련_ 나무모양

며 나무껍질은 연한 회색이다. **잎**은 어긋나지만 가지 끝에서는 모여달린 것 같고, 길이 20~40cm, 너비 13~25cm에 거꿀달걀상 긴 타원형으로 끝이 뾰족하고 가장자리는 밋밋하다. 잎의 표면에는 털이 없고 뒷면에는 흰색 잔털이 있다. **꽃**은 5~6월에 연한 노란빛이 도는 유백색으로 피는데, 가지 끝에 1개씩 위를 향하여 달리고 지름이 15cm 정도이며 향기가 강하다. 꽃잎은 6~9개이고 거꿀달걀 모양이며 약간 육질이다. **열매**는 길이 15cm 내외의 타원형으로 구과처럼 생겼고, 10월에 홍자색으로 익는다. 종자는 골돌 속에 2개씩 들어 있고 익으면 벌어져서 흰색 실에 매달린다.

작용부위 비장, 위, 폐, 대장에 작용한다.

성질과 맛 성질이 따뜻하고,

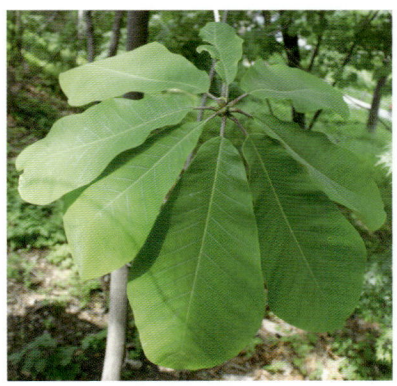
일본목련_ 잎

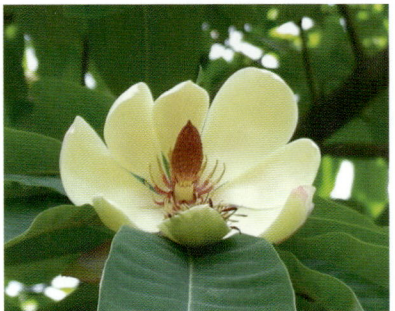
일본목련_ 꽃

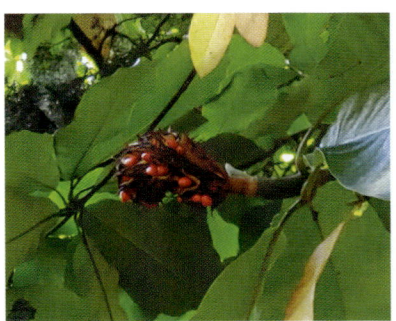
일본목련_ 열매

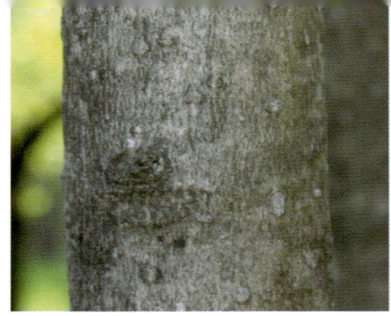
일본목련_ 나무줄기

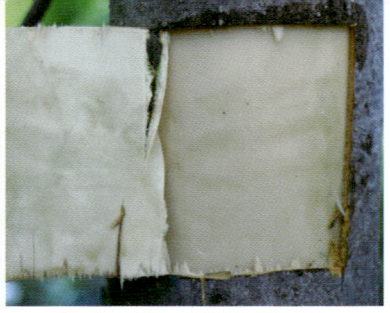
일본목련_ 나무껍질 벗긴 모습

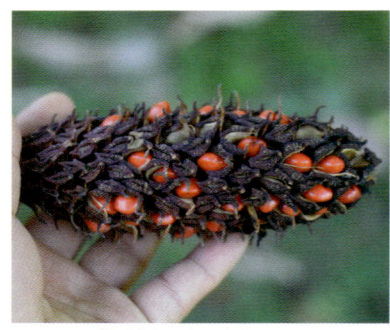
일본목련_ 열매(채취품)

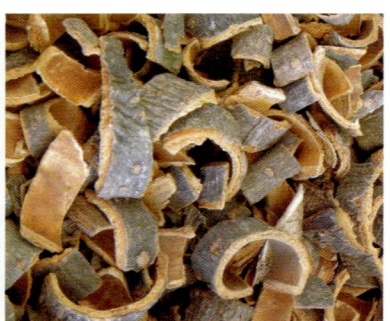
일본목련_ 나무껍질(약재)

맛은 맵고 쓰다.

효능 중초를 따뜻하게 하여 기를 내리고 위를 튼튼하게 하며, 담을 제거하고 소변이 잘 나가게 하는 등의 효능이 있어 소화불량, 복통, 설사, 구토, 해수, 천식 등을 치료한다. 또한 위염, 위경련, 기침이 나고 숨이 찬 데, 기관지염, 기관지천식 등에 쓴다.

약용법 말린 나무껍질 10~15g을 물 1L에 넣고 반으로 줄 때까지 달여서 하루 2~3회로 나누어 마신다. 가루나 환으로 만들어 복용하기도 한다.

주의사항 임신부는 복용에 주의해야 하며 택사, 초석, 한수석과는 함께 배합하지 않는다.

작약

Paeonia lactiflora Pall.

- **생약명**   작약(芍藥)
- **과 명**   작약과(Paeoniaceae)
- **채취시기** 가을
- **사용부위** 뿌리
- **약리작용** 중추억제작용, 진경작용(경련억제), 항염작용, 항궤양작용, 면역증강작용, 항균작용, 간보호작용, 해독작용, 항종양작용, 항암작용
- **용 도**   원예 및 조경용, 약용(뿌리는 위, 십이지장궤양에 효과)

생육특성 작약은 중국 원산의 여러해살이풀로, 꽃이 아름답기 때문에 약용 재배뿐만 아니라 관상용으로 화분 재배도 많이 하고 있다. 높이는 50~80cm이고, 줄기는 한 포기에서 여러 개가 나

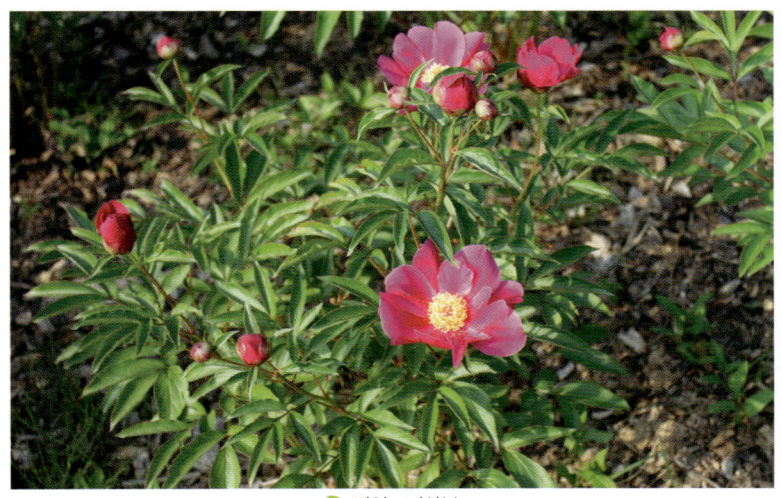

작약_ 지상부

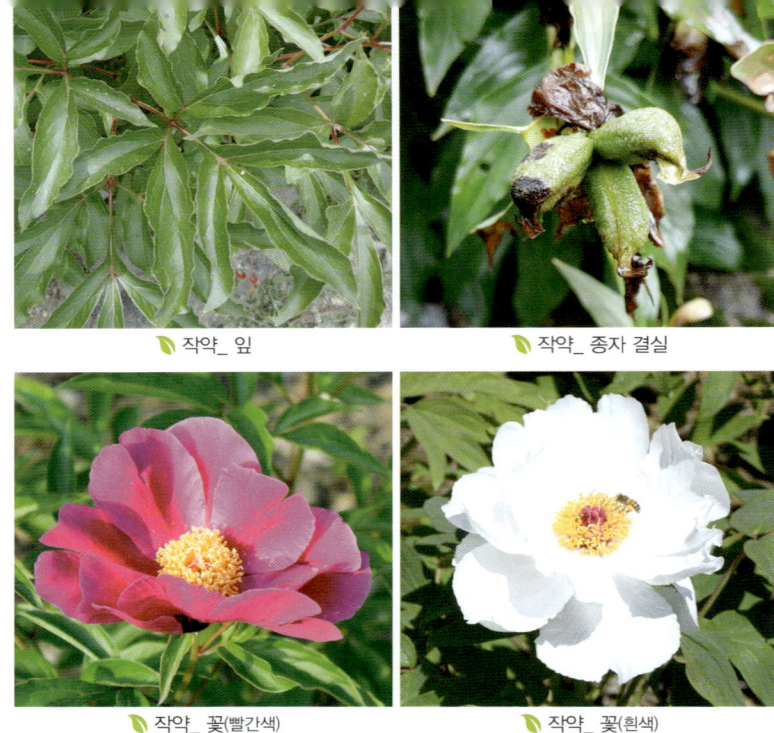

작약_ 잎

작약_ 종자 결실

작약_ 꽃(빨간색)

작약_ 꽃(흰색)

와 곧게 서며, 뿌리는 방추형으로 굵고 길다. **잎**은 어긋나고 밑부분의 것은 2회 3출겹잎이다. 작은잎은 피침 모양 또는 달걀 모양이나 때로는 2~3개로 갈라지며, 양면에 털이 없고 가장자리가 밋밋하다. 잎의 표면은 짙은 녹색이고 잎맥과 잎자루는 붉은색을 띤다. 윗부분의 것은 3출겹잎 또는 홑잎이며, 표면에 광택이 있고 가장자리가 밋밋하다. **꽃**은 5~6월에 흰색 또는 적색으로 피는데, 원줄기 끝에 지름 10cm 정도의 큰 꽃이 1송이씩 달린다. 꽃의 생김새가 모란과 비슷하나 꽃잎이 10~13장으로 더 많고 꽃 피는 시기도 모란보다 조금 늦어 모란과 쉽게 구별할 수 있다. **열매**는 달걀 모양의 골돌과로 끝이 갈고리 모양으로 굽으며, 8월 중순경에 익으면 복봉선으로 갈라져서 둥근 종자가 나온다. 흰색 꽃이 피는 것을 백작약(白芍藥), 적색 꽃이 피는 것을 적작약(赤芍藥)이라 하고 있으나 이는 정확하지 않다(백작약 기원의 꽃이 붉은색인 것도 있음). 현재 우리나라, 중국, 일본 등 주요 작약 재배국의 농가에서는 모두 적작약 기원의 *Paeonia albiflora* Pall.을 재배하고 있으며, *Paeonia japonica* Miyabe et Takeda를 비롯하여 백작약 기원의 작약은 그 수량성이 너무 낮아서 농가에서 재배를 하지 않고 있는 실정이다.

작용부위 간, 비장에 작용한다.

성질과 맛 성질이 약간 차고, 맛은 쓰고 시다.

효능 통증과 경련을 멎게 하고 열을 내리며, 혈액을 생성하고 땀

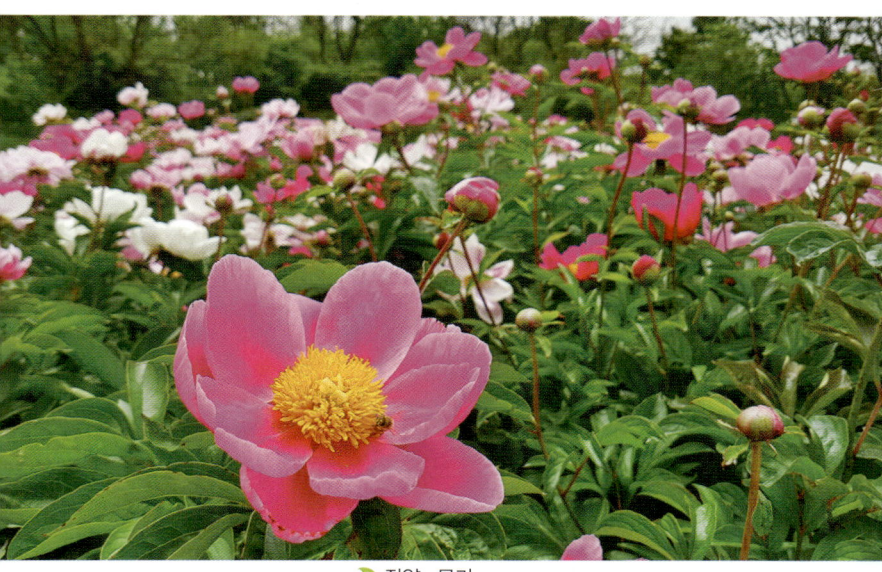

작약_무리

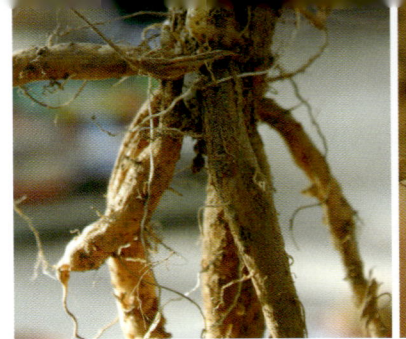
작약_ 뿌리(채취품)

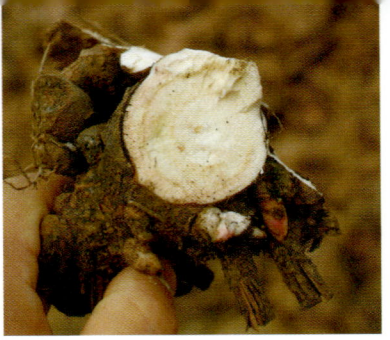
작약_ 뿌리(단면)

을 그치게 하며 소변이 잘 나가게 하는 등의 효능이 있어, 두통, 치통, 복통, 위통, 설사 복통, 식은땀을 흘리는 증상, 신체허약증, 월경불순, 월경이 멈추지 않는 증상, 대하증 등의 치료에 사용한다.

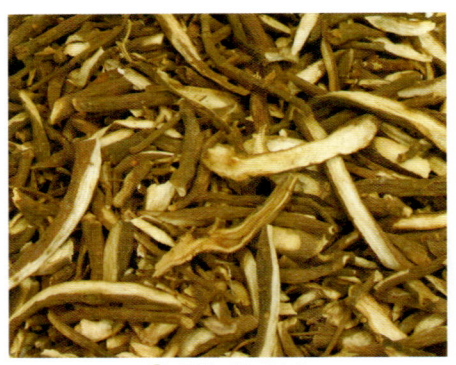
작약_ 뿌리(약재)

약용법 말린 뿌리와 감초를 1회 3~5g씩, 300mL의 물에 넣고 약한 불에서 반으로 달여 아침저녁 식후에 2주일 정도 마신다. 가루 내어 복용하면 위경련과 신경통 치료에 좋고 당귀를 배합하면 효과가 좋다. 작약은 부인병에 쓰는 사물탕(四物湯)에 천궁, 당귀, 숙지황과 함께 기본으로 들어간다. 집 안 베란다에서 키우면서 복통, 설사 등의 경련성 동통에 바로 채취하여 사용할 수 있다.

주의사항 성질이 차므로 위나 장이 냉한 사람의 복통, 설사에는 주의한다.

잔대

Adenophora triphylla (Thunb.) A.DC. var. *japonica* (Regel) H.Hara

- **생약명** 사삼(沙蔘)
- **과 명** 초롱꽃과(Campanulaceae)
- **채취시기** 가을
- **사용부위** 뿌리
- **약리작용** 면역증강작용, 거담작용, 항균작용, 강심작용
- **용 도** 식용(어린순, 뿌리), 약용(뿌리는 감기나 폐질환의 거담제로 사용)

생육특성 잔대는 전국 각지에 분포하는 여러해살이풀로, 산과 들에서 자생하며 **높이** 40~120cm로 자란다. 줄기가 곧게 서고 전체에 잔털이 있으며, 뿌리는 굵고 도라지처럼 엷은 황백색을 띤

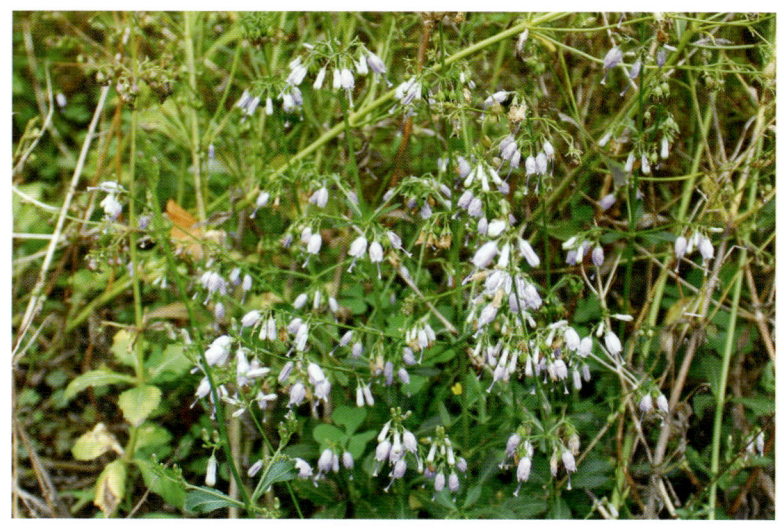

잔대_ 무리

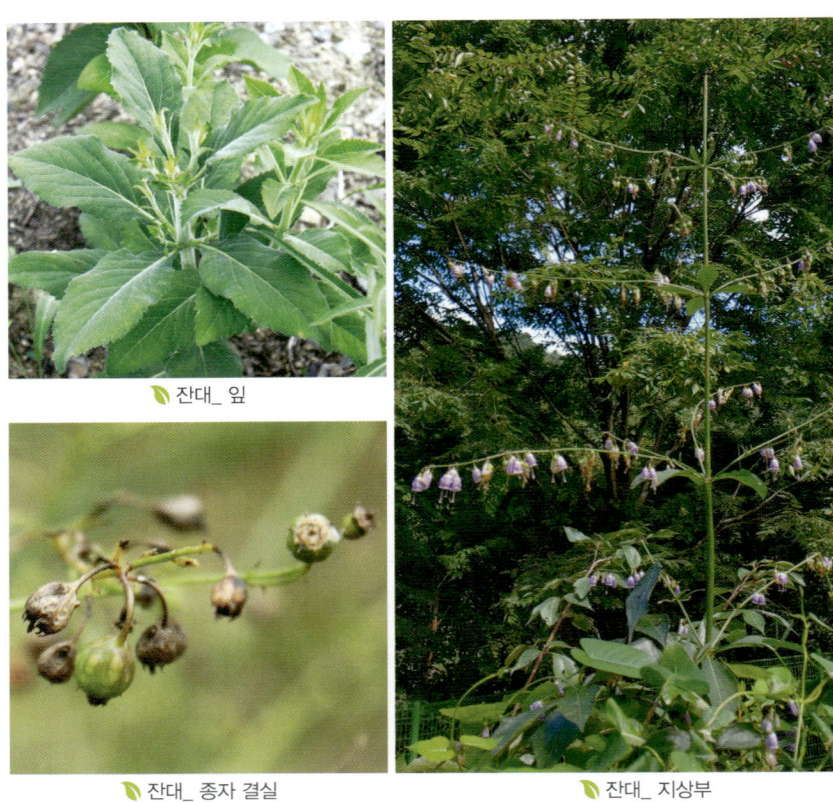

🌿 잔대_ 잎

🌿 잔대_ 종자 결실

🌿 잔대_ 지상부

다. 뿌리의 질은 가볍고 절단하기 쉬우며, 절단면은 유백색을 띠고 빈틈이 많다. **근생엽**은 잎자루가 길고 거의 원형이며 꽃이 필 무렵 말라 죽는다. **줄기잎**은 3~5개가 돌려나거나 마주나기 또는 어긋나기하며, 길이 4~8cm, 너비 0.5~4cm에 긴 타원형, 달걀상 타원형, 피침 모양 또는 넓은 줄 모양으로 양끝이 좁고 가장자리에 톱니가 있다. **꽃**은 7~9월에 하늘색이나 보라색으로 피는데, 길이 1.5~2cm의 종 모양 꽃이 원줄기 끝에 엉성한 원추꽃차례를 이루며 달린다. 열매는 삭과이며 꽃받침이 달린 채로 익어 술잔 비슷한 모양이고 10월경에 익으면 능선 사이에서 터진다. 갈색 씨방에는 먼지 같은 작은 종자들이 많이 들어 있다.

작용부위 폐, 위에 작용한다.

성질과 맛 성질이 약간 차고, 맛은 달며, 독성이 없다.

효능 원기를 왕성하게 하고 폐를 깨끗하게 하여 기침 가래를 멎

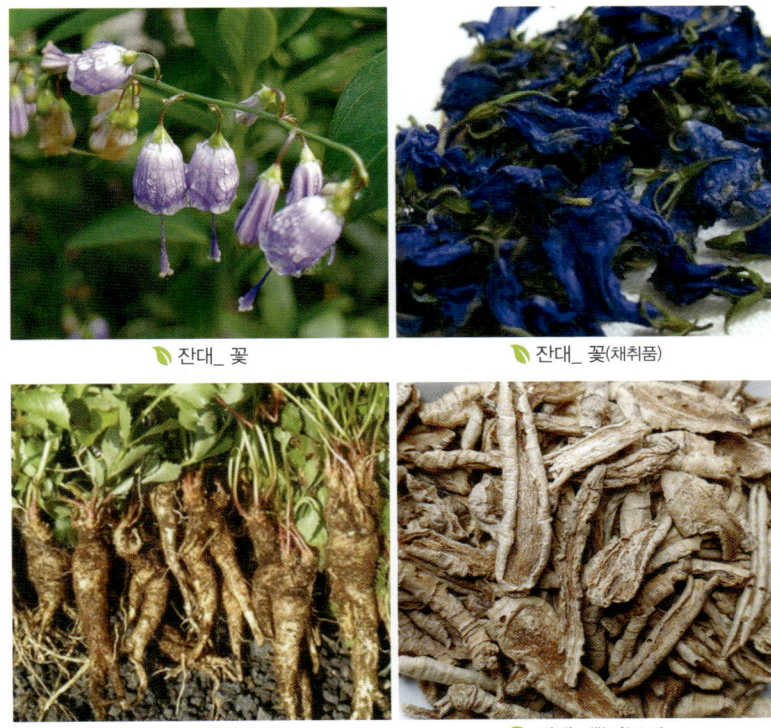

🌿 잔대_ 꽃   🌿 잔대_ 꽃(채취품)

🌿 잔대_ 뿌리(채취품)   🌿 잔대_ 뿌리(약재)

게 하며, 열을 내리고 종기를 가라앉히는 등의 효능이 있어 해수, 폐결핵성 해수, 종기 등을 치료한다. 특히 각종 독성을 해독하는 효능이 뛰어나고 자궁 수축 기능이 있어 출산 후 회복기의 산모에게 매우 유용하다.

약용법 말린 뿌리 10~20g을 물 1L에 넣어 끓기 시작하면 불을 약하게 줄여 1/3로 줄 때까지 달여서 하루 2~3회로 나누어 마신다. 환이나 가루로 만들어 복용하기도 한다. 민간에서는 주로 독성을 제거하는 데 썼으며, 산후조리에는 다음의 방법으로 약용하였다. 말린 뿌리 100~150g을 대추 100g과 함께 푹 달인 다음 삼베에 거른 것에, 잘 익은 늙은 호박의 속을 작게 토막 내어 넣고 푹 삶아 다시 삼베에 거른다. 여기에 막걸리 1병을 넣고 끓여서 하루 2~3회 한 대접씩 먹으면 산후 부기를 빼주고 자궁 수축 효과가 있어 산모의 산후 회복에 도움을 준다.

주의사항 성미가 달고 차므로 풍사와 한사로 인하여 기침을 하는 경우나 비위가 허하고 찬 경우에는 적당하지 않다. 방기(防己)나 여로(藜蘆)는 배합 금기이다.

 잔대의 기능성 및 효능에 관한 특허자료

잔대로부터 추출된 콜레스테롤 생성 저해 조성물

본 발명은 잔대의 에탄올 추출물을 유효성분을 포함하는 콜레스테롤 생성 저해 기능을 갖는 조성물 및 그 제조방법에 관한 것으로, 잔대의 유효성분이 콜레스테롤 생합성 과정 중 후반부 경로에 관여하는 효소를 특이적으로 저해하는 것을 특징으로 한다. 이러한 본 발명은 현재 가장 많이 복용되는 스타틴(statin)계 약물이 콜레스테롤 생합성 전반부에 작용하면서 부작용을 동반하고 있는 것과는 달리 콜레스테롤 생합성 후반부에 작용함으로써 부작용이 적은 치료제나 건강식품의 성분으로써 유용하게 사용될 수 있다.

- 공개번호 : 10-2003-0013482, 출원인 : (주)한국야쿠르트

잔대주

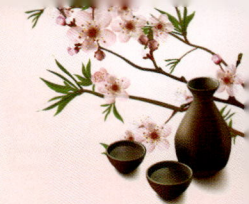

적용병증

- **경련증(痙攣症)** : 전신 또는 신체 일부의 근육이 자신의 의사와는 관계없이 급격히 수축하는 현상이다. 소주잔 1잔을 1회분으로 1일 3~4회씩, 8~10일 동안 음용한다.
- **한열왕래(寒熱往來)** : 병을 앓는 중에 추운 기운과 더운 기운이 번갈아 나타나는 증상이다. 소주잔 1잔을 1회분으로 1일 3~4회씩, 5~6일 동안 음용한다.
- **자양강장(滋養强壯)** : 몸에 영양분을 공급하여 영양불량이나 허약함을 개선하고 오장(五臟)의 기운을 튼튼하게 하는 일로, 특히 병후 쇠약해진 경우에 원기를 북돋우기 위한 처방이다. 소주잔 1잔을 1회분으로 1일 2~3회씩, 20~25일 동안 음용한다.
- **기타 적응증** : 폐기보호, 거담, 해수

만드는 방법

- **채취 및 구입** : 일반 시장이나 건재약상에서 소량으로 구입할 수 있다.
- 약효는 뿌리나 꽃에 있다. 뿌리는 수시, 꽃은 7~9월 개화기에 구입하거나 채취하여 물로 깨끗이 씻고 물기를 없앤 다음 그대로 사용한다.
- 생뿌리는 230g, 생꽃은 200g을 소주 3.6L에 넣고 밀봉한다.
- 뿌리는 8개월, 꽃은 3개월 이상 숙성시켜 음용한다. 뿌리는 그대로 보관하고, 꽃은 8개월 정도 숙성시킨 후에는 찌꺼기를 걸러내고 보관한다.
- **맛과 약성** : 맛은 달다. 꿀을 100g 정도 가미하여 사용할 수 있다.

주의사항

- 본 약술을 음용하는 중에 가려야 하는 음식은 없다.
- 여러 날(20일 이상) 장복하여도 무방하다.

주엽나무

Gleditsia japonica Miq.

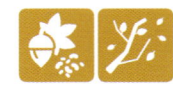

- **생약명** 조협(皂莢), 조각자(皂角刺)
- **과 명** 콩과(Leguminosae)
- **채취시기** 가을(열매), 연중 수시(가시)
- **사용부위** 열매, 가시
- **약리작용** 거담작용, 항균작용, 용혈작용
- **용 도** 원예 및 조경용, 약용(열매는 강한 거담작용이 있어 천식과 객담에 사용)

생육특성 주엽나무는 함경북도를 제외한 전국에 분포하는 낙엽활엽교목으로, 낮은 산골짜기나 냇가에서 자란다. **높이**는 20m에 달하며, 줄기가 굵고 가지가 사방으로 퍼지며 작은가지는 녹색

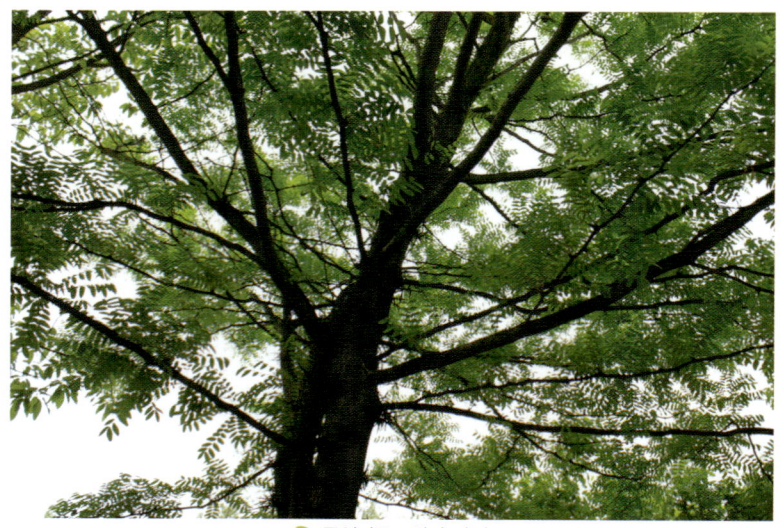

주엽나무_ 잎과 가지

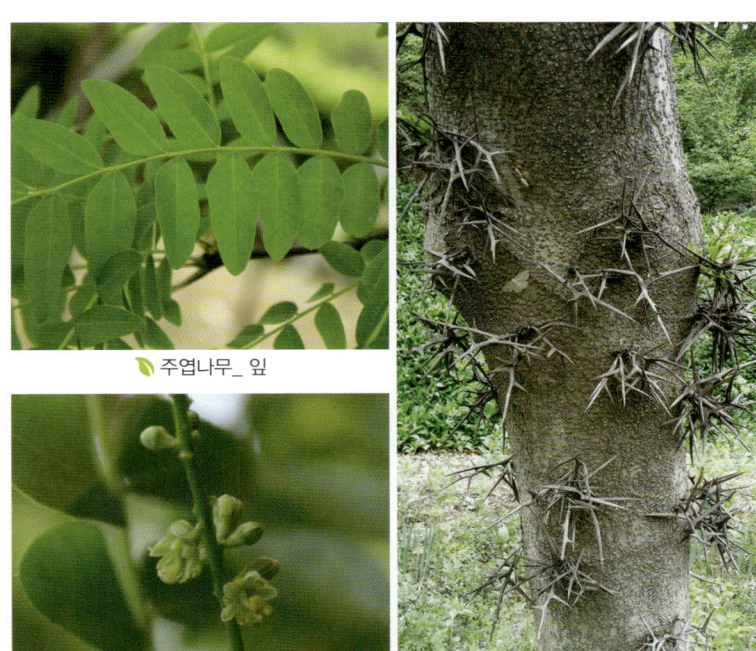

🌿 주엽나무_ 잎

🌿 주엽나무_ 꽃

🌿 주엽나무_ 나무줄기

이고, 가지가 퇴화한 가시가 있다. 편평한 가시가 발달하지만 늙은 나무에는 가시가 적어진다. 나무껍질은 흑갈색 또는 암회색으로 매끈매끈하며, 사마귀 모양의 껍질눈이 많다. **잎**은 어긋나고 1~2회 깃꼴겹잎이며, 작은잎은 달걀상 타원형 또는 긴 타원형으로 양끝이 둥글고 가장자리에 물결 모양의 톱니가 있다. **꽃**은 잡성 일가화이며, 5~6월에 황록색으로 피어 총상꽃차례에 달린다. **열매**는 길이 20cm, 너비 3cm 정도의 협과로, 비틀려 꼬여 있으며 10월에 익는다.

작용부위 간, 폐, 위에 작용한다.

성질과 맛 성질이 따뜻하고, 맛은 맵다.

효능 열매는 풍을 제거하고 가래를 삭이는 등의 효능이 있어 중풍에 의한 신경마비, 해수 천식, 혈변, 종기 등을 치료한다. 종자는 변비, 장풍하혈(腸風下血), 하리복통(下利腹痛), 종독(腫毒) 등을 치료한다. 열매와 종자는 거담·이뇨·해독제로, 기관지염, 변

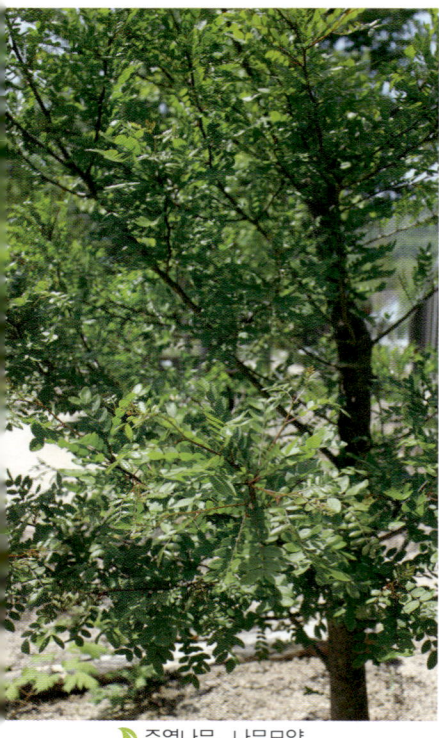
주엽나무_ 나무모양

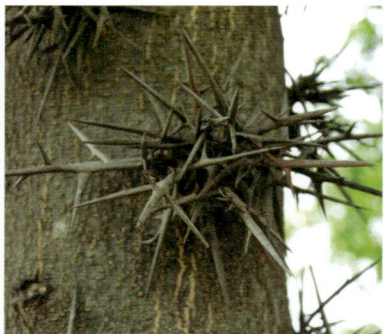
주엽나무_ 가시

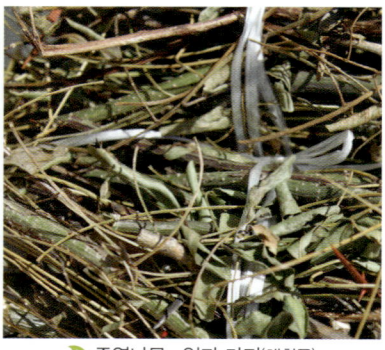
주엽나무_ 잎과 가지(채취품)

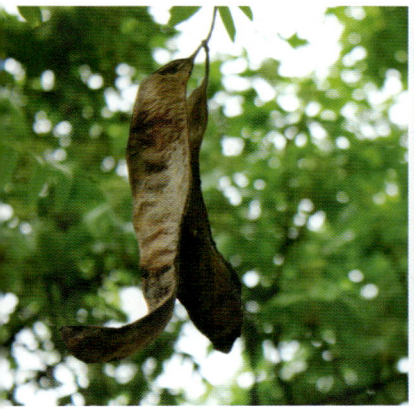
🌿 주엽나무_ 열매

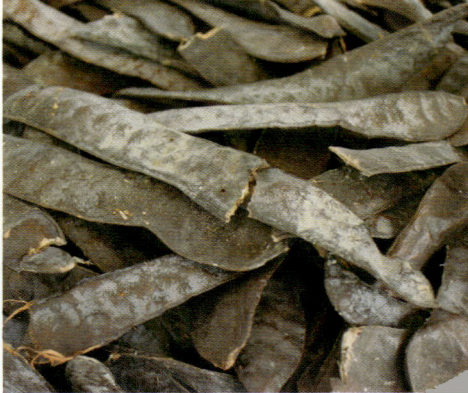
🌿 주엽나무_ 열매(약재)

비, 복통, 피부질환 치료에 효과가 있다. 가시는 혈압강하, 항염증, 배농, 소종 등의 효능이 있어 부스럼, 종기, 창독(瘡毒), 출산 시 태반이 배출되지 않는 증상 등을 치료한다.

약용법 열매 2g을 가루나 환으로 만들어 복용한다. 종자와 가시는 각각 15g에 물 1L를 넣고 달여서 반으로 나누어 아침저녁으로 복용한다. 또는 1~1.5g을 가루나 환으로 만들어 복용한다. 외용할 경우에는 달인 액으로 씻거나 짓찧어서 붙인다.

주의사항 체력이 약한 사람, 객혈을 하는 사람, 임산부는 복용에 주의한다.

쥐똥나무

Ligustrum obtusifolium Siebold & Zucc.

- **생약명** 수랍과(水蠟果)
- **과 명** 물푸레나무과(Oleaceae)
- **채취시기** 10~11월
- **사용부위** 열매
- **약리작용** 항산화작용, 항허혈작용, 혈중지질저하작용, 혈당강하작용, 항종양작용
- **용 도** 원예 및 조경용, 약용(열매는 식은땀을 흘리는 데 사용)

생육특성 쥐똥나무는 전국 각지에 분포하는 낙엽활엽관목으로, 산기슭이나 계곡에서 자라며 흔히 산울타리로 심는다. **높이**는 2~4m이고, 가지가 많이 갈라진다. 가지는 가늘고 잿빛을 띤 흰

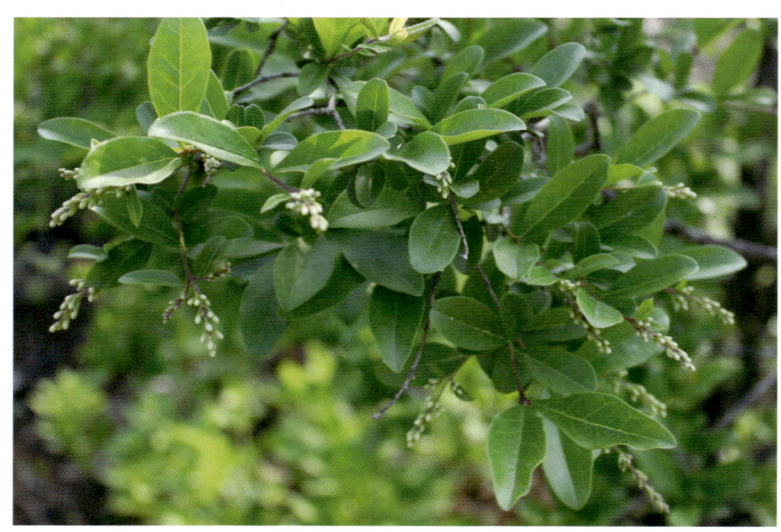

쥐똥나무_ 꽃봉오리와 잎

🌿 쥐똥나무_ 잎

🌿 쥐똥나무_ 꽃

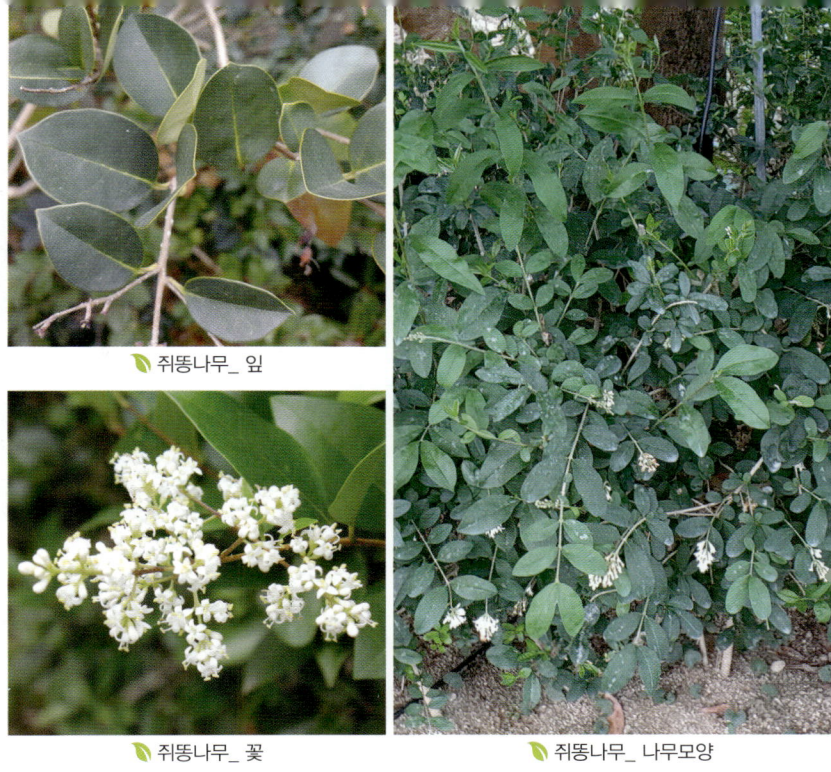
🌿 쥐똥나무_ 나무모양

색이며, 어린가지에는 잔털이 나 있으나 2년지에는 없다. **잎**은 마주나며, 길이 2~7cm, 너비 0.7~2.5cm에 긴 타원형으로 끝이 둔하고 밑부분이 넓게 뾰족하며 가장자리는 밋밋하다. **꽃**은 5~6월에 흰색으로 피는데, 가지 끝에 총상 또는 겹총상꽃차례를 이루며 많이 달린다. 꽃부리는 통 모양이고 끝이 4개로 갈라지며, 꽃받침은 녹색으로 4개의 톱니와 잔털이 있다. **열매**는 길이 0.6~0.7cm에 둥근 달걀 모양의 장과이며 10월에 검은색으로 익는다. 다 익은 열매가 쥐똥같이 생겨서 이 이름이 붙여졌다.

작용부위 심장, 신장에 작용한다.

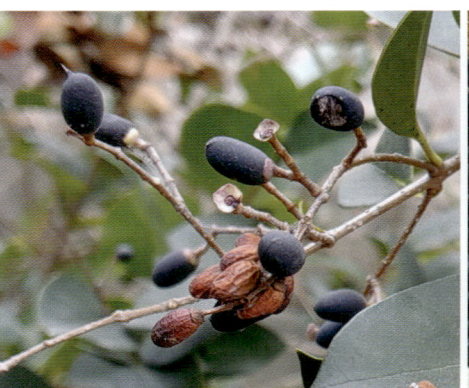
쥐똥나무_ 열매

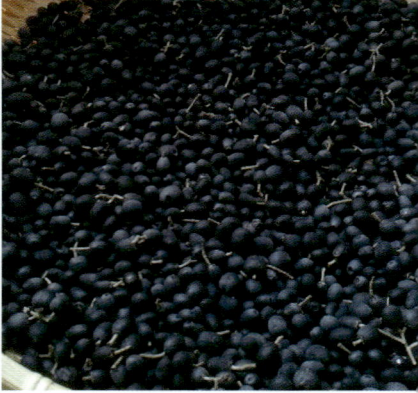
쥐똥나무_ 열매(채취품)

성질과 맛 성질이 평(平)하고, 맛은 달며, 독성이 없다.

효능 열매는 생약명이 수랍과(水蠟果)이며 몸을 튼튼하게 하고 출혈을 멎게 하는 등의 효능이 있어, 신체허약, 식은땀, 유정, 토혈, 혈변 등을 치료한다.

약용법 말린 열매 10~15g을 물 1L에 넣고 반으로 줄 때까지 달여서 하루 2~3회로 나누어 마신다.

> ### 쥐똥나무의 기능성 및 효능에 관한 특허자료
>
> **쥐똥나무속 식물 열매와 홍삼 함유 청국장 분말로 이루어진 항당뇨 활성 조성물**
>
> 본 발명은 쥐똥나무속(Ligustrum) 식물 열매 분말 또는 추출물과 홍삼 함유 청국장 분말이 0.5 내지 1 : 1로 이루어진 항당뇨 활성 조성물 및 이를 유효성분으로 함유하는 당뇨병 예방 또는 치료용 약학 조성물 및 기능성 식품 조성물에 관한 것으로, 본 발명에 따른 조성물은 당뇨 유발 동물에서 혈당을 유의적으로 강하시킬 수 있어 당뇨병의 예방 및 치료에 매우 우수한 효과가 있다.
>
> - 공개번호 : 10-2010-0081116, 출원인 : 김순동

지칭개

Hemisteptia lyrata (Bunge) Fisch. & C.A.Mey.

- **생약명** 이호채(泥胡菜)
- **과 명** 국화과(Compositae)
- **채취시기** 가을
- **사용부위** 전초
- **약리작용** 항균작용, 항염작용, 항산화작용
- **용 도** 약용(지상부는 청열작용, 출혈, 골절, 치루 등에 사용)

생육특성 지칭개는 중부 이남에 분포하는 두해살이풀로, 건조한 양지 또는 반그늘의 밭이나 들에서 자란다. **높이**는 60~80cm이고, 줄기가 곧게 서며 속은 비어 있고 윗부분에서 많은 가지가

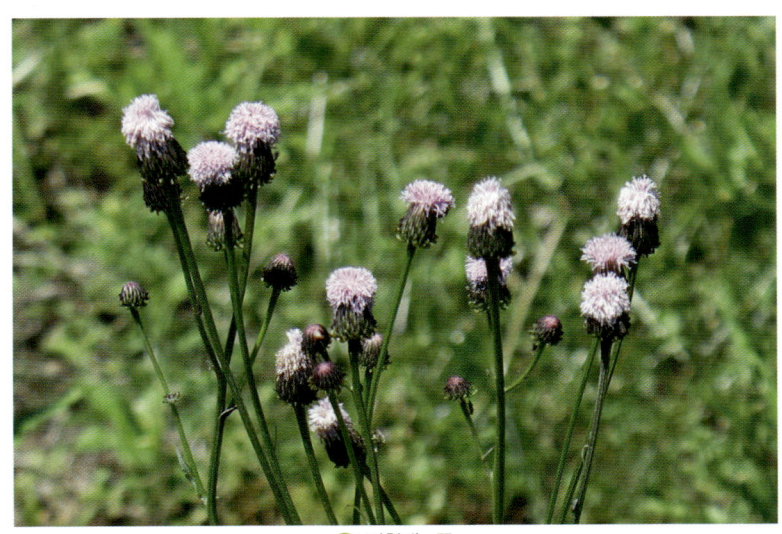

지칭개_ 꽃

갈라진다. **근생엽**은 꽃이 필 때 말라 없어지고, 줄기 밑부분에 달린 **잎**은 길이 7~21cm에 거꿀피침 모양 또는 피침상 타원형으로 밑부분이 좁아지며, 잎의 가장자리에 톱니가 있고 깃꼴로 갈라진다. 중앙부의 잎은 잎자루가 없고 긴 타원형에 깃꼴로 깊게 갈라지며, 위로 올라갈수록 선상 피침 모양 또는 줄 모양으로 된다. **꽃**은 5~7월에 홍자색으로 피며, 줄기나 가지 끝에서 두상화가 1송이씩 위를 향하여 달린다. **열매**는 긴 타원형의 수과이고, 검은빛을 띤 갈색으로 15개의 모가 난 줄이 있으며, 갓털은 흰색에 깃 모양이고 2줄이다.

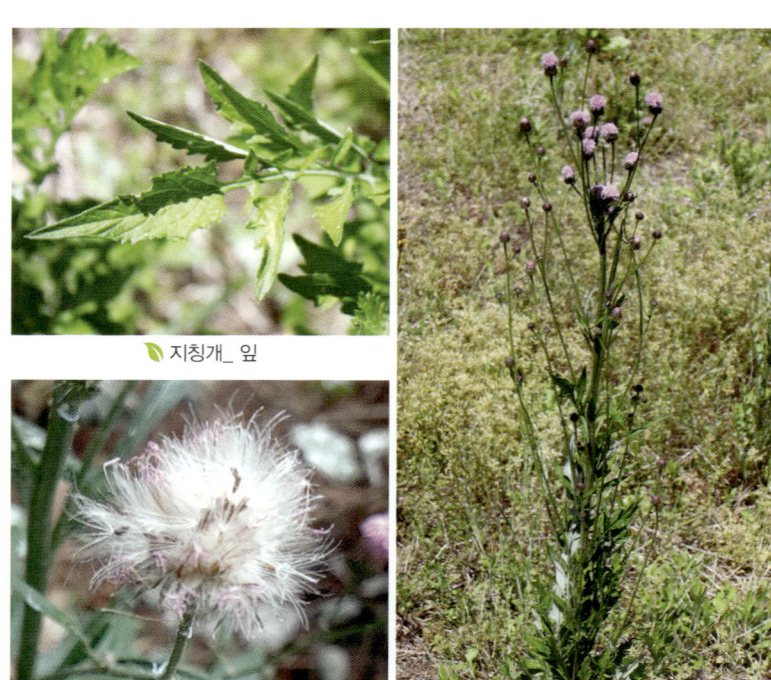

지칭개_ 잎

지칭개_ 종자 결실

지칭개_ 지상부

작용부위 간, 심장, 대장에 작용한다.

성질과 맛 성질이 차고, 맛은 맵고 쓰다.

효능 열을 내리고 독을 풀어주며, 어혈을 제거하고 종기를 가라앉히는 등의 효능이 있어서 종기와 부스럼, 외상출혈, 골절, 유방염, 치루 등을 치료한다.

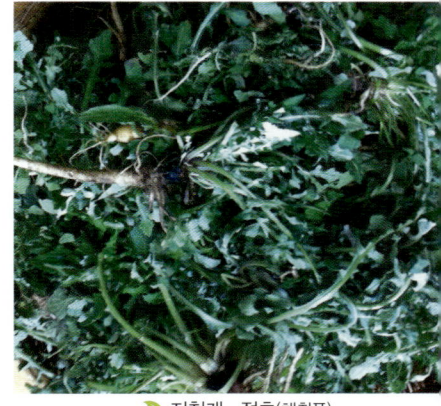
지칭개_ 전초(채취품)

약용법 말린 전초 10~20g을 물 1L에 넣고 1/3로 줄 때까지 달여서 하루 2~3회로 나누어 마신다. 외상출혈이나 골절상에는 짓찧어 환부에 붙이거나 달인 액으로 환부를 닦아낸다.

▶ 지칭개의 기능성 및 효능에 관한 특허자료

지칭개에서 분리된 유효성분인 헤미스텝신을 함유하는 혈당 강하용 제약조성물

본 발명은 구아노리드 형태의 헤미스텝신, 특히 지칭개에서 분리된 α,β-불포화 세스퀴테페노이드락톤을 포함하는 혈당 강하용 제약 조성물에 관한 것이다. 구아노리드 형태의 헤미스텝신을 포함하는 본 발명의 혈당 강하용 제약 조성물은 종래의 당뇨병 치료제보다 활성이 우수하고 부작용 등의 문제가 적어 당뇨병 치료에 매우 효과적이다.

- 공개번호 : 10-2002-0065950, 출원인 : 양민석, 박기훈

찔레꽃

Rosa multiflora Thunb.

- **생약명** 영실(營實), 장미화(薔薇花), 장미근(薔薇根)
- **과 명** 장미과(Rosaceae)
- **채취시기** 9~10월(열매가 익기 전), 5~6월(꽃), 연중 수시(뿌리)
- **사용부위** 열매, 꽃, 뿌리
- **약리작용** 항혈전작용, 혈중지질저하작용, 항동맥경화작용, 사하작용
- **용 도** 식용(어린순), 원예 및 조경용, 약용(열매와 뿌리는 불면증, 항피로, 정력감퇴 등에 사용)

생육특성 찔레꽃은 전국 각지에 분포하는 낙엽활엽관목으로, 산기슭이나 양지바른 냇가와 골짜기에서 자란다. **높이**는 2m 정도이고 가지가 많이 갈라지며, 가지는 덩굴처럼 서로 엉켜

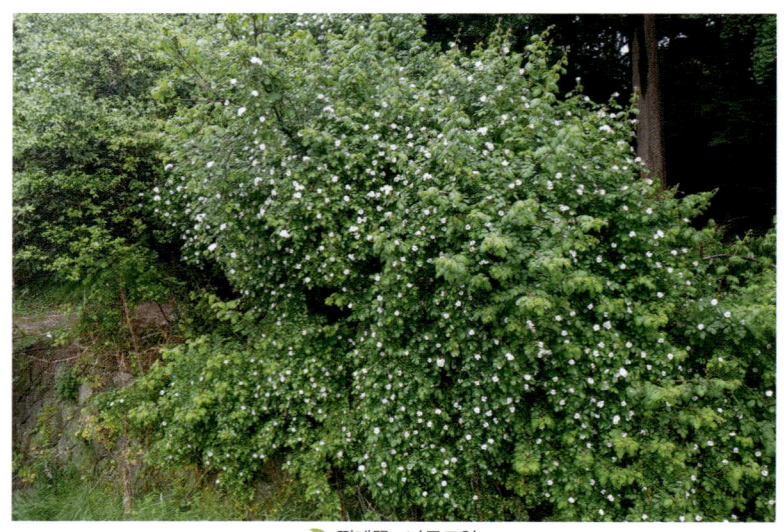

찔레꽃_ 나무모양

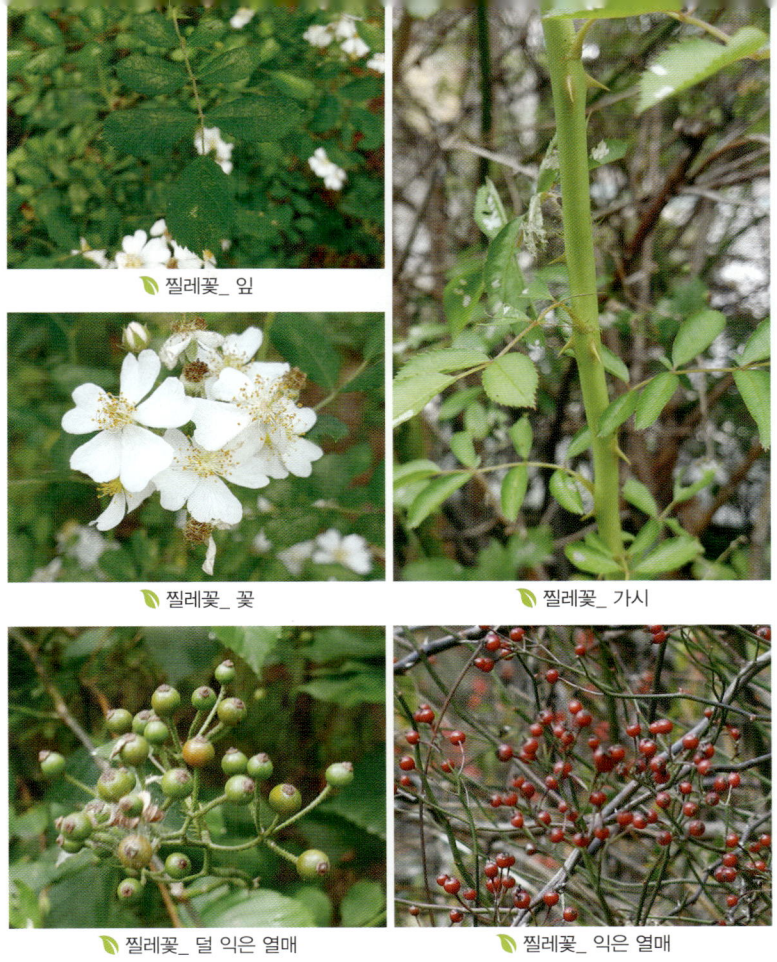

찔레꽃_ 잎

찔레꽃_ 꽃

찔레꽃_ 가시

찔레꽃_ 덜 익은 열매

찔레꽃_ 익은 열매

끝부분이 밑으로 처지고 억센 가시가 많이 나 있다. **잎**은 어긋나고 5~9개의 작은잎으로 된 깃꼴겹잎이며, 작은잎은 길이 2~4cm에 타원형 또는 넓은 달걀 모양으로 양끝이 좁고 가장자리에 잔톱니가 있다. 턱잎은 가장자리에 빗살 같은 톱니가 있고, 밑부분이 잎자루와 합쳐진다. **꽃**은 5~6월에 흰색 또는

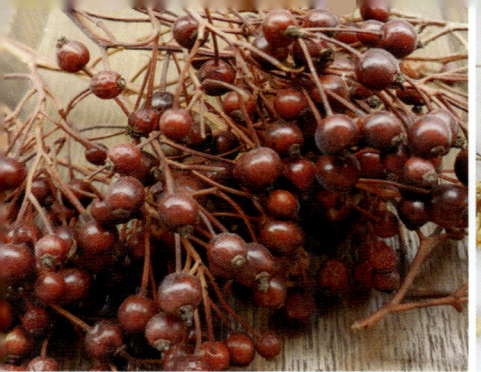
🌿 찔레꽃_ 열매(채취품)

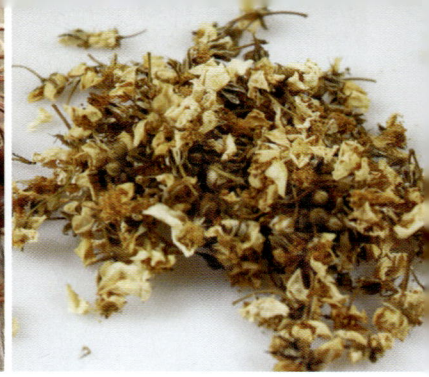
🌿 찔레꽃_ 꽃(약재)

연한 붉은 색으로 피는데, 새 가지 끝에 원추꽃차례를 이루며 달리고 방향성의 향기가 있다. 꽃잎은 거꿀달걀 모양이고, 꽃받침조각은 바소꼴이며 뒤로 젖혀지고 안쪽에 털이 빽빽이 있다. 열매는 둥근 수과이며, 10월에 붉은색으로 익는다.

작용부위   간, 신장, 위에 작용한다.

성질과 맛   열매는 성질이 시원하고, 맛은 시다. 꽃은 성질이 시원하고, 맛은 쓰고 떫으며, 독성이 없다. 뿌리는 성질이 시원하고, 맛은 쓰고 떫다.

효능   열매는 생약명이 영실(營實)이며, 열을 내리고 혈액순환을 원활하게 하며, 독을 풀어주고 소변이 잘 나가게 하는 효능이 있어, 신장염, 소변불리, 부종, 각기, 창개옹종, 월경복통 등을 치료한다. 꽃은 생약명이 장미화(薔薇花)이며, 각종 출혈에 지혈 효과가 있고 여름철 더위에 지쳤을 때나 당뇨로 입이 마를 때, 위가 불편할 때 치료 효과가 있다. 뿌리는 생약명이 장미근(薔薇根)이며, 열을 내리고 습사를 제거하며 혈액순환을 원활하게 하는 효능이 있어 폐농양, 당뇨, 이질, 관절염, 사지마비, 토혈, 비출혈, 월경불순, 타박상 등을 치료한다. 찔레꽃의 추출물은 항산화작용이 있어 노화 방지와 성인병 치료에 효과가 있다.

약용법 말린 열매 15~30g을 물 1L에 넣고 반으로 줄 때까지 달여서 하루 2~3회로 나누어 마신다. 외용할 경우에는 짓찧어서 환부에 붙이거나, 달인 액으로 환부를 씻는다. 말린 꽃 5~10g을 물 1L에 넣고 반으로 줄 때까지 달여서 하루 2~3회로 나누어 마신다. 외용할 경우에는 가루 내어 환부에 뿌린다. 말린 뿌리 10~15g을 물 1L에 넣고 반으로 줄 때까지 달여서 하루에 나누어 마신다. 외용할 경우에는 짓찧어서 환부에 붙인다.

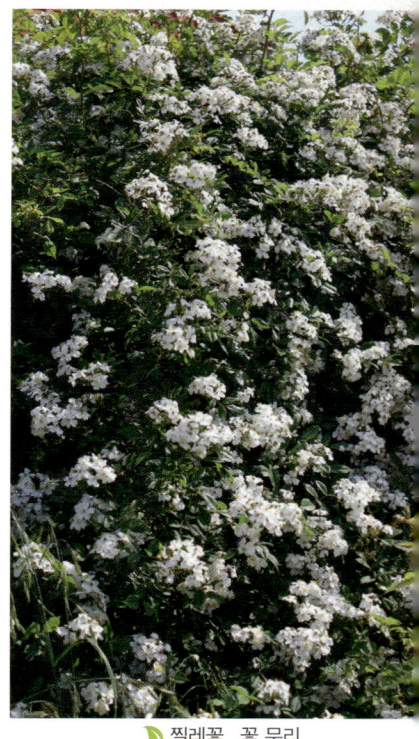

찔레꽃_ 꽃 무리

▶ 찔레꽃의 기능성 및 효능에 관한 특허자료

항산화 활성을 가지는 찔레꽃 추출물을 포함하는 식품 조성물

본 발명은 항산화 활성을 가지는 찔레꽃 추출물을 포함하는 식품 조성물에 관한 것이다. 구체적으로 본 발명은 프로시아니딘 B3[pro시아니딘(cyanidin) B3]를 함유하며 항산화 활성을 가지는 찔레꽃 추출물을 포함하는 식품 조성물에 관한 것이다. 본 발명에 따른 찔레꽃 추출물 및 이를 포함하는 조성물은 활성산소에 의해 유발되는 질병의 치료 또는 예방, 식품의 품질 유지 및 피부의 산화에 의한 손상을 방지하는 데 매우 유용하게 사용될 수 있다.

- 공개번호 : 10-2005-0040123, 특허권자 : (주)이롬

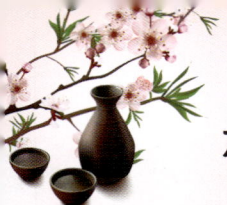

찔레주

적용 병증

- **치통(齒痛)**: 충치, 풍치 등의 원인으로 이가 쑤시거나 몹시 아픈 증상이다. 소주잔 1잔을 1회분으로 1일 1~2회씩, 10~20일 동안 음용한다.
- **급경련통(急痙攣痛)**: 배가 쑤시는 듯이 심하게 아픈 것이 간격을 두고 되풀이되는 증상이다. 예전에는 산통(疝痛)으로 불렸다. 소주잔 1잔을 1회분으로 1일 1~2회씩, 5~10일 동안 음용한다.
- **통경(痛經)**: 월경 기간 전후에 하복부와 허리에 생기는 통증이다. 소주잔 1잔을 1회분으로 1일 3~5회 음용한다.
- **기타 적응증**: 혈액순환 개선, 감기, 관절염, 수종, 신장병, 음위증, 풍사와 습사로 인한 병증

만드는 방법

- **채취 및 구입**: 산이나 들에서 직접 채취하거나, 가을에는 약재상에서 구입할 수 있다.
- 약효는 열매에 있다. 9~10월에 채취하여 햇볕에 말려두고 사용한다.
- 말린 열매 200g을 소주 3.6L에 넣고 밀봉한다.
- 6~8개월간 숙성시켜 음용하며, 2년 정도 숙성시킨 후에는 찌꺼기를 걸러내고 보관한다.
- **맛과 약성**: 맛은 시고 떫다. 황설탕 150g을 가미하여 사용할 수 있다.

주의 사항

- 본 약술을 음용하는 중에 가려야 하는 음식은 없다. 단, 과다 복용하면 설사를 할 수 있다.
- 장복해도 해롭지는 않으나 치유되는 대로 음용을 중단한다.

🌿 찔레꽃_ 열매(채취품)

참나리

Lilium lancifolium Thunb.

- **생약명** 백합(百合)
- **과 명** 백합과(Liliaceae)
- **채취시기** 가을
- **사용부위** 비늘줄기의 비늘조각
- **약리작용** 기관지확장작용, 진해·평천·거담작용, 항스트레스작용, 진정최면작용, 면역증강작용, 항암작용
- **용 도** 약용(비늘줄기는 가슴이 뛰고 잠을 못 이루는 데 사용)

생육특성 참나리는 전국 각지에 분포하는 숙근성 여러해살이풀로, 산과 들에서 자라고 관상용으로 재배하기도 한다. **높이**는 1~2m이며, 줄기가 곧게 서고 검은빛을 띤 자주색 점이 빽빽이

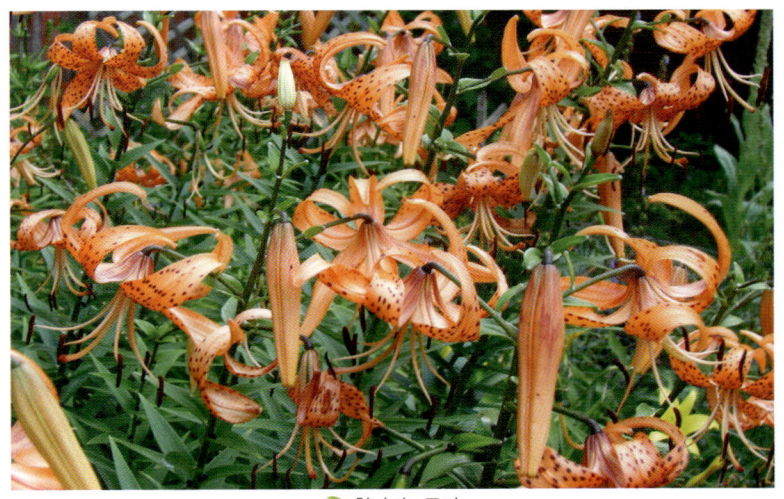

참나리_ 무리

있으며 어릴 때는 거미줄 같은 흰색 털이 나 있다. 둥근 비늘줄기가 원줄기 아래에 달리고 그 밑에서 뿌리가 나온다. **잎**은 어긋나고, 길이 5~18cm, 너비 0.5~1.5cm에 피침 모양으로 줄기에 다닥다닥 붙는다. 잎겨드랑이에는 흑갈색 살눈이 하나씩 달려 있다가 땅에 떨어지면 뿌리를 내리고 싹을 틔운다. 꽃은 7~8월

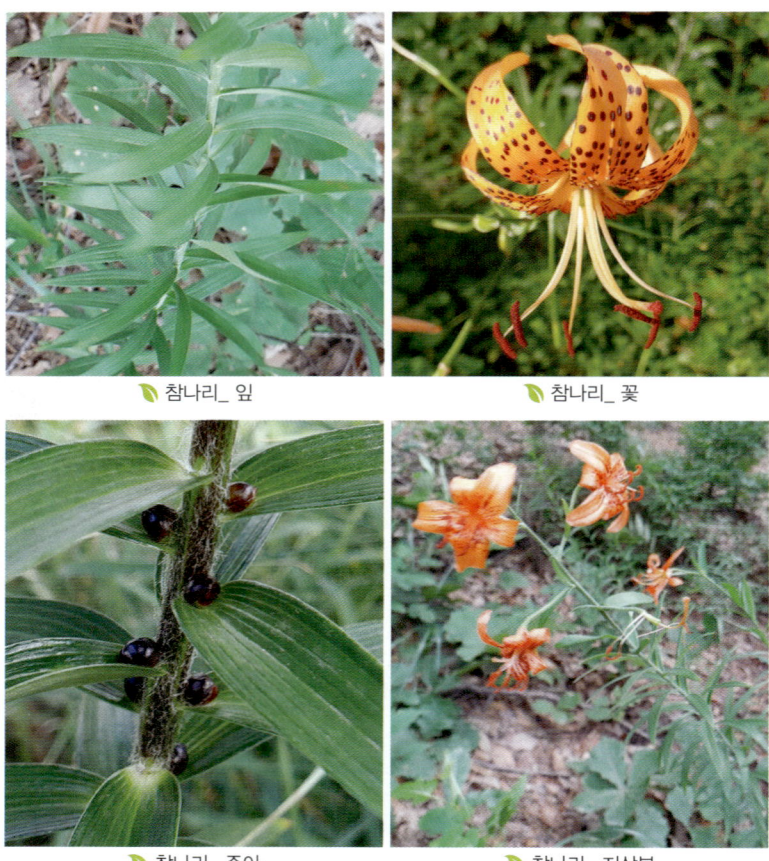

참나리_ 잎

참나리_ 꽃

참나리_ 주아

참나리_ 지상부

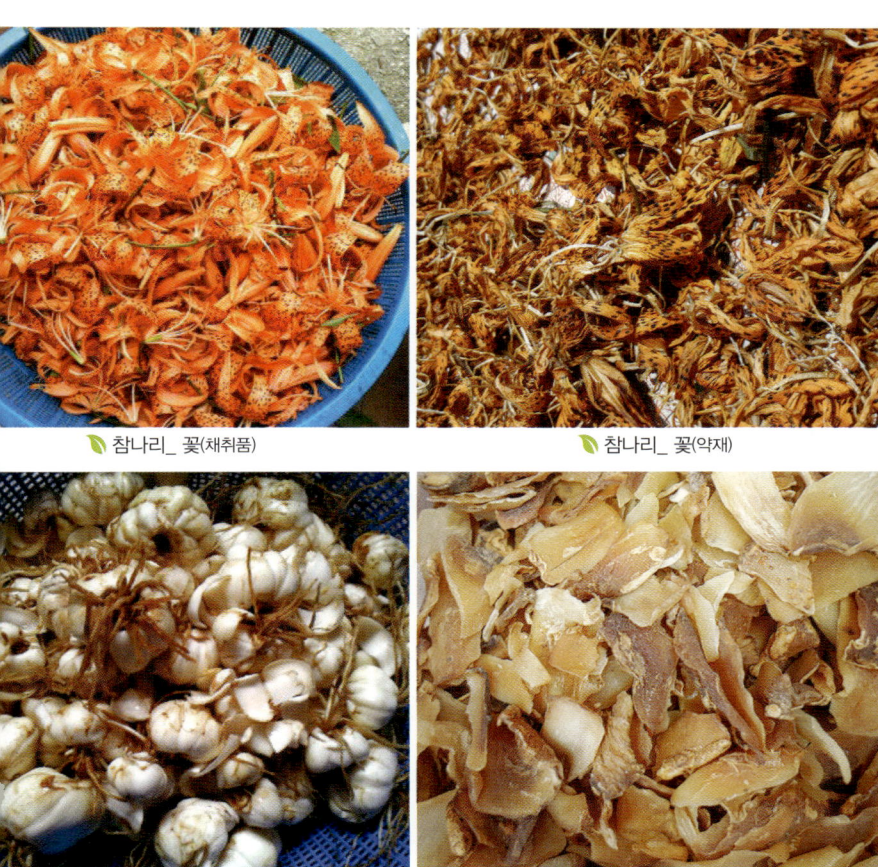

🌿 참나리_ 꽃(채취품)　　🌿 참나리_ 꽃(약재)

🌿 참나리_ 비늘줄기(채취품)　　🌿 참나리_ 비늘조각(약재)

에 피는데, 원줄기와 가지 끝에 4~20송이가 아래를 향하여 달린다. 꽃덮이조각은 6개이고, 피침 모양으로 황적색 바탕에 흑자색 점이 퍼져 있으며 뒤로 말린다. <u>열매</u>를 맺지 못하고, 잎겨드랑이의 살눈이 땅에 떨어져 발아하거나 비늘조각으로 번식한다.

작용부위 심장, 폐, 비장에 작용한다.

성질과 맛 성질이 차고, 맛은 달며, 독성이 없다.

효능 폐의 기운을 윤활하게 하고 기침을 멎게 하며, 심열을 내려 정신을 안정시키고 몸을 튼튼하게 하는 등의 효능이 있어서 해수, 폐결핵, 정신불안, 신체허약 등에 쓰며, 폐나 기관지 관련 질환에 널리 응용할 수 있다. 또한 진정 작용과 항알레르기 작용이 있고 백혈구 감소증에도 효과가 있다.

약용법 말린 비늘조각 20~30g을 물 1L에 넣고 끓기 시작하면 불을 약하게 줄여 1/3로 줄 때까지 달여서 하루 2회로 나누어 마신다. 죽을 쑤어 먹기도 한다. 또한 산조인(酸棗仁), 원지(遠志) 등을 배합하여 신경쇠약이나 불면증 등을 치료한다.

주의사항 활설(滑泄)한 특성이 있으므로 중초(中焦)가 차고 변이 무른 경우 또는 풍사나 한사로 인하여 담이 많고 기침이 많은 경우에는 사용을 금한다.

▶ 참나리의 기능성 및 효능에 관한 특허자료

참나리 추출물을 함유하는 염증성 질환 및 천식의 예방 및 치료용 약학적 조성물
본 발명은 참나리 인경 추출물을 유효성분으로 함유하는 염증 질환 또는 천식의 예방 또는 치료용 조성물에 관한 것이다. 본 발명의 조성물은 in vivo 및 in vitro 에서 우수한 염증 억제 및 천식 억제 효과를 나타내며 세포독성은 없으므로, 염증 또는 천식 질환의 예방 또는 치료에 유용하게 이용될 수 있다.
- 공개번호 : 10-2010-0137223, 출원인 : 한국생명공학연구원

천궁

Ligusticum officinale (Makino) Kitag.

- **생약명** 천궁(川芎)
- **과 명** 산형과(Umbelliferae)
- **채취시기** 9~10월
- **사용부위** 뿌리줄기
- **약리작용** 관상동맥순환작용, 말초혈관확장작용, 혈압강하작용, 항혈전작용, 진정작용, 항방사선작용, 항진균작용, 항종양작용
- **용 도** 식용(어린순), 약용(뿌리줄기는 진통, 진정, 항궤양, 항균작용)

생육특성 천궁은 중국 원산의 여러해살이풀로, 전국 각지에서 약용식물로 재배하고 있다. **높이**는 30~60cm이고, 줄기가 곧게 자라며 속이 비어 있고, 가지가 갈라진다. 땅속 뿌리줄기는 비대

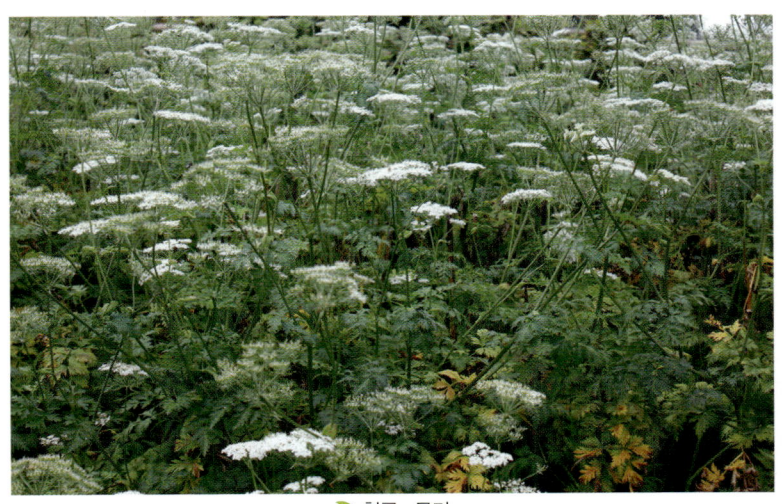

🌿 천궁_ 무리

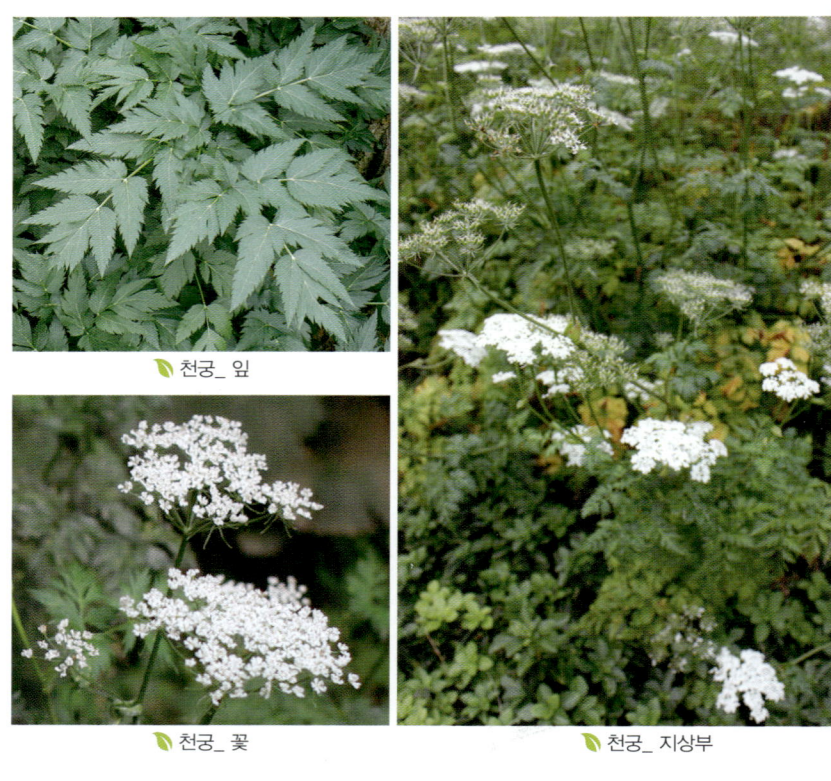

🌿 천궁_ 잎

🌿 천궁_ 꽃

🌿 천궁_ 지상부

한 덩어리 모양으로 약간 염주상(念珠狀)이고 특유의 냄새가 있다. 표면은 황갈색이며 거친 주름이 평행으로 돌기되어 있다. **잎**은 어긋나고 2회 3출 깃꼴겹잎이며, 근생엽은 잎자루가 길고 줄기잎은 위로 올라갈수록 점차 작아지며 밑부분이 잎집으로 되어 줄기를 감싼다. 작은잎은 달걀 모양 또는 피침 모양으로 가장자리에 결각과 예리한 톱니가 있다. **꽃**은 8~9월에 흰색으로 피는데, 줄기나 가지 끝에 겹산형꽃차례를 이루며 달린다. **열매**

는 달걀 모양으로 열리지만 성숙하지 않는다. 천궁의 본래 이름은 '궁궁(芎藭)이'였는데, 특히 중국 쓰촨[四川] 지방의 것이 품질이 우수하여 다른 지방의 것과 구분하기 위해 '천궁(川芎)'이라고 부르던 것이 식물 이름으로 굳어진 것으로 보인다. 우리나라에서는 고려시대부터 기록이 나타나며,《동의보감》에는 '궁궁이'라고 기록하고 있고《탕액본초》에서 처음으로 '천궁'이라고 하였다. 중국에서 천궁이 도입되기 전 우리나라에 자생하던 궁궁이는 *Angelica polymorpha* Maxim.이며 천궁보다 크게 자란다.

작용부위 간, 담낭, 심포에 작용한다.

성질과 맛 성질이 따뜻하고, 맛은 매우며, 독성이 없다.

효능 혈액순환을 원활하게 하고 기의 순환을 도우며, 풍사를 제거하고 통증과 경련을 멎게 하는 등의 효능이 있어 두통, 빈혈, 복통, 월경부조, 가슴이나 옆구리가 찌르는 듯 아픈 증상, 풍사나 습사로 인하여 결리고 아픈 증상, 부인병 등을 치료한다.

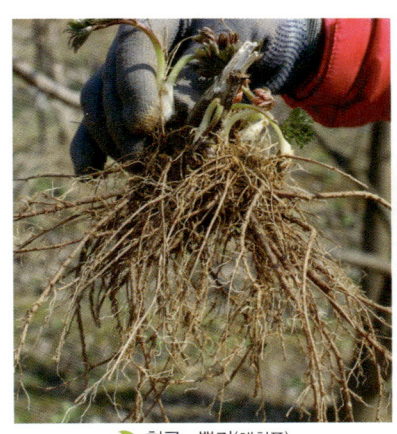

천궁_ 뿌리(채취품)

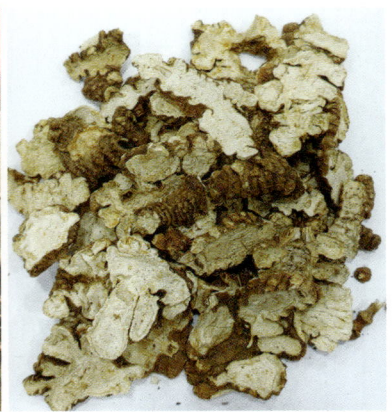

천궁_ 뿌리줄기(약재)

약용법 말린 뿌리줄기 5~12g을 물을 넣고 달여서 복용하거나, 가루 또는 환으로 만들어 복용한다. 다른 약재와 배합하여 차나 탕제의 형태로 복용하는 경우가 많고, 약선 재료로 활용하기도 한다. 향이 강한 약재이므로 음식 주재료의 맛이나 향에 영향을 미치지 않도록 최소량(기준 용량의 10~20%)을 사용하는 것이 좋다. 민간에서는 두통에 쓰는데, 쌀뜨물에 담가두었다가 말린 천궁을 부드럽게 가루 내어 4:6의 비율로 꿀에 재운 다음 한 번에 3~4g씩 하루 3회, 식전에 복용한다.

주의사항 맛이 맵고 성질이 따뜻하기 때문에 기를 위로 끌어올리고 발산하는 작용이 있다. 따라서 기가 상역해서 생긴 구토나, 간양이 치밀어 생긴 두통, 월경과다에는 사용을 피하는 것이 좋다.

천궁의 기능성 및 효능에 관한 특허자료

천궁 추출물을 함유하는 신경변성 질환 예방 또는 치료용 약학조성물

본 발명은 신경교세포에 의해 야기되는 신경염증에 있어서 천궁 추출물이 활성화된 신경소교세포의 전염증 매개인자를 억제함으로써 신경염증 억제에 효능을 가질 수 있도록 하는 신경변성 질환 예방 또는 치료용 약학조성물 및 건강기능식품과 그러한 천궁 추출물을 추출하는 추출 방법에 관한 것이다.

- 공개번호 : 10-2014-0148168, 출원인 : 건국대학교 산학협력단

천궁주

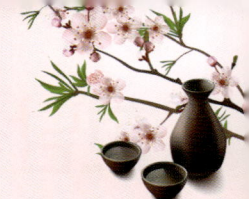

적용 병증

- **반신불수(半身不隨)** : 전신 근육의 역할을 조절하는 신경이 마비되어 몸의 한쪽 또는 전체를 잘 움직이지 못하는 경우의 처방이다. 소주잔 1잔을 1회분으로 1일 3~4회씩, 15~25일 동안 음용한다.
- **치매증(癡呆症)** : 대뇌 신경세포의 손상으로 인하여 지능, 의지, 기억 등이 상실되는 병증이다. 주로 노인에게 나타난다. 소주잔 1잔을 1회분으로 1일 2~3회씩, 15~25일 동안 음용한다.
- **조루증(早漏症)** : 성교할 때에 남성의 사정(射精)이 비정상적으로 빠르게 이루어지는 병증이다. 소주잔 1잔을 1회분으로 1일 2~3회씩, 7~10일 동안 음용한다.
- **기타 적응증** : 현기증, 두통, 복통, 입냄새, 통경, 대하, 부인병, 전립선비대

만드는 방법

- **채취 및 구입** : 약령시장에서 구입할 수 있다.
- 약효는 방향성(芳香性)이 강한 뿌리에 있다. 뿌리를 구입하여 끓는 물에 1시간 정도 담가두었다가 그늘에서 2일 정도 말려서 사용한다.
- 말린 뿌리 180g을 소주 3.6L에 넣고 밀봉한다.
- 8개월 이상 숙성시켜 음용한다.
- **맛과 약성** : 맛은 맵다. 황설탕 100g을 가미하여 사용한다.

주의 사항

- 본 약술을 음용하는 중에 가려야 하는 음식은 없다.
- 취급 중에 불의 사용을 금한다. 여러 날(20일 이상) 복용을 금한다.

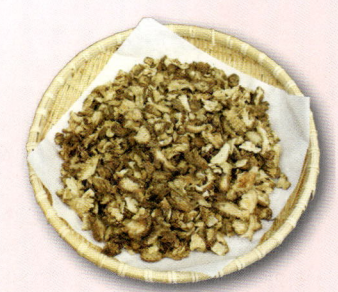

천궁_ 뿌리줄기(약재)

천남성

Arisaema amurense Maxim. f. *serratum* (Nakai) Kitag.

- **생약명** 천남성(天南星)
- **과 명** 천남성과(Araceae)
- **채취시기** 가을과 겨울
- **사용부위** 덩이뿌리
- **약리작용** 거담작용, 항종양작용, 진정작용, 진통작용, 항경련작용, 항산화작용
- **용 도** 약용(덩이뿌리는 항경련, 진정, 진통, 항암 작용)

생육특성 천남성은 전국 각지에 분포하는 여러해살이풀로, 산지의 습하고 그늘진 곳에서 자란다. **높이**는 15~30cm이고, 줄기는 곧게 서는데 겉은 녹색이나 때로 자주색 반점이 있기도 하다. 덩

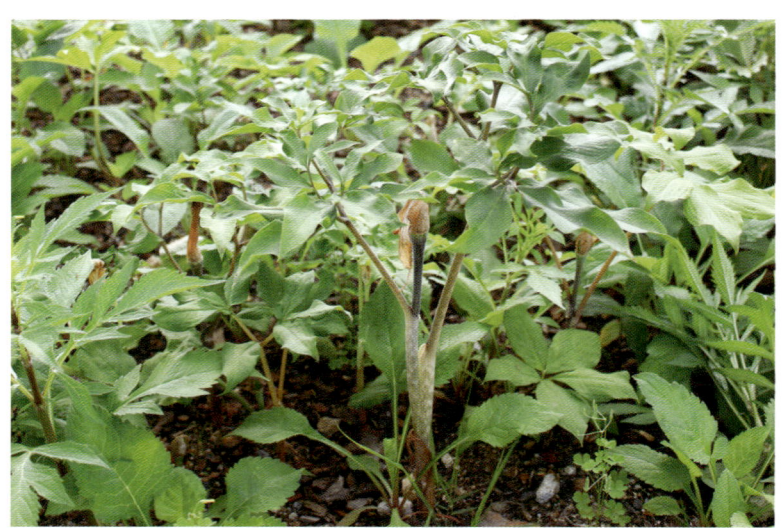

천남성_ 지상부

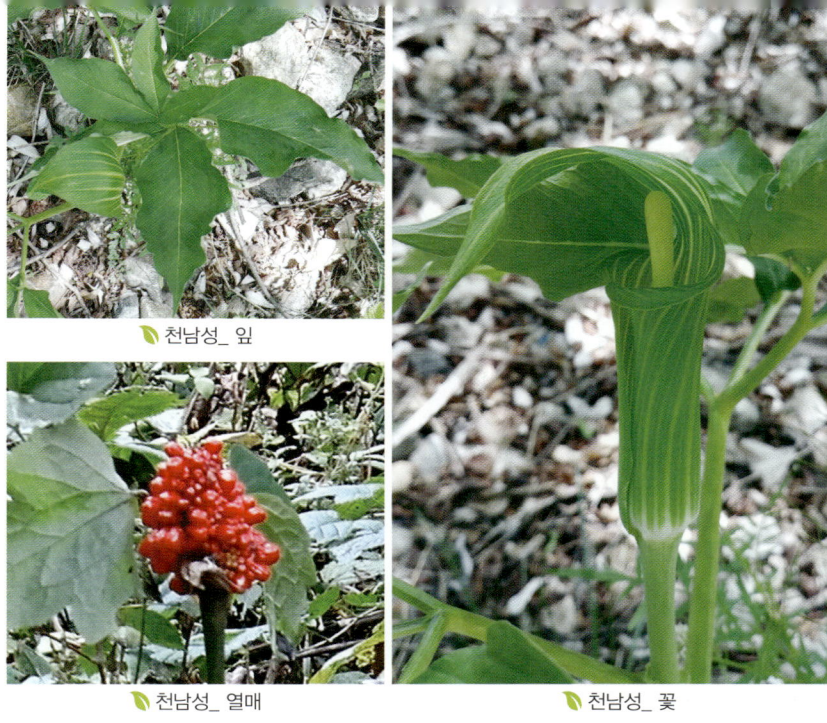

🌿 천남성_ 잎

🌿 천남성_ 열매

🌿 천남성_ 꽃

이뿌리는 지름 2~4cm에 편평한 구형이며, 주위에 작은 알줄기가 2~3개 달리고 윗부분에서 수염뿌리가 사방으로 퍼진다. **잎**은 줄기에 1개가 달려 5~11개의 작은잎으로 갈라지며, 작은잎은 달걀상 피침 모양으로 양 끝이 뾰족하고 가장자리에 톱니가 있다. **꽃**은 5~7월에 피고 육수꽃차례로 달리며, 깔때기 모양의 불염포(육수꽃차례의 꽃을 싸는 포가 변형된 것)는 윗부분이 모자처럼 앞으로 꼬부라지고 끝이 뾰족하다. **열매**는 장과이며 옥수수알처럼 달리고 10~11월에 붉게 익는다.

작용부위 간, 폐, 비장에 작용한다.

성질과 맛 성질이 따뜻하고, 맛은 쓰고 매우며, 독성이 있다.

효능 습사를 말리고 가래를 삭이며, 풍사를 제거하고 경련을 멎게 하며, 종기를 가라앉히고 뭉친 것을 흩어지게 하는 등의 효능이 있어, 해수, 중풍, 어지럼증, 구안와사, 반신불수, 종기, 경풍(驚風), 파상풍, 뱀이나 벌레 물린 상처를 치료한다.

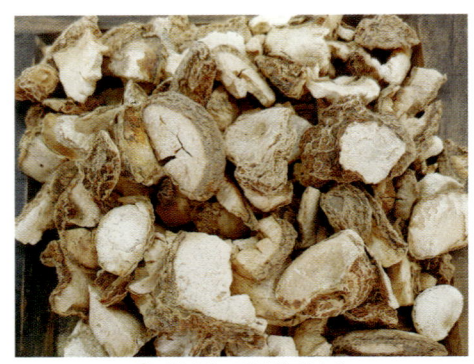

천남성_ 덩이뿌리(약재)

약용법 말린 덩이뿌리 5~15g을 물 1L에 넣고 1/3로 줄 때까지 달여서 마신다. 또는 가루나 환으로 만들어 복용한다. 독성이 강하므로 가공에 주의해야 한다.

주의사항 건조한 성미가 매우 강하여 음기를 상하게 하고 진액을 말리는 부작용이 생길 수 있으므로 열이 매우 높은 경우, 혈이 허하며 풍사가 동하는 경우, 음기가 허하고 건조한 담이 있는 경우, 그리고 임산부의 경우는 사용을 금한다.

▶ 천남성의 기능성 및 효능에 관한 특허자료

천남성 추출물을 함유하는 탈모 방지 및 발모 촉진용 조성물

본 발명은 천남성 추출물을 함유하는 탈모 방지 및 발모 촉진용 조성물에 관한 것으로서, 본 발명에 따른 천남성 추출물 및 분획물은 모낭을 성장기 중기 또는 후기로 분화시키며, TGF-β 및 프로락틴을 억제하고, IGF 및 태반성 락토겐을 증가시키며, VEGF, c-kit, PKC-α 및 FGF의 발현을 증가시켜서 탈모를 방지하고 발모를 촉진시키는 효과가 있다.

- 공개번호 : 10-2010-0009725, 출원인 : 우석대학교 산학협력단

천문동

Asparagus cochinchinensis (Lour.) Merr.

- **생약명** 천문동(天門冬)
- **과 명** 백합과(Liliaceae)
- **채취시기** 가을과 겨울
- **사용부위** 덩이뿌리
- **약리작용** 항균작용, 진해·거담작용, 살충작용
- **용 도** 약용(덩이뿌리는 억균, 진해, 거담작용)

생육특성 천문동은 중부 이남의 서해안에 주로 자생하는 덩굴성 여러해살이풀이다. 덩굴줄기는 길이 1~2m까지 자라며, 녹색으로 가늘고 평활하다. 줄기 밑부분에 달걀 모양의 비늘 조각이 있고 가는 잎처럼 생긴 가시가 1~3개씩 모여나며 활처럼 약간 굽

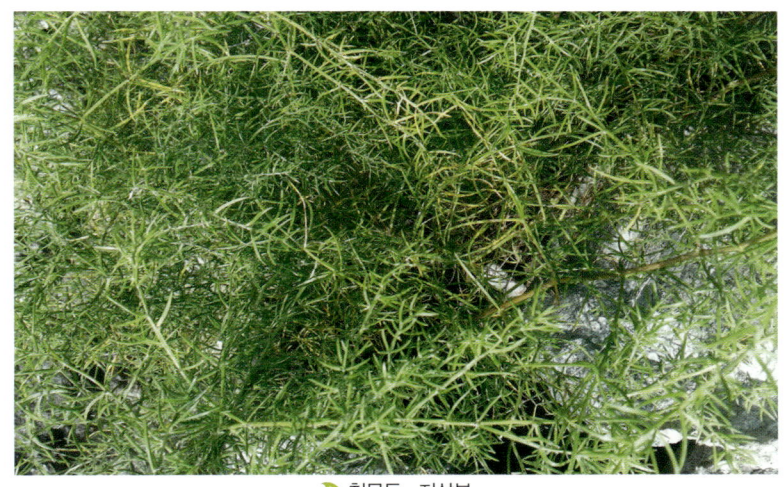

천문동_ 지상부

는다. 뿌리줄기는 짧고 덩이뿌리가 사방으로 퍼진다. 덩이뿌리는 길이 5~15cm, 지름은 0.5~2cm에 양 끝이 뾰족한 원기둥 모양으로 조금 구부러져 있고, 표면은 황백색 또는 옅은 황갈색으로 반투명하며 고르지 않은 가로 주름이 있다. 꽃은 5~6월에 연한 황색으로 피며, 잎겨드랑이에 1~3송이씩 달린다. 좁은 선상 타원형의 꽃잎은 6개이고 옆으로 퍼지며, 수술은 6개에 암술대는 3개로 갈라진다. 열매는 지름 0.6cm 정도의 둥근 장과이고 흰색으로 익으며, 속에 검은색 종자가 1개 들어 있다.

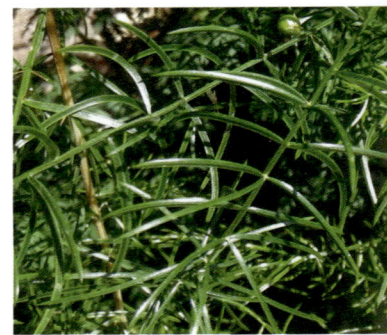
🌿 천문동_ 잎

작용부위 폐, 신장에 작용한다.

성질과 맛 성질이 차고, 맛은 달고 쓰며, 독성이 없다.

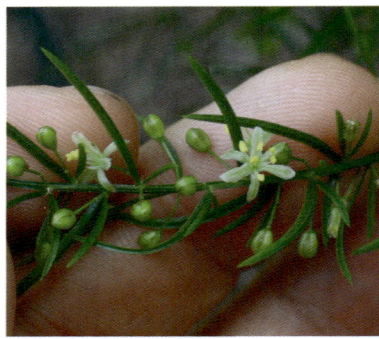
🌿 천문동_ 꽃

효능 폐를 윤활하게 하여 기침을 멎게 하고 음기를 길러 진액(津液)을 보태며, 열화를 내리고 대소변이 잘 나가게 하며, 몸이 건강하고 혈기가 왕성하게 하는 등의 효능이 있어 해수, 인후종통(咽喉腫痛), 소갈, 토혈, 변비, 각혈, 폐위(肺萎),

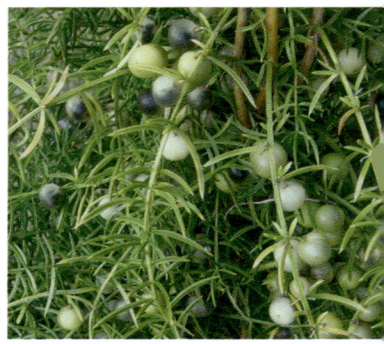
🌿 천문동_ 열매

폐농양 등을 치료한다.

약용법 말린 덩이뿌리 5~25g을 사용하는데, 민간요법으로 당뇨병 치료에는 물에 달여서 장기간 복용하면 허로증(虛勞症)을 다스리는 데 좋고, 술에 담가서 공복에 1잔씩 먹으면 좋다고 한다. 또 당침(유리병이나 토기에 약재와 설탕을 1:1로 켜켜이 넣고 밀봉하여 100일 이상 우려내는 것)하여 복용하면 가래를 제거하는 데 도움이 된다. 마른기침을 하거나 적은 양의 가래가 나오고 심하면 피가 섞이는 증상에는 상엽, 사삼, 행인 등과 배합한다.

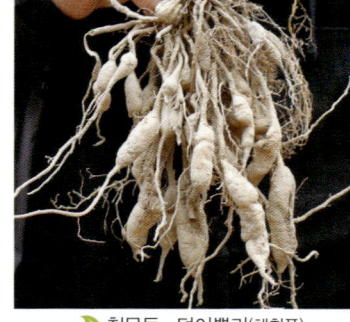

천문동_ 덩이뿌리(채취품)

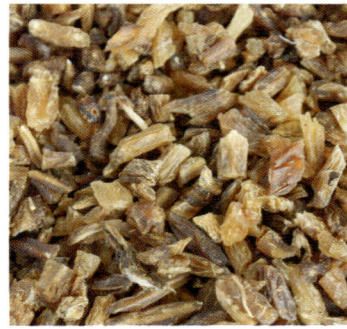

천문동_ 덩이뿌리(약재)

주의사항 달고 쓰며 찬 성미가 있으므로 몸이 차고 장이 나빠 설사를 하는 경우나 풍사나 한사로 인하여 기침(해수)을 하는 경우에는 사용을 피한다.

▶ 천문동의 기능성 및 효능에 관한 특허자료

천문동 추출물을 유효성분으로 포함하는 발암 예방 및 치료용 항암 조성물

본 발명은 천문동 추출물을 유효성분으로 포함하는 발암 예방 및 치료용 항암 조성물에 관한 것으로, 구체적으로 물, 알코올 또는 이들의 혼합물로 추출된 천문동 추출물을 추가로 n-헥산, 메틸렌클로라이드, 에틸아세테이트, n-부탄올 및 물의 순으로 계통 분획하여 에틸아세테이트 또는 n-부탄올로 분획되는 에틸아세테이트 또는 n-부탄올 분획물을 유효성분으로 포함하고, 세포 괴사에 의해 암세포에 대해 세포 독성을 나타내는 예방 또는 치료용 약학적 조성물에 관한 것이다.

- 공개번호 : 10-2011-0057972, 출원인 : 한국한의학연구원

청미래덩굴

Smilax china L.

- **생약명** 토복령(土茯苓), 발계(菝葜), 발계엽(菝葜葉)
- **과 명** 백합과(Liliaceae)
- **채취시기** 2, 8월(뿌리줄기), 봄과 여름(잎)
- **사용부위** 뿌리줄기, 잎
- **약리작용** 항균작용, 항염작용, 항종양작용, 고시폴(gossypol) 독성에 길항작용, 수은중독 해독작용
- **용 도** 약용(뿌리는 이뇨, 해독, 종기 등에 효과), 식용(어린잎, 열매), 원예 및 조경용

생육특성 청미래덩굴은 황해도 이남에 분포하는 낙엽활엽 덩굴성 관목으로, 해발 1600m 이하의 양지바른 산기슭이나 숲 가장자리에서 자생한다. 덩굴줄기는 길이가 3m에 이르고 마디에서

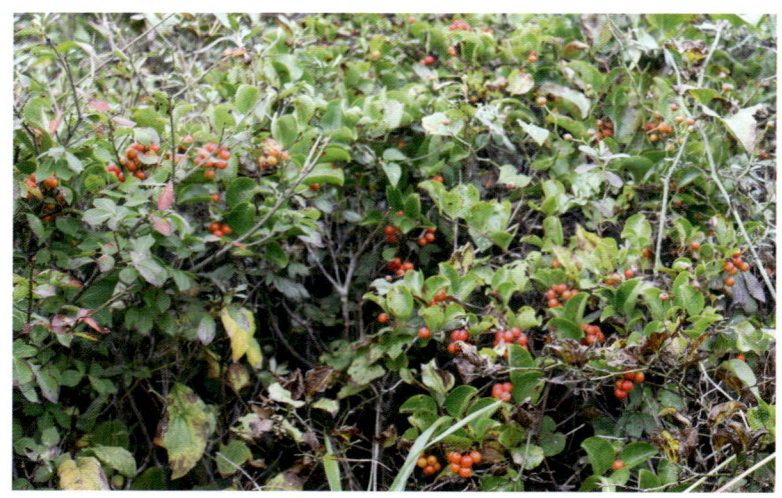

청미래덩굴_ 나무모양

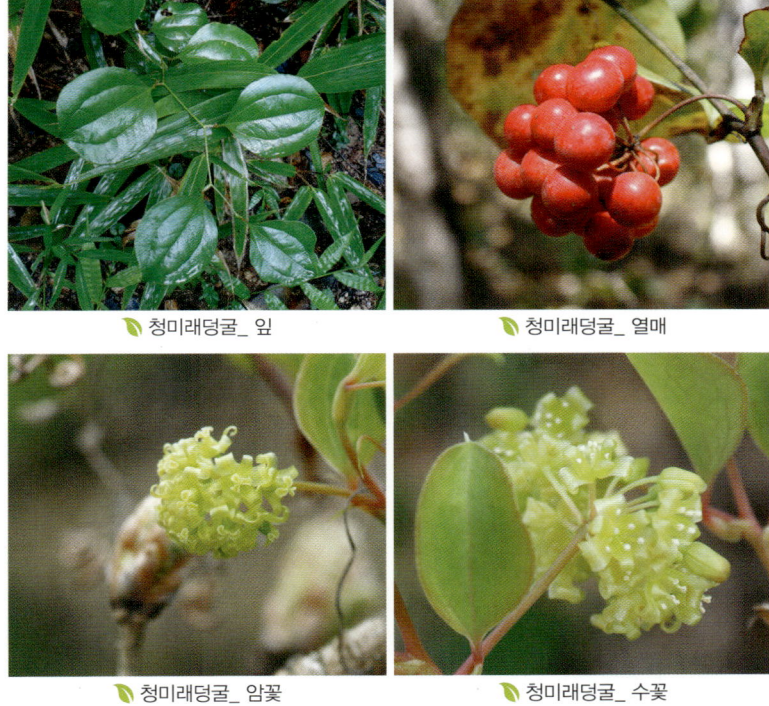

청미래덩굴_ 잎   청미래덩굴_ 열매
청미래덩굴_ 암꽃   청미래덩굴_ 수꽃

굽어 자라며, 갈고리 같은 가시가 있다. 굵고 딱딱한 뿌리줄기는 땅속에서 옆으로 길게 뻗고 불규칙하게 휘어지며, 드문드문 수염뿌리가 난다. **잎**은 어긋나고, 길이 3~12cm, 너비 2~10cm에 넓은 타원형으로 두꺼우며 광택이 나고, 끝이 갑자기 뾰족해지며 가장자리가 밋밋하다. 잎자루는 짧고 턱잎은 칼집 모양이며 끝이 덩굴손으로 발달한다. **꽃**은 암수딴그루이며, 5월에 잎겨드랑이의 산형꽃차례에 황록색으로 달린다. **열매**는 지름 1cm 정도로 둥글고 9~10월에 붉은색으로 익으며 종자는 황갈색이다.

작용부위 간, 위, 신장에 작용한다.

성질과 맛 뿌리줄기는 성질이 평(平)하고, 맛은 달고 담담하다. 잎은 성질이 평(平)하고, 맛은 달며, 독성이 없다.

효능 뿌리줄기는 생약명이 발계(菝葜) 또는 토복령(土茯苓)이며, 열을 내리고 풍습을 제거하며, 종독(腫毒)을 풀어주고 경락을 소통시키며 소변이 잘 나가게 하는 등의 효능이 있어 관절통, 근육마비, 설사, 이질, 치질, 부종, 수종 등을 치료한다. 특히 수은이나 납 등 중금속의 해독에 효과적이다. 잎은 생약명이 발계엽(菝葜葉)이며, 풍독(風毒), 종독, 화상 등을 치료한다. 청미래덩굴의 추출물은 혈관 질환의 예방 및 치료에 효과적이다.

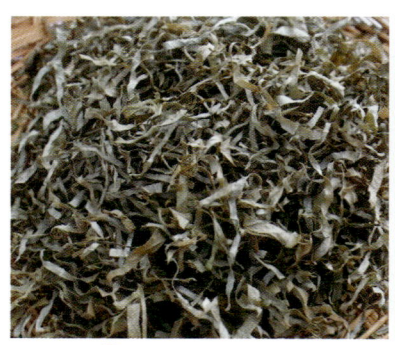
청미래덩굴_ 잎(약재)

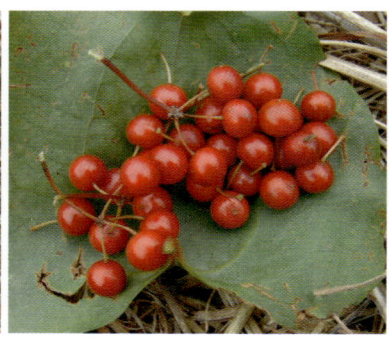
청미래덩굴_ 열매(채취품)

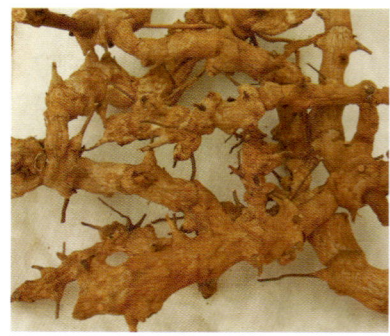
청미래덩굴_ 뿌리줄기(채취품)

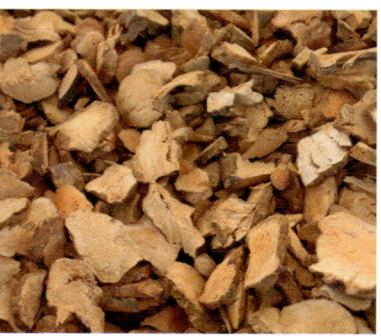
청미래덩굴_ 뿌리줄기(약재)

약용법 말린 뿌리줄기 30~80g을 물 1L에 넣고 반으로 줄 때까지 달여서 하루 2~3회로 나누어 마신다. 또는 환이나 가루로 만들어 복용하거나, 술을 담가 마신다. 말린 잎 15~30g을 물 1L에 넣고 반으로 줄 때까지 달여서 하루 2~3회로 나누어 마신다. 외용할 경우에는 짓찧어서 환부에 붙이거나 가루 내어 뿌린다.

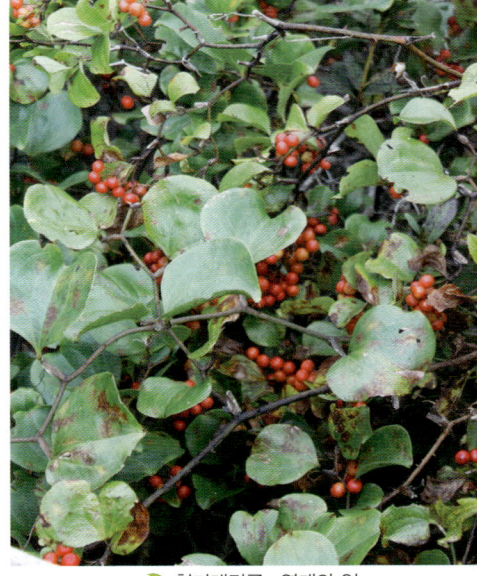

청미래덩굴_ 열매와 잎

▶ 청미래덩굴의 기능성 및 효능에 관한 특허자료

청미래덩굴 잎 추출물을 함유하는 당뇨 예방 및 치료용 조성물

본 발명은 항당뇨 조성물에 관한 것으로, 더욱 상세하게는 인체 독성이 없으며, 체중증가나 감소와 같은 부작용도 나타내지 않고, 매우 우수한 α-글루코시다제 활성저해능을 나타내는 청미래덩굴 잎 추출물을 함유하는 항당뇨 조성물에 관한 것이다.
- 공개번호 : 10-2014-0102864, 출원인 : 강원대학교 산학협력단

청미래덩굴 추출물을 함유하는 혈관질환의 예방 또는 치료용 약학 조성물

본 발명은 청미래덩굴 잎 추출물을 함유하는 약학조성물에 관한 것이다. 보다 구체적으로 본 발명의 청미래덩굴 잎 추출물은 혈관 이완과 항염증 인자 저해 효능을 가지므로 이를 함유하는 약학 조성물은 혈관질환의 예방 또는 치료를 위한 약학조성물 및 건강기능식품으로 유용하게 이용될 수 있다.
- 공개번호 : 10-2012-0059832, 출원인 : 동국대학교 경주캠퍼스 산학협력단

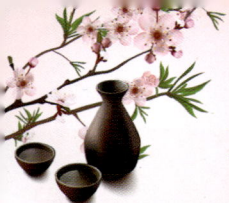

청미래덩굴주

- **치조농루(齒槽膿漏)** : 염증으로 치아 주위의 조직이 파괴되어 잇몸에서 고름과 피가 나오거나 치아가 흔들리는 병증이다. 소주잔 1잔을 1회분으로 1일 2~3회씩, 5~10일 동안 음용한다.
- **마목(痲木)** : 전신 또는 사지의 근육이 굳어 감각이 없고 몸을 마음대로 움직일 수 없는 병증이다. 소주잔 1잔을 1회분으로 1일 3~4회씩, 4~5일 동안 음용한다.
- **소변불통(小便不通)** : 소변이 나오지 않아 불편을 느끼는 증세로, 주로 노화로 인하여 많이 일어난다. 소주잔 1잔을 1회분으로 1일 2~3회씩, 7일 동안 음용한다.
- **기타 적응증** : 해독, 관절통, 귀밑샘염, 수종, 풍

- **채취 및 구입** : 약령시장에서 취급하며, 전국의 산기슭 숲속에서 자생하는 것을 채취할 수 있다.
- 약효는 뿌리줄기나 열매에 있다. 대개는 뿌리줄기를 쓰며, 구입하여 물로 깨끗이 씻어 말린 다음 사용한다. 뿌리줄기가 없을 경우에는 익은 생열매를 사용한다.
- 말린 뿌리줄기는 200g, 생열매는 230g을 소주 3.6L에 넣고 밀봉한다.
- 뿌리줄기는 1년, 생열매는 5개월 정도 숙성시켜 음용하며, 뿌리줄기는 2년, 열매는 1년 정도 숙성시킨 후에는 찌꺼기를 걸러내고 보관한다.
- **맛과 약성** : 맛은 달다. 흑설탕 100g을 가미할 수 있다.

- 본 약술을 음용하는 중에 가려야 하는 음식은 없다.
- 간이나 신장이 약한 사람과 정력이 부족한 사람은 음용을 금한다.
- 장복해도 해롭지는 않으나 치유되는 대로 음용을 중단한다.

초피나무

Zanthoxylum piperitum (L.) DC.

- **생약명** 산초(山椒), 화초(花椒)
- **과 명** 운향과(Rutaceae)
- **채취시기** 9~10월
- **사용부위** 열매껍질
- **약리작용** 국소마취 및 진통작용, 항염작용, 구충작용, 항균작용, 항산화작용, 항혈전작용
- **용 도** 향신료용(종자가루), 약용(열매껍질은 구토, 설사, 살충에 사용, 종자는 이뇨, 천식에 사용)

생육특성 초피나무는 경기도 이남에 분포하는 낙엽활엽관목으로, 산중턱이나 산골짜기에서 자란다. **높이**는 2~3m이고, 일년생가지에 털이 있으나 점차 없어진다. 턱잎이 변한 가시가 잎자루 밑

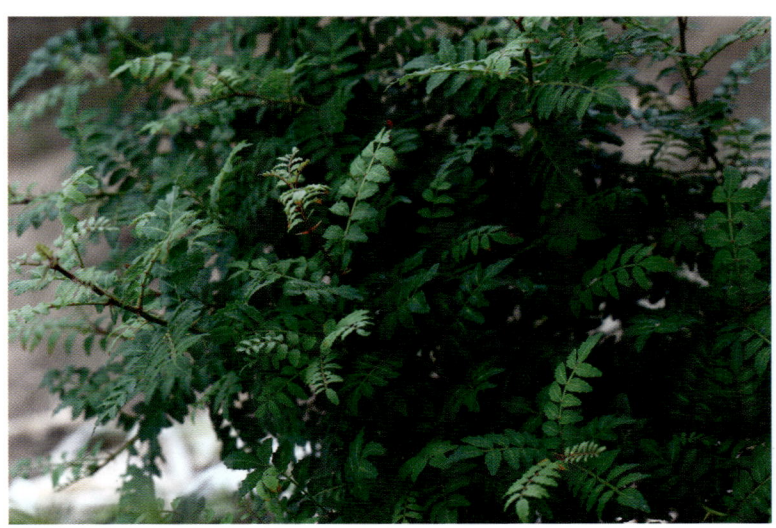

초피나무_ 나무모양

에 1쌍씩 마주나며, 길이 1cm 정도에 밑으로 약간 굽는다. **잎**은 어긋나고 9~19개의 작은잎으로 된 홀수 깃꼴겹잎이며, 작은잎은 길이 1~3.5cm에 달걀 모양으로 가장자리에 물결 모양의 톱니와 샘점이 있다. 잎의 중앙부에 연한 황록색 무늬가 있고 잎줄기에는 짧은 가시가 있다. 잎에 방향성 기름샘이 있어 강한 향기가 난다. **꽃**은 암수딴그루이며, 5~6월에 연한 황록색 꽃이 잎겨드랑이에 겹총상꽃차례를 이루며 달린다. **열매**는 둥근 삭과이며 샘점이 있고, 9~10월에 붉게 익어 검은 종자가 나온다. 생김새가 닮은 산초나무는 가시가 어긋나며 작은잎에 잔톱니가 있다.

작용부위 비장, 위, 신장에 작용한다.

성질과 맛 성질이 따뜻하고, 맛은 매우며, 독성이 약간 있다.

효능 속을 따뜻하게 하여 한사를 흩어지게 하며, 습사를 제거하고 통증을 멎게 하며, 독을 풀어주고 염증을 가라앉히며 소변이 잘 나가게 하는 효능이 있어 소화불량, 식체, 위하수, 구토, 기

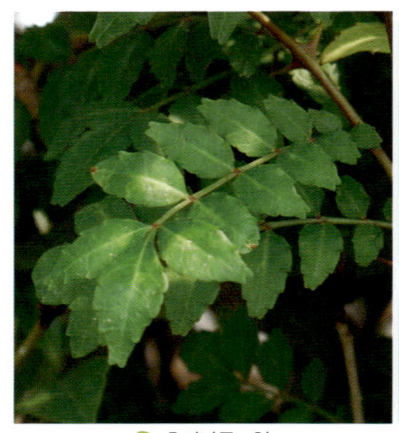
초피나무_ 잎

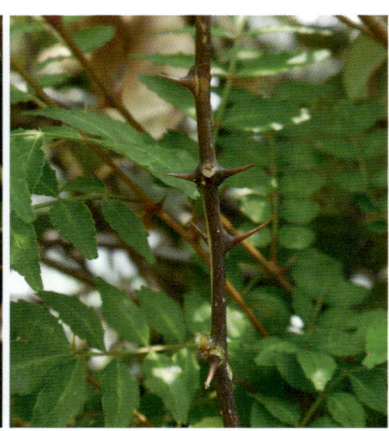
초피나무_ 가시

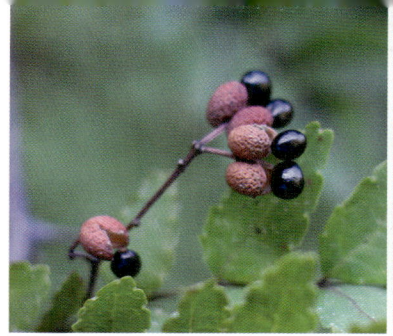
초피나무_ 열매

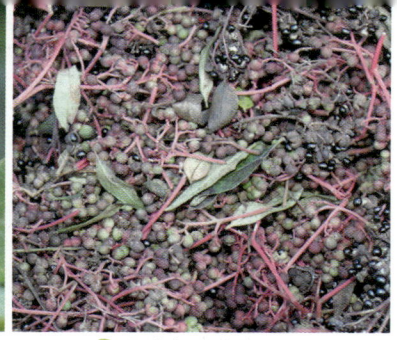
초피나무_ 열매(채취품)

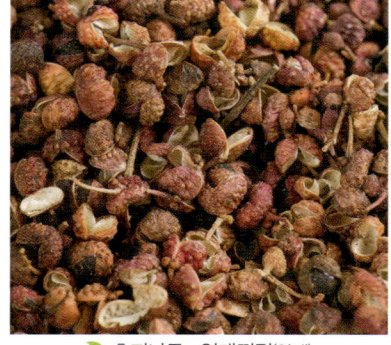
초피나무_ 열매껍질(약재)

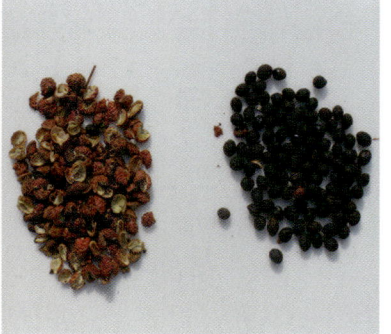
초피나무_ 열매껍질과 씨앗

침, 이질, 설사, 치통 등을 낫게 하고 회충 구제에도 쓴다. 또한 방향성 건위제, 항균제, 향신료, 방향제 등으로도 쓰인다.

약용법 말린 열매껍질 5g을 물 1L에 넣고 반으로 줄 때까지 달여서 하루 2~3회로 나누어 마신다. 또는 가루 내어 복용한다. 기름을 짜서 식용하거나 술을 담가 마시기도 하는데, 기침에 효과가 있으며 생선 독에 중독되었을 때 해독제로 쓰기도 한다. 신경통과 관절염에는 돼지족발과 초피나무 가지를 1 : 1 비율로 물에 넣고 달여서 매 식후 150mL씩 마신다. 기침에는 볶은 열매를 가루 내어 1회에 10g을 끓인 물과 함께 하루 2~3회 복용한다.

측백나무

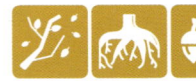

Platycladus orientalis (L.) Franco

- **생약명**　측백엽(側柏葉), 백근백피(柏根白皮), 백자인(柏子仁)
- **과 명**　측백나무과(Cupressaceae)
- **채취시기**　봄과 가을(어린가지와 잎), 연중 수시(뿌리껍질), 9~10월(종인)
- **사용부위**　어린가지와 잎, 뿌리껍질, 종인
- **약리작용**　지혈작용, 진해작용, 거담작용, 평천작용, 항병원미생물작용, 진정작용, 항균작용
- **용 도**　원예 및 조경용, 약용(잎은 지혈효과)

생육특성　측백나무는 전국 각지에 분포하는 상록침엽교목으로, 산야에 자생하거나 정원 또는 울타리 등에 심어 가꾸기도 한다. **높이**는 25m에 달하지만 관목상으로 가지가 많이 갈라지고, 나무껍질은 회갈색이며 비늘 모양으로 벗겨진다. **잎**은 마주나고, 비

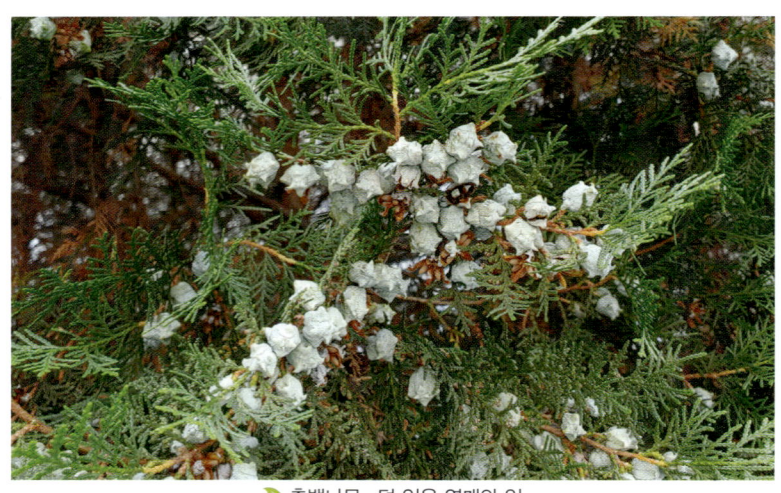

측백나무_ 덜 익은 열매와 잎

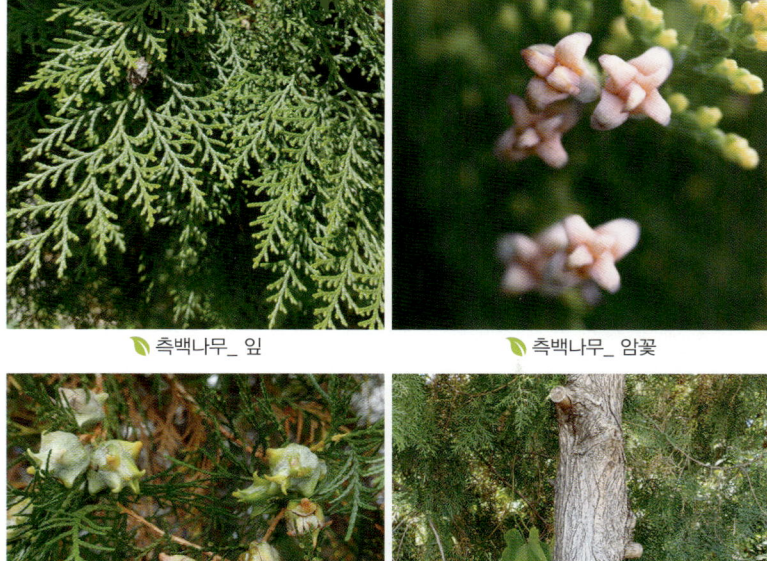

🌿 측백나무_ 잎   🌿 측백나무_ 암꽃

🌿 측백나무_ 열매   🌿 측백나무_ 나무줄기

늘 모양으로 끝이 뾰족하며 앞면과 뒷면의 구별이 거의 없고 흰색 점이 약간 있다. 꽃은 암수한그루로 4~5월에 피는데, 수꽃은 전년지 끝에 1개씩 달리며 10개의 비늘조각과 2~4개의 꽃밥이 있다. 암꽃은 위쪽의 작은 가지에서 달리며 꽃자루는 없이 8개의 실편으로 이루어지고 6개의 밑씨가 있다. 열매는 달걀 모양의 구과이며, 다육질이지만 나중에는 목질로 되고 9~10월에 익으면 갈라져서 종자가 나온다.

작용부위   잎은 폐, 간, 대장에 작용한다. 종인은 심장, 신장, 대장에 작용한다.

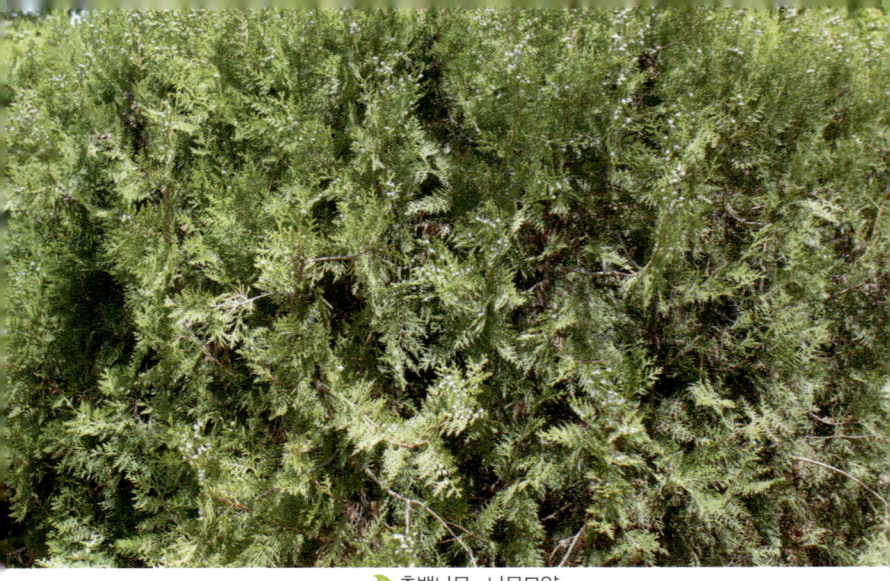

측백나무_ 나무모양

성질과 맛　가지는 성질이 따뜻하고, 맛은 쓰고 맵다. 잎은 성질이 약간 차고, 맛은 쓰고 떫다. 뿌리껍질은 성질이 평(平)하고, 맛은 쓰다. 종인은 성질이 평(平)하고, 맛은 달며, 독성이 없다.

효능　어린가지와 잎은 생약명이 측백엽(側柏葉)이며, 풍습을 제거하고 혈액의 열을 내리며, 출혈을 멎게 하고 종독을 풀어주는 효능이 있어 비출혈, 혈뇨, 풍습비통, 세균성 이질, 고혈압, 해수, 귀밑샘염, 탕상 등을 치료한다. 또 몸을 가볍게 하고 기를 북돋우며 새살이 돋게 하는 효능이 있다. 뿌리껍질은 생약명이 백근백피(柏根白皮)이며, 짓무른 상처를 치료하고 머리털이 잘 자라게 한다. 종인은 생약명이 백자인(柏子仁)이며, 몸을 튼튼하게 하고 신경을 안정시켜 편안하게 하며, 장을 윤활하게 하며 배변이 잘 되게 하는 효능이 있어, 변비, 불면증, 유정, 잘 때 식은땀이 나는 증상 등을 치료한다.

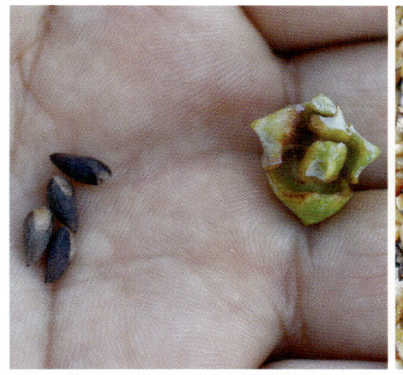
측백나무_ 열매와 씨앗(채취품)

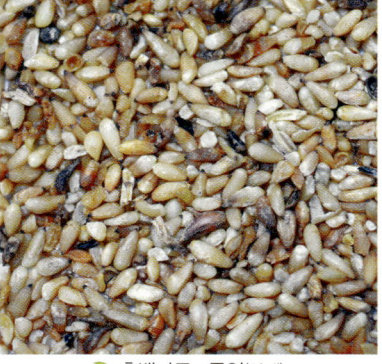
측백나무_ 종인(약재)

약용법 말린 어린가지와 잎 5~15g을 물 1L에 넣고 반으로 줄 때까지 달여서 하루 2~3회로 나누어 마신다. 외용할 경우에는 달인 액을 환부에 바르거나 짓찧어서 도포한다. 가루 내어 사용해도 된다. 뿌리껍질을 외용할 경우에는 생뿌리를 짓찧어 거즈에 싸서 환부에 도포한다. 말린 종인 15~20g을 물 1L에 넣고 반으로 줄 때까지 달여서 하루 2~3회로 나누어 마신다. 외용할 경우에는 기름을 짜서 환부에 바른다.

▶ **측백나무의 기능성 및 효능에 관한 특허자료**

측백나무 잎을 포함하는 발모 촉진 또는 탈모 방지용 조성물 및 이의 제조 방법

본 발명은 측백나무 잎을 비롯하여 부추 뿌리, 뽕나무 잎, 생강 및 검은콩을 유효 성분으로 포함하는 발모 촉진 또는 탈모 방지 조성물 및 이의 제조 방법에 관한 것이다. 본 발명의 조성물은 천연 추출물을 주성분으로 포함하고 있어 부작용이 없고 발모 촉진 및 탈모 방지효과가 우수하다.

- 등록번호 : 10-0929880, 출원인 : 심태흥·이선미

칡

Pueraria lobata (Willd.) Ohwi

- **생약명** 갈근(葛根), 갈화(葛花)
- **과 명** 콩과(Leguminosae)
- **채취시기** 봄과 가을(뿌리), 8월 상순경(꽃, 꽃이 피기 전)
- **사용부위** 뿌리, 꽃
- **약리작용** 관상동맥순환 개선작용, 혈압강하작용, 혈당강하작용, 혈중지질저하작용, 혈소판응집억제작용, 해열작용, 항종양작용, 항산화작용, 해독작용
- **용 도** 차용(뿌리, 꽃), 식용(어린순), 사료용, 가구용, 약용(뿌리는 감기, 해열, 고혈압, 해독, 축농증, 갈증에 사용, 꽃은 숙취에 사용)

생육특성 칡은 전국 각지에 분포하는 낙엽활엽 덩굴성 식물로, 산기슭의 양지에서 자생하며 줄기가 겨울에도 얼어 죽지 않고

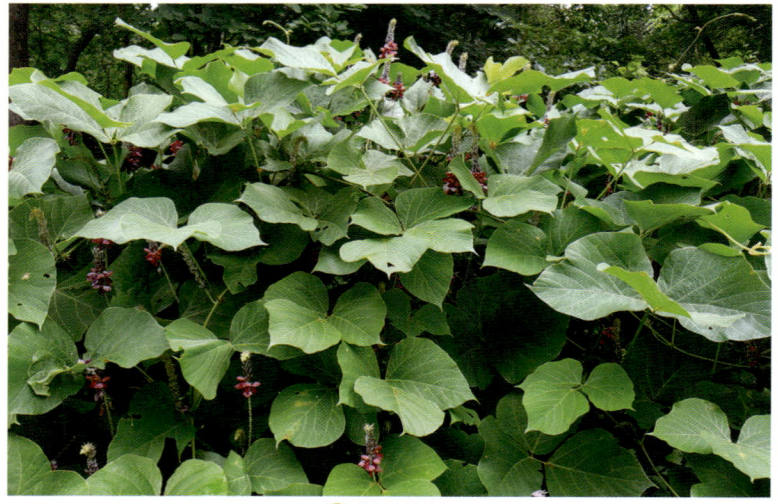

칡_ 지상부

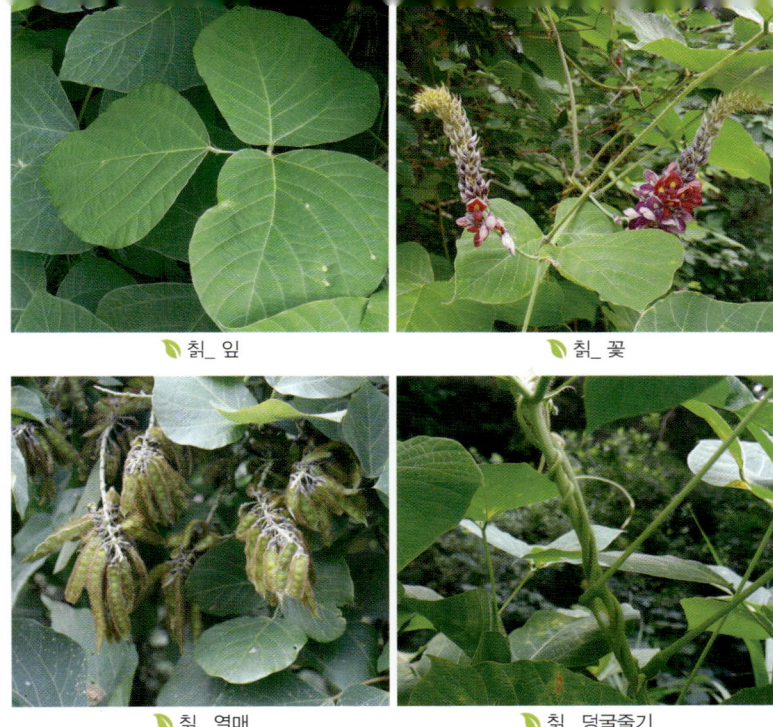

🌿 칡_ 잎   🌿 칡_ 꽃

🌿 칡_ 열매   🌿 칡_ 덩굴줄기

살아남아 매년 굵어져서 나무로 분류된다. 덩굴줄기는 길이 10m 내외로 뻗으며 다른 물체를 왼쪽으로 감아 올라가는데, 오래된 것은 지름이 10cm나 되는 것도 있다. 줄기는 흑갈색으로 갈색 또는 흰색의 퍼진 털과 구부러진 털이 있고, 아랫부분은 목질화하여 갈라진다. 뿌리는 땅속에서 옆으로 길게 뻗고 회백색을 띠며 녹말을 저장한다. **잎**은 어긋나고 잎자루가 긴 3출엽이며, 작은잎은 길이와 너비가 각각 10~15cm에 마름모꼴로 털이 많고 가장자리가 밋밋하거나 얕게 3갈래로 갈라진다. **꽃**은 8월에 홍자색으로 피는데, 잎겨드랑이에 길이 10~25cm의 총상꽃차례를 이루며 많은 수가 달린다. **열매**는 길이 4~9cm에 편평한 줄 모양

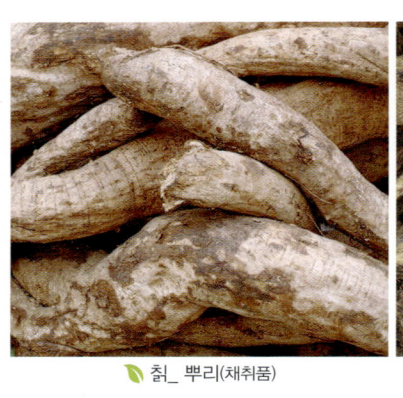
🌿 칡_ 뿌리(채취품) 🌿 칡_ 뿌리(약재)

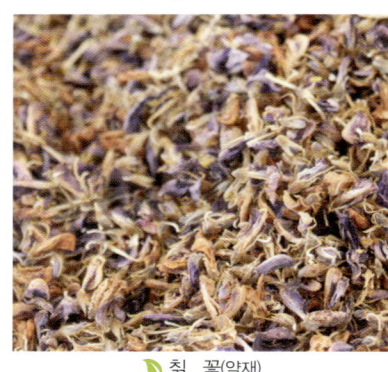
🌿 칡_ 꽃(약재)

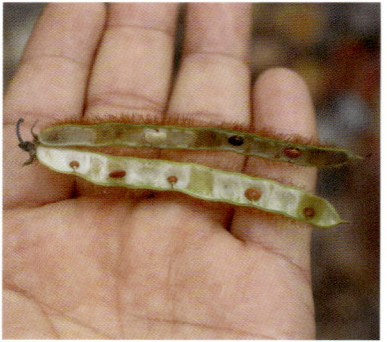
🌿 칡_ 씨앗

의 협과이며, 굳은 갈색 털이 나 있고 9~10월에 익는다.

작용부위 뿌리와 꽃은 비장, 위에 작용한다.

성질과 맛 뿌리는 성질이 시원하고, 맛은 달고 맵다. 꽃은 성질이 시원하고, 맛은 달다.

효능 뿌리는 생약명이 갈근(葛根)이며 해열, 발한, 진정, 진경, 해독, 지갈, 지사 등의 효능이 있어 두통, 감기, 이질, 고혈압, 협

심증, 난청 등을 치료한다. 또한 항암, 항균, 항산화 작용이 있으며, 칼슘 흡수를 촉진하여 여성의 갱년기장애와 골다공증 예방 및 치료에 도움을 주고, 남성의 전립선암과 전립선 비대증의 예방 및 치료에도 효과가 있다. 꽃은 생약명이 갈화(葛花)이며 주독을 풀어주고 속쓰림과 오심, 구토, 식욕부진 등을 치료하며 치질, 장풍하혈, 토혈 등의 치료에도 효과적이다.

약용법 말린 뿌리 10~15g을 물 1L에 넣고 반으로 줄 때까지 달여서 하루 2~3회로 나누어 마신다. 짓찧어 즙을 내어 먹어도 된다. 외용할 경우에는 짓찧어 환부에 붙인다. 말린 꽃 5~10g을 물 1L에 넣고 반으로 줄 때까지 달여서 하루 2~3회로 나누어 마신다.

▶ 칡의 기능성 및 효능에 관한 특허자료

갈근 추출물을 함유하는 암 치료 및 예방을 위한 약학조성물

본 발명은 갈근(칡 뿌리) 추출물을 함유하는 암 치료 및 예방을 위한 약학조성물에 관한 것으로, 보다 구체적으로 본 발명의 추출물은 CT-26 세포와 같은 결장암에서 강력한 항암 활성을 나타낼 뿐만 아니라, 암 조직 성장 억제 및 면역 조절물질들의 생성을 증가시킴을 확인하여 암 질환의 예방, 억제 및 치료에 우수한 항암제 또는 항암 보조제 효능을 갖는 의약품 및 건강기능식품으로서 유용하다.
- 공개번호 : 10-2014-0049218, 출원인 : 원광대학교 산학협력단

골다공증 예방 및 치료에 효과를 갖는 갈근 추출물

본 발명은 골다공증 예방 및 치료에 효과를 갖는 갈근(칡 뿌리) 추출물에 관한 것으로서, 구체적으로 갈근 추출물에는 다이드제인, 제니스테인, 포르모노네틴 등의 식물 에스트로겐이 다량 포함되어 있으므로 본 발명에 의한 갈근 추출물은 골다공증 치료제 또는 예방제로서 유용하게 사용될 수 있을 뿐만 아니라 건강식품으로도 응용될 수 있다.
- 공개번호 : 10-2002-0002353, 출원인 : 한국한의학연구원

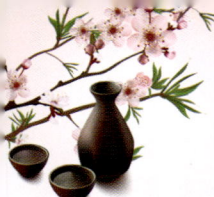

칡주

적용 병증
- **식중독(食中毒)** : 음식물 속의 독소나 유독물질이 체내에 유입되어 일어나는 독성 반응이나 감염 질환으로, 복통, 설사, 구토 등의 증상이 나타나며 피부에 발진이 생기기도 한다. 소주잔 1잔을 1회분으로 1일 2~3회 음용한다.
- **신경쇠약(神經衰弱)** : 신경이 계속 자극을 받아서 피로가 쌓여 여러 가지 증상을 일으키는 병증이다. 두통, 불면증, 어지럼증, 귀울림, 지각과민, 주의 산만, 기억력 감퇴 등의 증상이 나타난다. 소주잔 1잔을 1회분으로 1일 1~2회씩, 10~15일 동안 음용한다.
- **주독(酒毒)** : 술에 중독이 되어 얼굴에 붉은 반점이 나타나는 경우의 처방이다. 위장 장애나 빈혈 등의 원인이 된다. 소주잔 1잔을 1회분으로 1일 1~2회씩, 10~20일 동안 음용한다.
- **기타 적응증** : 혈액순환 개선, 두통, 불면증, 감기, 구토, 변비, 설사, 주황변, 암내

만드는 방법
- **채취 및 구입** : 전국 어디서나 자생하며, 이른 봄 잎이 나기 전에 뿌리를 캐어 씻은 다음 잘게 썰어서 사용한다.
- 약효는 꽃, 뿌리 등에 있다. 약간의 방향(芳香)이 있다. 주로 뿌리를 사용하며 생으로 쓰거나 햇볕에 말려두고 사용한다.
- 생뿌리는 300g, 말린 뿌리는 230g을 소주 3.6L에 넣고 밀봉한다.
- 5~6개월 정도 숙성시켜 음용하며, 걸러내지 않고 더 숙성시켜도 무방하다.
- **맛과 약성** : 맛은 달고 약간 맵다. 황설탕 150g을 가미할 수 있다.

주의 사항
- 본 약술을 음용하는 중에 살구씨의 섭취를 금한다.
- 장복하면 유익하다.

큰조롱

Cynanchum wilfordii (Maxim.) Maxim. ex Hook.f.

- **생약명** 백수오(白首烏)
- **과 명** 박주가리과(Asclepiadaceae)
- **채취시기** 가을
- **사용부위** 덩이뿌리
- **약리작용** 항스트레스작용, 혈중지질저하작용
- **용 도** 약용(뿌리는 보혈, 노인성 변비에 사용)

생육특성 큰조롱은 전국 각지에 분포하는 덩굴성 여러해살이풀로, 산기슭 양지의 풀밭이나 바닷가의 경사지에서 자생하거나 농가에서 재배하기도 한다. 덩굴줄기는 길이 1~3m까지 뻗으

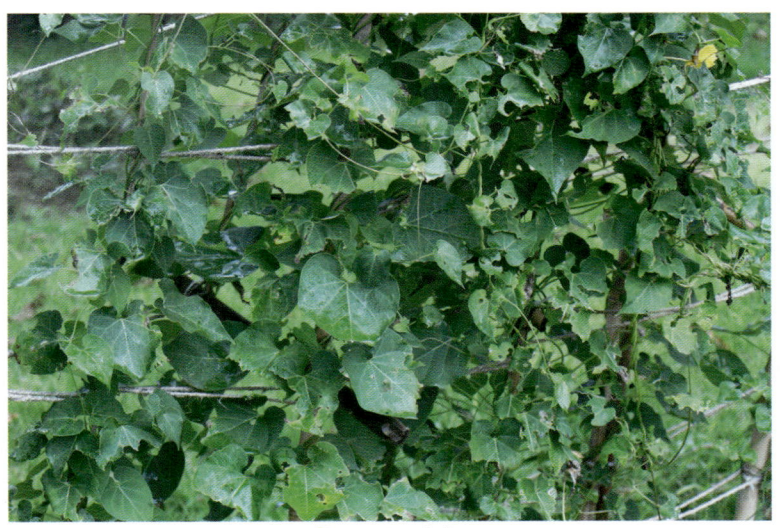

큰조롱_ 지상부

며, 원줄기는 원주형으로 가늘고 다른 물체를 왼쪽으로 감아 오른다. 줄기에 상처를 내면 흰색 유액이 나온다. 뿌리는 굵은 육질이며 땅속 깊이 들어가고 표면이 암갈색이다. **잎**은 마주나고, 길이 5~10cm, 너비 4~8cm에 달걀상의 심장 모양으로 끝이 뾰족하고 가장자리가 밋밋하며, 잎자루는 위로 올라갈수록 짧아진다. **꽃**은 7~8월에 연한 황록색으로 피며, 잎겨드랑이에 산형꽃차례로 달린다. **열매**는 길이 약 8cm, 지름 약 1cm에 피침 모양의 골돌과이며 9월에 익는다. 종자에는 길고 흰 털이 뭉쳐난다.

작용부위 간, 비장, 신장에 작용한다.

성질과 맛 성질이 약간 따뜻하고, 맛은 달고 약간 쓰며 떫고, 독성이 없다.

효능 간과 신장을 보하고 근육과 뼈를 튼튼하게 하며, 소화기관을 튼튼하게 하고 독을 풀어주는 등의 효능이 있어 빈혈, 어지럼증, 신경쇠약, 불면증, 건망증, 머리가 빨리 희어지는 증상, 유

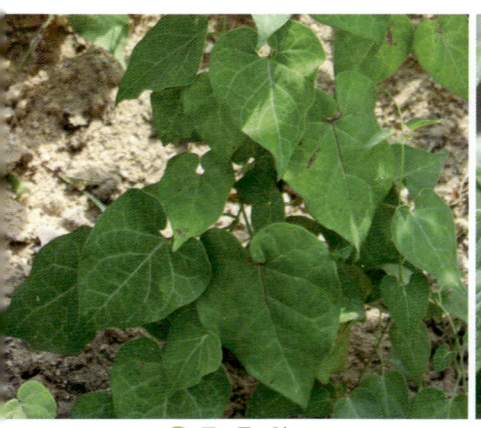
큰조롱_ 잎

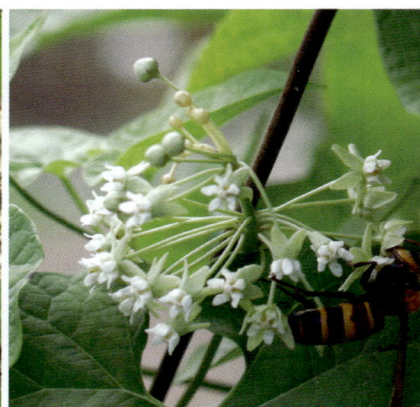
큰조롱_ 꽃

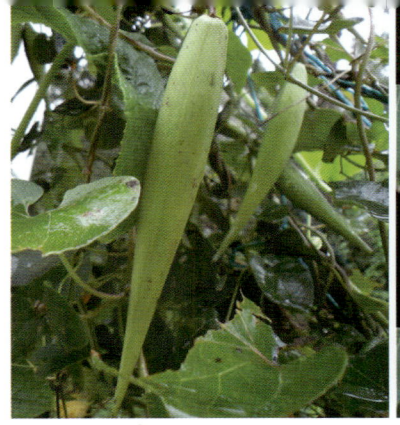
🌿 큰조롱_ 열매

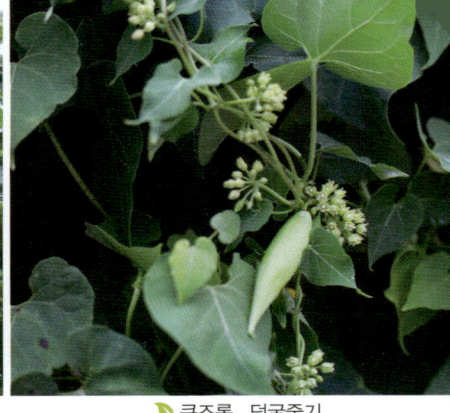
🌿 큰조롱_ 덩굴줄기

정, 류머티즘, 허리와 무릎이 시리고 아픈 증상, 위가 더부룩하고 헛배 부른 증상, 식욕부진, 설사, 장출혈, 치질, 출산 후 젖이 잘 나오지 않는 증상 등을 치료한다. 또한 자양강장, 보혈약으로 정기를 수렴하고 머리카락을 검게 한다. 신선한 것은 장을 윤활하게 하여 배변이 잘되게 하는 효능이 있어서 노인의 변비에 적합하다.

약용법 말린 덩이뿌리 20g을 물 1L에 넣고 끓기 시작하면 불을 약하게 줄여 1/3로 줄 때까지 달여서 하루 2회로 나누어 마신다. 가루 또는 환으로 만들어 복용하기도 하고, 술을 담가 마시기도 한다. 술을 담글 때에는 덩이뿌리 100g에 소주 1.8L를 부어 3개월 이상 두었다가 반주로 1잔씩 마신다.

주의사항 수렴(收斂)하는 성질이 있는 보익 약재로, 감기 초기에는 사용하지 않는다. 한방에서는 큰조롱의 덩이뿌리를 백수오(白首烏)라고 부르며 약용하는데, 일반인들 사이에서 큰조롱을 하수오라는 이명으로 부르며 마디풀과의 약용식물인 하수오(*Reynoutria multiflora*)와 혼동하는 경우를 자주 볼 수 있다. 붉은빛

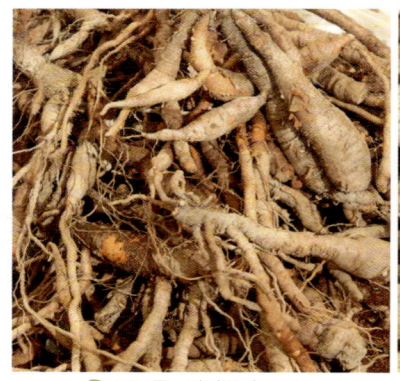
🌿 큰조롱_ 덩이뿌리(채취품)

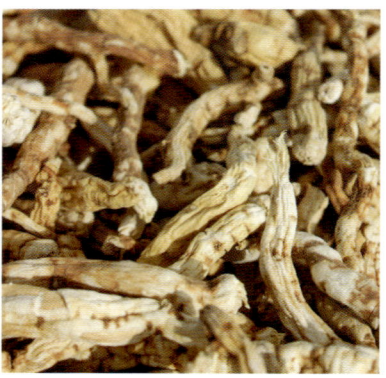
🌿 큰조롱_ 덩이뿌리(약재)

을 띠는 하수오의 덩이뿌리를 적하수오라고 하면서, 백수오라는 생약명이 있는 큰조롱의 덩이뿌리를 백하수오라고 잘못 부른 데서 비롯된 것으로 보인다. 두 식물 모두 덩이뿌리를 약용하지만 동일한 약재는 아니므로 구분해서 사용해야 한다. 큰조롱은 줄기를 자르면 흰색 유액이 나오지만 하수오(*Reynoutria multiflora*)는 유액이 나오지 않으므로 구별할 수 있다. 또한 생김새가 비슷하고 독성이 있는 이엽우피소와 혼동하지 않도록 주의해야 한다.

> ### 큰조롱의 기능성 및 효능에 관한 특허자료

백수오 추출물을 포함하는 항균 조성물 및 이의 용도

본 발명은 백수오(큰조롱 뿌리) 추출물을 포함하는 항균 조성물에 관한 것이다. 본 발명에 따른 항균 조성물의 유효성분인 백수오 추출물이 식중독 원인균 중 하나인 바실러스 세레우스(Bacillus cereus)에 대하여 우수한 항균 활성을 가지는 바, 식중독을 개선, 예방 또는 치료하는 약학적 조성물, 기능성 식품 조성물 등으로 유용하게 이용될 수 있을 것으로 기대된다.

- 등록번호 : 10-1467698-0000, 출원인 : 중앙대학교 산학협력단

백수오주

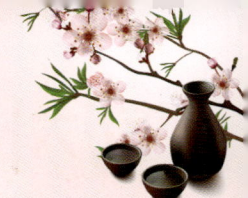

적용 병증

- **풍비(風痺)** : 풍한습(風寒濕)의 사기(邪氣)가 팔다리의 뼈마디와 경락에 침범해서 생기는 병증으로, 뼈마디가 아프고 운동장애가 있으며 마비가 오는데 그 부위가 일정하지 않고 수시로 이동한다. 소주잔 1잔을 1회분으로 1일 2~3회씩, 12~15일 동안 음용한다.
- **요슬산통(腰膝酸痛)** : 허리와 무릎이 쑤시고 저리며 걷거나 앉아 있을 때에도 매우 심한 통증이 일어나는 증세이다. 소주잔 1잔을 1회분으로 1일 2~3회씩, 15~20일 동안 음용한다.
- **강골격(强骨格)** : 평소에 뼈가 튼튼하지 못하여 움직임에 많은 장애가 따르는 경우의 처방이다. 소주잔 1잔을 1회분으로 1일 2~3회씩, 20~30일 동안 음용한다.
- **기타 적응증** : 보신, 보혈, 정력증진, 피로회복, 빈혈, 신경쇠약, 유정

만드는 방법

- **채취 및 구입** : 약령시장에서 구입하거나 현지에서 채취하여 사용한다. 전국에 분포하며 산기슭, 풀밭, 바닷가 경사지에서 자생한다.
- 약효는 덩이뿌리에 있다. 덩이뿌리를 구입하거나 채취하여 물로 깨끗이 씻어 말린 다음 적당한 크기로 썰어서 사용한다.
- 덩이뿌리 200g을 소주 3.6L에 넣고 밀봉한다.
- 일반적으로 6개월 이상 숙성시켜 음용하며, 18개월 정도 숙성시킨 후에는 찌꺼기를 걸러내고 보관한다.
- **맛과 약성** : 맛은 달고 쓰다. 특별히 가미할 필요는 없다.

주의 사항

- 본 약술을 음용하는 중에 개고기, 소고기, 마늘, 파, 비늘 없는 물고기의 섭취를 피한다.
- 장복해도 해롭지는 않으나 치유되는 대로 음용을 중단한다.

탱자나무

Poncirus trifoliata (L.) Raf.

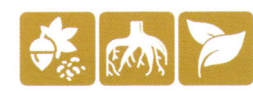

- **생약명** 지실(枳實), 구귤(枸橘), 지근피(枳根皮), 구귤엽(枸橘葉)
- **과 명** 운향과(Rutaceae)
- **채취시기** 5~6월(열매, 열매가 익기 전), 연중 수시(뿌리, 뿌리껍질), 봄과 여름(잎)
- **사용부위** 열매, 뿌리, 뿌리껍질, 잎
- **약리작용** 항바이러스작용, 항염작용, 항산화작용, 항균작용
- **용 도** 약용(열매는 강심작용과 혈압상승작용)

생육특성 탱자나무는 중부와 남부 지방에 분포하는 낙엽활엽관목으로, 마을 근처, 과수원, 울타리 등에서 심어 가꾼다. **높이**는 3~4m이고, 가지가 많이 갈라지며 길이 3~5cm의 굳은 가시

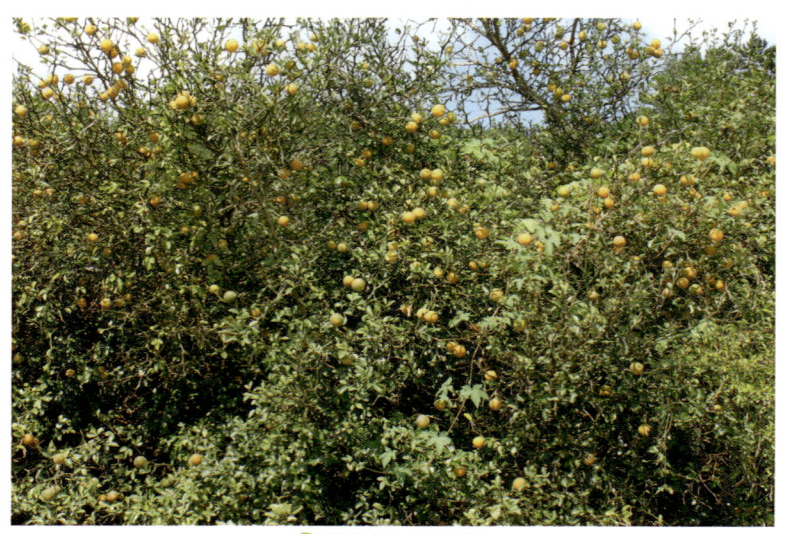

탱자나무_ 나무모양

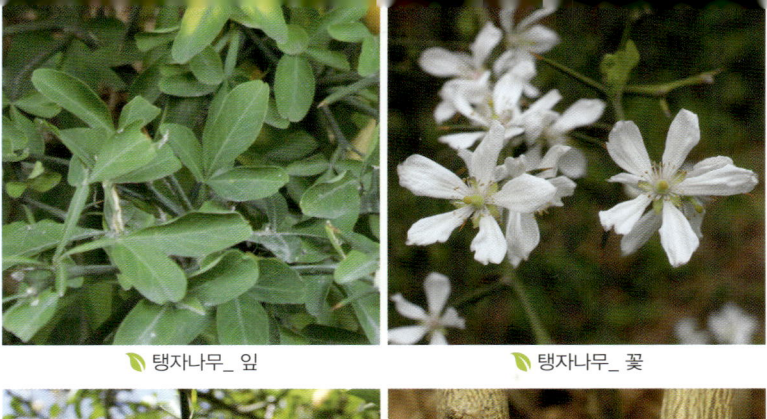

🌿 탱자나무_ 잎　　　🌿 탱자나무_ 꽃

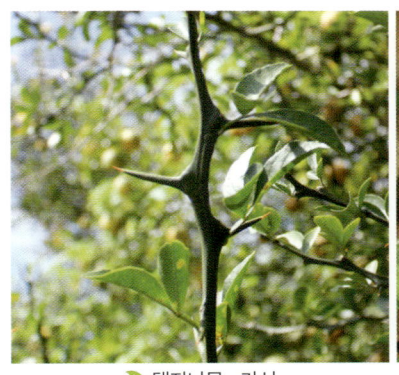
🌿 탱자나무_ 가시

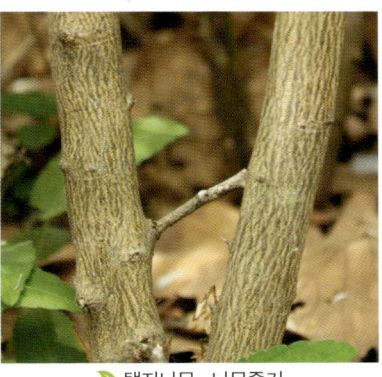
🌿 탱자나무_ 나무줄기

가 어긋난다. 가지는 약간 납작하고 능각이 지며, 가지와 가시가 녹색이므로 다른 나무와 쉽게 구별된다. **잎**은 어긋나고 3출겹잎이며, 작은잎은 가죽질이고 길이 3~6cm에 타원형 또는 거꿀달걀 모양으로 가장자리에 둔한 톱니가 있다. 잎자루는 길이가 약 2.5cm이고 좁은 날개가 있다. **꽃**은 5~6월에 잎보다 먼저 흰색으로 피며, 가지 끝 또는 잎겨드랑이 1~2개씩 달린다. **열매**는 지름 3cm의 둥근 장과로 9~10월에 노랗게 익는데, 표면에 부드러운 털이 많고 향기가 좋으나 먹을 수 없다.

작용부위　비장, 위, 대장에 작용한다.

성질과 맛 열매는 성질이 따뜻하고, 맛은 맵고 쓰다. 뿌리껍질과 잎은 성질이 따뜻하고, 맛은 맵다.

효능 덜 익은 열매는 생약명이 지실(枳實) 또는 구귤(枸橘)이며 건위, 거담, 진통, 이뇨 작용이 있어 소화불량, 식욕부진, 식체, 변비, 위통, 위하수, 자궁하수, 치질, 타박상, 주독 등을 치료한다. 뿌리와 뿌리껍질은 생약명이 지근피(枳根皮)이며 치통과 혈변, 치질을 치료한다. 잎은 생약명이 구귤엽(枸橘葉)이며 거풍, 해독, 산결(散結) 등의 효능이 있다. 탱자나무의 추출물은 항염, 항알레

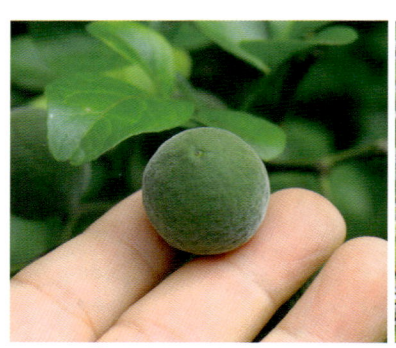
🌿 탱자나무_ 덜 익은 열매

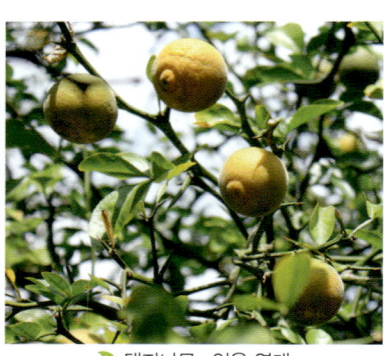
🌿 탱자나무_ 익은 열매

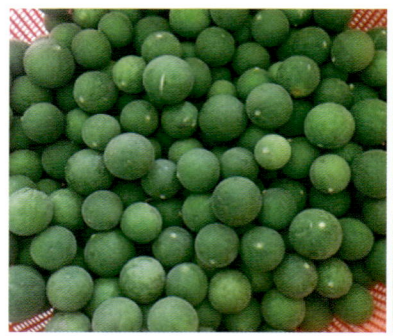
🌿 탱자나무_ 덜 익은 열매(채취품)

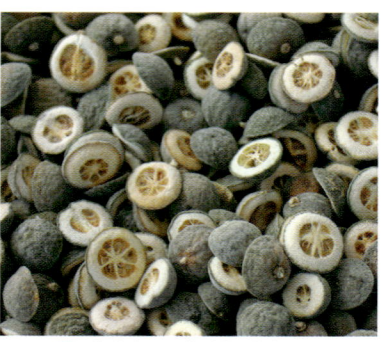
🌿 탱자나무_ 덜 익은 열매(약재)

르기, 살충 작용이 있고 B형과 C형 간염에 치료 효과가 있다.

약용법 말린 덜 익은 열매 10~15g을 물 1L에 넣고 반으로 줄 때까지 달여서 하루 2~3회로 나누어 마신다. 외용할 경우에는 달인 액으로 환부를 씻거나 달인 농축액을 환부에 바른다. 말린 뿌리와 뿌리껍질 5~10g을 물 1L에 넣고 반으로 줄 때까지 달여서

▶ 탱자나무의 기능성 및 효능에 관한 특허자료

탱자나무 추출물을 함유하는 B형 간염 치료제

본 발명은 간염 바이러스의 증식을 특이적으로 저해하며 간세포에 대한 독성이 적은 탱자나무의 추출물을 함유하는 B형 간염 치료제에 관한 것이다. 본 발명의 탱자나무 추출물을 유효성분으로 함유하는 B형 간염 치료제는 HBV-P에 대한 선택적이고 강한 저해작용이 있으며 HBV의 증식을 억제할 뿐만 아니라 인체에는 독성이 매우 적기 때문에 간염 치료제로서 매우 유용하다.

- 공개번호 : 특2002-0033942, 특허권자 : (주)내비켐

탱자나무 추출물을 함유하는 C형 간염 치료제

본 발명은 간염 바이러스의 증식을 특이적으로 저해하며 간세포에 대한 독성이 적은 탱자나무의 추출물을 함유하는 C형 간염 치료제에 관한 것이다. 본 발명의 탱자나무 추출물을 유효성분으로 함유하는 C형 간염 치료제는 HCV-P에 대한 선택적이며 강한 저해작용이 있으며 HCV의 증식을 억제할 뿐만 아니라 인체에는 독성이 매우 적기 때문에 간염 치료제로서 매우 유용하다.

- 공개번호 : 2002-0084312, 출원인 : (주)내비켐

탱자나무 추출물 또는 이로부터 분리된 화합물을 유효성분으로 함유하는 항염증 및 항알레르기용 조성물

본 발명은 탱자나무 추출물 또는 이로부터 분리된 화합물을 유효성분으로 함유하는 염증 질환 및 알레르기 질환의 예방 및 치료용 조성물에 관한 것으로, 상세하게는 본 발명의 탱자나무 추출물 또는 이로부터 분리된 21α-메틸멜리아노디올(21α-methylmelianodiol) 또는 21β-메틸멜리아노디올(21β-methylmelianodiol)은 인터루킨-5 의존적 Y16 세포의 증식 억제, 세포 주기 변화 및 세포 사멸효과를 나타내므로 염증 질환 및 알레르기 질환의 예방 치료용 약학조성물 및 건강기능식품에 유용하게 사용될 수 있다.

- 공개번호 : 10-2009-0051874, 출원인 : 영남대학교 산학협력단

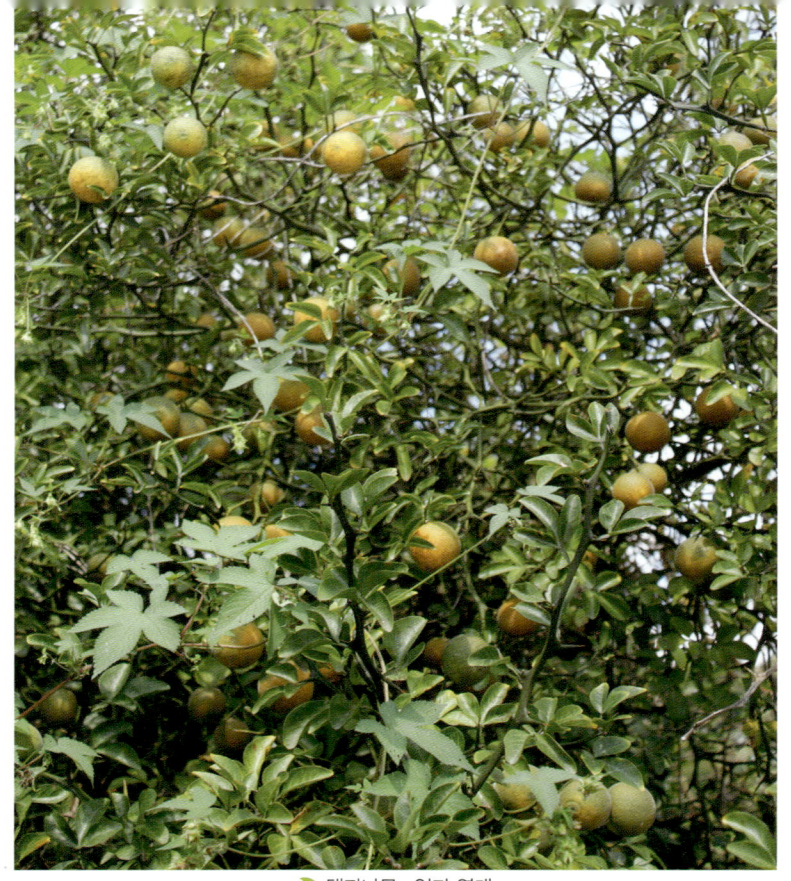

🌿 탱자나무_ 잎과 열매

하루 2~3회 매 식후에 마신다. 외용할 경우에는 달인 액을 입에 머금고, 치질에는 달인 액으로 환부를 자주 씻어준다. 말린 잎 10~15g(생것은 30g)을 물 1L에 넣고 반으로 줄 때까지 달여서 하루 2~3회로 나누어 마신다.

주의사항   정기를 소모하므로 비위가 허약한 사람이나 임산부는 복용에 주의한다.

하늘타리

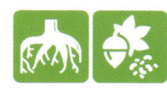

Trichosanthes kirilowii Maxim.

- **생약명** 괄루근(栝蔞根), 괄루인(栝蔞仁)
- **과 명** 박과(Cucurbitaceae)
- **채취시기** 가을부터 이른 봄 사이(뿌리), 가을과 겨울(열매, 종자)
- **사용부위** 덩이뿌리, 열매, 잘 익은 종자
- **약리작용** 뿌리는 유산초래작용 및 임신방지작용, 항암작용, 면역증강작용, 항균작용, 항바이러스작용, 항HIV작용, 씨는 사하작용, 혈소판응집억제작용, 항암작용
- **용 도** 약용(뿌리는 갈증, 배농에 사용, 열매는 해수, 소갈, 황달, 변비, 소염에 사용, 종자는 해수, 변비, 종기에 사용, 열매껍질은 해수, 소갈, 지혈, 변비에 사용)

생육특성 하늘타리는 중부 이남의 분포하는 덩굴성 여러해살이 풀로, 산기슭 아래의 물빠짐이 좋고 기름진 곳에서 자란다. 잎과 마주나는 덩굴손으로 다른 물체를 감아 올라가며 덩굴줄기

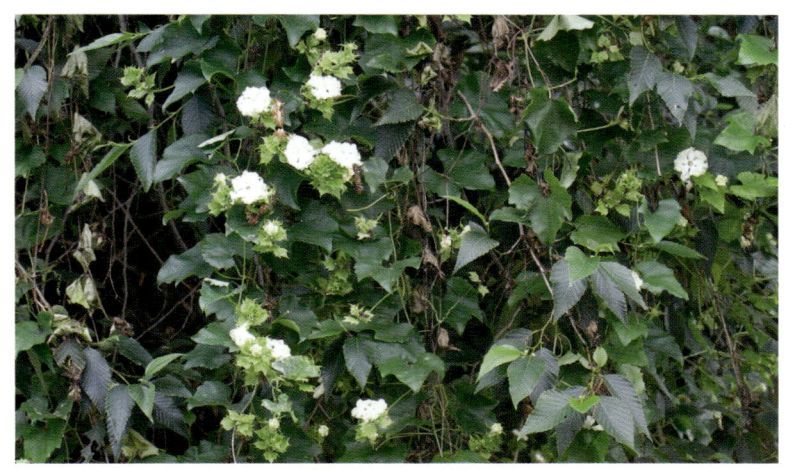

하늘타리_ 지상부

가 뻗어가고, 고구마처럼 굵고 큰 덩이뿌리는 길이 8~16cm, 지름 1.5~5.5cm에 불규칙한 둥근기둥 모양 또는 덩어리 모양으로, 표면은 황백색 또는 옅은 황갈색에 세로 주름과 가는 뿌리의 흔적, 약간 움푹 들어간 가로로 긴 피공(皮孔)이 있다. **잎**은 어긋나고 단풍잎처럼 5~7갈래로 갈라지며, 갈래조각은 표면에 짧은 털이 있고 가장자리에 톱니가 있다. **꽃**은 암수딴그루이며 7~8월에 흰색으로 피는데, 수꽃은 이삭꽃차례로 달리고 암꽃은 1개씩 달린다. **열매**는 지름 7cm 정도의 둥근 장과이며 9~10월에 오렌

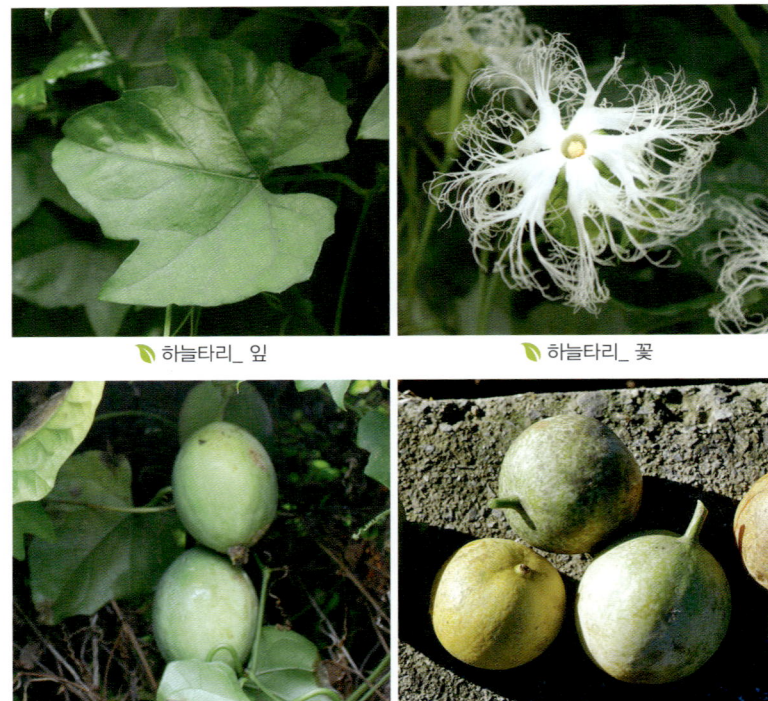

하늘타리_ 잎   하늘타리_ 꽃
하늘타리_ 열매   하늘타리_ 열매(채취품)

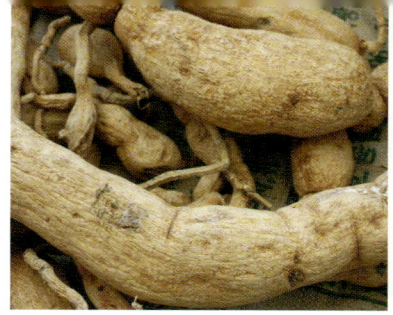
🌿 하늘타리_ 덩이뿌리(채취품)

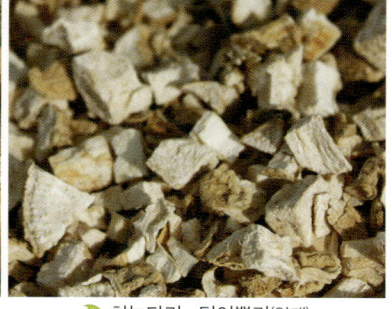
🌿 하늘타리_ 덩이뿌리(약재)

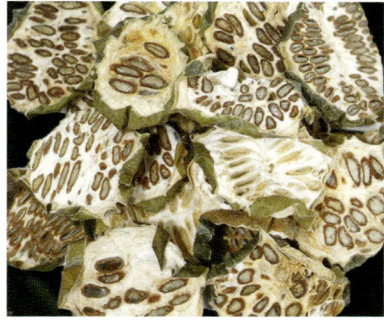
🌿 하늘타리_ 열매(약재)

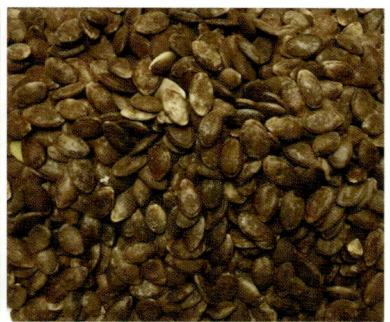
🌿 하늘타리_ 종자(약재)

지색으로 익고, 속에는 연한 다갈색 종자가 많이 들어 있다.

작용부위   덩이뿌리는 폐, 위에 작용한다. 종자는 폐, 위, 대장에 작용한다.

성질과 맛   덩이뿌리는 성질이 차고, 맛은 약간 달며 쓰다. 종자는 성질이 차고, 맛은 달다.

효능   덩이뿌리는 생약명이 괄루근이며, 열을 내리고 진액을 생성하여 갈증을 멎게 하며, 종기를 가라앉히고 농을 배출하는 등의 효능이 있어 열병으로 입이 마르는 증상, 소갈, 황달, 폐조해혈(肺燥咳血), 옹종치루 등을 치료한다. 종자는 생약명이 괄루인이며, 폐의 열을 내리고 열로 인한 가래를 제거하며, 맺힌 것을 풀어 가슴을 편안하게 하며, 장을 윤활하게 하고 염증을 가라앉히는 등의 효능이 있다. 또한 대변을 순조롭게 하고 항균, 항암 작용이 있다.

약용법 말린 덩이뿌리 20g을 물 1L에 넣고 1/3로 줄 때까지 달여서 하루 2~3회로 나누어 마신다. 또는 환이나 가루로 만들어 복용한다. 심한 기침에는 열매를 반으로 쪼갠 다음 그 속에 하늘타리 종자 몇 개와 같은 수의 살구씨를 넣고 다시 덮어서 젖은 종이로 싸고 이것을 다시 진흙으로 싸서 잿불에 타지 않을 정도로 굽는다. 이것을 가루 내어 같은 양의 패모 가루를 섞고 하룻밤 냉수에 담근 다음 같은 양의 꿀을 섞어서 한 번에 두 숟가락씩 하루 3회 식후 20~30분 후에 먹는데, 꾸준히 복용하면 오래된 심한 기침도 잘 낫는다. 민간에서는 신경통 치료에 열매살 부분을 술에 담가 하루 2~3회 복용하기도 한다.

주의사항 성미가 쓰고 차기 때문에 비위가 허하고 찬 경우나 대변이 진흙처럼 설사하는 경우에는 신중하게 사용해야 한다. 임산부는 복용에 주의한다. 오두(烏頭)와는 배합금기이다.

▶ 하늘타리의 기능성 및 효능에 관한 특허자료

괄루인 추출물을 포함하는 궤양성 대장염 또는 크론병 치료용 약학 조성물

본 발명은 괄루인(하늘타리 씨) 추출물을 유효성분으로 포함하는 궤양성 대장염(ulcerative colitis) 또는 크론병(Crohn's disease) 치료용 약학 조성물을 제공한다. 상기 괄루인 추출물은 트리니트로벤젠 술폰산(trinitrobenzene sulfonic acid, TNBS)으로 유도된 염증성 장질환을 효과적으로 억제하고, 또한 MPO(Myeloperoxidase) 활성을 낮춤으로써, 염증성 장질환으로 통칭되는 궤양성 대장염 또는 크론병에 대한 치료활성을 갖는다. 따라서 상기 괄루인 추출물은 궤양성 대장염 또는 크론병 치료용 약학조성물에 유용하게 사용될 수 있다.

- 공개번호 : 10-2010-0096473, 출원인 : 삼일제약(주)

하늘타리주

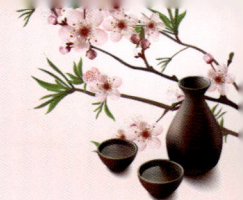

적용 병증

- **늑막염(肋膜炎)** : 늑막에 염증이 생겨 액이 고인 상태이다. 두통, 재채기, 헛기침, 딸꾹질, 식욕부진 등의 증상과 늑골 부위에 통증이 있다. 소주잔 1잔을 1회분으로 1일 1~2회씩, 7~15일 동안 음용한다.
- **유즙결핍(乳汁缺乏)** : 산모에게서 젖이 잘 나오지 않는 경우의 처방이다. 소주잔 1잔을 1회분으로 1일 1~2회씩, 10~15일 동안 음용한다.
- **혈담(血痰)** : 가래에 피가 섞여 나오는 증세이다. 심하면 가슴이 아프고 답답하며, 가슴 속에 뭉친 것이 이리저리 돌아다니는 것처럼 느껴진다. 소주잔 1잔을 1회분으로 1일 1~2회씩 7~10일, 심하면 20일 동안 음용한다.
- **기타 적응증** : 각혈, 해수, 변비, 복통, 당뇨병, 유선염, 중풍

만드는 방법

- **채취 및 구입** : 약재상에서 구입할 수 있다. 가을에 산과 들에서 자생하는 것을 채취한다.
- 약효는 열매나 뿌리에 있다. 10~11월에 열매를 채취하여 종자를 빼낸 후 열매살을 햇볕에 말린다. 뿌리는 연중 수시로 채취할 수 있다.
- 말린 열매살 200g, 생뿌리 180g, 말린 뿌리 150g을 각각 소주 3.6L에 넣고 밀봉한다.
- 5~6개월간 숙성시켜 음용하며, 18개월 정도 숙성시킨 후에는 찌꺼기를 걸러내고 보관한다.
- **맛과 약성** : 맛은 달고 쓰고 시다. 백설탕 100g을 가미하여 사용할 수 있다.

주의사항

- 본 약술을 음용하는 중에 모란, 생강, 쇠무릎, 패모의 섭취를 피하며, 위한증이 있거나 설사가 있는 경우에는 음용을 금한다.
- 장복해도 해롭지는 않으나 치유되는 대로 음용을 중단한다.

하수오

Reynoutria multiflora (Thunb.) Moldenke

- **생약명** 하수오(何首烏), 적하수오(赤何首烏)
- **과 명** 마디풀과(Polygonaceae)
- **채취시기** 가을과 겨울
- **사용부위** 덩이뿌리
- **약리작용** 혈중지질저하작용, 동맥죽상경화방지작용, 면역증강작용, 항노화작용, 간보호작용, 항균작용
- **용 도** 용도(덩이뿌리는 해독, 통변 작용, 종기, 유정, 학질에 사용, 줄기는 불면증 치료, 거풍 작용)

생육특성 하수오는 중국 원산의 덩굴성 여러해살이풀로, 전국 각지에서 자생하여 중남부 지방에서 재배하고 있다. 덩굴줄기는 길이 2~3m로 자라며, 가늘고 가지가 갈라지면서 길게 뻗어가고

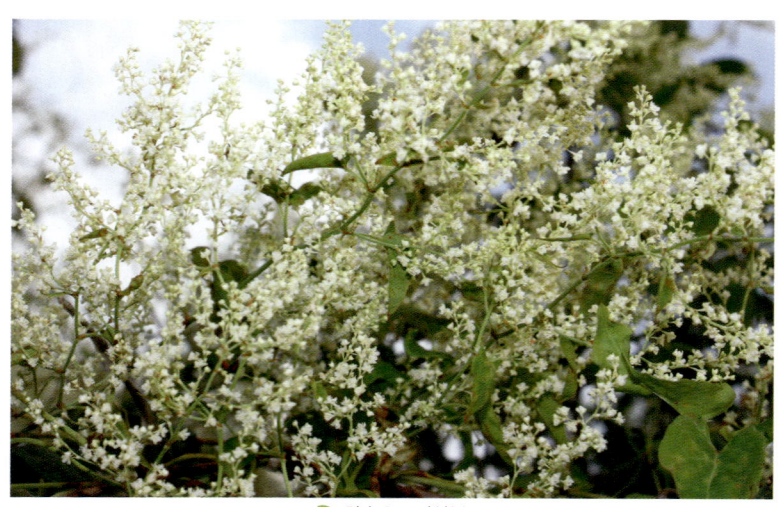

하수오_ 지상부

털이 없다. 줄기 밑동은 목질화하고, 뿌리는 가늘고 길며 군데군데 비대한 덩이뿌리가 달린다. 덩이뿌리는 겉껍질이 적갈색이고 질은 견실하며 단단하다. **잎**은 어긋나고 길이 3~6cm, 너비 2.5~4.5cm에 달걀상 심장 모양으로 끝이 뾰족하고 가장자리가 밋밋하다. 턱잎은 원통형으로 짧고 잎자루 밑부분에 짧은 잎집이 있다. **꽃**은 8~9월에 흰색으로 피며, 가지 끝에 원추꽃차례로 작은 꽃이 많이 달린다. **열매**는 세모진 달걀 모양의 수과이며, 꽃받침으로 싸여 있고 3개의 날개가 있다.

작용부위 심장, 간, 신장에 작용한다.

성질과 맛 성질이 약간 따뜻하고, 맛은 쓰고 달며 떫고, 독성이 없다.

효능 몸을 튼튼하게 하고 간과 신의 기운을 더하며, 혈액을 자양하고 풍사를 제거하는 등

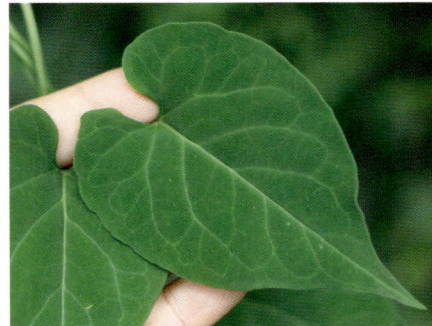

하수오_ 잎

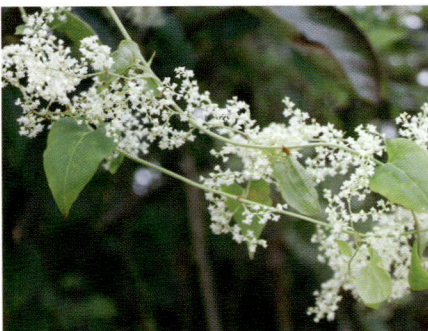

하수오_ 꽃

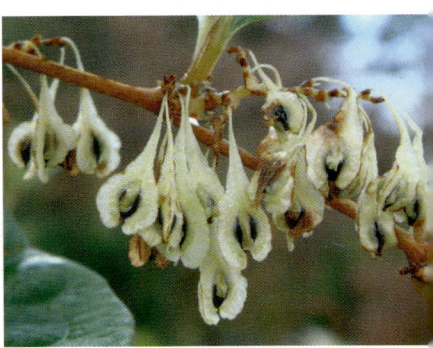

하수오_ 종자 결실

의 효능이 있어, 간과 신의 음기가 훼손된 것을 낫게 하며, 머리가 일찍 희어지는 증상, 어지럼증, 허리와 무릎이 허약하며 근골이 시리고 아픈 증상, 유정, 붕루대하, 오래된 설사 등을 치료한다. 그 밖에도 만성간염, 종기, 결핵 목 림프샘염, 치질 등의 치료에 사용한다. 민간요법으로 간과 신 기능의 허약, 해독, 변비, 불면증, 피부 가려움증, 백일해 등에 쓴다.

약용법 말린 덩이뿌리 15g을 물 1L에 넣고 끓기 시작하면 불을 약하게 줄여 1/3로 줄 때까지 달여서 하루에 2~3회로 나누어 마신다. 가루 또는 환으로 만들어 복용하기도 하고, 술을 담가 마시기도 한다.

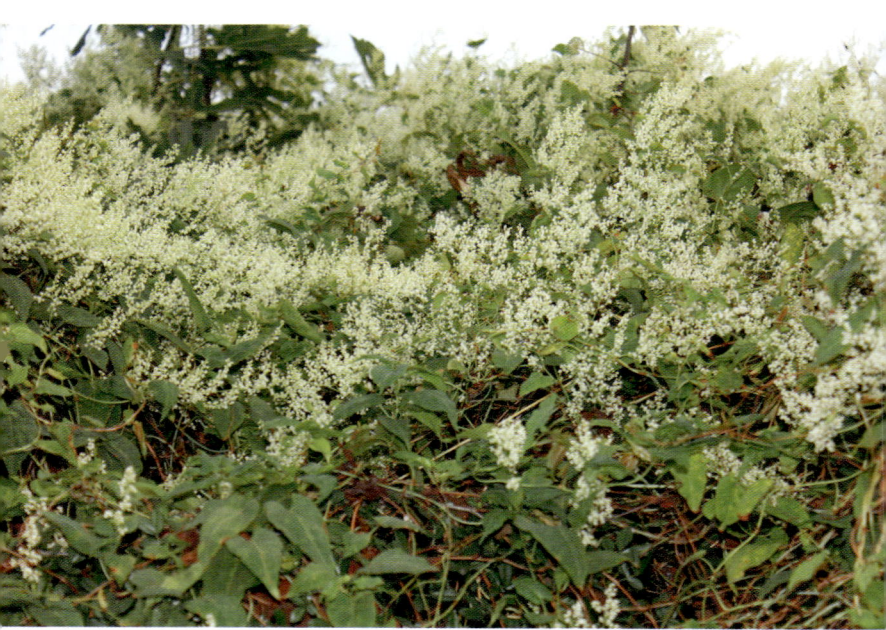

하수오_ 무리

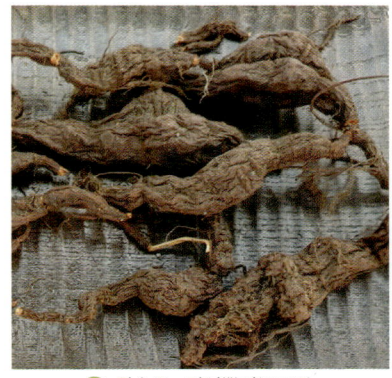 하수오_ 덩이뿌리(채취품)
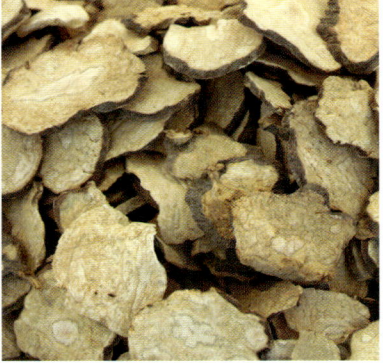 하수오_ 덩이뿌리(약재)

주의사항 윤장통변(潤腸通便) 및 수렴 작용이 있으므로 대변당설(大便溏泄) 또는 습담(濕痰: 수습이 한곳에 오래 몰려 있어 생기는 담증)의 경우에는 부적당하고, 무 씨와 함께 사용할 수 없다.

▶ 하수오의 기능성 및 효능에 관한 특허자료

하수오 추출물의 제조방법과 그 추출물을 함유한 당뇨병 관련 질환 치료용 의약 조성물

본 발명은 하수오 추출물의 제조방법과 그 추출물을 함유한 당뇨병 관련 질환 치료용 의약 조성물에 관한 것으로, 하수오를 물, 극성 유기용매 또는 이들의 혼합용매로 추출하는 단계, 상기 추출액으로부터 고형분을 제거하는 단계 및 상기 추출액으로부터 추출용매를 제거하여 하수오 추출물을 얻는 단계를 통해 혈당강하 효과가 있는 하수오 추출물을 얻고, 이를 함유시켜 당뇨병 관련 치료용 조성물을 제조함으로써, 우수한 혈당강하 효과를 갖는 하수오 추출물과 그 추출물을 함유한 당뇨병 관련 질환 치료용 의약 조성물에 관한 것이다.

- 공개번호 : 10-2004-0063291, 출원인 : 에스케이케미칼(주)

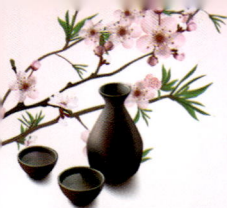

하수오주

적용병증
- **척추질환(脊椎疾患)** : 척추 이상(異常)으로 생기는 질환으로, 디스크, 척추협착증, 척추측만증, 척추후만증 등이 있다. 소주잔 1잔을 1회분으로 1일 2~3회씩, 15~20일 동안 음용한다.
- **근골위약(筋骨萎弱)** : 근육이 약해지고 뼈가 말라서 힘을 잘 쓰지 못하는 증세이다. 소주잔 1잔을 1회분으로 1일 3~4회씩, 7~10일 동안 음용한다.
- **신기허약(腎氣虛弱)** : 신체의 원기가 부족하여 몸의 모든 기력이 약해지고 늘 피로를 느끼는 경우의 처방이다. 소주잔 1잔을 1회분으로 1일 2~3회씩, 15~20일 동안 음용한다.
- **기타 적응증** : 간장병, 간의 기혈(氣血)이 부족하여 생긴 병, 갱년기장애, 건망증, 심계항진, 요슬산통, 귀밑샘염

만드는 방법
- **채취 및 구입** : 약령시장에서 많이 취급하는 약재이다. 말린 덩이뿌리를 취급하므로 그것을 구입한다.
- 약효는 덩이뿌리에 있다. 덩이뿌리를 구입하여 물로 깨끗이 씻고 물기를 없앤 다음 사용한다.
- 말린 덩이뿌리 180g을 소주 3.6L에 넣고 밀봉한다.
- 10개월 이상 숙성시켜 음용하며, 2년 정도 숙성시킨 후에는 찌꺼기를 걸러내고 보관한다.
- **맛과 약성** : 맛은 쓰고 달다. 황설탕 100g을 가미하여 사용할 수 있다.

주의사항
- 본 약술을 음용하는 중에 개고기, 비늘 없는 물고기, 겨우살이, 파, 마늘의 섭취를 금한다.
- 장복해도 해롭지는 않으나 치유되는 대로 음용을 중단한다.

해당화

Rosa rugosa Thunb.

- **생약명** 매괴화(玫瑰花)
- **과 명** 장미과(Rosaceae)
- **채취시기** 5~6월
- **사용부위** 꽃
- **약리작용** 항바이러스작용, 혈당강하작용, 항산화작용, 혈중지질저하작용
- **용 도** 식용(어린순), 원예 및 조경용, 약용(뿌리는 당뇨병 치료제로 사용)

생육특성 해당화는 전국 각지에 분포하는 낙엽활엽관목으로, 바닷가 모래밭이나 산기슭에서 흔히 자란다. **높이**는 1.5m 내외이며, 굵고 튼튼한 줄기는 가지를 치고 가시가 있으며, 가시에 작

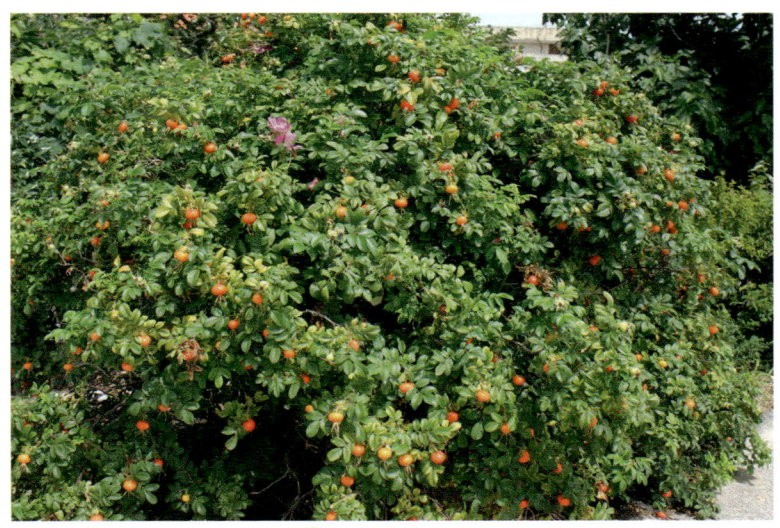

해당화_ 나무모양

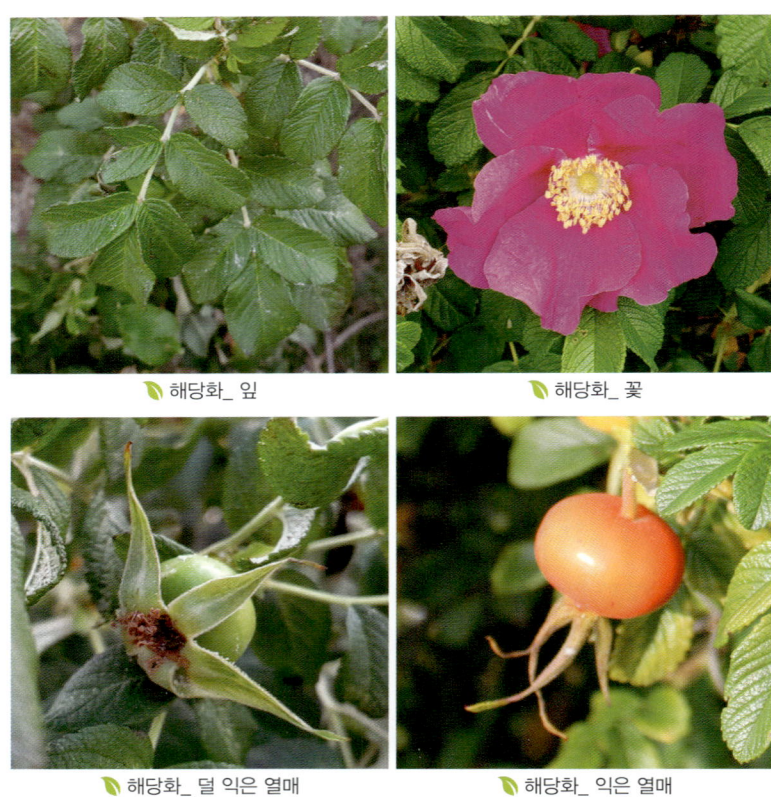

해당화_ 잎   해당화_ 꽃

해당화_ 덜 익은 열매   해당화_ 익은 열매

고 가는 털이 나 있다. **잎**은 어긋나고 5~9개의 작은잎으로 된 홀수깃꼴겹잎이며, 작은잎은 길이 2~5cm에 타원형 또는 달걀상 타원형으로 두껍고 가장자리에 잔톱니가 있다. 잎의 표면에 주름이 많고 뒷면에는 털이 빽빽이 나 있으며 샘점이 있다. 턱잎은 잎같이 크다. **꽃**은 5~7월에 진한 홍색 또는 흰색으로 피며, 새로운 가지 끝에서 원추꽃차례를 이룬다. 꽃은 지름이 6~10cm이고 꽃잎은 5개로 넓은 거꿀심장 모양이며 향기가 강하다. 열매는 지름 2~3cm의 편평한 공 모양 수과이며 7~9월에 붉은색으로 익고, 열매의 끝에 꽃받침이 붙어 있다.

작용부위   간, 비장에 작용한다.

성질과 맛   성질이 따뜻하고, 맛은 달고 약간 쓰며, 독성이 없다.

효능   꽃은 생약명이 매괴화(玫瑰花)이며, 기를 다스려 정신을 맑게 해주고 통증을 멎게 하며, 어혈을 풀어주고 혈액순환을 원활

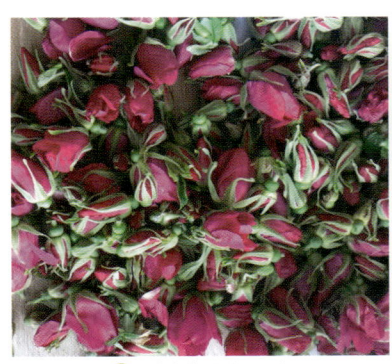
해당화_ 꽃(채취품)

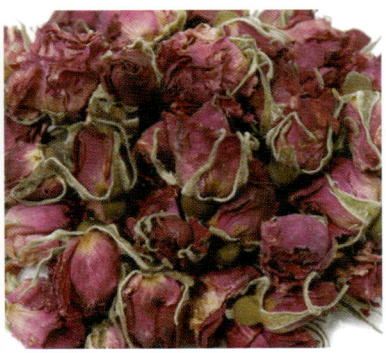
해당화_ 꽃(약재)

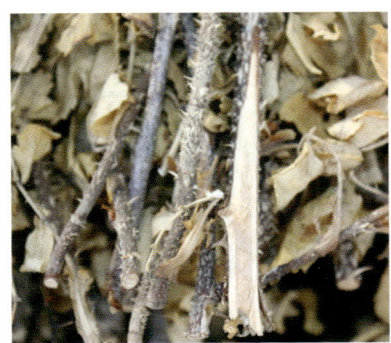
해당화_ 잎과 가지(채취품)

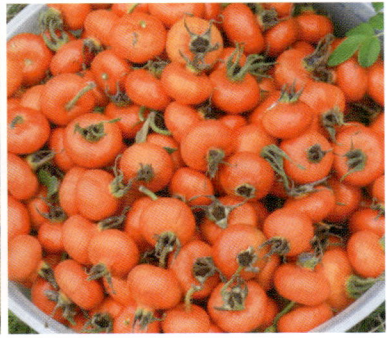
해당화_ 열매(채취품)

하게 하는 효능이 있어, 치통, 관절염, 토혈, 객혈, 월경불순, 적백대하, 이질, 급성 유선염, 중독 등을 치료한다. 잎차는 당뇨의 예방과 치료 및 항산화 효과가 있고, 줄기 추출물은 항암 효과가 뛰어나다는 연구결과가 있다.

약용법 말린 꽃 5~15g을 물 1L에 넣고 반으로 줄 때까지 달여서 하루 2~3회로 나누어 마신다. 또는 술에 담그거나 졸여서 고제로 만들어 복용한다.

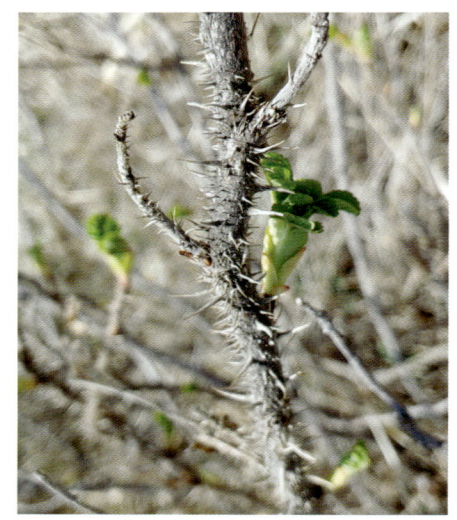
해당화_ 나무줄기와 가시

> **해당화의 기능성 및 효능에 관한 특허자료**

해당화 줄기 추출물을 포함하는 암 예방 또는 치료용 조성물

본 발명에 따른 해당화 줄기 추출물은 히스톤 아세틸 전이효소의 활성을 억제하는 효과가 우수하여 암, 특히 호르몬 수용체 매개 암, 예를 들어 전립선암의 예방, 개선 또는 치료에 뛰어난 효과가 있다.

- 등록번호 : 10-0927431, 출원인 : 연세대학교 산학협력단

헛개나무

Hovenia dulcis Thunb.

- **생약명**   지구자(枳椇子), 지구근(枳椇根), 지구목피(枳椇木皮), 지구목즙(枳椇木汁)
- **과 명**   갈매나무과(Rhamnaceae)
- **채취시기** 10월(열매), 9~10월(뿌리), 연중 수시(나무껍질, 수액)
- **사용부위** 열매, 뿌리, 나무껍질, 수액(樹液)
- **약리작용** 중추억제작용, 혈압강하작용, 항지질과산화작용
- **용 도**   약용(종자는 알코올 중독과 간질환 치료제로 사용), 원예 및 조경용

생육특성 헛개나무는 전국 각지에 분포하는 낙엽활엽교목으로, 산중턱 아래의 숲속에서 자란다. **높이**는 10~15m이며, 나무껍질은 흑갈색이고 작은가지는 갈자색으로 껍질눈이 있다. 겨울눈

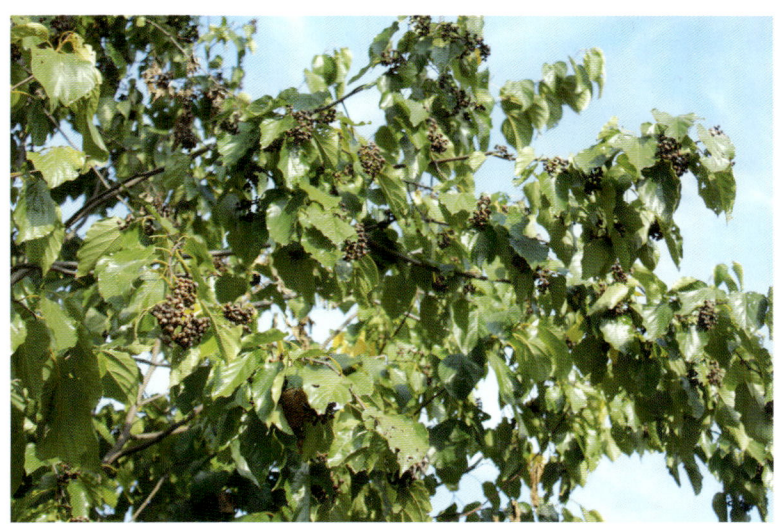

헛개나무_ 나무모양

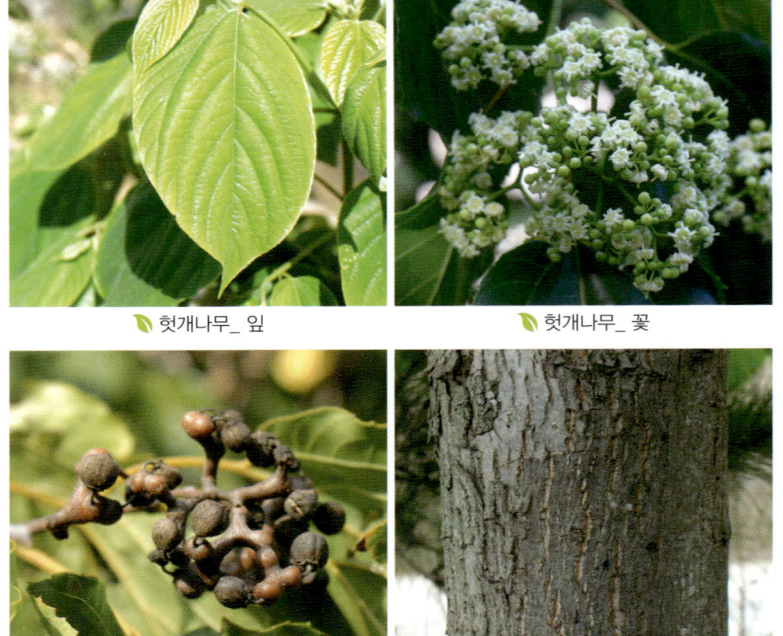

🌿 헛개나무_ 잎   🌿 헛개나무_ 꽃

🌿 헛개나무_ 열매   🌿 헛개나무_ 나무줄기

은 2개의 눈비늘로 싸여 있으며 털이 있다. **잎**은 어긋나며, 길이 8~15cm, 너비 6~12cm에 넓은 달걀 모양 또는 타원형으로 3개의 굵은 잎맥이 발달하고 가장자리에는 둔한 톱니가 있다. **꽃**은 6~7월에 흰색으로 피며, 잎겨드랑이 또는 가지 끝부분에 취산꽃차례로 달린다. 꽃잎과 꽃받침조각은 각각 5개이고 암술대는 3개로 갈라진다. **열매**는 지름 0.8cm로 둥글고 9~10월에 홍갈색으로 익는다. 열매의 3실에 각각 1개의 종자가 들어 있는데, 종자는 편평하고 다갈색으로 윤기가 있다. 열매가 익을 무렵 열매자루가 굵어져서 울퉁불퉁하게 된다.

작용부위   위에 작용한다.

성질과 맛 열매는 성질이 평(平)하고, 맛은 달며, 독성이 없다. 뿌리는 성질이 따뜻하고, 맛은 달고 떫다. 나무껍질은 성질이 따뜻하고, 맛은 달며, 독성은 없다. 수액(樹液)은 성질이 평(平)하고, 맛은 달며, 독성이 없다.

효능 열매는 생약명이 지구자(枳椇子)이며, 주독을 풀어주고 대소변을 원활하게 하며 번열, 구갈, 구토, 류머티즘, 사지마비 등을 치료한다. 헛개나무의 열매 추출물은 항염, 간기능 개선의 효능이 있고 헛개나무의 추출물은 비만의 예방 및 치료에 효과가 있다. 뿌리는 생약명이 지구근(枳椇根)이며, 토혈, 관절통, 류머티즘에 의한 근골통, 타박상을 치료한다. 나무껍질은 생약명이 지구목피(枳椇木皮)이며, 혈액순환을 원활하게 하고 근육을 이완시키는 효능이 있어 오치(五痔)를 낫게 하고 오장을 조화시킨다. 수액(樹液)은 생약명이 지구목즙(枳椇木汁)이며, 액취증을 낫게 한다.

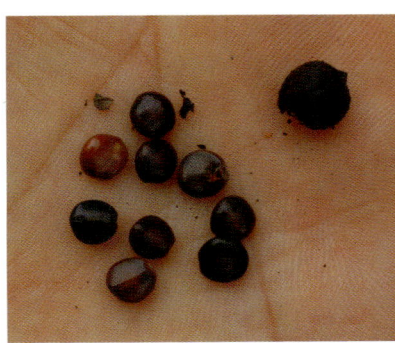
헛개나무_ 열매와 씨앗(채취품)

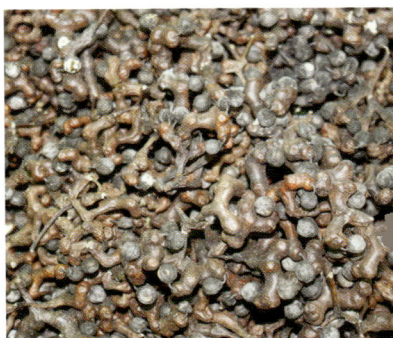
헛개나무_ 열매(약재)

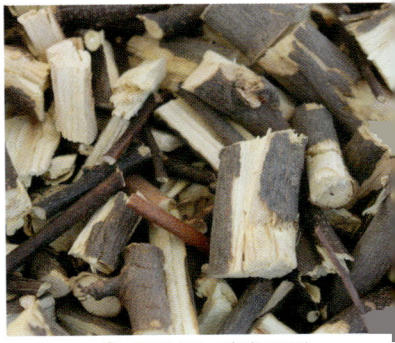
헛개나무_ 가지(채취품)

약용법 말린 열매 40~60g을 물 1L에 넣고 반으로 줄 때까지 달여서 하루 2~3회로 나누어 마신다. 말린 뿌리 150~200g을 물 1L에 넣고 반으로 줄 때까지 달여서 하루 2~3회로 나누어 마신다. 외용할 경우에는 짓찧어 환부에 도포한다. 말린 나무껍질 40~60g을 물 1L에 넣고 반으로 줄 때까지 달여서 하루 2~3회로 나누어 마신다. 외용할 경우에는 달인 액으로 환부를 씻어준다. 헛개나무에 구멍을 뚫고 흘러나오는 수액(樹液)을 받아 환부에 그대로 바르거나 끓여서 뜨거울 때 바르기도 한다.

▶ 헛개나무의 기능성 및 효능에 관한 특허자료

헛개나무 열매 추출물을 함유하는 간 기능 개선용 조성물의 제조 방법

본 발명은 헛개나무 열매에서 씨를 제거하여 얻은 과육을 세절하여 과육의 중량 대비 1~10배의 물을 사입하여 1~2기압, 80~120℃로 1~12시간 동안 열수 추출하고, 상기 열수 추출액을 여과하여 얻은 추출물을 65~75Brix(브릭스)로 농축하고, 상기 농축물을 건조하고 분말화한 고체 분산체를 유효성분으로 함유하는 간 기능 개선용 조성물을 포함한다.

- 공개번호 : 10-2004-0052123, 출원인 : (주)광개토바이오텍

헛개나무 열매 추출물을 함유하는 항염증제 및 이의 용도

본 발명은 헛개나무 열매 추출물을 유효성분으로 함유하는 항염증제 및 이의 용도에 관한 것이다. 특히 본 발명은 알레르기를 유발하지 않고 세포 독성이 없어 피부에 안전하며, 프로스타글란딘의 생성을 억제하는 우수한 항염증효과를 갖는 헛개나무 열매 추출물을 제공한다.

- 공개번호 : 10-2006-0099225, 출원인 : (주)엘지생활건강

헛개나무 추출물을 포함하는 비만 예방 및 치료를 위한 조성물

본 발명은 헛개나무 추출물을 유효성분으로 포함하는 비만 예방 및 치료용 조성물에 관한 것이다. 헛개나무 줄기 추출물은 체내의 전체적인 에너지 대사 효율에 영향을 미침으로써 동일한 양을 섭취하더라도 체내에 흡수되는 에너지의 양을 효과적으로 낮추어 주어 비만의 예방 및 치료용 조성물로 이용될 수 있다.

- 공개번호 : 10-2005-0079913, 출원인 : (주)엠디케스팅

호두나무

Juglans regia L.

- **생약명** 호도(胡桃), 호도인(胡桃仁), 호도근(胡桃根), 호도수피(胡桃樹皮), 호도엽(胡桃葉)
- **과 명** 가래나무과(Juglandaceae)
- **채취시기** 10월(종인), 연중 수시(뿌리, 뿌리껍질), 봄(나무껍질), 봄과 여름(잎)
- **사용부위** 종인, 뿌리와 뿌리껍질, 나무껍질, 잎
- **약리작용** 항암작용, 항산화작용, 항균작용
- **용 도** 식용(종자), 약용(종자는 요통과 변비치료에 사용), 가구재(목재)

생육특성 호두나무는 중국 원산의 낙엽활엽교목으로, 전국의 산기슭 및 마을 근처에서 자라거나 중부 이남에서 재배한다. 높이는 20m에 달하고 굵은 가지가 사방으로 퍼지며, 나무껍질은 회백색이고 세로로 깊게 갈라진다. 일년생가지는 녹갈색으로 털이

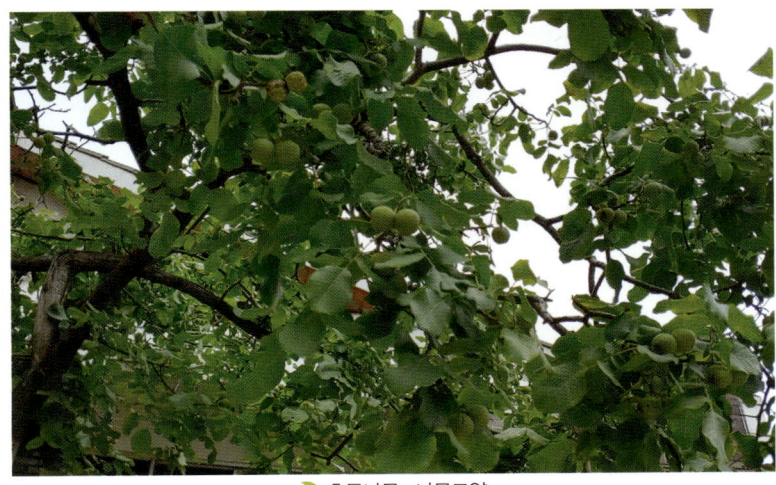

호두나무_ 나무모양

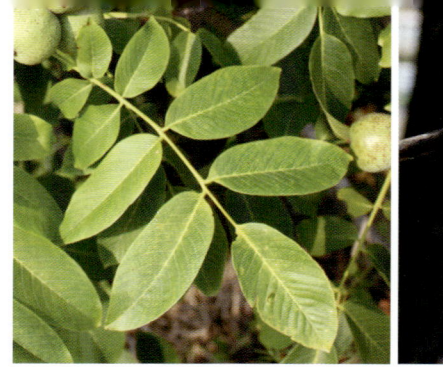
호두나무_ 잎

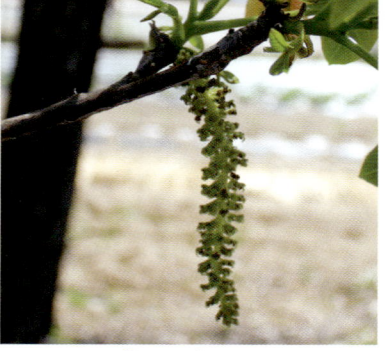
호두나무_ 꽃

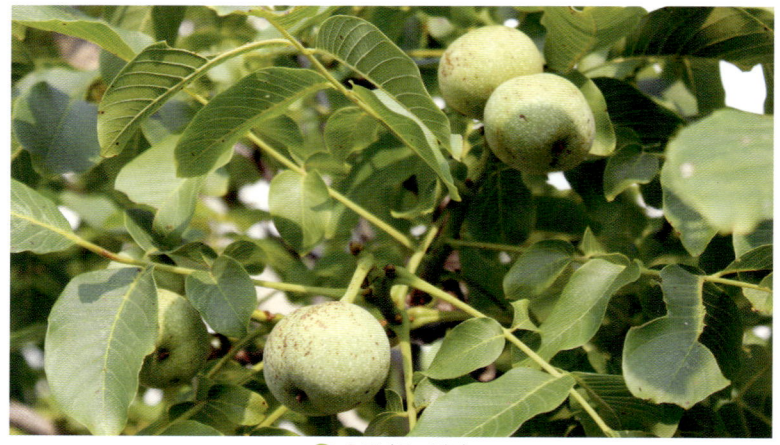
호두나무_ 열매

없고 껍질눈이 흩어져 있으며, 겨울눈은 검은색으로 윤채가 있고 잔털이 나 있다. **잎**은 어긋나고 1회 홀수깃꼴겹잎이며, 작은잎은 길이 7~20cm, 너비 5~20cm에 타원상 달걀 모양으로, 위로 올라갈수록 커지고 가장자리는 밋밋하거나 뚜렷하지 않은 톱니가 있다. **꽃**은 암수한그루이며 4~5월에 피는데, 수꽃은 미상꽃차례로 달리고 6~30개의 수술이 있으며 암꽃은 1~3개가 이삭꽃차례로 달린다. **열매**는 둥근 핵과로 털이 없으며 10월에 익는다. 핵은 거꿀달걀 모양으로 연한 갈색이고 봉선(縫線)을 따라 주름살과 팬 골이 있다.

작용부위 간, 폐, 신장, 대장에 작용한다.

성질과 맛 종인은 성질이 따뜻하고, 맛은 달다. 잎은 성질이 평(平)하고, 맛은 쓰고 떫다. 나무껍질은 성질이 시원하고, 맛은 쓰고 떫다. 뿌리와 뿌리껍질은 성질이 평(平)하고, 맛은 쓰고 떫다.

효능 종인은 생약명이 호도(胡桃) 또는 호도인(胡桃仁)이며 자양강장, 진해, 거담, 온폐(溫肺), 윤장(潤腸), 보신고정(補身固精) 등의 효능이 있고 천식, 요통, 유정, 빈뇨, 변비 등을 치료한다. 뿌리와 뿌리껍질은 생약명이 호도근(胡桃根)이며 살충, 보기(補氣)의 효능이 있고 치통, 변비 등을 치료한다. 나무껍질은 생약명이 호도수피(胡桃樹皮)이며, 살충제로 쓰이고 수양성 하리(水樣性下痢), 피부염, 가려움증 등을 치료한다. 잎은 생약명이 호도엽(胡桃葉)이며, 살충, 해독의 효능이 있고 대하, 옴, 가려움증 등을 치료한다. 물에 추출한 엑기스가 탄저균, 디프테리아균에 대하여 강

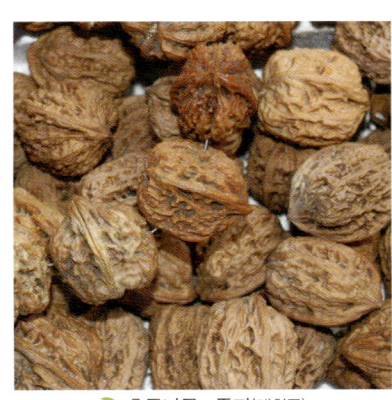
🌿 호두나무_ 종자(채취품)

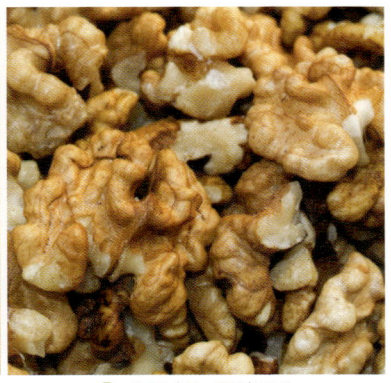
🌿 호두나무_ 종인(약재)

력한 살균 작용이 있고 콜레라균, 고초균, 폐렴구균, 연쇄구균, 황색포도구균, 대장균, 장티푸스균, 적리균에 대해서는 약한 살균력을 가지고 있다.

약용법 말린 종인 10~15g을 물 1L에 넣고 반으로 줄 때까지 달여서 하루 2~3회로 나누어 마신다. 외용할 경우에는 짓찧어 환부에 도포한다. 말린 뿌리와 뿌리껍질 10~15g을 물 1L에 넣고 반으로 줄 때까지 달여서 하루 2~3회로 나누어 마신다. 말린 나무껍질 5~10g을 물 1L에 넣고 반으로 줄 때까지 달여서 하루 2~3회로 나누어 마신다. 말린 잎 20~30g을 물 1L에 넣고 반으로 줄 때까지 달여서 하루 2~3회로 나누어 마신다. 외용할 경우에는 달인 액으로 환부를 씻는다.

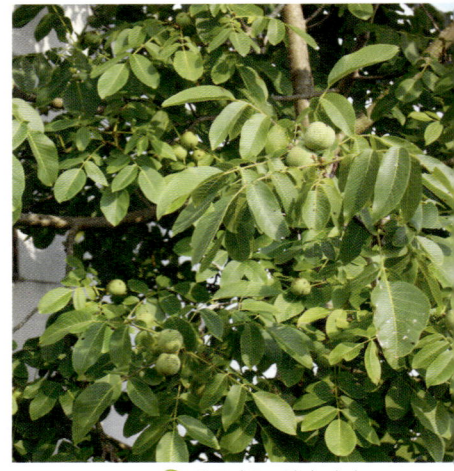
🌿 호두나무_ 잎과 가지

주의사항 음허(陰虛)로 화(火)가 왕성하거나 담열(痰熱)로 인한 기침(해수) 및 대변이 묽게 나오는 증상에는 복용에 주의한다.

▶ **호두나무의 기능성 및 효능에 관한 특허자료**

호두 열매 추출물과 은행 열매 추출물을 이용한 천식 치료제

본 발명은 은행 열매의 추출물과 호두 열매의 추출물을 이용한 천식 치료제 개발에 관한 것이며 각각의 추출물이 동물 실험과 천식 환자에 대한 유효성 검사에서의 효능에 관한 것이다.

- 공개번호 : 10-2003-0010176, 출원인 : 이병두

화살나무

Euonymus alatus (Thunb.) Siebold

- **생약명** 귀전우(鬼箭羽)
- **과 명** 노박덩굴과(Celastraceae)
- **채취시기** 연중 수시
- **사용부위** 가지의 날개
- **약리작용** 혈중지질조절작용, 혈당강하작용, 항산화작용, 항염작용
- **용 도** 원예 및 관상용, 약용(줄기의 날개는 진정과 혈압강하 효과, 민간에서 항암치료제로 이용)

생육특성 화살나무는 전국 각지에 분포하는 낙엽활엽관목으로, 산과 들에서 흔히 자란다. <u>높이</u>는 3m 내외이고 가지가 많이 갈라지며, 굵은 가지는 납작하고 작은가지는 보통 네모지며 녹

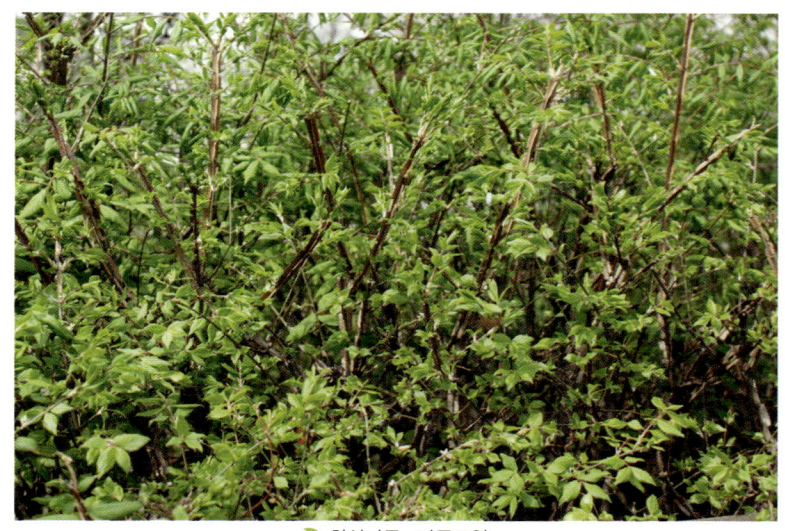

화살나무_ 나무모양

색을 띤다. 줄기와 가지에는 2~4개의 뚜렷한 코르크질 날개가 붙어 있는데, 너비가 대개 1cm 정도이며 다갈색이다. 잎은 마주나고 잎자루가 짧으며, 길이 3~5cm에 타원형 또는 거꿀달걀 모양으로 양끝이 뾰족하고 가장자리에 예리한 잔톱니가 있다. 꽃은 5월에 옅은 황록색으로 피며, 보통 3개씩 잎겨드랑이에 취산꽃차례로 달린다. 꽃잎과 꽃받침조각은 각각 4개이고 씨방은 1~2실이다. 열매는 타원형의 삭과로, 10월에 익으

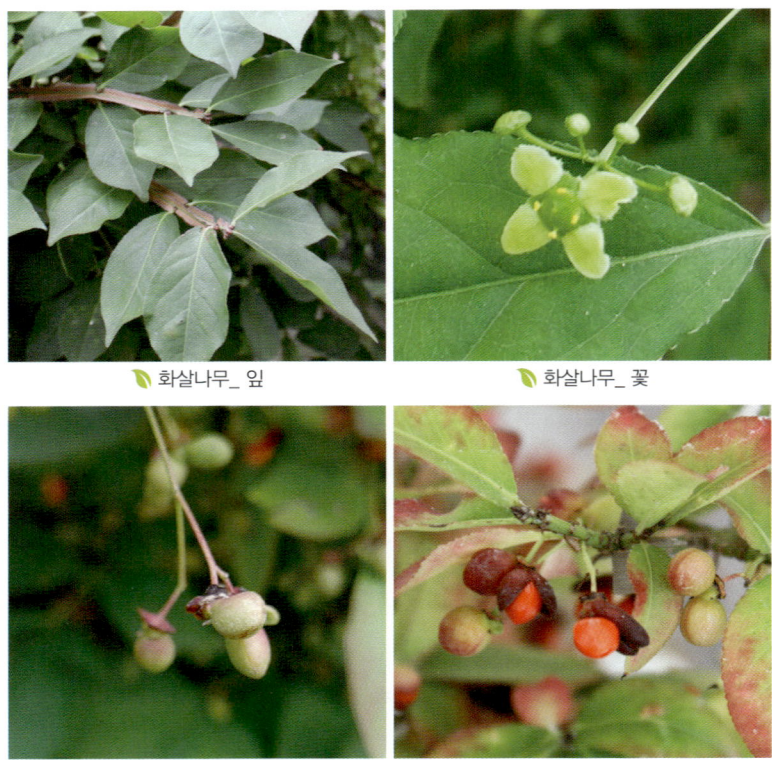

화살나무_ 잎 화살나무_ 꽃

화살나무_ 덜 익은 열매 화살나무_ 익은 열매

면 담갈색 열매껍질이 벌어져 그 속에서 붉은색 종자가 나오며, 12월까지 달려 있다.

작용부위 간, 비장에 작용한다.

성질과 맛 성질이 차고, 맛은 쓰고 맵다.

효능 가지에 달린 날개 모양의 코르크질은 생약명이 귀전우(鬼箭羽)이며, 어혈을 깨뜨리고 경락을 통하게 하며 벌레를 죽이는 등의 효능이 있어, 자궁출혈, 산후어혈, 충적복통(蟲積腹痛), 피부병, 대하, 심

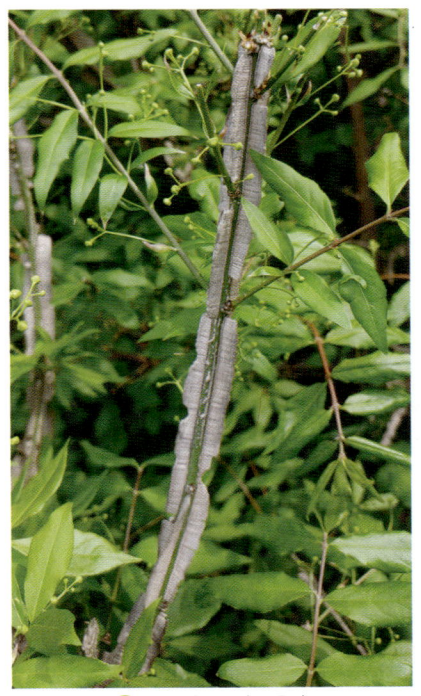
화살나무_ 나무줄기

▶ 화살나무의 기능성 및 효능에 관한 특허자료

항암 활성 및 항암제의 보조제 역할을 하는 화살나무 수용성 추출물

본 발명은 화살나무 수용성 추출물 및 이의 용도에 관한 것으로서 더욱 상세하게는 화살나무를 유기용매로 처리하여 유기용매 용해성 분획을 제거한 후 남은 잔사를 물로 추출하여 기존의 화살나무 물추출물과는 다른 새로운 수용성 추출물을 얻고, 이 수용성 추출물이 항암 활성을 가지고, 또한 항암제의 보조제 역할로 항암제의 독성 완화 및 활성을 증강시키는 등의 효능이 강하고 독특한 생리활성을 밝힘으로써 이를 이용한 항암 및 항암제 보조용의 기능성 건강식품의 제조에 관한 것이다.

- 공개번호 : 10-2004-0097446, 출원인 : 동성제약(주)·이정호

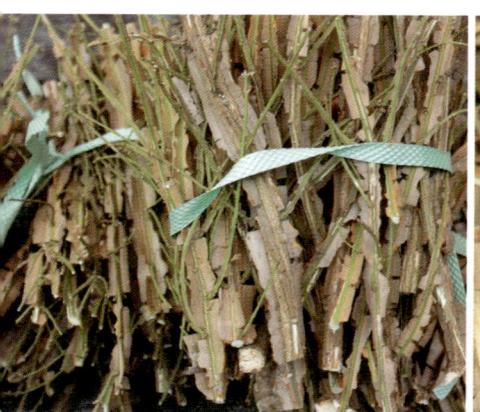
화살나무_ 가지(채취품)

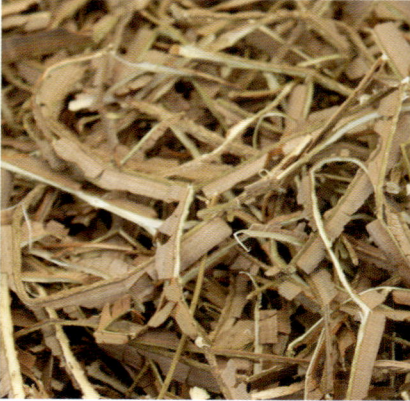
화살나무_ 가지의 날개(약재)

통, 당뇨병 등을 치료한다. 화살나무의 추출물은 항암 효과가 있어 항암 보조제로 쓴다.

약용법 말린 가지의 날개 5~10g을 물 1L에 넣고 반으로 줄 때까지 달여서 하루 2~3회로 나누어 마신다. 외용할 경우에는 짓찧어 참기름과 혼합하여 환부에 도포한다.

주의사항 임산부나 기허(氣虛)로 인해 자궁출혈이 있는 사람은 복용에 주의한다.

황기

Astragalus penduliflorus Lam. var. *dahuricus* (DC.) X.Y.Zhu

- **생약명** 황기(黃芪), 황기(黃耆)
- **과 명** 콩과(Leguminosae)
- **채취시기** 9~10월 또는 이른 봄
- **사용부위** 뿌리
- **약리작용** 면역증강작용, 항노화작용, 항산화작용, 유기체대사촉진작용, 항바이러스작용, 항암작용, 이뇨작용, 혈압강하작용, 간보호작용
- **용 도** 약용(뿌리와 종자는 감기, 해수, 천식에 사용)

생육특성 황기는 함경도와 경상북도, 강원도의 산지에서 자생하는 여러해살이풀로, 현재는 전국 각지에서 재배하는데 강원도 정선과 충청북도 제천 등이 주산지이다. **높이**는 1m 이상

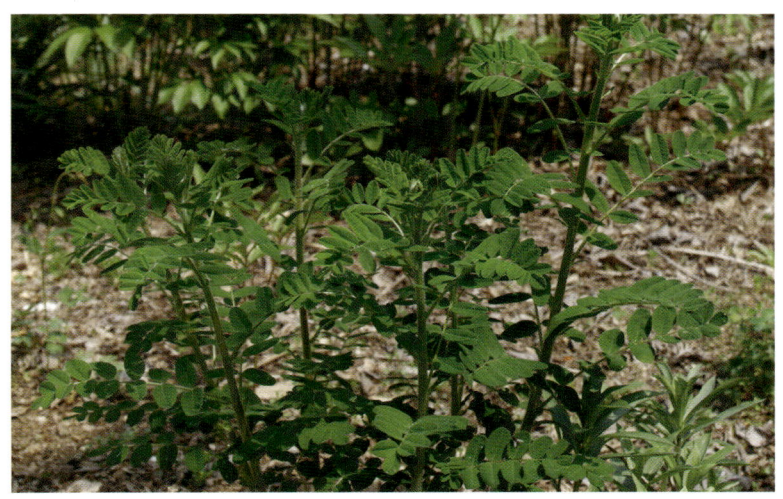

황기_ 지상부

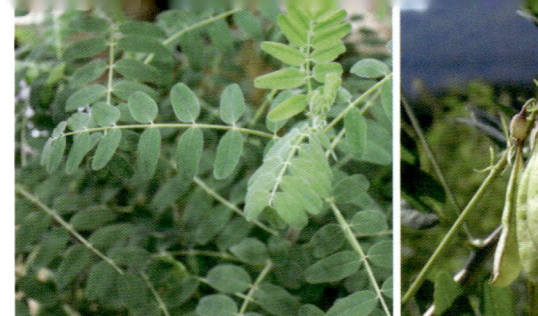
황기_ 잎

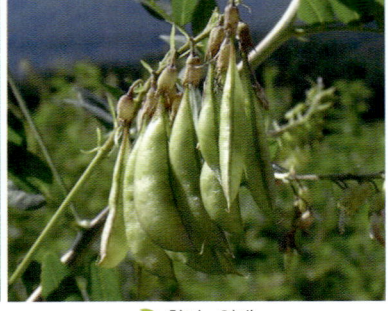
황기_ 열매

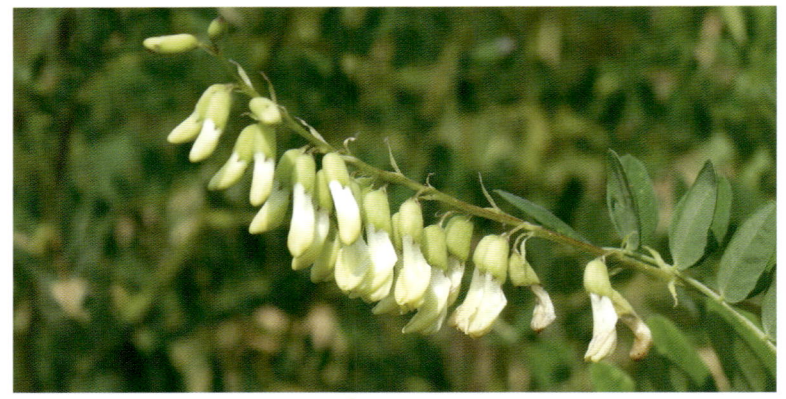
황기_ 꽃

이고 줄기가 모여나서 곧게 자라며, 전체에 흰색의 부드러운 잔털이 나 있다. 약재로 쓰이는 뿌리는 길이 30~90cm, 지름 1~3.5cm에 둥근 기둥 모양으로 드문드문 잔뿌리가 붙어 있으며, 머리 부분에는 줄기의 잔기가 남아 있다. **잎**은 어긋나고 잎자루가 짧으며, 6~11쌍의 작은잎으로 된 홀수깃꼴겹잎이다. 작은잎은 길이 1~2cm에 달걀상 타원형으로 끝이 둥글고 가장자리는 밋밋하다. 턱잎은 피침 모양으로 끝이 길게 뾰족해진다. **꽃**은 7~8월에 옅은 황색 또는 담자색으로 피며, 줄기 끝이나 잎겨드랑이에 5~10개의 꽃이 총상꽃차례로 달린다. **열매**

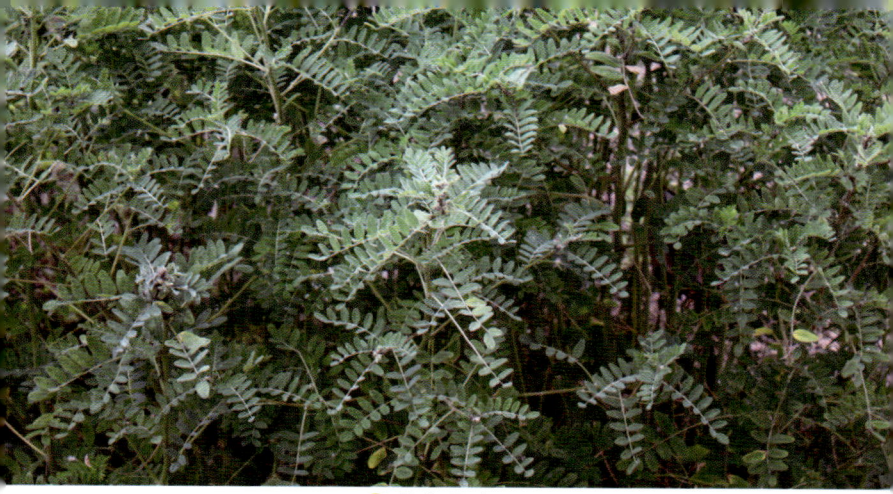

황기_ 무리

는 길이 2~3cm의 긴 타원형 협과로 양끝이 뾰족하고 5~7개의 종자가 들어 있으며, 10월에 익는다.

작용부위 폐, 비장, 신장에 작용한다.

성질과 맛 성질이 따뜻하고, 맛은 달며, 독성이 없다.

효능 몸을 튼튼하게 하고 기를 더하며, 땀을 멎게 하고 소변이 잘 나가게 하며, 새살을 돋게 하고 종기를 가라앉히며, 몸 안의 독소를 밖으로 내보내는 등의 효능이 있어 신체허약, 피로, 권태, 기혈허탈(氣血虛脫), 식은땀, 부종, 종기, 탈항(脫肛), 자궁하수, 말초신경 장애 등에 처방한다.

약용법 말린 뿌리 5~15g을 사용하는데, 대제(大劑)에는 40~80g까지 사용할 수 있다. 위의 기운을 북돋우는 데는 생용하고, 기를 보하고 양기를 끌어올리는 데는 밀자(蜜炙: 약재에 꿀물을 흡수시킨 다음 약한 불에서 천천히 볶아내는 것)하여 사용한다. 민간에서는 산후증이나 식은땀, 어지럼증에 황기를 애용해왔다. 산후증

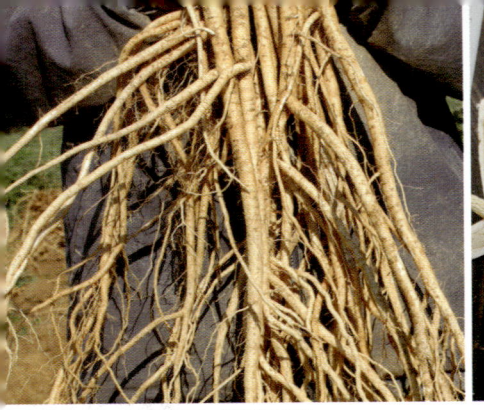
🌿 황기_ 뿌리(채취품)

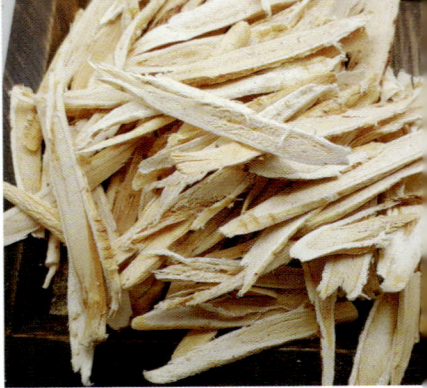
🌿 황기_ 뿌리(약재)

에는 말린 황기 20~30g을 물 1L에 넣고 끓기 시작하면 불을 약하게 줄여 1/3로 줄 때까지 달여서 하루 2~3회로 나누어 마신다. 식은땀에는 말린 황기 10g을 물 1L에 넣고 끓기 시작하면 불을 약하게 줄여 1/3로 줄 때까지 달여서 하루 2~3회로 나누어 마신다. 빈혈이나 심한 어지럼증에는 닭 한 마리를 잡아 내장을 꺼내고 속에 말린 황기 30~50g을 넣은 다음 중탕으로 푹 고아서 닭고기와 물을 하루 2~3회로 나누어 먹는다.

주의사항 정기를 증진시키는 약재이므로 모든 실증(實症), 양증(陽症) 또는 음허양성(陰虛陽盛: 진액이 부족한 상태에서 양기가 심하게 항진됨)의 경우에는 사용하면 안 된다.

▶ 황기의 기능성 및 효능에 관한 특허자료

황기 추출물을 유효 성분으로 하는 골다공증 치료제

황기를 저급 알코올로 추출하여 물을 가한 다음 다시 헥산으로 부분 정제한 황기 추출물은 골다공증 치료제에 관한 것으로, 이는 노화 또는 폐경 등의 다양한 원인에 의하여 유발되는 골다공증을 부작용이 없이 예방 및 치료하는 데 효과적으로 사용될 수 있다.

― 등록번호 : 10-0284657, 출원인 : 한국한의학연구원

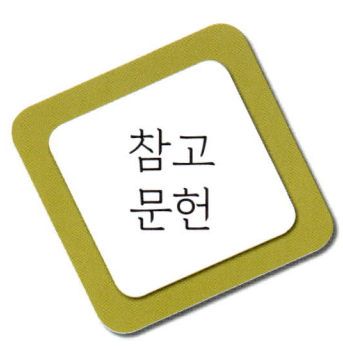

참고문헌

- 강신정, 한약재관능검사해설서, 식품의약품안전평가원(2012)
- 곽준수·김태영·정연옥·한종현, 야생화 약초도감, 푸른행복(2011)
- 곽준수·성환길, 기능성 약술 담그기, 푸른행복(2016)
- 곽준수·성환길, 동의보감 약초 대백과, 푸른행복(2018)
- 곽준수·정연옥·한종현·김재철, 야생화 산약초도감, 푸른행복(2014)
- 곽준수·한종현·김재철, 사계절 질환별 약초 사용백과, 푸른행복(2016)
- 김범정, 꼭 알아야 할 야생 산약초 약재 도감, 푸른행복(2023)
- 김종원, 한국식물생태보감 1, 자연과생태(2013)
- 문병철·최고야·위안위안, 한약재 위품과 유통실태, 한국한의학연구원(2017)
- 박종철, 약초 한약 대백과, 푸른행복(2015)
- 박종철, 한국의 약초, 푸른행복(2018)
- 박종철, 동의보감 속 우리약초, 푸른행복(2020)
- 박종철, 동의보감 건강약초 100가지, 푸른행복(2021)
- 박종철, 동의보감 속 세계 약초, 푸른행복(2021)
- 박종철, 동의보감 한방약초, 푸른행복(2021)
- 박종철, 동의보감 한방약초 도감, 푸른행복(2021)

- 배기환, 천연약물도감, 교학사(2019)
- 성환길, 약이 되는 나무도감, 푸른행복(2015)
- 성환길, 동의보감 약으로 사용하는 나무 100가지, 푸른행복(2018)
- 송기엽·윤주복, 야생화 쉽게 찾기, 진선출판사(2003)
- 안덕균, 한국본초도감, 교학사(2008)
- 안병준, 약이 되는 약술 담그기, 푸른행복(2021)
- 오장근·명현호, 나무도감, 가람누리(2017)
- 오장근·오찬진, 나무야 나무, 푸른행복(2015)
- 오찬진·오장근·권영휴, 숲을 말한다 나무이야기, 푸른행복(2015)
- 오찬진·장경수, 계절별 나무 생태도감, 푸른행복(2017)
- 이영노, 한국식물도감(개정증보판), 교학사(2002)
- 장광진·성환길·곽준수, 사계절 산약초, 푸른행복(2013)
- 장준근, 몸에 좋은 산야초, 넥서스(2002)
- 정연옥·김용문·정재한, 야생화 약초 도감, 푸른행복(2020)
- 정연옥·김용문·정재한, 야생 산약초 도감, 푸른행복(2021)
- 정연옥·오장근·신영준, 야생화 백과사전(봄·여름·가을), 가람누리(2012)
- 정연옥·임진희, 한국의 야생화, 푸른행복(2015)
- 정연옥·정숙진, 한국 야생화 식물도감(봄·여름·가을), 푸른행복(2017)
- 정연옥·허부, 우리 산야의 야생 약초 도감, 푸른행복(2019)
- 조경남, 동의보감 한약치료, 푸른행복(2017)
- 조경남, 흔한 약초가 사람을 살린다, 푸른행복(2018)
- 조경남, 질병을 치료하는 약초 사용 백과, 푸른행복(2019)
- 조경남, 질환별로 정리한 동의보감 약초요법, 푸른행복(2020)
- 조경남, 조경남 교수의 약이, 푸른행복(2022)
- 주영승, 운곡본초도감, 도서출판 우석(2018)
- 주영승·서영배·추병길, 본초감별도감, 한국한의학연구원(2014)
- 최고야, 한약기원정리집, 한국학술정보(2008)

- 최고야, 한약학명목록(관속식물편), 한국한의학연구원·도서출판 우석 (2013)

【 사이트 】

- 국가표준식물목록 홈페이지(www.nature.go.kr/kpni/index.do)
- 국가생물종지식정보시스템 홈페이지(www.nature.go.kr/main/Main.do)
- 식품의약품안전처 홈페이지(www.mfds.go.kr)
- 위키피디아 홈페이지(www.wikipedia.org)
- Korea Institute of Oriental Medicine. Defining Dictionary for Medicinal Herbs [Korean, 'Hanyak Giwon Sajeon']. Published on the Internet; https://oasis.kiom.re.kr/herblib/hminfo/hbmcod/hbmcodList.do (accessed 2023-03-07)

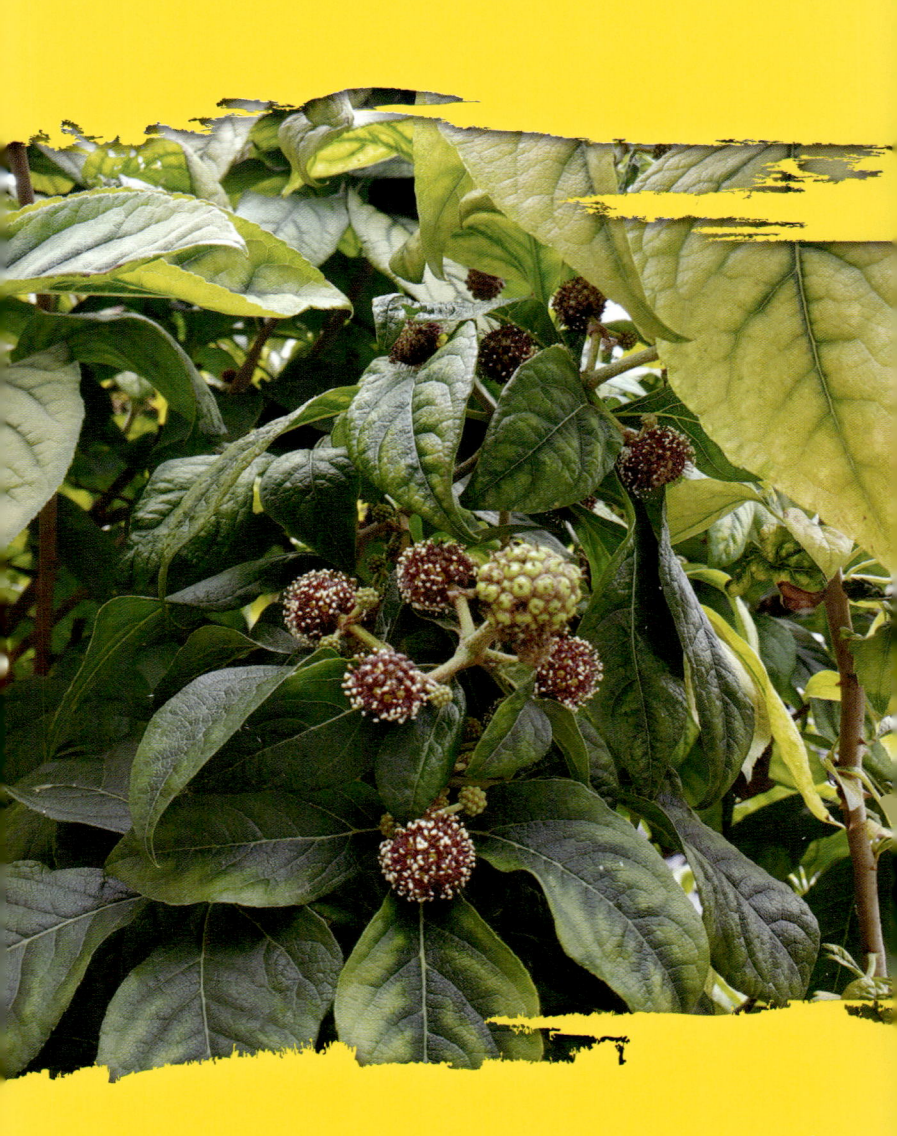